Préface

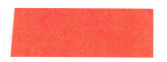

L'ECN.PILLY (4e édition 2016) est l'ouvrage de référence du Collège des universitaires de Maladies Infectieuses et Tropicales pour la préparation des étudiants en médecine à l'i-ECN. Cette version a été entièrement remaniée, dans le but de faciliter l'acquisition des connaissances nécessaires à la compréhension et à la gestion des principales maladies infectieuses et tropicales. A cette occasion, l'ouvrage s'est enrichi d'une iconographie didactique, pour que des images typiques viennent faciliter le travail de mémorisation des étudiants, et apporter de la convivialité. L'ECN.PILLY est donc le **référentiel de la spécialité pour la préparation de l'ECN,** mais ceux qui souhaitent approfondir leurs connaissances sont invités à se référer à l'E.PILLY, plus complet et plus détaillé, également remis à jour en 2015, et vendu séparément pour la première fois.

Tout ouvrage a ses limites. De nouvelles recommandations sont susceptibles d'être publiées entre la date de mise à disposition de l'ouvrage et la date des ECN, et il est conseillé aux étudiants de visiter régulièrement le site www.infectiologie.com pour se renseigner sur les nouvelles recommandations, et le site www.infectiologie.com/site/ECN-pilly.php pour vérifier qu'une actualisation des chapitres de l'ECN-PILLY n'a pas été mise en ligne en attendant la version suivante prévue pour septembre 2017 et adaptée pour l'iECN 2018.

Il est rappelé aux candidats à l'ECN que leurs enseignants de Maladies infectieuses et Tropicales, qui ont contribué à la rédaction de cet ouvrage, restent leurs référents privilégiés et sont à leur disposition pour répondre aux questions. Il est également possible de poser des questions qui ne trouveraient pas de réponse claire dans l'ECN.PILLY à l'adresse ecnpilly@infectiologie.com. Les questions pertinentes et les réponses apportées par les rédacteurs des ouvrages seront publiées sur le site www.infectiologie.com/site/ECN-pilly.php. Une version électronique de l'ouvrage est également disponible à cette adresse.

Enfin, cette nouvelle édition de l'ECN.PILLY n'aurait bien sûr pas pu voir le jour sans l'implication forte, constante et enthousiaste des auteurs, des membres du Comité de rédaction, et de l'équipe d'Alinéa Plus (particulièrement Nathalie Pasquier-Desvignes et Thibault Azaïs). Que tous soient sincèrement et chaleureusement remerciés.

Les coordinateurs : Céline PULCINI, Christophe RAPP & Pierre TATTEVIN

Tout commentaire concernant cette édition 2016 peut être adressé à :
celine.pulcini@univ-lorraine.fr, rappchristophe5@gmail.com ou pierre.tattevin@chu-rennes.fr

Comité de rédaction

Florence ADER	**Catherine CHIROUZE**	**Rozenn LE BERRE**	**Christophe RAPP**
Firouzé BANI-SADR	**Pierre DELOBEL**	**Vincent LE MOING**	**Christophe STRADY**
Elisabeth BOTELHO-NEVERS	**Olivier EPAULARD**	**Didier NEAU**	**Pierre TATTEVIN**
David BOUTOILLE	**Sébastien GALLIEN**	**Céline PULCINI**	**Julie TOUBIANA**

Auteurs et co-auteurs ayant contribué à la rédaction du E.PILLY et/ou de l'ECN.PILLY

S. ABGRALL	P. CHAVANET	B. GUERY	P. MASSIP	B. RAMMAERT
F. ADER	D. CHE	Y. HANSMANN	S. MATHERON	C. RAPP
S. ANSART	C. CHIDIAC	S. HENARD	T. MAY	M. REVEST
F. BANI-SADR	C. CHIROUZE	B. HOEN	M.C. MEYOHAS	J. REYNES
A.S. BARRET	D. CHRISTMANN	C. KATLAMA	C. MICHELET	P.M. ROGER
E. BECKER	I. COCHEREAU	S. KERNEIS	M. MILLION	W. ROZENBAUM
L. BERNARD	A.C. CRÉMIEUX	E. KIPNIS	J.M. MOLINA	D. SALMON
J. BEYTOUT	T. DEBORD	K. LACOMBE	H. MOUAS	J. SALOMON
A. BLEIBTREU	E. DELAPORTE	J.C. LAGIER	D. NEAU	J.L. SCHMIT
E. BOTELHO-NEVERS	A. DELEPINE	F. LANTERNIER	M. PACCALIN	E. SENNEVILLE
O. BOUCHAUD	J. DELMONT	O. LAUNAY	I. PARENT	F. SIMON
D. BOUTOILLE	P. DELOBEL	H. LAURICHESSE	P. PAROLA	A. SOTTO
E. BOUVET	E. DENES	R. LE BERRE	O. PATEY	J.P. STAHL
F. BRICAIRE	M. DUPON	V. LE MOING	C. PENALBA	C. STRADY
P. BROUQUI	A. DUVIGNAUD	M. LECUIT	C. PERRONNE	P. TATTEVIN
A. CABIÉ	O. EPAULARD	C. LEPORT	G. PIALOUX	J. TOUBIANA
F. CABY	M. ETIENNE	O. LESENS	E. PICHARD	R. VERDON
F. CARON	K. FAURE	O. LORTHOLARY	L. PIROTH	D. VITTECOQ
E. CAUMES	T. FERRY	F. LUCHT	V. POURCHER-MARTINEZ	P. WEINBRECK
C. CAZANAVE	D. FLORET	D. MALVY	C. PULCINI	Y. YAZDANPANAH
F. CAZENAVE-ROBLOT	S. GALLIEN	B. MARCHOU	C. RABAUD	P. YENI
C. CHARLIER-WOERTHER	P.M. GIRARD	G. MARTIN-BLONDEL	F. RAFFI	

ECN.PILLY
Vente en librairie et chez l'éditeur
Editions ALINÉA Plus - 8, rue Froidevaux - 75014 Paris
email : alinea@alineaplus.fr

ECN.PILLY 2016

Licence d'utilisation et précautions d'usage
Le CMIT décline toute responsabilité, de quelque nature qu'elle soit, pouvant résulter d'une négligence ou d'une mauvaise utilisation de tous produits, instruments, techniques ou concepts présentés dans ce livre. Le CMIT recommande qu'une vérification extérieure intervienne pour les diagnostics, posologies et techniques.

Tous droits de traduction, d'adaptation et de reproduction par tous procédés réservés pour tous pays. Toute reproduction ou représentation intégrale ou partielle, par quelque procédé que ce soit, des pages publiées dans le présent ouvrage, faite sans l'autorisation de l'éditeur est illicite et constitue une contrefaçon. Seules sont autorisées, d'une part, les reproductions strictement réservées à l'usage privé du copiste et non destinées à une utilisation collective, et d'autre part, les courtes citations justifiées par le caractère scientifique ou d'information de l'oeuvre dans laquelle elles sont incorporées (loi du 11 mars 1957, art. 40 et 41 et Code pénal, art. 425).
Des photocopies payantes peuvent être réalisées avec l'accord de l'éditeur. S'adresser au Centre français d'exploitation du droit de la copie - CFC, 20, rue des Grands Augustins, 75006 Paris, France.

© Copyright 2016. ALINÉA Plus
La loi du 11 mars 1957 interdit les copies ou reproductions destinées à une utilisation collective. Toute représentation ou reproduction intégrale ou partielle faite par quelque procédé que ce soit, sans le consentement de l'auteur ou ses ayants cause, est illicite et constitue une contrefaçon sanctionnée par les articles 425 et suivants du Code Pénal.

ISBN ALINÉA Plus : 978-2-916641-65-2

Imprimé dans la CEE
Edition Alinéa Plus - Création/Maquette : ilots de cyan
Dépôt légal : Septembre 2015 - ISBN 978-2-916641-65-2

Sommaire

UE1 N°4	La sécurité du patient. La gestion des risques. Les évènements indésirables associés aux soins (EIAS) *Santé Publ.*	5
UE2 N°26	Prévention des risques fœtaux : infections, médicaments, toxiques, irradiation *gynéco.*	13
UE6 N°142	Surveillance des maladies infectieuses transmissibles *Santé Publ.*	21
UE6 N°143	Vaccinations *Pédia + voir tableau nvelles reco ici*	25
UE6 N°144	Fièvre aiguë chez l'enfant et l'adulte *inter-mémo inf*	35
UE6 N°145	Infections naso-sinusiennes de l'adulte et de l'enfant *F. pédia*	41
UE6 N°146	Angines de l'adulte et de l'enfant et rhinopharyngites de l'enfant (partie pédiatrique non traitée ici) *F. pédia*	45
UE6 N°147	Otites infectieuses de l'adulte et de l'enfant *Fiche pédia*	53
UE6 N°148	Méningites, méningo-encéphalites chez l'adulte et l'enfant (partie pédiatrique non traitée ici) *inter-m inf*	59
UE6 N°149	Endocardite infectieuse *Fiche cardio*	75
UE6 N°150	Surveillance des porteurs de valve et prothèses vasculaires *Fiche ds inter-mémo inf.*	83
UE6 N°151	Infections broncho-pulmonaires communautaires de l'adulte et de l'enfant *Fiche pneumo*	85
UE6 N°152	Infections cutanéo-muqueuses et des phanères, bactériennes et mycosiques, de l'adulte et de l'enfant	99
UE6 N°153	Infections ostéo-articulaires (IOA) de l'adulte et de l'enfant *inter-mémo inf.*	107
UE6 N°154	Septicémie/Bactériémie/Fongémie de l'adulte et de l'enfant *inter-mémo inf.*	117
UE6 N°155	Tuberculose de l'adulte et de l'enfant	123
UE6 N°156	Tétanos *inter-mémo inf*	137
UE6 N°157	Infections urinaires de l'adulte	139
UE2 N°27	Connaître les particularités de l'infection urinaire au cours de la grossesse *inter mémo : uro*	139
UE6 N°158	Infections sexuellement transmissibles (IST) : gonococcies, chlamydioses, syphilis, papillomavirus humains (HPV), trichomonose	155
UE6 N°159	Coqueluche	165
UE6 N°161	Oreillons *int-m inf*	171
UE6 N°162	Grippe *inter-m inf*	173
UE6 N°163	Hépatites virales *Hépato-gastro*	181
UE6 N°164	Infections à herpès virus du sujet immunocompétent *inter-mémo inf.*	189
UE6 N°165	Infection à VIH *inter-mémo inf*	197
UE6 N°166	Paludisme	213
UE6 N°167	Gale et pédiculose *Dermato*	221
UE6 N°168	Parasitoses digestives : giardiose, amœbose, téniasis, ascaridiose, oxyurose *inter-mémo inf.*	227
UE6 N°169	Zoonoses *inter-mémo inf*	233
UE6 N°170	Pathologie infectieuse chez les migrants adultes et enfants *inter-mémo inf*	243
UE6 N°171	Voyage en pays tropical de l'adulte et de l'enfant : conseils avant le départ, pathologies du retour : fièvre, diarrhée, manifestations cutanées	251
UE6 N°172	Diarrhées infectieuses de l'adulte et de l'enfant	263
UE6 N°173	Prescription et surveillance des anti-infectieux chez l'adulte et l'enfant	271
UE6 N°174	Risques émergents, bioterrorisme, maladies hautement transmissibles *Ø Fiche*	287
UE7 N°186	Fièvre prolongée	293
UE7 N°187	Fièvre chez un patient immunodéprimé	297
UE7 N°211	Purpuras chez l'adulte et l'enfant *Hémato*	303
UE7 N°213	Syndrome mononucléosique *Hémato (en Fiches)*	305
UE7 N°214	Éosinophilie	307
UE7 N°216	Adénopathie superficielle de l'adulte et de l'enfant	313
UE11 N°352	Péritonite aiguë chez l'enfant et chez l'adulte	317
UE11 N°362	Exposition accidentelle aux liquides biologiques : conduite à tenir	319

UE1 N°4	La sécurité du patient. La gestion des risques. Les évènements indésirables associés aux soins (EIAS)

Objectifs

- Connaître les définitions des termes suivants : antisepsie, asepsie, désinfection, décontamination, stérilisation.
- Connaître les procédures d'hygiène des mains en milieu de soins, et d'antisepsie de la peau saine, de la peau lésée et des muqueuses.
- Connaître et expliquer les mesures préventives des infections associées aux soins (IAS) : infection urinaire, infection sur cathéter vasculaire, pneumonie, infection du site opératoire.

Points importants

Pathologies **fréquentes, coûteuses**, responsables d'une morbi-mortalité importante

- **Infection nosocomiale** : toute infection – ni présente, ni en incubation à la prise en charge – survenant dans **un établissement de santé, plus de 48 heures après l'admission**. Ce délai est porté **à 30 jours** en cas **d'intervention chirurgicale**, et à **1 an** en cas de mise en place de **matériel étranger**.
- **Les infections associées aux soins** englobent les infections nosocomiales et les infections associées à des soins pratiqués en dehors de l'hôpital (soins à domicile, en EHPAD…)
- **La prévention est essentielle ;** l'hygiène des mains avec **des solutions hydroalcooliques** en est la mesure principale ainsi que l'application rigoureuse **des précautions standards** d'hygiène.
- Il faut connaître et appliquer les précautions complémentaires d'hygiène (contact, air, gouttelettes)
- Certaines infections nosocomiales nécessitent un signalement au C-CLIN et à l'ARS (ex : décès lié à une infection nosocomiale, infection à microorganisme présentant un profil de résistance inhabituel…)

1 | Bases pour comprendre

1. Définitions

Il s'agit d'infections, pas de colonisations.

Les **infections associées aux soins** (IAS) ont une définition large, et comprennent les infections nosocomiales (IN). Ces IAS incluent les infections qui apparaissent **au cours ou au décours** d'une prise en charge (diagnostique, thérapeutique, palliative, préventive ou éducative) d'un patient, si **l'infection** n'était **ni présente ni en incubation** au début de la prise en charge.

En pratique, une infection est souvent considérée comme nosocomiale si elle apparaît plus de **48 heures** après l'admission, mais il faut adapter ce délai à la durée d'incubation de la maladie.

Certaines IN autorisent des délais plus longs :

- **30 jours** après l'intervention pour **une infection du site opératoire**
- **1 an** en cas de mise en place d'un **matériel étranger**.

2. Microbiologie

Agents infectieux responsables :

- Bacilles Gram négatif dans 60 % des cas, cocci Gram positif dans 30 %
- Les 3 micro-organismes les plus fréquemment isolés sont *Escherichia coli*, *Staphylococcus aureus* et *Pseudomonas aeruginosa*
- Les champignons prennent une place croissante dans les IN.
- Concernant les taux de résistance aux antibiotiques : on assiste globalement à une augmentation des bactéries multi résistantes (BMR) et à l'émergence de bactéries dites «hautement résistantes» (BHRe) rendant le traitement de ces infections parfois difficile.

Les BMR les plus fréquemment rencontrées sont : les entérobactéries productrices de bétalactamase à spectre étendu (BLSE) et les *Staphylococcus aureus* résistants à la méticilline (SARM).

Les BHRe comprennent les entérobactéries productrices de carbapénémases et l'*Enterococcus faecium* résistant à la vancomycine.

3. Physiopathologie (pour mémoire)

Rupture des barrières anatomiques, du fait de chirurgies ou l'implantation de **matériel étranger** (sondes, cathéters…).

Antibiothérapie fréquente chez les patients hospitalisés entrainant **un déséquilibre de la flore commensale,** qui a un rôle protecteur contre les infections (en limitant l'implantation d'une nouvelle flore) ce qui favorise **l'émergence de bactéries résistantes.**

Transmission manuportée par le personnel soignant favorisant la contamination d'un patient à partir de l'environnement ou d'un autre patient. Cependant, de nombreuses infections nosocomiales sont liées à des souches endogènes *(Staphylococcus aureus,* entérobactéries).

5 - Pilly ECN - ©CMIT

UE1 – N°4 • La sécurité du patient. La gestion des risques. Les évènements indésirables associés aux soins (EIAS)

Notes

■ **Physiopathologie des Infections urinaires nosocomiales**

Mécanisme ascendant prédominant. Réservoir digestif.
· Acquisition lors de la mise en place de la sonde
· Acquisition par *voie endoluminale :* très diminuée avec les «systèmes clos», sauf en cas de faute d'asepsie.
· Acquisition par *voie extraluminale :* voie prédominante, les bactéries colonisant le méat pouvant migrer progressivement vers l'urètre et la vessie par capillarité dans le film muqueux contigu à la surface externe de la sonde.

Facteurs de risque :

Extrinsèques = accessibles à la prévention
· Le sondage : technique, durée, type de drainage
· Les manœuvres instrumentales (endoscopie, chirurgie).
Intrinsèques = sexe féminin, âge > 50 ans, diabète, vessie neurologique, antibiothérapie préalable, diarrhée.

■ **Physiopathologie des Pneumonies nosocomiales**

Contamination et infection pulmonaire se font principalement par **voie aérienne (+++)**
■ Contamination initiale de l'oropharynx par des bactéries provenant :
· de la flore digestive du patient. Facteurs favorisants : pathologie pulmonaire chronique, antibiothérapie préalable, sonde d'intubation, sonde nasogastrique, dénutrition.
· de l'environnement
■ Puis contamination de l'arbre trachéobronchique par micro inhalations répétées. Facteurs favorisants : perte des réflexes protecteurs (troubles de conscience, anesthésie, sédation, présence d'une sonde), décubitus, réplétion gastrique, âge.
■ Développement de la pneumonie par altération des mécanismes de défense du poumon.

■ **Physiopathologie des Infections de site opératoire (ISO)**
· Trois modes de **contamination : pré**-opératoire, **per**-opératoire (+++), **post-opératoire.**
· Deux mécanismes physiopathologiques : **par voie endogène** (prévention = préparation cutanée et antibioprophylaxie si indiquée) et **par voie exogène.**
· **Facteurs de risque** (Cf. tableau TUE1-4-01) : liés au patient, aux conditions opératoires, et à l'acte opératoire lui-même. Ils doivent être pris en compte pour évaluer le risque infectieux postopératoire. Le patient doit être informé de ce risque.

TUE1-4-01 : Facteurs de risque

Terrain	Âges extrêmes, obésité, état nutritionnel, maladie sous-jacente, infections préalables
Durée du séjour préopératoire	Un séjour préopératoire de longue durée augmente le risque
Préparation préopératoire	Technique de dépilation, délai entre la dépilation et l'intervention
Intervention	Type de champs utilisés, expérience de l'équipe chirurgicale, hémostase, hématome, durée de l'intervention, drainage des plaies opératoires

· **Le score NNISS** *(National Nosocomial Infection Surveillance System)* permet d'évaluer le risque infectieux de façon standardisée. Il est basé sur la classe ASA *(American Society of Anesthesiologists),* la classification d'Altemeier (Cf. tableau TUE1-4-02) et la durée de l'intervention (75e percentile par rapport à la moyenne) (Cf. tableau TUE1-4-03).
· **Classe ASA** (American Society of Anesthesiologists)

ASA 1 : patient n'ayant pas d'affection autre que celle nécessitant l'acte chirurgical

ASA 2 : patient ayant une perturbation modérée d'une grande fonction

ASA 3 : patient ayant une perturbation grave d'une grande fonction

ASA 4 : patient ayant un risque vital imminent

ASA 5 : patient moribond

TUE1-4-02 : Risque d'infection du site opératoire en fonction du type de chirurgie (classification d'Altemeier)

1. Chirurgie propre : taux d'infection sans antibiothérapie 1 à 5 % ; avec antibiothérapie < 1 %	Pas de traumatisme ouvert, pas d'inflammation, pas d'ouverture de viscère creux. Pas de rupture d'asepsie
2. Chirurgie propre contaminée : taux d'infection sans antibiothérapie 10 à 20 % ; avec antibiothérapie 7 %	Ouverture d'un viscère creux avec contamination minime (oropharynx, tube digestif haut, voies respiratoires, appareil urinaire et génital, voies biliaires). Rupture minime d'asepsie
3. Chirurgie contaminée : taux d'infection sans antibiothérapie 20 à 35 % ; avec antibiothérapie 10 à 15 %	Traumatisme ouvert depuis moins de 4 h. Chirurgie sur urine ou bile infectée. Contamination importante par le contenu digestif
4. Chirurgie sale : taux d'infection sans antibiothérapie 20 à 50 % ; avec antibiothérapie 10 à 35 %	Infection bactérienne avec ou sans pus. Traumatisme ouvert datant de plus de 4 h ou corps étranger, tissus dévitalisés. Contamination fécale

La sécurité du patient. La gestion des risques. Les évènements indésirables associés aux soins (EIAS) • UE1 – N°4

TUE1-4-03 : **Calcul du score NNISS (National Nosocomial Infections Surveillance System)**

Risque infectieux (toutes chirurgies confondues)	
Score NNISS (points)	Risque infectieux (%)
0	0,9
1	2,4
2	6,0
3	13,0

Trois facteurs de risque indépendants sont retenus

Classe ASA 3, 4 ou 5 : 1 point
Classe d'Altemeier 3 ou 4 : 1 point
Durée d'intervention supérieure au 75e percentile
(temps "T") : 1 point

■ **Physiopathologie des Infections liés au cathéter**
▪ 3 voies de contamination :
  · **exoluminale** (colonisation de surface au site d'insertion cutanée du cathéter),
  · **endoluminale** (transmission manuportée au niveau des raccords de tubulure, ou rare contamination du soluté de perfusion),
  · **hématogène** à partir d'un foyer à distance, lors d'une bactériémie ou d'une fongémie.
▪ La colonisation du cathéter fait intervenir la formation d'un **biofilm** et l'adhésion du microorganisme
▪ **Facteurs de risque** : liés à l'hôte (âge, immunodépression, infection à distance, lésions cutanées), liés à l'environnement (non-respect des mesures d'hygiène, manipulation des lignes de perfusion), liés au cathéter (durée de maintien, mauvaises conditions de pose, voies multiples, site de perfusion : fémoral à risque infectieux > jugulaire > sous-clavier)

4. Épidémiologie
▪ Selon l'enquête nationale de prévalence un jour donné, 7,5 % des patients hospitalisés en CHU/CH ont une infection nosocomiale.
▪ La part relative des infections urinaires, des pneumonies, des infections du site opératoire et des infections liées au cathéter était respectivement d'environ 30 %, 17 %, 14 % et 10 % en 2012.

2 | Diagnostic

Pourquoi faut-il savoir reconnaître le caractère nosocomial d'une infection ?
▪ Pour mettre en place des mesures de prévention, au niveau du service ou de l'hôpital
▪ Pour adapter le traitement (bactéries différentes et résistances fréquentes aux antibiotiques)
▪ Pour le signalement obligatoire de certaines IAS

1. Infection urinaire nosocomiale

Les **critères diagnostiques** cliniques et bactériologiques sont **identiques** à ceux d'une **infection urinaire communautaire** mais avec un seuil de bactériurie significative à 10^3/mL.

La bandelette urinaire n'est **pas recommandée** en situation de sondage à demeure ou de vessie neurologique (leucocyturie très fréquente sur ces terrains indépendamment de toute colonisation/infection ; micro-organismes en cause souvent non producteurs de nitrites : *Pseudomonas*, Gram positif, *Candida*…).

2. Pneumonie nosocomiale (PN)

Critères diagnostiques **cliniques, radiologiques et microbiologiques.**

Distinction entre les pneumonies acquises sous ventilation mécanique (PAVM) précoces : < 5 jours d'hospitalisation (agents infectieux communautaires) et tardives : ≥ 5 jours (agents infectieux d'origine nosocomiale et souvent résistants aux antibiotiques ex : *Pseudomonas aeruginosa*).

3. Infection du site opératoire (ISO)

Se définit par **des signes locaux d'infection**
▪ Écoulement purulent provenant d'une cicatrice ou d'un drain (séreuse).
▪ Ou la présence d'un agent infectieux, associé à des polynucléaires neutrophiles à l'examen direct, isolé par culture d'un prélèvement de l'organe ou du site infecté.
▪ Ou la présence de signes locaux inflammatoires nécessitant une reprise de l'incision.
▪ Ou des signes d'infection observés lors d'une réintervention chirurgicale, d'un examen histo-pathologique, d'un examen d'imagerie ou d'un acte de radiologie interventionnelle.

Et un délai de survenue compatible
▪ Dans les 30 jours suivant l'intervention.
▪ Ou dans l'année suivant la mise en place de matériel (prothèse ou implant).

On différencie classiquement :
▪ **Infection superficielle :** peau (ou muqueuses), tissus sous-cutanés ou tissus situés au-dessus de l'aponévrose de revêtement.
▪ **Infection profonde :** tissus ou espaces situés au niveau ou au-dessous de l'aponévrose de revêtement, sur le trajet de l'incision ou dans les organes et espaces ouverts ou manipulés durant l'intervention.

4. Infection liée au cathéter

Infection du cathéter
▪ Culture positive du cathéter retiré
▪ Et régression totale ou partielle des signes infectieux dans les 48 h suivant l'ablation du cathéter
▪ Ou pus franc ou liquide puriforme au niveau de l'émergence, ou présence d'une tunnellite.

Bactériémie/fongémie liée au cathéter
▪ Hémocultures périphériques positives (prélevées par ponction veineuse).

Notes

UE1 – N°4 • La sécurité du patient. La gestion des risques. Les évènements indésirables associés aux soins (EIAS)

Notes

- Et un des critères suivants :

avant retrait du cathéter :
- · une **hémoculture prélevée sur le cathéter (central) positive** au même agent infectieux que l'hémoculture périphérique
- · avec **délai de positivation** des hémocultures prélevées par le cathéter plus court d'au moins 2 heures par rapport à celui des hémocultures prélevées en périphérie

après retrait du cathéter :
- · culture positive du cathéter avec le même agent infectieux que dans les hémocultures.

3 Traitement (pour mémoire)

Dans tous les cas, il faut **lutter contre les facteurs favorisant l'infection** (notamment retrait du matériel en place si possible : sonde vésicale, cathéter...).

1. Infection urinaire nosocomiale

- **Les colonisations** ne doivent **pas** être **traitées** par antibiotiques.
- On **diffère si possible l'antibiothérapie** afin qu'elle soit documentée (risque de BMR, d'où choix antibiotique plus restreint et plus difficile en probabiliste).
- En cas d'urgence, on débute une antibiothérapie à large spectre, puis adaptation secondaire.
- On prescrit une bithérapie initiale en cas de signes de gravité, ou si on suspecte certains agents infectieux comme *Pseudomonas aeruginosa* (risque d'émergence de résistance en cas de monothérapie).
- Dans tous les cas, on enlève la sonde vésicale, ou on la change 24 h après le début de l'antibiothérapie si l'ablation n'est pas envisageable.

2. Pneumonie nosocomiale

Urgence thérapeutique.
Antibiothérapie probabiliste débutée après les prélèvements sans attendre les résultats.
- **Pneumonie précoce** (< 5 jours d'hospitalisation) sans antibiothérapie récente (dans les 15 jours précédents) et sans hospitalisation préalable : monothérapie par bêtalactamine (C3G parentérale ou amoxicilline – acide clavulanique), **car flore endogène communautaire.**
- Pneumonie précoce avec antibiothérapie récente ou **pneumonie tardive** ou hospitalisation préalable : bithérapie par bêtalactamine antipyocyanique + (amikacine ou ciprofloxacine), car possibilité de **bactéries multi résistantes.**

Réévaluation et réduction du spectre si possible en fonction des résultats bactériologiques.

3. Infection de site opératoire

- **Prise en charge spécialisée**
- Soins locaux avec réfection du pansement et antiseptiques
- Drainage des collections avec **reprise chirurgicale,** lavage
- **Antibiothérapie guidée par les prélèvements profonds.** Antibiothérapie probabiliste après prélèvements en cas de signes généraux, guidée selon le type d'intervention.

4. Infection liée au cathéter

- **Retrait du cathéter** + antibiothérapie à large spectre secondairement adaptée à l'antibiogramme. Elle est débutée d'emblée en cas de sepsis grave/choc septique ou chez le neutropénique (association bêtalactamine à large spectre + vancomycine + amikacine); sinon on attend les premiers résultats bactériologiques.

4 Prévention

Elle est **essentielle.**

1. Définitions

Asepsie : ensemble des mesures propres à empêcher tout apport d'agents infectieux au niveau des surfaces inertes ou biologiques.

Détersion : élimination des salissures adhérant à un tissu vivant ou à une surface inerte.

Antisepsie : opération au résultat momentané permettant d'éliminer les agents infectieux qui souillent un tissu <u>vivant</u>.

Désinfection = antisepsie des surfaces inertes : opération au résultat momentané permettant d'éliminer les agents infectieux portés par les surfaces <u>inertes</u>.

Stérilisation = une opération qui vise à détruire tous les micro-organismes d'un objet de façon durable sur un milieu <u>inerte</u>.

Décontamination = regroupe l'antisepsie et la désinfection : élimination temporaire des agents infectieux.

Règles d'utilisation des antiseptiques
- Eviter les mélanges simultanés ou successifs de produits de nature différente
- Pour l'antisepsie de la peau <u>saine</u>, l'application d'un antiseptique est toujours précédée d'une phase de **détersion**. Produit de lavage et antiseptique doivent être choisis dans **la même gamme** (polyvidone iodée ou chlorhexidine, moussante puis dermique)
- Pour l'antisepsie de la peau <u>lésée</u> (plaie), on utilise **un bain de chlorhexidine diluée** dans l'eau.
- La chlorhexidine est contre-indiquée sur les <u>muqueuses</u>, contrairement à la polyvidone iodée (conditionnée à cet effet : gynécologique, ORL).
- Pas d'antiseptique alcoolique chez les nouveau-nés.
- Les 2 gammes d'antiseptiques ayant le spectre d'action le plus large sont les dérivés chlorés et iodés (activité virucide, Cf. exposition aux liquides biologiques item UE11 n°362).

Pilly ECN - ©CMIT - 8

La sécurité du patient. La gestion des risques. Les évènements indésirables associés aux soins (EIAS) • UE1 – N°4

2. Mesures générales

■ Précautions d'Hygiène

Précautions standard :

Hygiène des mains :

Le rationnel :
- Manuportage = principal mode de transmission croisée des micro-organismes
- **Hygiène des mains vise à éliminer surtout** *(i)* **la flore transitoire** (bactéries Gram + et -, levures, virus), acquise lors de soins effectués chez des malades colonisés ou infectés, généralement en cause dans les infections nosocomiales et *(ii)* une partie de la flore cutanée résidente commensale (rarement à l'origine d'infections nosocomiales).
- **Mesure la + efficace pour réduire significativement le taux d'incidence des IN à transmission croisée par diminution de 99 % de la flore cutanée transitoire**

Les moyens :
- **Hygiène des mains par friction hydro-alcoolique :** technique de référence de l'hygiène des mains et doit **remplacer le lavage des mains lorsque les mains ne sont pas visiblement souillées** (dans ce cas le lavage simple des mains au savon doux est requis avant la friction). **Réaliser la friction de toutes les zones jusqu'à séchage complet (= 30 secondes). Respecter les 6 indications d'hygiène des mains dans la chambre du patient** (Cf. tableau TUE1-4-04).

- **Port de gants**
  - Protège l'utilisateur (précautions standard) d'un contact avec un liquide biologique ou un produit dangereux.
  - **Ne remplace pas l'hygiène des mains. Réaliser une hygiène des mains avant et après le retrait des gants.**
  - Changer de gants entre 2 soins chez un même patient, entre 2 patients

TUE1-4-04 : **Précautions standard**

Friction hydro-alcoolique des mains	· **avant de toucher un patient** · après avoir touché le patient · après avoir été en contact avec l'environnement du patient · avant un geste aseptique · après le retrait des gantsentre 2 activités
Port de gants	· Si risque de contact avec du sang ou tout autre produit d'origine humaine, les muqueuses ou la peau lésée du patient · Les gants doivent être changés entre deux patients, deux activités
Protection de la tenue	· Un tablier plastique à usage unique (sans manche) lors des soins mouillants ou exposant à des projections (sang, liquides biologiques : selles) · Une surblouse à manches longues et imperméable à usage unique en cas d'exposition majeure aux liquides biologiques
Lunettes, masque (masque anti-projection avec lunettes de sécurité ou masque-visière)	· Par les soignants si les soins ou manipulations exposent à un risque de projection ou d'aérosolisation de sang ou tout autre produit d'origine humaine (aspiration, endoscopie, actes opératoires, autopsie, manipulation de matériel et linges souillés…) **ou si le soignant présente une toux supposée d'origine infectieuse** · Par les visiteurs : idem lorsqu'ils sont impliqués dans les soins · Par les patients : port d'un masque chirurgical dès son admission ou dès qu'il circule en dehors de sa chambre s'il présente une toux supposée liée à un agent infectieux transmissible
Matériel souillé	· Matériel piquant/tranchant à usage unique : ne pas recapuchonner les aiguilles, ne pas les désadapter à la main, déposer immédiatement après usage ce matériel dans un **conteneur adapté,** situé au plus près du soin et dont le niveau maximal de remplissage est vérifié · Matériel réutilisable : vérifier que le matériel a subi un procédé d'entretien (stérilisation et désinfection) approprié avant d'être réutilisé
Surfaces souillées	Nettoyer et désinfecter avec un désinfectant approprié les surfaces souillées par des projections ou aérosolisation de sang ou tout autre produit d'origine humaine
Transport de prélèvements biologiques, de linge et de matériels souillés	Les prélèvements biologiques, le linge et les instruments souillés par du sang ou tout autre produit d'origine humaine doivent être transportés dans un emballage étanche
Si contact avec du sang ou liquide biologique	Cf. exposition aux liquides biologiques, UE11 n°362

9 - Pilly ECN - ©CMIT

UE1 – N°4 • La sécurité du patient. La gestion des risques. Les évènements indésirables associés aux soins (EIAS)

Précautions complémentaires d'Hygiène

· En complément des précautions standard, pour certaines infections (TUE1-4-05).

· Doivent faire l'objet d'une prescription médicale.
· Elles sont adaptées aux modes de transmission des infections.
· Les précautions standard restent indispensables

TUE1-4-05 : Précautions complémentaires d'Hygiène

	Précautions «air» (le patient émet des particules infectantes [< 5 μm] qui persistent en suspension dans l'air)	Précautions «gouttelettes» (le patient émet des particules infectantes [> 5 μm] ne persistant pas en suspension dans l'air)	Précautions «contact» (seules les surfaces sont contaminées)
Hygiène des mains	Standard	Standard	Standard
Chambre individuelle	OUI si possible en dépression	OUI	OUI (ou regroupement géographique des patients avec même infection)
Masque	OUI avant l'entrée dans la chambre (masque FFP2)	OUI dès l'entrée dans la chambre (masque chirurgical)	Standard
Gants	Standard	Standard	Standard
Protection de la tenue	Standard	Standard	Tablier plastique à usage unique (sans manche) lors des soins directs auprès du patient
Matériel et linge	Standard	Standard	Standard
Transport du patient	À encadrer*	À encadrer*	À encadrer*
Exemples	Tuberculose, rougeole, varicelle	Grippe, méningocoque, coqueluche, mycoplasme, rubéole, oreillons, parvovirus B19, VRS	SARM, varicelle, **toutes les BMR,** *Clostridium difficile*[ε], entérovirus, virus des gastro-entérites), VRS, gale[ε], pédiculose

FFP = Filtering Facepiece Particles (FFP2 masque «canard» habituellement, est une exigence minimale)
* à encadrer = prévenir l'équipe de transport, le patient utilise un masque chirurgical pour les précautions air et gouttelettes, les transporteurs appliquent les précautions standard et le tablier en cas de précautions «contact»
SARM = *Staphylococcus aureus* résistant à la Meticilline ; BMR= bactérie résistante (entérobactéries sécrétrices de bétalactamase à spectre étendu, de carbapénèmase, entérocoque résistant à la vancomycine) ; VRS = virus respiratoire syncitial
[ε] précautions contact spécifiques pour *Clostridium difficile* et ectoparasites type gale où la friction hydro alcoolique n'est pas efficace, un lavage des mains au savon doux doit précéder la friction hydro alcoolique.
Pour *Clostridium difficile,* les détergents désinfectants classiques n'étant pas efficaces, utiliser comme désinfectant la javel

Isolement protecteur

Mesure de protection visant à protéger le patient **immunodéprimé (neutropénie prolongée)** de toute contamination extérieure, en évitant tout contact avec les agents infectieux.

Les mesures comprennent la réglementation de la circulation des personnes (personnels, patients et visiteurs), l'organisation architecturale (chambres avec sas, éventuellement traitement de l'air, traitement de l'eau), l'utilisation de protections (blouses, gants, masques), l'utilisation de matériel de soins et d'une alimentation de qualité microbiologique adaptée.

■ **Les mesures associées aux précautions d'Hygiène**
▪ **Protocolisation des procédures** (gestes invasifs, élimination des déchets, stérilisation des instruments…)
▪ **Bon usage des antibiotiques**
▪ **Mesures à l'échelle des établissements de santé :**
· Surveillance épidémiologique des infections nosomiales : enquête de prévalence et d'incidence propres

à l'établissement ou coordonnées dans le cadre de réseaux. Intérêt des enquêtes d'incidence dans les services à haut niveau de risque infectieux (ex : services de réanimation).
· Indicateurs nationaux du tableau de bord des infections nosocomiales, obligatoire pour tous les établissements de santé.
· Rôle du CLIN (Comité de lutte contre les infections nosocomiales = instance multidisciplinaire) et de l'équipe opérationnelle d'hygiène.

3. Mesures spécifiques

■ **Prévention des infections urinaires nosocomiales**
▪ **Limiter les indications des sondages urinaires et leur durée : réévaluation quotidienne de l'indication**
▪ Préférer le collecteur pénien au sondage (en fonction du résidu mictionnel).
▪ Préférer le sondage pluriquotidien au sondage à demeure pour les vessies neurologiques.

- Mesurer le résidu mictionnel par échographie («bladder scan») plutôt que par sondage en aller-retour.
- Si le sondage est incontournable :
  · Respecter **une technique aseptique de pose d'un système clos de drainage** (toilette périnéale avec antiseptique, toilette génitale, hygiène des mains avec un produit hydro alcoolique, gants stériles, matériel stérile).
  · Respecter les règles d'entretien d'une sonde urinaire et d'un système de drainage clos.
  · **Pas de changement systématique** de la sonde vésicale. Changement si elle dysfonctionne (obstruction, fuite…) ou en cas d'infection avérée après 24 h d'antibiothérapie efficace (permet de mettre en place la sonde 'propre' dans un environnement à plus faible inoculum, en présence d'antibiotiques).
- Suivi épidémiologique et microbiologique des infections urinaires pour détecter les phénomènes épidémiques.

■ Prévention des pneumonies nosocomiales

- **Patient de réanimation (PAVM)**
- **Prévention du risque infectieux exogène** (Pour mémoire)
  · Port de gants pour les soins aux patients ventilés ou manipulation avec des compresses stériles
  · Utilisation d'eau stérile pour les nébulisations
  · Utlisation de sondes d'aspiration à usage unique (UU) stériles, circuits à UU stériles ou bactériologiquement propres.
  · Utilisation de filtres humidificateurs ou de réservoirs d'humidification à UU.
- **Prévention du risque infectieux endogène** (Pour mémoire)
  Limiter au maximum les indications et la durée d'intubation / préférer la ventilation non invasive
  · Prévention de l'inhalation de liquide gastrique (sonde nasogastrique)
  · Prévention de l'inhalation des sécrétions oropharyngées :
    · aspiration des voies aériennes supérieures,
    · éviter la sédation profonde et la curarisation pour préserver le réflexe de toux,
    · position demi-assise
    · vérifier régulièrement la pression du ballonnet
  · Maintien d'une flore commensale (alimentation entérale, bon usage des antibiotiques).
  · Préférer le sucralfate dans la prévention anti-ulcéreuse (conserve un pH acide, contrairement aux IPP)
  · Soins de bouche fréquents avec un antiseptique
- **Patient hors réanimation**
  · Kinésithérapie fortement conseillée en pré- et postopératoire.
  · Arrêt du tabac.
  · Lever le plus précoce possible.
  · Utilisation d'eau stérile pour l'oxygénothérapie, les aérosols
  · Analgésie suffisante en respectant la toux

■ Prévention des infections de site opératoire

Le but est d'agir sur les facteurs de risques d'ISO (Cf. tableau TUE1-4-01).

Prévention en préopératoire
- Limiter la durée du séjour préopératoire.
- Dépistage et traitement des infections préexistantes.
- Renutrition ou régime alimentaire si nécessaire, équilibration du diabète, arrêt du tabac
- **Préparation cutanée (+++) : douche** antiseptique ou savon doux **juste avant l'intervention,** pas de dépilation si possible, sinon dépilation par tondeuse ou crème dépilatoire de la zone opératoire, effectuée dans le service juste avant l'intervention. Pas de rasoir (microlésions cutanées favorisant la colonisation bactérienne).

Prévention au bloc opératoire
- **Préparation du champ opératoire :** antisepsie large de la zone opératoire en 4 temps avec utilisation d'un antiseptique **alcoolique** pour le dernier temps.
- Opérateur(s) : désinfection chirurgicale des mains par friction hydro-alcoolique, tenue vestimentaire.
- Salle avec traitement d'air et matériel chirurgical stérile.
- Maintenir la normothermie du patient.
- **Antibioprophylaxie :**
  · L'antibioprophylaxie **est indiquée pour les classes 1 et 2 de la classification d'Altemeier** (Cf. tableau TUE1-4-02). Les classes 3 et 4 (contaminée et sale) relèvent d'une antibiothérapie curative.
  · But = inhiber la croissance des agents infectieux potentiellement pathogènes, présents ou apportés au niveau du site opératoire. Elle n'a pas pour but de prévenir les infections à distance du site opératoire.
  · Privilégier un antibiotique à demi-vie longue, à spectre adéquat (dépend du type d'intervention), ayant une bonne diffusion au site concerné, avec peu d'effets secondaires et un faible coût, conforme aux recommandations.
  · Commencée **dans l'heure précédant l'incision** (pour que l'antibiotique soit présent sur le site avant la contamination), donc en pratique par l'anesthésiste au moment de l'induction, et limitée à 24 h maximum après l'intervention (au-delà : pas d'amélioration de l'efficacité, et majoration du risque de sélection de bactéries résistantes).

En postopératoire
- Asepsie rigoureuse lors de la manipulation des drains et la réalisation des pansements.
- Préférer les systèmes d'aspiration clos
- Contrôle de la glycémie
- **Surveillance des infections de site opératoire.**

■ Prévention des infections liées aux cathéters
Cathéter périphérique
- Limiter les indications
- Asepsie lors de la pose (procédure écrite).
- Changement systématique du cathéter toutes les **72 heures ou plus tôt si suspicion d'infection**
- Changer dès que possible un cathéter posé en situation d'urgence (risque de contamination accru lors de la pose).
- Pansement occlusif transparent stérile (pour faciliter la surveillance des signes d'infection).

Cathéter veineux central
- **Limiter les indications.**
- Retrait du cathéter dès que possible

UE1 – N°4 • La sécurité du patient. La gestion des risques. Les évènements indésirables associés aux soins (EIAS)

Notes

- Pose programmée par un opérateur expérimenté.
- **Asepsie chirurgicale** lors de la **pose** et de la **réfection du pansement.**
- Pansement transparent occlusif changé toutes les 72 heures.
- Changement de la totalité des tubulures de perfusion toutes les 72 heures (tous les jours si nutrition parentérale ou transfusion).
- Protocole écrit de pose, d'entretien et de diagnostic d'infection.
- Limiter les manipulations du cathéter et des tubulures. Noter les dates d'intervention sur le dossier de soins.

Pour en savoir plus

- Société Française d'Hygiène Hospitalière (SFHH). Mise à jour de la conférence de consensus Gestion préopératoire du risque infectieux. 2013. Disponible sur internet : http://www.sf2h.net/publications-SF2H/SF2H_recommandations_gestion-preoperatoire-du-risque-infectieux_2013.pdf
- Société Française d'Hygiène Hospitalière (SFHH), 2010. Surveiller et prévenir les infections associées au soins. 2010. Disponible sur internet ; http://www.sf2h.net/publications-SF2H/SF2H_surveiller-et-prevenir-les-IAS-2010.pdf
- Société Française d'Hygiène Hospitalière (SFHH), Recommandations nationales : prévention de la transmission croisée par voie respiratoire : air ou gouttelettes. 2013. Disponible sur internet : http://www.sf2h.net/publications-SF2H/SF2H_recommandations_air-ou-gouttelettes/SF2H_recommandations_air-ou-gouttelettes_2013.pdf
- Haut Conseil de Santé Publique. Recommandations pour surveiller et prévenir les infections associées aux soins.2010. Disponible sur internet. http://www.hcsp.fr/explore.cgi/hcspr20100518_survprevinfecsions.Pdf
- Enquête nationale de prévalence des infections nosocomiales et des traitements anti-infectieux en établissements d'hospitalisation à domicile (HAD), France, mai-juin 2012. Résultats. Saint-Maurice : Institut de veille sanitaire ; 2014. 72 p. Disponible sur internet : http://www.invs.sante.fr/Publications-et-outils/Rapports-et-syntheses/Maladies-infectieuses/2015/Enquete-nationale-de-prevalence-des-infections-nosocomiales-et-des-traitements-anti-infectieux-en-etablissements-d-hospitalisation-a-domicile-HAD-France-mai-juin-2012

| UE2 N°26 | Prévention des risques fœtaux : infections, médicaments, toxiques, irradiation |

Objectifs

- Expliquer les éléments de prévention vis-à-vis des infections à risque fœtal.
- Préciser les risques des médicaments durant la grossesse (Cf. UE6 n°173).

Points importants

- Certaines infections survenant chez la femme enceinte peuvent être transmises au fœtus : ce sont les **infections materno-fœtales.**
- Il est possible de prévenir ces infections et leur retentissement sur le fœtus et le nouveau-né.
- La prévention passe par le **dépistage systématique** de certaines infections (toxoplasmose, rubéole, syphilis, VIH) et un suivi standardisé au cours de la grossesse selon des recommandations nationales (Haute Autorité de Santé, HAS).
- Cela repose aussi sur le **suivi du calendrier vaccinal** chez les femmes en âge de procréer (hépatite B, rubéole, varicelle), **la surveillance clinique** des femmes enceintes, permettant la mise en œuvre des stratégies diagnostiques et thérapeutiques adaptées.
- Ici ne seront pas traités les risques toxiques et liés à l'irradiation. Les risques des anti-infectieux au cours de la grossesse sont abordés au chapitre UE6 n°173.

1 | Bases pour comprendre

1. Définitions

Les Infections materno-fœtales (IMF) résultent d'une **transmission verticale** de la **mère vers le fœtus.** Ces infections ont **un retentissement sur le fœtus** ou **le nouveau-né,** plus ou moins important en fonction de l'âge gestationnel où survient l'infection.

Il faut cependant noter que toute infection entrainant une hyperthermie pourra être responsable d'une fausse couche spontanée notamment en début de grossesse même si elle n'a pas de conséquence directe sur l'embryon.

2. Microbiologie

Les IMF sont d'étiologie **parasitaire** (toxoplasmose, paludisme), **virale** (rubéole, cytomégalovirus, Herpès simplex virus, varicelle, VIH, VHB, parvovirus B19), ou **bactérienne** (listériose, streptocoque B, syphilis, fièvre Q).

3. Physiopathologie

Il y a un **passage transplacentaire** du micro-organisme. Le mécanisme de contamination se fait par **voie ascendante** (Herpès simplex virus, streptocoque B) **ou par voie hématogène** (tous les autres virus et bactéries) avant la naissance.

Les IMF peuvent entraîner, selon l'agent responsable et le stade évolutif de la grossesse :
- avortement spontané
- embryopathie
- infection fœtale
- mort néonatale
- Infection de diagnostic post-natal qui peut être symptomatique dès les premiers jours, ou à distance

Pour les infections hématogènes, la gravité de l'atteinte fœtale est souvent inversement corrélée au terme de la grossesse (d'autant plus grave que la grossesse est récente).

4. Épidémiologie

L'épidémiologie des IMF est **variable selon l'infection et le pays. En France,** l'incidence de l'infection à streptocoque B est de 0,23/1000 grossesses ; la prévalence de la toxoplasmose est d'environ 0,3/1000 naissances, mais seules 10 % des séroconversions seront symptomatiques. Le cytomégalovirus est l'infection virale la plus fréquente avec une prévalence de 0,5 % des naissances, mais seules 5 à 20 % sont symptomatiques. L'incidence des infections néonatales à HSV est de 0,5 à 1/10000 naissances, la prévalence de l'infection au cours de la grossesse est cependant plus élevée, cette différence résultant des mesures de prévention appliquées au 3ème trimestre.

Afin de prévenir au mieux les IMF, il faut idéalement évaluer le risque avant la grossesse, avant la 10 SA et tout au long de la grossesse.

UE2 – N°26 • Prévention des risques fœtaux : infections, médicaments, toxiques, irradiation

Notes

2 | Expliquer les éléments de prévention vis-à-vis des infections à risque fœtal (Cf. tableau TUE2-26-2)

1. Toxoplasmose

- **Toxoplasmose congénitale**
- Liée à une **primo-infection maternelle pendant la grossesse.**
- En France, la séroprévalence chez les femmes enceintes est de 44 % selon une étude de 2003 (en baisse ces dernières années).
- Si le risque de transmission augmente avec le terme, la gravité, elle, diminue avec le terme (gravité plus élevée en début de grossesse, mais infection plus rare)

- **Prévention du risque fœtal**

Chez la femme enceinte :
- Sérologie toxoplasmose systématique au 1er trimestre de grossesse

Femme non immune :
  - **surveillance mensuelle de la sérologie** pour dépistage et traitement précoce d'une éventuelle primo-infection y compris asymptomatique chez la mère (confirmée par séroconversion : même technique sérologique sur paire de sérums, test d'avidité des IgG)
  - **règles d'hygiène :** consommation de viande bien cuite ou congelée, de crudités et fruits lavés ; lavage des mains avant et après manipulation d'aliments à risque, jardinage ; lavage des ustensiles et plans de travail, nettoyage régulier du réfrigérateur ; port de gants pour changement de litière des chats.

Femme immune : pas de surveillance ni prévention.

- Pour mémoire : En cas de primo-infection confirmée, orientation vers un centre spécialisé et traitement par spiramycine ou pyriméthamine-sulfadiazine en attendant les résultats du diagnostic de contamination fœtale, qui est fait par PCR sur liquide amniotique et par échographie fœtale (recherche d'anomalies qui peuvent amener à discuter une interruption thérapeutique de grossesse).

2. Paludisme

- Risques de l'accès palustre au cours de la grossesse : risque d'accès grave à *P. falciparum* chez la mère, risque d'avortement, de prématurité, d'hypotrophie pour le fœtus et le nouveau-né.
- Urgence médicale : traitement par quinine IV ou artésunate IV (2e et 3e trimestres de grossesse).
- Prévention chez la femme enceinte qui veut voyager en zone d'endémie palustre : **éviter les voyages dans les régions impaludées** au cours de la grossesse. En cas de voyage, prophylaxie par méfloquine ou atovaquone-proguanil et lutte anti-vectorielle.

3. Rubéole

- **Risque fœtal**

Lié à une **primo-infection maternelle pendant la grossesse.** L'infection est tératogène au 1er trimestre et peut avoir des conséquences jusqu'à 18 SA.

Pour mémoire, chez le fœtus ou nouveau-né, cette IMF est responsable :
- Avortement spontané, retard de croissance intra-utérin, prématurité
- Rubéole congénitale (microcéphalie, hépatosplénomégalie, déficit visuel et auditif…)

- **Prévention du risque fœtal**
- Vaccination (Cf. item UE6 n°143)
  - Population générale : vaccination recommandée chez les enfants des deux sexes (ROR)
  - Individuelle : **rattrapage** chez les **femmes en âge de procréer** et **vaccination en post-partum** des femmes dont la sérologie rubéole prénatale était négative ou inconnue (grossesse = contre-indication car vaccin vivant atténué).
- Sérologie rubéole obligatoire au 1er trimestre de grossesse (en l'absence de document écrit permettant de considérer l'immunité comme acquise).
  - Femme non immune :
    - **Contrôle sérologique à 20 SA** (permet de rechercher une séroconversion pendant la période critique)
    - En cas de contact avec un individu suspect de rubéole : 2 sérologies à répéter à 3 semaines d'intervalle
    - Pour mémoire : il n'y a pas de traitement antiviral préventif. En cas de séroconversion et/ou détection d'IgM dans un contexte clinique évocateur le diagnostic anténatal sera fait : échographie fœtale et amniocentèse (PCR sur liquide amniotique). Le diagnostic d'infection fœtale au 1er trimestre peut conduire à une interruption thérapeutique de grossesse.
  - Femme immune : pas de surveillance.

4. Rougeole

- **Risque fœtal**

Lié à une primo-infection maternelle durant la grossesse.

Pour mémoire, cette IMF est associée à :
- une absence d'effet tératogène
- de possibles anomalies ou morts fœtales par altération de la circulation placentaire, et un fort risque d'accouchement prématuré
- En cas de rougeole maternelle au voisinage de l'accouchement il y a un risque de :
  - rougeole congénitale (éruption présente à la naissance)
  - ou post-natale (éruption dans les 10 jours suivant la naissance),
  - avec dans les 2 cas, un risque d'atteinte pulmonaire, de mauvais pronostic, et de panencéphalite subaiguë sclérosante.

Chez la mère, la rougeole peut être associée à des complications pulmonaires parfois létales.

- **Prévention du risque fœtal**
- Vaccination ROR chez les **enfants et rattrapage** des femmes en âge de procréer, y compris en post-partum (Cf. UE6 n°143)

Prévention des risques fœtaux : infections, médicaments, toxiques, irradiation • UE2 – N°26

- Pas de suivi sérologique recommandé au cours de la grossesse
- En cas de **contage au cours de la grossesse** : faire une sérologie en urgence si le statut immunologique de la mère est douteux (impossible de savoir si la mère est immunisée, c'est-à-dire ayant reçu 2 vaccinations ROR ou ayant un antécédent certain de rougeole). Si la mère est non immunisée (sérologie négative), administration **d'immunoglobulines polyvalentes** par voie intraveineuse **dans les 6 jours après exposition** à un cas de rougeole confirmé.

5. Infections à cytomégalovirus (CMV) (Cf. UE6 n°164)

■ Infection congénitale
- Liée le plus souvent à une **primo-infection maternelle** pendant la grossesse (environ 50 % des femmes enceintes sont non immunisées. La primo-infection passe souvent inaperçue chez la mère).
- Pour mémoire : principale cause d'embryopathie infectieuse, d'autant plus que l'infection survient tôt au cours de la grossesse. Surdité y compris dans les formes asymptomatiques. Des signes cliniques d'apparition retardée peuvent se voir chez l'enfant. Chez le fœtus on observe dans 5 à 20 % des cas un retard de croissance et/ou une microcéphalie et/ou choriorétinite.

■ Prévention du risque fœtal
Il n'y a **pas de surveillance sérologique systématique** (sauf si travail en collectivité d'enfants : détermination du statut sérologique et possible éviction professionnelle pendant la grossesse si non immunisée).
Les mesures de prévention sont donc générales :
- Règles d'hygiène : hygiène des mains, notamment après contact avec les enfants en bas âge.
- Diagnostic : sérologie devant des signes cliniques évocateurs chez la mère ou le fœtus. **L'avidité des IgG** peut être utile pour le diagnostic de primo-infection (la présence d'IgM ne signant pas toujours une primo-infection) si le statut sérologique antérieur est inconnu.
- Pour mémoire : En cas de séroconversion ou de réactivation (sérologie réalisée devant des signes cliniques), surveillance échographique fœtale. En cas de signes fœtaux, une amniocentèse avec PCR CMV est réalisée (pas avant 18 SA). Selon la sévérité de l'atteinte fœtale une interruption thérapeutique de grossesse peut être envisagée.
- Aucun traitement n'a montré à ce jour son efficacité pour réduire la transmission au fœtus.

6. Infections à Herpès simplex virus (Cf. UE6 n°164)

■ Herpès néonatal
- Lié à un **herpès génital** maternel (primo-infection ou récurrence, HSV2 dans 2/3 des cas).
- Transmission le plus souvent par contact direct lors de l'accouchement ; transmission transplacentaire plus rare ; contamination post-natale possible. Le risque est **maximal en cas de primo-infection maternelle après la 35e SA,** plus faible en cas de récurrence dans les

8 jours précédant l'accouchement.
- Une **excrétion asymptomatique** du virus est possible au cours de la grossesse ou de l'accouchement

■ Prévention du risque fœtal
Chez la femme enceinte
- Diagnostic (interrogatoire de la femme et de son partenaire, examen physique, diagnostic virologique).
- En cas de primo-infection :
  · Valaciclovir en curatif
  · Césarienne si herpès au moment du travail (voie basse si l'épisode date de > 1 mois et a été traité).
- En cas de récurrence :
  · Valaciclovir en curatif
  · Accouchement par voie basse si pas de lésion ou si le début de la récurrence date de plus de 7 jours.
- Une prévention des récurrences à partir de la 36 SA peut être proposée si primo-infection au cours de la grossesse
  · Valaciclovir en préventif

7. Hépatite virale B

■ Hépatite B congénitale et néonatale
- Liée à une **hépatite aiguë maternelle** pendant le 3e trimestre, en période néonatale ; ou **plus souvent à une hépatite chronique** maternelle.
- Transmission surtout périnatale (passage voies génitales, post-natale ; rarement transplacentaire) ; le risque est maximal en cas de portage d'Ag HBe, avec ADN VHB sérique détectable.

■ Prévention de la transmission mère-enfant
- **Dépistage systématique obligatoire de l'Ag HBs au 6e mois de grossesse.**
- **Sérovaccination** de tous les **nouveau-nés de mère avec Ag HBs+,** dans les 48 premières heures et rappel vaccinal M1, M6
- En cas de charge virale VHB très élevée, discussion d'un traitement préventif par lamivudine ou ténofovir chez la mère.
- Allaitement possible si ces mesures préventives sont appliquées.

8. VIH

■ La transmission mère-enfant du VIH est :
- essentiellement **périnatale**
- de risque proportionnel à la charge virale (ARN plasmatique) maternelle à l'accouchement.

■ Prévention (en France, et dans les pays développés)
- Dépistage de l'infection VIH par **proposition systématique de la sérologie** lors du 1er examen prénatal, ou au cours de la grossesse à chaque occasion
- Mesures préventives si sérologie positive
  · Traitement antirétroviral :
    · **chez la mère,** systématique à partir de la 14e semaine d'aménorrhée, **afin d'obtenir une charge virale indétectable** au plus tard en début de 3ème trimestre
    · une **perfusion d'AZT (zidovudine) avant le travail** est indiquée si la dernière charge virale est

> 400 copies/mL ou en cas de complication obstétricale (accouchement prématuré, rupture prématurée des membranes, etc...)
· chez le nouveau-né, pendant les 4 premières semaines.
· Mesures prophylactiques obstétricales (dont césarienne programmée si la charge virale plasmatique maternelle n'est pas indétectable à 36 SA).
· Allaitement artificiel.

9. Varicelle

- **En cas de varicelle maternelle au cours de la grossesse**
- Risque fœtal
  · varicelle congénitale (autour de 2 % en cas de varicelle maternelle avant 20 SA)
  · zona au cours de la 1re année de vie si varicelle maternelle après 20 SA.
- Risque néonatal : varicelle néonatale grave si la varicelle maternelle est survenue entre 5 jours avant et 2 jours après l'accouchement.

- **Prévention de la varicelle néonatale**
- **Vaccination des femmes en âge de procréer** n'ayant pas d'antécédent de varicelle avec une sérologie négative (sous contraception, en dehors de toute grossesse car vaccin vivant atténué).
- En cas de contage de moins de 96 h chez une femme enceinte, **immunoglobulines spécifiques** si sérologie (faite en urgence) négative
- Retarder autant que possible l'accouchement en cas de varicelle maternelle à terme.
- En cas de varicelle maternelle dans les 5 jours précédant ou les 2 jours suivant l'accouchement : aciclovir chez la mère et l'enfant.

✓ 10. Syphilis (Cf. UE6 n°158)

- **Transmission materno-fœtale**
- De l'ordre de 30 à 60 % en l'absence de traitement ; maximale pendant la **2e moitié de la grossesse.**
- Transplacentaire.

- **Prévention de la transmission materno-fœtale**
- **Dépistage obligatoire par sérologie** chez les femmes (**1er trimestre** de grossesse). Deuxième dépistage recommandé à la 28e semaine d'aménorrhée s'il existe des facteurs de risque d'acquisition de syphilis, notamment si le partenaire a des comportements sexuels à risque.
- Traitement de la syphilis maternelle par benzathine benzylpénicilline : 1 injection IM si syphilis récente (contamination datée < 1 an), 3 injections à 1 semaine d'intervalle si syphilis de contamination ancienne (> 1 an) ou ne pouvant être précisée.

11. Listériose

- **Transmission materno-fœtale**
- Précoce, transplacentaire, responsable d'avortements, ou plus tardive d'accouchements prématurés, de morts *in utero* et d'infections néonatales graves.

- **Prévention**
- **Mesures hygiéno-diététiques** (Cf. tableau TUE2-26-1)
- Diagnostic (**hémocultures** devant tout épisode fébrile inexpliqué) et traitement précoce chez la femme enceinte. **Un traitement probabiliste par amoxicilline** est préconisé devant **toute fièvre d'origine indéterminée.** En cas de listériose documentée association initiale amoxicilline + gentamicine, puis relais oral par amoxicilline jusqu'à l'accouchement.
- Traitement du nouveau-né dans les 48 premières heures de vie.

12. Streptocoque B

Bactérie la plus fréquemment mise en cause dans les infections graves du nouveau-né.

- **Contamination**
- Colonisation digestive et vaginale chez 10 à 35 % des femmes enceintes ; colonisation chez 50 à 70 % de leurs nouveau-nés ; infection chez 1 %.
- Contamination par voie ascendante lors de l'accouchement.

- **Prévention**
- **Dépistage systématique** du portage par **prélèvement vaginal à 35-38 SA,** plus tôt en cas de vulvo-vaginite, de menace d'accouchement prématuré, de rupture prématurée des membranes.
- Antibioprophylaxie au moment du travail ou en cas de rupture prématurée des membranes chez les femmes porteuses (amoxicilline jusqu'à la naissance).

13. Infections urinaires au cours de la grossesse (Cf. UE2 n°27)

14. Autres IMF

- ***Coxiella burnetii* (Fièvre Q) (Cf. UE6 n°169)**
Pour mémoire il s'agit d'une infection aigue souvent asymptomatique ou d'une infection chronique chez la femme enceinte

Associée à des fausses couches, parfois à répétition, un retard de croissance, un accouchement prématuré, une mort fœtale *in utero*.

La **prévention** passe par l'éviction de consommation de **produits à base de lait cru.** Une sérologie doit être proposée en cas de fausses couches à répétition ou de signes cliniques compatibles chez la mère.

- **Parvovirus B19**
En cas de primo-infection maternelle, un retentissement fœtal peut être observé dans 10 % (anasarque fœtal, avortement, mort fœtale *in utero*). Les seules mesures proposées sont le diagnostic de la primo-infection maternelle et la surveillance fœtale.

- **Vaginoses bactériennes (gardnerellose)**
Toute vaginose bactérienne survenant pendant la grossesse doit être traitée (métronidazole PO ou ovules pendant 5 j) en raison du risque associé d'accouchement prématuré.

Prévention des risques fœtaux : infections, médicaments, toxiques, irradiation • UE2 – N°26

▪ Arboviroses

Dengue et chikungunya. La prévention passe par la lutte anti-vectorielle.

Notes

TUE2-26-1 : Prévention de la listériose chez les femmes enceintes

Aliments à éviter
Éviter la consommation de fromages à pâte molle au lait cru
Enlever la croûte des fromages avant consommation
Éviter la consommation de fromages vendus râpés
Éviter la consommation de poissons fumés
Éviter la consommation de graines germées crues (soja, luzerne)
Éviter la consommation de produits de charcuterie cuite consommés en l'état (pâté, rillettes, produits en gelée, jambon cuit…)
Si achetés, préférer les produits préemballés et les consommer rapidement après leur achat
Éviter la consommation de produits de charcuterie crue consommés en l'état. Les faire cuire avant consommation (lardons, bacon, jambon cru…)
Éviter la consommation de produits achetés au rayon traiteur
Éviter la consommation de coquillages crus, surimi, tarama
Règles d'hygiène à respecter
Cuire soigneusement les aliments crus d'origine animale (viandes, poissons), en particulier le steak haché
Laver soigneusement les légumes crus et les herbes aromatiques
Conserver les aliments crus (viande, légumes…) séparément des aliments cuits ou prêts à être consommés
Après la manipulation d'aliments non cuits, se laver les mains et nettoyer les ustensiles de cuisine qui ont été en contact avec ces aliments
Nettoyer fréquemment et désinfecter ensuite avec de l'eau javellisée le réfrigérateur
Les restes alimentaires et les plats cuisinés doivent être réchauffés soigneusement avant consommation immédiate

Pour en savoir plus

- Haute autorité de Santé : Suivi Et Orientation Des Femmes Enceintes En Fonction Des Situations A Risque Identifiées. 2007. HAS. http://www.has-sante.fr/portail/upload/docs/application/pdf/suivi_orientation_femmes_enceintes_synthese.pdf
- Haute autorité de Santé : Surveillance sérologique et prévention de la toxoplasmose et de la rubéole au cours de la grossesse. 2009 http://www.has-sante.fr/portail/upload/docs/application/pdf/2009-12/depistages_prenatals_obligatoires__synthese_vf.pdf
- Neu N et coll., TORCH Infections. Clin Perinatol. 2015 Mar;42(1):77-103

UE2 – N°26 • Prévention des risques fœtaux : infections, médicaments, toxiques, irradiation

TUE2-26-2 : Principales infections à risque fœtal

Infection materno-foetale	Manifestations chez la mère (pour mémoire)	Complications fœtales / chez le nouveau-né (pour mémoire)	Dépistage systématique au cours de la grossesse (chez la mère)
Toxoplasmose	Cf. chapitre UE6 n°169	· RCIU · Microcéphalie · Hydrocéphalie · Retard psychomoteur · Choriorétinite (possible à distance)	**Sérologie systématique :** · avant 10 SA (1ère consultation prénatale) · mensuelle si mère non immunisée
Rubéole	Primo-infection rubéole : éruption fébrile (mais présence de formes symptomatiques)	· FCS spontanée · RCIU · Prématurité · Microcéphalie, hépato-splénomégalie, surdité, cécité	**Sérologie systématique :** · avant 10 SA (1ère consultation prénatale) · à 20 SA
Hépatite virale B	Infection aigue, le plus souvent chronique	Infection chronique	**Sérologie obligatoire** avec dépistage Ag HBs au 6ème mois de grossesse
VIH	Cf. chapitre UE6 n°165 Dépistage en général chez une patiente asyptomatique	Infection chronique	**Sérologie systématiquement proposée :** 1er trimestre ou à chaque occasion
Streptocoque B	Portage asymptomatique	Infection néonatale (méningite) Attention si rupture prématurée des membranes	**Prélèvement vaginal systématique** 34-38 SA ou avant si risque de prématurité, si vulvovaginite
Syphilis	Cf. UE6 n°158	Mort fœtale Anasarque Syphilis congénitale	**Sérologie obligatoire :** 1er trimestre et selon les risques
Rougeole	Primo-infection rougeole : éruption fébrile Augmentation du risque de complications	· Faible poids de naissance, mort fœtale *in utéro* · Rougeole congénitale ou post-natale	
CMV	Primo-infection (Cf. UE6 n°164) Réactivation Réinfection	· RCIU, Microcéphalie, surdité, choriorétinite, · Retard psychomoteur à distance	
Herpès simplex virus	Herpès génital primo-infection ou récurrence (Cf. UE6 n°164)	· Mort fœtale *in utéro*, · Prématurité · Meningo-encéphalite · Disséminée	
Varicelle	Cf. UE6 n°164 Forme grave possible	Varicelle congénitale Varicelle néonatale (pneumopathie, encéphalite)	
Listériose	Fièvre d'origine indéterminée, Troubles digestifs Méningite	Avortements, prématurité, mort fœtale Infection sévère néonatale (méningite)	

Abréviations : RCIU = retard de croissance intra-utérin ; FCS = Fausse couche spontanée ; SA = semaines d'aménorrhée ; CI = contre indiq

Prévention des risques fœtaux : infections, médicaments, toxiques, irradiation • UE2 – N°26

Notes

Diagnostic de l'infection	Prévention du risque de transmission materno-fœtale	
	Chez les femmes non immunes	Chez le fœtus ou nouveau-né
Chez la mère non immunisée : · Séroconversion · Avidité des IgG **Chez le fœtus :** · échographie fœtale · PCR toxoplasme sur liquide amniotique	**Primaire :** Règles d'hygiène **Secondaire :** · Traitement en cas d'infection = Spiramycine ou Pyriméthamine + sulfadiazine	**Tertiaire :** ITG en cas d'atteinte sévère
Chez la mère non immunisée : · Séroconversion · Avidité des IgG **Chez le foetus :** · échographie fœtale · PCR rubéole sur liquide amniotique	**Primaire :** · Vaccination (ROR) enfant, rattrapage chez les femmes en âge de procréer et en *post partum* · Vaccin CI pendant la grossesse **Secondaire :** aucun	**Tertiaire :** ITG en cas d'atteinte sévère
Chez la mère : · Sérologie complète · mesure CV	**Secondaire :** traitement par lamivudine ou tenofovir si CV élevée	Secondaire : · Séro-vaccination à la naissance · rappel vaccinal à M1 et M6
Chez la mère : · Sérologie avec accord, + sérologie de confirmation · mesure CV	**Secondaire :** Traitement antirétroviral efficace pour atteindre CV indétectable à l'accouchement	**Secondaire :** Perfusion d'AZT au cours du travail Traitement les 4 1ères semaines de vie
Chez le nouveau né si fièvre : hémocultures, PL	**Secondaire :** Antibioprophylaxie pendant le travail par amoxicilline	
Chez la mère : Sérologie **Chez le nouveau-né :** Examens clinique, bactériologique, sérologique	**Secondaire :** benzathine benzylpénicilline	**Tertiaire** en cas de syphilis congénitale : benzathine benzylpénicilline
Chez la mère : Sérologie rougeole	**Primaire :** Vaccination (ROR) enfant, rattrapage chez les femmes en âge de procréer et en *post partum* **Secondaire :** Ig polyvalentes dans les 6 jours après contage	
Chez la mère : Séroconversion Avidité des IgG **Chez le foetus** · échographie fœtale · PCR CMV sur liquide amniotique	**Primaire :** · Règles d'hygiène · Eviter contacts enfants bas âge	
Chez la mère : Diagnostic clinique ou virologique (PCR sur lésions)	**Secondaire** Aciclovir ou valaciclovir en curatif si primo-infection ou récurrence Césarienne si poussée ou primo-infection récente au moment du travail	
Chez la mère : Sérologie **Chez le foetus** · échographie fœtale · PCR VZV sur liquide amniotique	**Primaire :** vaccination si non immunisée avant ou après grossesse **Secondaire :** Ig spécifiques dans les 96 heures post contage Aciclovir IV si varicelle maternelle dans les 5 jours avant ou 2 jours après accouchement	**Secondaire :** Aciclovir IV si varicelle maternelle dans les 5 jours avant ou 2 jours après accouchement **Tertiaire** (varicelle néonatale) : Aciclovir IV
Chez la mère : Hémocultures (culture prolongée)	**Primaire :** Règles d'hygiène (Cf. tableau TUE2-26-2) **Secondaire** : Amoxicilline en probabiliste Amoxicilline si infection documentée	**Secondaire :** Amoxicilline **Tertiaire** en cas d'IMF : Amoxicilline IV

= Immunoglobulines ; CV = charge virale ; ITG = interruption thérapeutique de grossesse

19 - Pilly ECN - ©CMIT

Notes

UE6 N°142	**Surveillance des maladies infectieuses transmissibles**

Objectifs pédagogiques

- Décrire les modes de transmission des agents infectieux à l'homme.
- Définir les termes suivants en les appliquant aux maladies infectieuses : prévalence, incidence, taux d'attaque, sensibilité, spécificité, valeurs prédictives positive et négative.
- Nommer les sources d'information précisant la liste des maladies infectieuses à déclaration obligatoire, et la liste de celles nécessitant des mesures d'éviction.
- Déclarer une maladie transmissible.
- Rôles de l'Institut de Veille Sanitaire (InVS).

Points importants

Les maladies infectieuses transmissibles présentant un risque élevé de dissémination et impliquant une action de santé publique autour du cas doivent faire l'objet d'une déclaration nominative sans délai au médecin inspecteur de l'ARS. Il s'agit principalement de la tuberculose, des infections invasives à méningocoque, de la rougeole et des toxi-infections alimentaires collectives.

1 Modes de transmission des agents infectieux

1. Bases pour comprendre

Maladies transmissibles : définition

Les maladies infectieuses transmissibles sont définies à la fois par :

- le fait qu'elles sont **causées par un agent infectieux** : bactérie, virus, parasite, champignons ou prion
- et leur **capacité à se transmettre** à plusieurs individus ou entre individus.
- Il faut noter que toutes les maladies infectieuses ne sont pas transmissibles entre humains (par exemple, le tétanos, le botulisme, la légionellose…).

Réservoir endogène : le microbiote

L'organisme humain héberge sur sa peau et ses muqueuses 10^{13} à 10^{14} microorganismes, qui constituent le microbiote. Dans certaines circonstances, ces microorganismes peuvent devenir des agents infectieux pathogènes :

- du fait d'une prolifération excessive (ex : *Candida* ou *C. difficile* dans les suites d'une antibiothérapie),
- du fait d'une effraction des barrières naturelles de protection (ex : usage de drogues injectées, infections associées aux soins dans les suites d'une effraction cutanée par un cathéter de perfusion ou lors d'un acte chirurgical, péritonite par perforation),
- ou du fait d'un déficit immunitaire (infections opportunistes : certains microorganismes saprophytes ou commensaux deviennent pathogènes).

Ces agents infectieux peuvent secondairement se transmettre entre individus (ex : *C. difficile*).

Infections exogènes

La plupart des infections transmissibles sont dites exogènes, c'est-à-dire que le réservoir des agents infectieux se situe en-dehors de l'organisme infecté.

Ces réservoirs peuvent être :

- Humain : c'est la situation la plus fréquente ; un sujet infecté ou colonisé par un agent infectieux le transmet à d'autres humains, (ex : tuberculose, méningocoque) ; l'agent infectieux pathogène s'est adapté à l'homme souvent à l'exclusion des autres hôtes ; lorsque le réservoir est strictement humain (ex : variole, poliomyélite, rougeole) les maladies peuvent être éradiquées, à l'exemple pour le moment unique de la variole.
- Animal : zoonoses (Cf. item UE6-169) : salmonelloses non typhiques, listériose, fièvre jaune…
- Environnemental : le sol (ex : tétanos), l'air (ex : aspergillose) ou l'eau (ex : légionellose)

2. Modes de transmission des agents infectieux

On distingue les transmissions :

- directes : l'agent infectieux passe du réservoir à l'hôte sans intermédiaire
- et indirectes : un vecteur inerte ou vivant entre le réservoir et l'hôte est nécessaire.

UE6 – N°142 • Surveillance des maladies infectieuses transmissibles

Notes

■ **Transmissions directes**

- Transmission «air» : aéroportée par des particules de petite taille qui peuvent rester en suspension pendant plusieurs minutes et être transmises à une distance > 1 mètre ; ex : tuberculose, fièvre Q, rougeole, varicelle
- Transmission «gouttelettes» par les gouttelettes émises lors de la toux ou de l'éternuement ; ces particules de plus grande taille sédimentent rapidement et ne restent pas en suspension, et la transmission ne se fait qu'à courte distance (< 1 mètre) ; ex : méningocoque, grippe et autres viroses respiratoires
- Transmission par contact direct, notamment des mains (transmission manuportée) ; c'est le mode de transmission des infections virales respiratoires (rhinopharyngites), des infections à transmission féco-orale et des bactéries multirésistantes en milieu de soin, ainsi que de la gale
- Transmission par contact direct avec le réservoir animal ; ex : bartonellose, rage
- Sexuelle ; ex : syphilis, *Chlamydia trachomatis,* HPV, HIV, hépatite B
- Sanguine, par transfusion ou exposition au sang ou à des liquides biologiques; ex : VHC, VHB, VIH
- Verticale : de la mère à l'enfant, au cours de la grossesse (ex : toxoplasmose) ou de l'accouchement (ex : VIH)

■ **Transmissions indirectes**

- Eau et alimentation contaminées par les agents d'infections entériques ; ex : typhoïde, choléra, gastro-entérites saisonnières
- Eau en aérosol ; ex : légionellose
- Sol ; ex : tétanos, parasitoses digestives
- Arthropodes vecteurs : moustiques (ex : dengue, paludisme, fièvre jaune), tiques (ex : maladie de Lyme), mouches (ex : onchocercose, trypanosomoses africaines).

---

2 | Indicateurs épidémiologiques utiles dans la surveillance des maladies infectieuses

Prévalence : c'est le nombre de personnes atteintes d'une infection dans une population, à un moment donné, rapporté à l'ensemble de cette population. *Exemple : on estime que 150 000 personnes vivent avec le VIH en France en 2015 ce qui correspond à une prévalence de 2,3/1000 habitants.*

Incidence : c'est le nombre de nouveaux cas d'infection dans une population, pendant une période donnée, rapporté à l'ensemble de la population suivie pendant la période. *Exemple : le nombre de nouveaux cas de tuberculose en 2012 en France estimé à partir de la déclaration obligatoire était de 4975, correspondant à une incidence annuelle de 7,6 nouveaux cas pour 100 000 habitants.*

Taux d'attaque : le taux d'attaque est calculé en rapportant le nombre de nouveaux cas d'infection durant une période déterminée au nombre total des contacts non infectés au début de la période ; il est utilisé, en période épidémique, pour caractériser, au cours du temps et/ou au sein des différents groupes à risque, la transmissibilité du phénomène. *Exemple : lors d'une épidémie de fièvre Q dans une école en Israël, le taux d'attaque était de 70% chez les élèves et de 16 % chez les employés, ce qui a contribué à orienter vers une source située à proximité du réfectoire des élèves (Amitai et al, Clin Infect Dis 2010 ; 50 :1433-8).*

---

3 | Indicateurs de performance des examens diagnostiques (Tableau TUE6-142-1)

Sensibilité : c'est la proportion de sujets classés malades (= dont le résultat du test est positif) parmi l'ensemble des sujets réellement atteints de la maladie.

Spécificité : c'est la proportion de sujets classés non-malades (= dont le résultat du test est négatif) parmi l'ensemble des sujets non atteints par la maladie.

Valeur prédictive positive : c'est la proportion de sujets malades parmi les sujets classés malades (dont le résultat du test est positif) ; elle dépend de la sensibilité du test et de la prévalence de la maladie dans la population étudiée. Si la maladie est rare, un test très spécifique peut avoir une valeur prédictive positive médiocre.

Valeur prédictive négative : c'est la proportion de sujets non malades parmi les sujets classés non malades (dont le résultat du test est négatif).

TUE6-142-1 : Calcul de la sensibilité (Se), de la spécificité (Sp) et des valeurs prédictives positive (VPP) et négative (VPN) d'un examen diagnostique

Résultats du test	État réel du sujet		
	Malade	Non-malade	
Positif	a = vrai positif	b = faux positif	VPP = a/a + b
Négatif	c = faux négatif	d = vrai négatif	VPN = d/c + d
	Se = a/a + c	Sp = d/b + d	

---

4 | Organisation de la veille sanitaire en France

1. Rôles de l'institut national de Veille Sanitaire (InVS)

L'InVS est un établissement public placé sous l'autorité du gouvernement français.

Ses missions sont :

- la surveillance et l'observation permanente de l'état de santé de la population française :

- recueil et traitement des données sur l'état de santé à des fins épidémiologiques
- par l'intermédiaire de correspondants constituant le réseau national de santé publique
- exemples : surveillance de la prévalence de la résistance de certaines bactéries aux antibiotiques (*Escherichia coli* et bétalactamines, entérocoques et glycopeptides, etc.), de l'incidence des maladies à déclaration obligatoire (ex : infections invasives à méningocoque, tuberculose, hépatites virales), de la réalisation des vaccinations dans la population (couverture vaccinale).

- la veille et la vigilance sanitaire (Cf. item UE6-174) :
  - analyse et actualisation des connaissances sur les risques sanitaires, leurs causes et leur évolution ;
  - détection prospective des facteurs de risque susceptibles de modifier ou d'altérer la santé de la population ou de certaines de ses composantes
- l'alerte sanitaire :
  - information du ministre chargé de la Santé en cas de menace pour la santé des populations
  - recommandations pour prévenir ou atténuer la menace
- contribution à la gestion des situations de crise sanitaire ; exemple : en cas d'alerte liée à un virus émergent (ex : Ebola), les médecins de l'InVS sont chargés de valider les critères définissant un cas suspect lorsqu'un patient se présente comme cas possible.

Ses champs d'action couvrent les maladies infectieuses transmissibles mais aussi les effets de l'environnement sur la santé, les risques d'origine professionnelle, les maladies chroniques et les traumatismes, ainsi que les risques internationaux, infectieux ou non.

L'InVS dispose d'un réseau régional constitué par les cellules interrégionales d'épidémiologie (CIRE) qui relaient ses actions et exercent une partie de ses missions au niveau régional.

2. Maladies à déclaration obligatoire (Tableau TUE6-142-2)

Les maladies à déclaration obligatoire sont au nombre de 31, dont 29 sont des maladies infectieuses (transmissibles pour la plupart). Cette liste peut faire l'objet d'actualisations en fonction de l'évolution de l'épidémiologie.

La plupart d'entre elles doivent faire l'objet d'un **signalement nominatif sans délai** par tout moyen approprié (fax, mail, téléphone) au médecin inspecteur de l'ARS dont dépend le lieu d'exercice du praticien ayant eu à prendre en charge ou à diagnostiquer le cas. Le patient ou son entourage doivent être informés de ce signalement. Les données nominatives sont détruites par l'ARS après la fin des investigations. Ce signalement a pour objet la mise en œuvre par les autorités de santé des mesures de prévention appropriées autour du cas. Il se fait parfois avant confirmation du diagnostic, par exemple pour la dengue ou le chikungunya dans les régions où *Aedes albopictus,* le moustique vecteur de ces maladies, est implanté.

Toutes les maladies à déclaration obligatoire doivent en outre faire l'objet d'une **notification** détaillée qui se fait au moyen de formulaires spécifiques adressés par courrier à l'ARS. Ces notifications sont anonymes et ont un but de surveillance épidémiologique. Pour certaines maladies comme l'infection par le VIH ou le tétanos, seule la notifi-

cation est obligatoire et on ne fait pas de signalement en urgence, car il n'y a pas de mesures urgentes à mettre en œuvre autour du cas pour éviter des cas secondaires.

La liste actualisée des maladies à déclaration obligatoire et les formulaires de déclaration à télécharger sont disponibles sur le site internet de l'InVS : www.invs.sante.fr

3. Maladies devant faire l'objet de mesures d'éviction

Certaines maladies transmissibles peuvent faire l'objet d'éviction des collectivités, notamment des collectivités d'enfants, crèches et écoles.

La listes des maladies nécessitant une éviction a été actualisée en 2012 par le Haut Conseil de la Santé Publique et est disponible sur son site internet www.hcsp.fr. Pour 52 maladies transmissibles, ces recommandations précisent s'il est nécessaire ou non de prendre des mesures d'éviction dans les collectivités d'enfant ou d'isolement dans les autres collectivités, et si oui pour quelle durée après mise en œuvre du traitement anti-infectieux éventuel. Pour certaines maladies, comme la varicelle ou les infections virales du tube digestif ou des voies aériennes supérieures, l'éviction n'est pas recommandée mais la fréquentation de la collectivité à la phase aiguë de la maladie est considérée comme non souhaitable.

UE6 – N°142 • Surveillance des maladies infectieuses transmissibles

Notes

TUE6-142-2 : Liste des 31 maladies à déclaration obligatoire en France (janvier 2015)

- Botulisme[1]
- Brucellose[1]
- Charbon[1]
- Chikungunya[1,3]
- Choléra[1]
- Dengue[1,3]
- Diphtérie[1]
- Fièvres hémorragiques africaines[1]
- Fièvre jaune[1]
- Fièvre typhoïde et fièvres paratyphoïdes[1]
- Hépatite aiguë A[1]
- Infection aiguë symptomatique par le virus de l'hépatite B[2]
- Infection par le VIH quel qu'en soit le stade[2]
- Infection invasive à méningocoque[1]
- Légionellose[1]
- Listériose[1]
- Orthopoxviroses dont la variole[1]
- Mésothéliome[2]
- Paludisme autochtone[1]
- Paludisme d'importation dans les départements d'outre-mer[1]
- Peste[1]
- Poliomyélite[1]
- Rage[1]
- Rougeole[1]
- Saturnisme de l'enfant mineur
- Suspicion de maladie de Creutzfeldt-Jakob et autres encéphalopathies subaiguës spongiformes transmissibles humaines[1]
- Tétanos[2]
- Toxi-infection alimentaire collective (TIAC)[1]
- Tuberculose[1]
- Tularémie[1]
- Typhus exanthématique[1]

[1] Maladies impliquant une action de santé publique autour du cas et donc un signalement nominatif sans délai et un suivi des tendances
[2] Suivi des tendances uniquement (notification sans urgence)
[3] La déclaration de ces maladies doit être faite dès la suspicion diagnostique dans les départements où le moustique vecteur *Aedes albopictus* est implanté.

Pour en savoir plus

- Survenue de maladies infectieuses dans une communauté. Guide des conduites à tenir. Rapport du 28 septembre 2012. Haut Conseil de la Santé Publique.

| UE6 N°143 | Vaccinations |

Objectifs

- Connaître les différents types de vaccins et les modalités d'administration.
- Connaître le calendrier vaccinal pour la population générale.
- Savoir programmer un rattrapage vaccinal.
- Adapter l'indication des vaccinations en fonction du risque individuel et collectif.
- Connaître les contre-indications et les principaux effets indésirables des vaccins.
- Argumenter la balance bénéfices/risques des principaux vaccins

Points importants

- Les vaccins permettent une protection très efficace contre de nombreuses maladies graves, pour des effets indésirables inexistants ou bénins.
- Certains vaccins concernent l'ensemble de la population, d'autres certaines populations à risque (immunodéprimés par exemple), d'autres les voyageurs en zone d'endémie.
- La vaccination permet non seulement d'éviter chez le sujet vacciné la maladie, mais aussi d'éviter la circulation de la maladie dans la population, pour autant que la couverture vaccinale soit suffisante.
- De nombreuses étapes de la vie (enfance, scolarisation, grossesse, voyage, exercice de certaines professions, visites systématiques…) sont l'occasion de réaliser les vaccinations ou de faire le point sur le calendrier vaccinal.
- Les vaccins vivants n'ont généralement pas besoin de rappel ; ils sont contre-indiqués chez l'immunodéprimé.
- Les autres vaccins ont généralement besoin de plusieurs administrations rapprochées lors de la primo-vaccination, puis de rappels plus ou moins réguliers.
- Les vaccins polysaccharidiques (pneumocoque, méningocoque, *Haemophilus influenzae*, *Salmonella typhi*) sont plus efficaces sous leur forme dite « conjuguée », qui doit être préférée.

Le calendrier des vaccinations et les recommandations vaccinales 2015 selon l'avis du Haut Conseil de la Santé Publique. Téléchargeable à www.sante.gouv.fr/IMG/pdf/Calendrier_vaccinal_2015.pdf

1 Bases pour comprendre

Le système immunitaire fonctionne sur l'induction de deux niveaux de réponses : une réponse dite innée (exercée en particulier par les phagocytes : polynucléaires et macrophages) et une réponse dite acquise. Ce deuxième niveau repose sur les lymphocytes B et T :
- les lymphocytes B produisent des **anticorps** permettant de neutraliser certains effecteurs microbiens (ex : toxines) et d'augmenter la clairance des pathogènes (immunité humorale) ;
- les lymphocytes T CD8+ exercent une **action cytotoxique et anti-infectieuse** sur les cellules infectées (immunité cellulaire) ;
- les lymphocytes T CD4+ **régulent** (dans les 2 sens) ces deux types de réponses.

La réponse acquise se met en place lors du 1er contact avec le pathogène, puis perdure la vie durant : cette mémoire immunitaire très spécifique permet une réponse humorale et/ou cellulaire beaucoup plus rapide et efficace lors d'un contact ultérieur avec le pathogène.

La vaccination est une immunoprophylaxie active
- But : induction d'une réponse immunitaire spécifique, capable d'éviter la survenue de la maladie ou d'en atténuer les manifestations cliniques en cas d'exposition ultérieure à l'agent infectieux.
- En administrant soit une préparation antigénique, soit une forme atténuée du pathogène
- Basée sur la mémoire immunitaire
- La réponse immunitaire suscitée peut être humorale et/ou cellulaire.
- Protection différée (la réponse immune met quelques jours à se mettre en place) et durable

La sérothérapie est une immunoprophylaxie passive
- Administration d'immunoglobulines (le transfert de lymphocytes TCD8+ ne s'effectue pas en routine)
- Protection immédiate mais transitoire.

1. Les différents types de vaccins (Cf. tableau TUE6-143-1)

2. Réponse immunitaire aux vaccins

■ Réponses primaire et secondaire
- Réponse primaire :
  · Observée après la primo-vaccination
  · Ascension différée et lente des anticorps (essentiellement de type IgM), puis décroissance rapide.
- Réponse secondaire :
  · Observée après une nouvelle injection précoce (à 1 ou 2 mois)
  · Ascension rapide, importante et durable d'anticorps (de type IgG) dont l'affinité est par ailleurs augmentée : mise en place de la mémoire immunologique
- La plupart des vaccinations ont un délai d'efficacité de 10-15 jours (délai de la réponse primaire).

Notes

25 - Pilly ECN - ©CMIT

UE6 – N°143 • Vaccinations

Notes

TUE6-143-1 : Les différents types de vaccins

Vaccins vivants atténués	Vaccins inertes
Composés d'agents infectieux **vivants dont la virulence a été atténuée**	Composés d'agents infectieux **inactivés**, ou de **composants isolés** de ces agents infectieux (protéine(s) ou polysaccharide)
Protection rapide et prolongée (réponse immunitaire proche de celle d'une infection naturelle) Rappel souvent non nécessaire Induisent une infection asymptomatique ou à peine apparente. Risque de maladie infectieuse vaccinale, surtout si immunodépression **Contre-indiqués chez les immunodéprimés et la femme enceinte**	Immunogénicité plus faible nécessitant la présence d'un adjuvant de l'immunité Protection pouvant être de plus courte durée nécessitant des rappels vaccinaux. Aucun pouvoir infectant
Vaccins à cible virale : rougeole, oreillons, rubéole, fièvre jaune, varicelle, zona, rotavirus	Vaccins à cible virale : · Entiers : grippe, poliomyélite, hépatite A, encéphalite à tiques, encéphalite japonaise, rage, · Sous-unitaires (protéines recombinantes) : hépatite B, papillomavirus (HPV)
Vaccin à cible bactérienne : BCG	Vaccins entiers à cible bactérienne : · Leptospirose Vaccins sous-unitaires à cible bactérienne : · Toxine inactivée (=anatoxine) : diphtérie, tétanos · Polysaccharides capsulaires non conjugués* : pneumocoque 23 valences, méningocoque A-C, A-C-Y-W135 · Polysaccharides capsulaires conjugués* : pneumocoque 13 valences, méningocoque C, A-C-Y-W135, *Haemophilus influenzae* de type b · Protéines : coqueluche acellulaire, méningocoque B
Les vaccins anti-parasitaires et anti-fongiques sont actuellement du domaine de la recherche.	

*Les vaccins anti-pneumocoque et la plupart des vaccins anti-méningocoque comportent plusieurs valences antigéniques du pathogène, permettant de vacciner contre plusieurs sérogroupes.

■ **Principaux facteurs influençant la réponse immunitaire**

▪ **Immunogénicité** d'un vaccin = capacité à induire une immunité humorale (anticorps neutralisants ou non) et/ou cellulaire (lymphocytes TCD8+ cytotoxiques).

▪ Type de vaccin :
· **Les vaccins vivants** induisent une protection plus rapide et plus prolongée que les vaccins inertes ;
· **Les polysaccharides** (capsule bactérienne) sont moins immunogènes que les protéines ; ceci peut être corrigé par la **conjugaison** du polysaccharide à une protéine. La réponse obtenue est alors plus intense (notamment chez l'enfant et chez l'immunodéprimé) et plus durable. Seuls les vaccins conjugués permettent d'éliminer le portage (pharyngé par exemple pour le pneumocoque), les vaccins non conjugués ne prévenant que les infections invasives.

▪ Adjuvants :
· Molécules permettant l'activation du système immunitaire vis-à-vis des antigènes contenus dans le vaccin ;
· Présence requise de façon quasi constante dans les vaccins inertes ;
· Les dérivés de l'aluminium sont très majoritairement utilisés ; plus récemment, utilisation d'émulsions huile/eau et de dérivés du lipopolysaccharide (LPS) bactérien ;
· Leur innocuité (en particulier pour les dérivés de l'aluminium) est très largement établie ; leur implication dans d'hypothétiques maladies (telles que la «myofasciite à macrophages») a été écartée par de nombreuses études.

▪ Voie d'administration :
· La voie **intramusculaire** est généralement plus efficace que la voie **sous-cutanée ;**
· La voie **muqueuse** (nasale ou digestive) peut être utilisée : induction d'une immunité muqueuse et systémique ;
· Voie **intradermique** : parfois privilégiée du fait de la grande densité en cellules présentatrices d'antigène (surtout cellules dendritiques) du derme.

▪ Âge :
· immaturité du système immunitaire et présence d'anticorps maternels chez le nouveau-né ;
· très bonne réponse immunitaire chez le jeune enfant et l'adulte jeune ;
· décroissance progressive de la réponse immunitaire à partir de 60 ans (immuno-sénescence).

▪ Déficits immunitaires congénitaux ou acquis :
· La réponse vaccinale est fréquemment diminuée ;
· contre-indication aux vaccins vivants (risque d'infection par la souche vaccinale).

Pilly ECN - ©CMIT - 26

3. Populations et vaccinations

On distingue

- Les vaccins pour **la population générale :** il s'agit d'immunisations débutant dans la petite enfance, suivies ou non de rappels (selon les vaccins) au cours de la vie adulte ;
- Les vaccins réservés aux populations ayant un **terrain à risque** particulier (immunodéprimés, sujets âgés, présence de comorbidités) et leur entourage ;
- Les vaccins pour des populations **plus particulièrement exposées :** en particuliers les professionnels de santé et les sujets se rendant en zone d'endémie.

4. Rattrapage : conduite à tenir en cas de schéma vaccinal interrompu, retardé ou inconnu

On parle de **rattrapage** (vaccins contre la rougeole, l'hépatite B, le méningocoque C, le zona...) lorsqu'une vaccination qui aurait dû être réalisée à une étape de la vie est finalement réalisée ou complétée («rattrapée») plus tard.

Les principes de ce rattrapage sont les suivants :

- Vaccination débutée mais interrompue chez l'enfant : on administre le nombre de vaccinations que le sujet aurait dû avoir reçu compte tenu de son âge, sans dépasser le nombre total de doses que recevrait un enfant non vacciné et en respectant les intervalles prévus . Par ex : pour un enfant de six ans n'ayant reçu qu'une dose de DTPCaHIB à 2 mois, on reprend la vaccination par DTPCa avec trois doses à 0, 2 et 8-12 mois puis rappel à 11-13 ans.
- Enfant ou adulte de statut vaccinal incertain ou inconnu : on peut revacciner sans risque en reprenant un schéma complet compte tenu de l'âge. Pour diphtérie et tétanos, on peut s'aider du dosage des anticorps antitétaniques après une 1ère injection : si le titre est élevé, le sujet a déjà été vacciné et on peut programmer un rappel aux âges prévus par le calendrier.

5. Modalités pratiques de vaccination

- Tous les vaccins s'administrent par voie SC ou IM (dans le deltoïde), sauf le BCG (intradermique). Avant d'injecter, il faut chasser l'air de la seringue, et vérifier qu'on n'injecte pas en intravasculaire.
- On peut administrer de manière simultanée tous les vaccins (en des sites d'injection différents) ; en cas d'injections non simultanées, un délai de 1 mois entre 2 vaccins viraux vivants atténués non combinés (ex : fièvre jaune et varicelle) doit être respecté.
- Tous les vaccins se conservent entre 2 et 8°C (dans le réfrigérateur, et non dans la porte de celui-ci).
- **La vaccination est un acte médical ;** l'infirmière peut vacciner, mais uniquement sur prescription médicale et sous la responsabilité du médecin (seule exception : rappels du vaccin grippe). Certaines vaccinations peuvent également être réalisées par une sage-femme : dTP, coqueluche, hépatite B, grippe et rubéole pour la mère, BCG et hépatite B pour le nouveau-né.
- Toute consultation médicale doit être l'occasion de faire le point sur les vaccinations.

- Le patient doit recevoir lors de la vaccination une information éclairée, ainsi qu'une **attestation écrite** (carnet de santé ou carnet de vaccination).
- Surveiller le patient en salle d'attente 20 min après la vaccination, pour détecter toute réaction anaphylactique.
- Les parents et patients doivent être avertis de signaler tout incident au décours d'une vaccination.
- Le médecin doit vérifier la date de péremption du vaccin, consigner la marque et le numéro du lot, et déclarer d'éventuels effets indésirables au centre de pharmacovigilance.

---

2 | Appliquer le calendrier des vaccinations en france

Les recommandations vaccinales françaises comportent des vaccinations recommandées pour l'ensemble de la population française (calendrier vaccinal) et des vaccinations pour des situations particulières. Elles sont actualisées chaque année et publiées sur le site du Bulletin Épidémiologie National de l'Institut de Veille Sanitaire

(http://www.invs.sante.fr/Publications-et-outils/BEH-Bulletin-epidemiologique-hebdomadaire)

et sur le site du Ministère de la Santé (ex : pour 2015 :

www.sante.gouv.fr/IMG/pdf/Calendrier_vaccinal_2015.pdf)

Les recommandations vaccinales visent à la fois à protéger les individus, mais aussi la communauté, notamment les personnes les plus fragiles (nourrissons, personnes âgées, sujets immunodéprimés).

Pour les détails des schémas vaccinaux, Cf. tableaux TUE6-143-2 et TUE6-143-3.

1. Recommandations générales

Les seuls vaccins obligatoires en population générale sont le tétanos, la diphtérie et la poliomyélite. Les autres vaccins, tout aussi utiles, ne sont que recommandés.

■ Diphtérie, tétanos et poliomyélite (Cf. UE6-156)

- Le vaccin anti-poliomyélite utilisé en Europe est un vaccin inactivé (inerte).
- Les vaccins anti-tétanos et anti-diphtérie induisent une réponse contre la toxine en cause, suffisante pour éviter la maladie.
- La quantité d'anatoxine diphtérique présente dans le vaccin est élevée pour l'enfant, et plus faible pour les rappels à partir de l'âge de 11 ans (meilleure tolérance) ; les vaccins concernés sont abrégés par les sigles «DTP» et «dTP»
- Des formes combinées avec d'autres vaccins sont disponibles : association au vaccin coqueluche acellulaire (DTCaP ou dTcaP), au vaccin anti-*Haemophilus influenzae* de type b (vaccin pentavalent DTCaP-Hib), au vaccin contre l'hépatite B (vaccin hexavalent DTCaP-Hib-Hépatite B)

UE6 – N°143 • Vaccinations

Coqueluche (Cf. item UE6-159)
- Pathologie potentiellement grave chez les très jeunes nourrissons non encore immunisés ; les contaminateurs sont fréquemment l'entourage adulte, d'où la vaccination des nourrissons, des enfants et des adultes en âge d'être parents.
- Vaccin inactivé acellulaire (plusieurs antigènes purifiés de *Bordetella pertussis*)

Haemophilus influenzae de type b
- Infections fréquentes et graves chez les nourrissons et les jeunes enfants (méningite, épiglottite).
- Vaccination recommandée pour tous les nourrissons dès 2 mois (DTCaP-Hib-Hépatite B).
- Vaccin polysaccharidique conjugué

Hépatite B (Cf. item UE6-163)
- Vaccination recommandée pour tous les nourrissons dès 2 mois (induction d'une protection de très longue durée)
- Vaccin protéique inactivé.

Rougeole, oreillons et rubéole (vaccin «ROR»)
- Nécessité d'une couverture vaccinale élevée (> 95 %) dans la population pour éviter toute circulation des virus
- Schéma vaccinal en 2 injections, permettant une réponse chez 99 % des vaccinés (la 2ème dose permet d'augmenter la proportion de sujet répondeurs : il ne s'agit pas d'un rappel).
- Vaccination recommandée de tous les nourrissons dès 12 mois, 2ème dose à 16-18 mois
- Rattrapage (2 doses au total) chez tous les adultes nés depuis 1980 (sans sérologie préalable)
- La spectaculaire épidémie de rougeole survenue en 2010-2011 en Europe (et en particulier en France) a démontré la nécessité d'une bonne couverture vaccinale
- Ce vaccin est utilisé pour la prévention de la rubéole chez les femmes en âge de procréer non immunisées (1 dose ; contre-indication pendant la grossesse et 3 mois avant).

Infections invasives à pneumocoque (Cf. items UE6-148 et 151)
- Infections fréquentes et potentiellement graves aux âges extrêmes de la vie et chez l'immunodéprimé (pneumonies, bactériémies, méningites…)
- Grande diversité antigénique de *S. pneumoniae* d'où nécessité d'associer des polysaccharides de différents sérotypes dans le vaccin
- 2 vaccins disponibles :
  · Vaccin polysaccharidique conjugué 13-valent (Prevenar13®)
  · Vaccin polysaccharidique non conjugué 23-valent (Pneumo23®, Pneumovax®)
- Vaccin conjugué recommandé pour tous les nourrissons dès 2 mois

Infections invasives à méningocoque (Cf. item UE6-148)
- Vaccin polysaccharidique conjugué anti-méningocoque C recommandé pour tous les enfants à 12 mois avec un rattrapage jusqu'à l'âge de 24 ans révolus.

Papillomavirus humains (Cf. item UE6-158)
- Vaccination recommandée à toutes les adolescentes
- But : induire une protection contre les HPV oncogènes pour prévenir l'apparition d'un carcinome du col utérin

Grippe saisonnière (Cf. item UE6-162)
- Composition du vaccin adaptée chaque année aux souches circulantes (2 souches de virus *influenza* A, une souche de virus *influenza* B), d'où la nécessité d'une injection annuelle
- Recommandée chez tous les sujets âgés de 65 ans et plus, et dans certaines populations à risque

2. Recommandations particulières

Ces recommandations particulières visent à protéger :
- d'une part les personnes ayant un risque particulier d'exposition (exemple : virus de l'hépatite B chez les patients hémodialysés)
- et d'autre part, les personnes plus à risque de développer une forme grave en cas d'infection (exemple : hépatite A chez les patients ayant une hépatopathie chronique).

Tuberculose : BCG
- But : protection des enfants contre les formes graves (méningite et miliaire tuberculeuse) de la tuberculose-maladie (la protection induite par le vaccin est faible contre les autres formes chez l'enfant, et chez l'adulte).
- Depuis 2007, suspension de l'obligation vaccinale généralisée ; **recommandation forte pour les enfants à risque élevé** (dès la naissance et jusqu'à l'âge de 15 ans) (Cf. item UE6-155)

Grippe saisonnière
- Les populations particulières devant bénéficier de la vaccination sont précisées dans l'item UE6-162.

Varicelle
- Les populations particulières devant bénéficier de la vaccination sont précisées dans l'item UE6-164.

Hépatite A, hépatite B
- Les populations particulières devant bénéficier de la vaccination sont précisées dans l'item UE6-163.

Infections invasives à méningocoques
- Les populations particulières devant bénéficier de la vaccination sont précisées dans l'item UE6-148.

Infections invasives à pneumocoque
- Groupes à risque élevé d'infection invasive à pneumocoque :
  · Personnes immunodéprimées :
    · asplénie fonctionnelle (incluant les drépanocytoses majeures) ou splénectomie ;
    · infection par le VIH, quel que soit le statut immunologique ;
    · déficits immunitaires héréditaires ;
    · insuffisance rénale chronique ou syndrome néphrotique ;
    · traitement immunosuppresseur ou radiothérapie pour néoplasie, lymphome ou maladie de Hodgkin, leucémie, transplantation d'organe ;

· Autres situations à risque :
  · cardiopathie congénitale cyanogène, insuffisance cardiaque ;
  · insuffisance respiratoire chronique (bronchopneumopathie obstructive, emphysème ; asthmes sévères sous traitement continu) ;
  · diabète non équilibré par le simple régime ;
  · hépatopathies chroniques d'origine alcoolique ou non ;
  · brèche ostéo-méningée ou candidats à des implants cochléaires ;
  · antécédents d'infection pulmonaire ou invasive à pneumocoque.

- Chez les personnes immunodéprimées, le vaccin non conjugué (Pneumovax®, Pneumo23®) est moins immunogène que le vaccin conjugué (Prevenar13®). Cependant, le vaccin non conjugué confère une protection plus large (23 sérotypes) que le conjugué (13 sérotypes). Le vaccin conjugué réduit le portage, pas le non conjugué.
- Les schémas vaccinaux tiennent compte de ces particularités :
  · Chez les prématurés et les enfants de moins de 5 ans appartenant aux groupes à risque : 3 doses de vaccin anti-pneumococcique
    · Avant 2 ans : 3 doses de vaccin conjugué
    · Entre 2 et 5 ans (si l'enfant n'a pas été vacciné avant 24 mois) : 2 doses de vaccin conjugué puis 1 dose de vaccin non conjugué
  · À partir de 5 ans et chez l'adulte :
    · En cas d'immunodépression, de brèche ostéo-méningée ou d'implants cochléaires : 1 dose de vaccin conjugué puis 1 dose de vaccin non conjugué
    · Dans les autres situations à risque : 1 dose de vaccin non conjugué
- Dans tous les cas, il faut respecter un délai d'au moins 2 mois entre une dose de vaccin conjugué et une dose de vaccin non conjugué (risque d'hypo-réactivité si les 2 injections sont trop proches).
- Un rappel à distance n'est actuellement pas prévu.

Haemophilus influenzae de type b
- Recommandé chez les sujets greffés de cellules souches hématopoïétiques, et chez les sujets aspléniques ou hypospléniques.

Vaccination contre le zona
- Les buts principaux du vaccin sont de prévenir les formes sévères (entrainant l'hospitalisation à la phase aiguë), et de prévenir les douleurs post-zostériennes.
- La population cible est l'ensemble des sujets entre 60 et 74 ans.

3. Vaccination des immunodéprimés
- Les immunodéprimés sont exposés à un risque plus élevé d'infection. Ils doivent de ce fait bénéficier de certaines vaccinations.
- Selon le terrain, l'efficacité de la vaccination peut être diminuée, mais son intérêt demeure.
- Les immunodéprimés ne doivent pas recevoir de vaccins vivants.
- De manière générale, les patients immunodéprimés doivent bénéficier de la vaccination contre le **pneumo-coque** (vaccin conjugué) et la **grippe,** et des **rappels du calendrier vaccinal.**

Patients infectés par le VIH (Cf. item UE6-165)
- Les vaccins vivants peuvent être pratiqués en l'absence de lymphopénie T CD4 profonde.

Patients splénectomisés
- Les vaccinations anti-méningocoque et anti-*Haemophilus influenzæ* (conjugués) doivent également être réalisées.
- Pas de contre-indication aux vaccins vivants.

Patients transplantés
- Les vaccins vivants sont définitivement contre-indiqués après une greffe d'organe solide. Les autres vaccins sont faits à intervalles plus rapprochés que dans la population générale.
- Après une allogreffe de cellules souches hématopciétique ou une allogreffe de moelle, le calendrier vaccinal doit être repris comme si le sujet n'avait jamais été vacciné (comme un nourrisson).

Patients recevant un immunosuppresseur
- Vaccinations anti-pneumococcique et anti-grippale.

3 Adapter l'indication des vaccinations en fonction du risque individuel et collectif

1. Vaccinations chez les voyageurs (Cf. Item UE6-171)

Les décisions sont prises lors d'une consultation spécialisée, en fonction du terrain du sujet, du pays de destination, de la durée du séjour, des conditions du voyage et des antécédents vaccinaux.
- Mise à jour des vaccinations du calendrier vaccinal
- En fonction de la zone visitée : fièvre jaune ; méningocoque (vaccin conjugué A,C,Y,W135) ; encéphalite japonaise ; encéphalite à tiques d'Europe centrale ; hépatite A.
- En fonction des conditions de séjour pour certaines zones : typhoïde ; hépatite B ; rage.

2. Vaccinations chez les professionnels

Personnels de santé (y compris en formation)
- Vaccins obligatoires :
  · Hépatite B, Diphtérie-Tétanos-Polio pour tout personnel de santé et étudiants des professions de santé.
  · Typhoïde pour le personnel de laboratoire d'analyse de biologie médicale exposé au risque de contamination (i.e. manipulation de selles).
  · BCG : les soignants doivent avoir été vaccinés une fois (et en apporter la preuve), mais la revaccination n'est plus obligatoire en cas d'IDR négative à l'embauche.

UE6 – N°143 • Vaccinations

Notes

- Vaccins recommandés :
  - Rougeole (2 doses si personnes nées après 1980, 1 dose pour celles nées avant 1980).
  - Grippe saisonnière
  - Coqueluche si possible à l'occasion du rappel dTP
  - Varicelle si non immunisé

- **Autres professionnels : variable selon les cas**
- Grippe saisonnière
- Hépatite A (risque de transmission : féco-orale)
- Leptospirose (expositions aux eaux douces infestées de rongeurs)
- Rage

3. Vaccinations post-exposition

- Nouveau-né de mère **porteuse de l'AgHBs**
  Vaccination impérative dès la naissance, associée à l'administration d'immunoglobulines anti-HBs.
- En cas de contact avec un cas **d'infection invasive à méningocoque**
  Vaccination des sujets contacts avec un méningocoque de sérotype A, B, C, Y ou W135 en préférant les vaccins conjugués ; réalisation le plus tôt possible, et au plus tard dans les 10 jours suivant le contact.
  La vaccination anti-méningocoque B n'est réalisée qu'en situation de cas multiples.
- Après contact avec un cas **d'hépatite A**
  Vaccination des sujets contacts, notamment l'entourage familial, si ceux-ci sont à risque de n'avoir jamais été immunisés contre l'hépatite A (nés après 1945, pas de notion de vaccination, pas de séjour en zone de forte endémicité, pas d'antécédent connu d'ictère). Réalisation le plus tôt possible, dans les 14 jours suivant le contact
- Après exposition à un risque de **tétanos** (plaie)
  Vaccination ± administration d'immunoglobulines selon le statut vaccinal voire le résultat d'un test rapide (Cf. Item UE6-156)
- Après exposition à risque de **rage**
  Vaccination ± administration d'immunoglobulines spécifique en cas d'exposition, uniquement dans des centres antirabiques agréés (Cf. Item UE6-169).
- Après contact avec un cas de **rougeole**
  Vaccination des sujets contacts s'ils sont non ou incomplètement vaccinés, dans les 72 heures suivant le contact.
  Chez les femmes enceintes et les personnes immunodéprimées : immunoglobulines polyvalentes IV (vaccination contre-indiquée) (Cf. Item UE6-160).

---

4 Contre-indications et principaux effets indésirables des vaccins

1. Contre-indications des vaccins

Contre-indications définitives :

- Vaccins vivants contre-indiqués chez les immunodéprimés : risque de maladie vaccinale.

- Vaccins contre la fièvre jaune et la grippe saisonnière contre-indiqués en cas d'allergie à l'œuf

Contre-indications temporaires :

- Infection aiguë **grave**
- Grossesse : contre-indication aux vaccins vivants. Une vaccination avec un vaccin vivant atténué faite par inadvertance pendant une grossesse ne constitue pas une indication d'interruption de grossesse.
- Dans les 3 mois suivant l'administration d'immunoglobulines : pas d'administration d'un vaccin vivant (risque d'inactivation du vaccin), à l'exception des immunoglobulines anti-rhésus

2. Effets indésirables des vaccins

- **Réactions bénignes : fréquentes**

Liées aux vaccins vivants :

En rapport avec la réplication de la souche vaccinale
Produisent une infection a *minima*, généralement d'expression retardée.
Ex : Réaction locale avec le BCG, épisode fébrile différé (vers J10) et limité avec les vaccinations anti-rougeole ou fièvre jaune

Liées aux vaccins inertes ou aux adjuvants :

Généralement immédiates ou précoces (< 48-72 h) : Réaction inflammatoire localisée, épisode fébrile limité.

- **Réactions graves : exceptionnelles**
- Réactions anaphylactiques
- Maladies infectieuses vaccinales avec les vaccins vivants («BCGites» généralisées, varicelles disséminées) chez l'immunodéprimé.
- Certaines formulations vaccinales ont été démontrées comme pouvant exceptionnellement induire des phénomènes dysimmunitaires, comme c'est le cas de tout évènement inflammatoire (infectieux, tumoral, …) :
  - Ainsi, une élévation très faible mais significative ($1/10^5$) du risque de syndrome de Guillain-Barré a été associée à un vaccin anti-grippal durant l'année 1976 ; ce sur-risque ponctuel reste par ailleurs très inférieur au risque de syndrome de Guillain-Barré associé avec la grippe elle-même.
  - Dans certains pays, un des vaccins anti-grippaux utilisés durant la pandémie de 2009 a été associé à une élévation faible mais significative ($3/10^5$) du risque de narcolepsie

3. Argumenter le rapport bénéfice-risque des principaux vaccins

Les vaccins apportent un **bénéfice individuel et/ou collectif**. Ils ont permis de diminuer l'incidence de nombreuses maladies infectieuses, et donc leur morbi-mortalité. On néglige souvent ces bénéfices, par oubli de l'épidémiologie passée et de cette morbi-mortalité. Par exemple, la rougeole est responsable de décès, d'encéphalites et de pneumonies graves.

- **Les bénéfices sont évidents pour les principaux vaccins :**

Pilly ECN - ©CMIT - 30

FUE6-143-1 : Phases induites par la vaccination sur l'épidémiologie d'une maladie, la perception de celle-ci, et la perception du risque lié à la vaccination

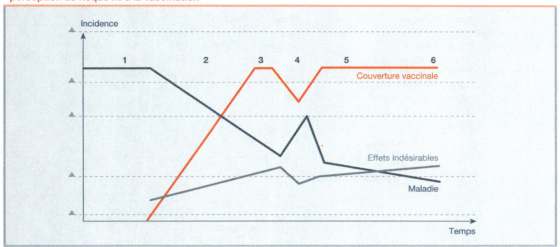

1. avant vaccination
2. couverture croissante
3. perte de confiance
4. d'où épidémie
5. reprise de confiance ; mais les effets indésirables peuvent devenir plus fréquents que la maladie
6. possible éradication, permettant éventuellement l'arrêt de la vaccination

- Seule la vaccination de masse peut permettre d'espérer l'éradication de certaines maladies infectieuses comme la poliomyélite ou l'hépatite B ; l'éradication de la variole a ainsi été obtenue à la fin des années 1970 grâce à la généralisation de la vaccination.
- Diphtérie, et poliomyélite sont des maladies devenues rares grâce à la vaccination, mais ces maladies peuvent entraîner des complications graves voire le décès, et les agents infectieux en cause circulent encore dans certaines régions du monde.
- Seule la vaccination contre la coqueluche des enfants, des jeunes adultes et de l'entourage des nouveaux-nés et nourrissons non vaccinés peut permettre une réduction optimale du risque de coqueluche maligne du nourrisson.
- Le tétanos est un risque individuel dont la seule prophylaxie totalement efficace est la vaccination. Les rares cas encore observés en France le sont chez des sujets non vaccinés. Il s'agit d'une maladie potentiellement mortelle, même avec les techniques de réanimation actuelles.
- L'hépatite B est encore très prévalente dans certaines régions du monde, et en France dans certaines populations à risque. La généralisation de la vaccination en Chine depuis le début des années 1980 a permis une diminution significative de la fréquence des hépatocarcinomes.
- La rougeole est une maladie grave lorsqu'elle survient chez l'adulte. Lors de l'épidémie observée en France en 2010-2011, un tiers des sujets atteints ont été hospitalisés et au moins 10 décès sont survenus.
- La vaccination contre la rubéole dans l'enfance est le meilleur moyen de prévenir la rubéole congénitale, source de malformations graves, notamment neurosensorielles.

Ainsi qu'expliqué au § 4 plus haut, les complications graves de la vaccination sont exceptionnelles. Concernant les risques de maladie neurologique, soit l'absence de risque a été démontrée par de nombreuses études épidémiologiques (sclérose en plaques et vaccin contre l'hépatite B), soit ce risque apparait à la fois faible (à la limite de la significativité) et ponctuel (uniquement certains années) (syndrome de Guillain-Barré en 1976, narcolepsie en 2009 avec certains vaccins contre la grippe pandémique).

Perception des effets indésirables

Lorsque la couverture vaccinale devient excellente, la fréquence de la maladie devient inférieure à celle des effets indésirables. Ceux-ci, devenant plus perceptibles, montent sur le devant de la scène, et l'utilité de la vaccination est remise en cause, car on a oublié la gravité de la maladie en cause (figure FUE6-143-1).

Beaucoup de **polémiques** sont soulevées de manière périodique à propos des vaccins. Il faut quelques instants pour semer le doute, et des années pour le dissiper plus ou moins.

Il faut garder l'esprit critique, s'informer et informer les patients de manière scientifique, et évaluer la balance bénéfices/risques.

Des documents sont disponibles pour aider à communiquer avec les patients exprimant des doutes (Cf guide des vaccinations de l'INPES, par exemple)

UE6 – N°143 • Vaccinations

TUE6-143-2 : Calendrier vaccinal 2015 – Enfants et adolescents

Vaccins contre	Naissance	2 mois	4 mois	11 mois	12 mois	16-18 mois	6 ans	11-13 ans	15 ans	17 ans	16-18 ans
Recommandations générales											
Diphtérie (D), Tétanos (T), Poliomyélite inactivé (Polio)		DT Polio 1ère dose	DT Polio 2e dose	DT Polio Rappel			DT Polio* Rappel	dT Polio Rappel			
Coqueluche acellulaire (Ca)		Ca 1ère dose	Ca 2e dose	Ca Rappel			Ca* Rappel	ca[1] Rappel			
Haemophilus influenzae b (Hib)		Hib 1ère dose	Hib 2e dose	Hib Rappel							
Hépatite B (Hep B)		Hep B 1ère dose	Hep B 2e dose	Hep B Rappel							
Pneumocoque (vaccin Pn conj)		Pn conj[2] 1ère dose	Pn conj 2e dose	Pn conj Rappel							
Méningocoque C (vaccin conjugué)					1 dose						
Rougeole (R) Oreillons (O) Rubéole (R)					1re dose	2e dose					
Papillomavirus humains (HPV) Chez jeunes filles								2 doses (0-6 mois) Vaccin quadrivalent (11-13 ans)/vaccin bivalent (11-14 ans)			
Rattrapage											
Hépatite B						3 doses selon le schéma 0, 1, 6 mois ou, de 11 à 15 ans révolus, 2 doses selon le schéma 0, 6 mois[3]					
Méningocoque C (vaccin conjugué)						1 dose jusqu'à 24 ans[4]					
Papillomavirus humains (HPV)											3 doses selon le schéma 0, 1 ou 2 mois, 6 mois (jeunes filles de 15 à 19 ans révolus)
Rougeole (R) Rubéole (R) Oreillons (O)						2 doses à au moins 1 mois d'intervalle si pas de vaccin antérieur ; 1 dose si une seule dose vaccinale antérieure					

Vaccins contre	Naissance	2 mois	4 mois	11 mois	12 mois	16-18 mois	6 ans	11 ans	14 ans	16 ans	17 ans
Populations particulières et à risque											
BCG	1 dose recommandée dès la naissance si enfant à risque élevé de tuberculose[5]										
Grippe		1 dose annuelle si personne à risque[6] à partir de l'âge de 6 mois									
Hépatite A		2 doses selon le schéma 0, 6 mois si exposition à des risques particuliers[7], à partir de l'âge de 1 an									
Hépatite B	Nouveau-né de mère Ag HBs positif[8] 3 doses selon le schéma 0, 1, 6 mois									3 doses selon le schéma 0, 1, 6 mois si risque[9]	
Méningocoque B (si risque particulier[10])	Entre 2 et 5 mois, 3 doses espacées d'un mois et rappel entre 12 et 23 mois. Entre 6 et 11 mois, 2 doses espacées de 2 mois et rappel entre 12 et 24 mois. Entre 12 et 23 mois, 2 doses espacées de 2 mois et rappel 12 à 23 mois plus tard.						Entre 2 et 10 ans, 2 doses espacées de 2 mois. A partir de 11 ans, 2 doses espacées d'un mois				
Méningocoque C (vaccin conjugué) Si risque particulier ou au contact d'un cas	2 doses (+ rappel au cours de la 2e année de vie[11])						1 dose au contact d'un cas[11]				
Méningocoque ACYW135 (vaccin conjugué) Si risque particulier ou au contact d'un cas					1 dose[12] à partir de l'âge de 1 ou 2 ans selon l'AMM du vaccin utilisé						
Pneumocoque		Prématurés et enfants à risque[13] : 1 dose de Pn conj à 2, 3 et 4 mois et rappel à 11 mois				Si risque entre 24 à 59 mois[14] et non vaccinés antérieurement : 2 doses de Pn conj puis 1 dose de Pneumo 23	Si risque à partir de 5 ans[15] : 1 dose de Pn conj suivie 8 semaines après : d'une dose de Pneumo23				
Varicelle				2 doses[16] selon un schéma dépendant du vaccin utilisé, chez des enfants au contact de personnes à risque ou candidats à une greffe			2 doses chez adolescents[17] de 12 à 18 ans sans antécédent et sérologie négative (sérologie facultative)				

Vaccinations • UE6 – N°143

* Compte tenu des stocks limités en vaccins combinés contenant la valence coqueluche, le Haut Conseil de Santé Publique a recommandé en 2015 que le rappel de 6 ans soit effectué transitoirement avec le vaccin dTcaPolio jusqu'à rétablissement de l'approvisionnement.

[1] dTcaPolio : vaccin combiné diphtérie, tétanos, poliomyélite et coqueluche avec des doses réduites d'anatoxine diphtérique (d) et d'antigènes coquelucheux (ca).

[2] Pn conj : vaccin pneumococcique conjugué 13-valent.

[3] Ce schéma vaccinal à 2 doses n'est possible qu'avec les vaccins ayant l'AMM pour cette indication (Engerix B® 20 µg ou Genhevac B® Pasteur 20 µg) en respectant un intervalle de 6 mois entre les 2 doses. Le vaccin Engerix B® 10 µg n'est pas adapté au schéma vaccinal à 2 doses.

[4] Durant la période initiale de mise en place de la vaccination systématique des nourrissons à 12 mois et en attendant son impact optimal par la création d'une immunité de groupe, une vaccination de rattrapage selon le même schéma vaccinal à une dose est aussi recommandée jusqu'à l'âge de 24 ans révolus.

[5] Les enfants à risque élevé de tuberculose répondent à l'un des critères suivants : nés dans un pays de forte endémie tuberculeuse ; dont au moins l'un des parents est originaire de l'un de ces pays ; devant séjourner au moins un mois d'affilée dans l'un de ces pays ; ayant des antécédents familiaux de tuberculose (collatéraux ou ascendants directs) ; résidant en Île-de-France, en Guyane ou à Mayotte ; dans toute situation jugée par le médecin à risque d'exposition au bacille tuberculeux notamment enfants vivant dans des conditions de logement défavorables (habitat précaire ou surpeuplé) ou socio-économiquement défavorables ou précaires (en particulier parmi les bénéficiaires de la CMU, CMUc, AME…) ou en contact régulier avec des adultes originaires d'un pays de forte endémie.

[6] Sont concernés : a/ les jeunes femmes enceintes, quel que soit le trimestre de la grossesse ; b/ les enfants à partir de l'âge de 6 mois s'ils sont atteints des pathologies spécifiques suivantes : - affections broncho-pulmonaires chroniques répondant aux critères de l'ALD 14 (asthme et BPCO), - insuffisances respiratoires chroniques obstructives ou restrictives quelle que soit la cause, y compris les maladies neuromusculaires à risque de décompensation respiratoire, les malformations des voies aériennes supérieures ou inférieures, les malformations pulmonaires ou les malformations de la cage thoracique, - maladies respiratoires chroniques ne remplissant pas les critères de l'ALD mais susceptibles d'être aggravées ou décompensées par une affection grippale, dont asthme, bronchite chronique, bronchiectasies, hyper-réactivité bronchique, - dysplasies broncho-pulmonaires, - mucoviscidose, - cardiopathies congénitales cyanogènes ou avec une HTAP et/ou une insuffisance cardiaque, - insuffisances cardiaques graves, - valvulopathies graves, - troubles du rythme graves justifiant un traitement au long cours, - maladies des coronaires, - antécédents d'accident vasculaire cérébral, - formes graves des affections neurologiques et musculaires (dont myopathie, poliomyélite, myasthénie, maladie de Charcot), - paraplégies et tétraplégies avec atteinte diaphragmatique, - néphropathies chroniques graves, - syndromes néphrotiques, - drépanocytoses, homozygotes et doubles hétérozygotes S/C, thalasso-drépanocytoses, - diabète de type 1 et de type 2, - déficits immunitaires primitifs ou acquis (pathologies oncologiques et hématologiques, transplantation d'organe et de cellules souches hématopoïétiques, déficits immunitaires héréditaires, maladies inflammatoires et/ou auto-immunes recevant un traitement immunosuppresseur), excepté les personnes qui reçoivent un traitement régulier par immunoglobulines, personnes infectées par le VIH quels que soient leur âge et leur statut immunovirologique ; maladie hépatique chronique avec ou sans cirrhose ; c/ l'entourage familial des nourrissons âgés de moins de 6 mois avec des facteurs de risque de grippe grave ; d/ les personnes obèses avec un IMC égal ou supérieur à 40 kg/m² ; e/ les enfants et adolescents séjournant dans un établissement médico-social d'hébergement, quel que soit leur âge.

[7] Sont concernés : a/ les jeunes de plus de un an séjournant dans des structures collectives pour l'enfance et la jeunesse handicapée ; b/ les enfants atteints de mucoviscidose ou de pathologies hépatobiliaires chroniques susceptibles d'évoluer vers une hépatopathie chronique (notamment dues aux virus de l'hépatite B et de l'hépatite C) ; c/ les enfants des familles dont l'un au moins des membres est originaire d'un pays de haute endémicité et susceptibles d'y séjourner ; d/ les personnes dans l'entourage familial d'un patient atteint d'hépatite A.

[8] À la naissance pour les enfants nés de mère Ag HBs positif : vaccination dans les 24 heures qui suivent la naissance avec un vaccin autre que HBVAX Pro® 5 µg et immunoglobulines anti-HBs administrées simultanément en des points différents. Deuxième et troisième doses respectivement à l'âge de 1 et 6 mois. Schéma en 4 doses (0-1-2-6 mois) pour les prématurés < 32 semaines ou de moins de 2 kg. L'efficacité de cette prévention doit être évaluée à partir de l'âge de 9 mois par une recherche d'antigène HBs et anticorps anti-HBs, préférentiellement un à quatre mois après la dernière dose vaccinale.

[9] Sont exposés à un risque particulier les adolescents : a/ accueillis dans les services et institutions pour l'enfance et la jeunesse handicapée ; b/ accueillis dans les institutions psychiatriques ; c/ ayant des relations sexuelles avec des partenaires multiples ; d/ voyageurs ou résidents dans des pays de moyenne ou forte endémie (après évaluation des risques) ; e/ toxicomanes utilisant des drogues parentérales ; f/ susceptibles de recevoir des transfusions massives et/ou itératives ou de médicaments dérivés du sang (hémophiles, dialysés, insuffisants rénaux, etc.) ; g/ candidats à une greffe d'organe, de tissus ou de cellules ; h/ entourage d'une personne infectée par le virus de l'hépatite B ou porteur chronique de l'antigène HBs (famille vivant sous le même toit) ; i/ partenaires sexuels d'une personne infectée par le virus de l'hépatite B ou porteur chronique de l'antigène HBs.

[10] Pour les personnes aspléniques ou ayant un déficit en fraction terminale du complément ou en properdine ou recevant un traitement anti-C5A, et celles ayant reçu une greffe de cellules souches hématopoïétiques.

[11] La vaccination est recommandée pour les personnes non vaccinées contacts d'un cas d'infection invasive à méningocoque C et pour les enfants (jusqu'à l'âge de 1 an)

ayant un déficit en complément ou en properdine, recevant un traitement anti-C5A ou aspléniques ; selon le schéma suivant : pour les nourrissons entre l'âge de 2 mois et 1 an, 2 doses à au moins 2 mois d'intervalle et 1 rappel entre 12 et 24 mois ; pour les personnes à partir de l'âge d'un an : 1 dose.

[12] La vaccination est recommandée, avec une dose du vaccin tétravalent conjugué, pour les personnes (à partir de l'âge de un ou 2 ans selon l'AMM du vaccin utilisé) au contact d'un cas d'infection invasive à méningocoque de sérogroupe A, Y ou W135, celles ayant un déficit en complément en en properdine, recevant un traitement anti-C5A ou aspléniques, et celles ayant reçu une greffe de cellules souches hématopoïétiques.

[13] Une dose complémentaire de vaccin pneumococcique conjugué est recommandée à l'âge de 3 mois (avec un rappel à l'âge de 11 mois) pour les prématurés et les nourrissons à haut risque de faire une infection invasive à pneumocoque, (c'est-à-dire présentant l'une des affections suivantes : asplénie fonctionnelle ou splénectomie ; drépanocytose homozygote ; infection par le VIH ; déficits immunitaires congénitaux ou secondaires à une insuffisance rénale chronique ou un syndrome néphrotique, à un traitement immunosuppresseur ou une radiothérapie pour néoplasie, lymphome ou maladie de Hodgkin, leucémie, transplantation d'organe ; cardiopathie congénitale cyanogène ; insuffisance cardiaque ; pneumopathie chronique (à l'exception de l'asthme, sauf les asthmes sous corticothérapie prolongée) ; brèche ostéoméningée ; diabète ; candidats à l'implantation ou porteurs d'implants cochléaires).

[14] Pour les enfants à risque de 24 à 59 mois (Cf. ci-dessus note n°12) non préalablement vaccinés, la vaccination pneumococcique est recommandée selon le schéma suivant : 2 doses de vaccin conjugué Pn13 à 2 mois d'intervalle suivies d'une dose de vaccin polyosidique 23-valent au moins 2 mois après la 2ème dose du vaccin conjugué Pn13.

[15] À partir de l'âge de 5 ans sont considérés comme à risque élevé d'infections à pneumocoque les personnes atteintes de : a/ asplénie fonctionnelle ou splénectomie et immunodéprimés ; b/ drépanocytose homozygote ; c/ syndrome néphrotique ; d/ insuffisance respiratoire ; e/ insuffisance cardiaque ; f/ alcoolisme avec hépatopathie chronique ; g/ antécédents d'infection pulmonaire ou invasive à pneumocoque.

[16] Le schéma vaccinal est de deux doses espacées de quatre à huit semaines ou de six à dix semaines selon le vaccin utilisé, quel que soit l'âge ; recommandé chez les enfants, sans antécédent de varicelle et dont la sérologie est négative, en contact étroit avec des personnes immunodéprimées ou candidats receveurs d'une greffe d'organe.

[17] La vaccination contre la varicelle est contre-indiquée pendant la grossesse. Toute grossesse doit être évitée dans le mois suivant la vaccination. Il convient de conseiller aux femmes ayant l'intention de débuter une grossesse de différer leur projet.

Pour en savoir plus

- Guide des vaccinations 2012. INPES. Téléchargeable à http://www.inpes.sante.fr/CFESBases/catalogue/pdf/1133.pdf
- Site d'information : www.mesvaccins.net

UE6 – N°143 • Vaccinations

TUE6-143-3 : Calendrier vaccinal 2015 - Adultes

	Vaccins contre	18-24 ans	25 ans	35 ans	45 ans	65 ans	≥ 65 ans
Recommandations générales	Diphtérie (D), Tétanos (T), Poliomyélite inactivé (Polio)		dTcaPolio[1] ou dTPolio si dernier rappel de dTcaPolio < 5 ans		dTPolio	dTPolio	dTPolio à 75, 85 ans, etc.
	Coqueluche acellulaire (ca)						
	Grippe						1 dose annuelle
Rattrapage	Coqueluche acellulaire (ca)		1 dose dTcaPolio chez l'adulte jusqu'à 39 ans révolus, n'ayant pas reçu de rappel à 25 ans				
	Méningocoque C (vaccin conjugué)	1 dose[2]					
	Papillomavirus humains (HPV)	3 doses selon le schéma 0, 1 ou 2, 6 mois (jeunes femmes jusqu'à l'âge de 19 ans révolus)					
	Rougeole (R) Oreillons (O) Rubéole (R)	Atteindre 2 doses au total chez les personnes nées depuis 1980					
	Rubéole			1 dose de ROR chez les femmes non vaccinées			
Populations particulières et à risque	Coqueluche acellulaire (ca)	Cocooning : personnes non vaccinées depuis l'enfance et adultes ayant un projet parental, parents et fratrie et toute personne susceptible d'être en contact étroit et durable avec le futur nourrisson au cours de ses 6 premiers mois. Ceci concerne notamment les grands parents, les baby-sitters : 1 dose de dTcaPolio[1]. Pour les personnes antérieurement vaccinées à l'âge adulte et à nouveau en situation de cocooning, revaccination si la dernière dose de vaccin coquelucheux date de plus de 10 ans (délai minimal d'un mois entre 1 dose de dTPolio et 1 dose de dTcaPolio)					
	Grippe	1 dose annuelle si risque particulier[3]					
	Hépatite A	2 doses selon le schéma : 0, 6 mois si exposition à un risque particulier[4]					
	Hépatite B	3 doses selon le schéma : 0, 1, 6 mois si exposition à un risque particulier[5]					
	Méningocoque ACYW135 (conjugué)	1 dose chez les personnes ayant un déficit en complément ou en properdine, recevant un traitement anti-C5A ou aspléniques et chez les personnes ayant reçu une greffe de cellules souches hématopoïétiques					
	Méningocoque B	2 doses à un mois d'intervalle chez les personnes ayant un déficit en complément ou en properdine, recevant un traitement anti-C5A ou aspléniques et chez les personnes ayant reçu une greffe de cellules souches hématopoïétiques					
	Pneumocoque[6] (vaccin Pn23 : VP23 et vaccin Pn conj : VPC13)	Immunodéprimés, syndrome néphrotique, brèche ostéo-méningée, implant cochléaire ou candidat à l'implantation : Non vaccinés antérieurement : VPC13 puis VP23 (S8) ; Vaccinés depuis plus de 3 ans avec le VP23 : VPC13 puis VP23 (S8). Risque élevé d'infection invasive à pneumocoque (sauf immunodéprimés, brèche ou implant) : VP23 une dose					
	Varicelle	2 doses[7] si risque particulier					

[1] dTcaPolio : vaccin combiné diphtérie, tétanos, poliomyélite et coqueluche avec des doses réduites d'anatoxine diphtérique (d) et d'antigènes coquelucheux (ca).

[2] Durant la période initiale de mise en place de la vaccination systématique des nourrissons à 12 mois et en attendant son impact optimal par la création d'une immunité de groupe, une vaccination de rattrapage selon le même schéma vaccinal à une dose est aussi recommandée jusqu'à l'âge de 24 ans révolus.

[3] Sont concernés : a/ les femmes enceintes, quel que soit le trimestre de la grossesse ; b/ les personnes atteintes des pathologies suivantes : - affections broncho-pulmonaires chroniques répondant aux critères de l'ALD 14 (asthme et BPCO), - insuffisances respiratoires chroniques obstructives ou restrictives quelle que soit la cause, y compris les maladies neuromusculaires à risque de décompensation respiratoire, les malformations des voies aériennes supérieures ou inférieures, les malformations pulmonaires ou les malformations de la cage thoracique, - maladies respiratoires chroniques ne remplissant pas les critères de l'ALD mais susceptibles d'être aggravées ou décompensées par une affection grippale, dont asthme, bronchite chronique, bronchiectasies, hyper-réactivité bronchique, - dysplasies broncho-pulmonaires, - mucoviscidose, - cardiopathies congénitales cyanogènes ou avec une HTAP et/ou une insuffisance cardiaque, - insuffisances cardiaques graves, - valvulopathies graves, - troubles du rythme graves justifiant un traitement au long cours, - maladies des coronaires, - antécédents d'accident vasculaire cérébral, - formes graves des affections neurologiques et musculaires (dont myopathie, poliomyélite, myasthénie, maladie de Charcot), - paraplégies et tétraplégies avec atteinte diaphragmatique, - néphropathies chroniques graves, - syndromes néphrotiques, - drépanocytoses, homozygotes et doubles hétérozygotes S/C, thalasso drépanocytoses, - diabètes de type 1 et de type 2, - déficits immunitaires primitifs ou acquis (pathologies oncologiques et hématologiques, transplantation d'organe et de cellules souches hématopoïétiques, déficits immunitaires héréditaires, maladies inflammatoires et/ou auto-immunes recevant un traitement immunosuppresseur), excepté les personnes qui reçoivent un traitement régulier par immunoglobulines, personnes infectées par le VIH quels que soient leur âge et leur statut immunovirologique ; maladie hépatique chronique avec ou sans cirrhose ; c/ les personnes obèses avec un IMC égal ou supérieur à 40 kg/m² ; d/ l'entourage familial des nourrissons âgés de moins de 6 mois avec des facteurs de risque de grippe grave ; e/ les personnes séjournant dans un établissement médico-social d'hébergement, quel que soit leur âge.

[4] Sont concernés : a/ les jeunes des internats des établissements et services pour l'enfance et la jeunesse handicapées ; b/ les personnes exposées à des risques particuliers : patients atteints de mucoviscidose, infectés chroniques par le virus de l'hépatite B ou porteurs d'une maladie chronique du foie (notamment dues au virus de l'hépatite C ou à une consommation excessive d'alcool) ; c/ les homosexuels masculins.

[5] Sont concernés : a/ les jeunes des internats des établissements et services pour l'enfance et la jeunesse handicapées ; b/ les adultes accueillis dans les institutions psychiatriques ; c/ les personnes ayant des relations sexuelles avec des partenaires multiples ; d/ les toxicomanes utilisant des drogues parentérales ; e/ les personnes susceptibles de recevoir des transfusions massives et/ou itératives ou des médicaments dérivés du sang (hémophiles, dialysés, insuffisants rénaux, etc.) ; f/ les candidats à une greffe d'organe, de tissu ou de cellules ; g/ l'entourage d'une personne infectée par le virus de l'hépatite B ou porteur chronique de l'antigène HBs (famille vivant sous le même toit) ; h/ les partenaires sexuels d'une personne infectée par le virus de l'hépatite B ou porteur chronique de l'antigène HBs ; i/ les personnes détenues qui peuvent cumuler un certain nombre de facteurs d'exposition au virus de l'hépatite B.

[6] a) Immunodéprimés (aspléniques ou hypospléniques incluant les drépanocytoses majeures ; atteints de déficits immunitaires héréditaires ; infectés par le VIH, quel que soit le statut immunologique ; sous chimiothérapie pour tumeur solide ou hémopathie maligne ; transplantés ou en attente de transplantation d'organe solide ; greffés de cellules souches hématopoïétiques ; traités par immunosuppresseur, biothérapie et/ou corticothérapie pour une maladie auto-immune ou inflammatoire chronique ; atteints de syndrome néphrotique) ; b) non immunodéprimés (porteurs d'une maladie sous-jacente prédisposant à la survenue d'IIP (cardiopathie congénitale cyanogène, insuffisance cardiaque) ; insuffisance respiratoire chronique, bronchopneumopathie obstructive, emphysème ; asthme sévère sous traitement continu ; insuffisance rénale ; hépatopathie chronique d'origine alcoolique ou non ; diabète non équilibré par le simple régime ; patients présentant une brèche ostéo-méningée, porteurs d'un implant cochléaire ou candidats à une implantation cochléaire).

[7] Le schéma vaccinal est de deux doses espacées de quatre à huit semaines ou de six à dix semaines selon le vaccin utilisé, quel que soit l'âge. La vaccination est recommandée chez les personnes sans antécédent de varicelle (contrôle sérologique possible) : en contact avec des personnes immunodéprimées, chez les femmes en âge de procréer ou dans les suites d'un accouchement et chez les adultes de plus de 18 ans dans les trois jours qui suivent une exposition à la varicelle. La vaccination contre la varicelle est contre-indiquée pendant la grossesse. Toute grossesse doit être évitée dans le mois suivant la vaccination. Il convient de conseiller aux femmes ayant l'intention de débuter une grossesse de différer leur projet.

| UE6 N°144 | Fièvre aiguë chez l'enfant et l'adulte |

Pour la partie pédiatrie, consulter le référentiel du Collège de Pédiatrie

Objectifs

- **Diagnostiquer la cause. Conduire le diagnostic étiologique d'une fièvre aiguë.**
- **Connaître les indications et les modalités du traitement symptomatique d'une fièvre aiguë.**
- **Identifier les situations d'urgence et celles imposant l'hospitalisation d'un patient fébrile.**

Points importants

- Authentifier la fièvre
- Une fièvre aiguë n'est pas synonyme d'infection, et ne requiert pas une antibiothérapie systématique
- En l'absence de signes de gravité et de signes d'orientation étiologique, attendre !

3 problèmes à résoudre en pratique devant une fièvre aiguë :

- Chercher l'étiologie : examen clinique soigneux à la recherche d'un foyer
- Savoir reconnaître les indications d'hospitalisation : connaissance des signes de gravité
- Décider si des examens complémentaires sont nécessaires

1 Bases pour comprendre

1. Définitions

Fièvre : Hausse de la température centrale au-dessus des variations normales circadiennes. La définition n'est pas consensuelle. La température centrale considérée comme normale est ≤ 37,5°C le matin et ≤ 37,8°C le soir. Il existe en effet des variations physiologiques en lien avec l'âge, le sexe, le rythme nycthéméral et l'activité physique. La fièvre désigne classiquement une température corporelle ≥ **38°C le matin (38,3°C le soir).** Le terme «fébricule» désigne habituellement une température > 37,5°C et < 38°C.

Il s'agit d'un symptôme. Différentes étiologies sont possibles (infections, maladies inflammatoires, thromboses, néoplasies…)

Fièvre aiguë : on désigne ainsi les fièvres de moins de 5 jours. Les étiologies sont le plus souvent infectieuses.

Fièvre prolongée : fièvre évoluant depuis > 20 j ; les infections représentent moins de 50 % des étiologies.

Conditions de prise de la température : idéalement à distance des repas et après 20 minutes de repos. La prise rectale n'est plus utilisée (risque d'ulcération thermométrique). Les voies axillaire ou buccale sont habituellement utilisées : la température mesurée doit être majorée de 0,5°C pour obtenir la température centrale. La voie tympanique peut être mise en défaut en cas d'obstruction du conduit auditif externe (bouchon de cérumen).

2. Physiopathologie

La fièvre est le reflet de la réponse hypothalamique (centre de la thermorégulation) à l'agression tissulaire. L'hyperthermie apparaît en réponse à des substances pyrogènes exogènes et endogènes (cytokines, etc…).

Fièvre n'est pas synonyme d'infection.
- Inversement, certaines infections ne donnent pas de fièvre :
  · Toxi-infections : choléra, tétanos, botulisme
  · Infections chroniques : ostéite, sinusite…
- On peut même rencontrer une hypothermie lors d'une bactériémie à bactéries Gram négatif.

Dans le cas d'une fièvre d'origine infectieuse, aucune relation n'a été établie entre l'importance de la fièvre et la gravité de l'infection en cause.

Notes

UE6 – N°144 • Fièvre aiguë chez l'enfant et l'adulte

FUE6-144-1 : Démarche diagnostique en cas de fièvre aiguë

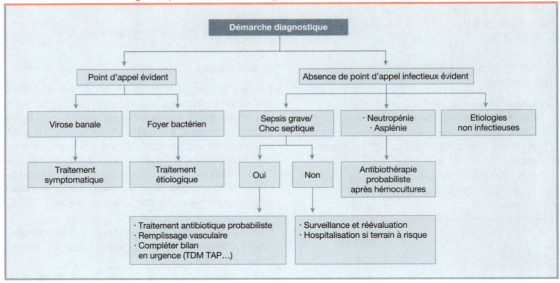

2. Démarche diagnostique (Cf. figure FUE6-144-1)

1. Repérer les signes de gravité et/ou les terrains à risque de complication

Signes cliniques de gravité

Ce sont les signes de sepsis grave :
- **Signes neurologiques** : angoisse, agitation, confusion, troubles du comportement, prostration, coma.
- **Signes cardiovasculaires** : fréquence cardiaque > 120/min, tension artérielle systolique < 90 mmHg (ou abaissée d'au moins 40 mmHg par rapport à la tension artérielle systolique habituelle chez un hypertendu). Pression artérielle moyenne (PAM) < 65 mmHg.
- **Signes cutanés** : purpura, extrémités froides et cyanosées, marbrures
- **Signes respiratoires** : polypnée > 24/min, tirage, balancement thoraco-abdominal, polypnée superficielle, SaO_2 < 90 %
- **Signes rénaux** : oligurie < 0,5 ml/kg/h, anurie

Terrain à risque d'infection grave et/ou d'évolution défavorable

Femme enceinte : risque de souffrance voire de mort fœtale, de fausse couche spontanée, d'accouchement prématuré.

Immunodépression :
- Déficits de l'immunité humorale : hypogammaglobulinémie, splénectomie, asplénisme fonctionnel (myélome, drépanocytose).
- Déficits de l'immunité cellulaire : VIH, lymphopénie T
- Neutropénie
- Traitements immunosuppresseurs, corticothérapie prolongée, biothérapies
- Comorbidités :
  - Diabète mal équilibré
  - Insuffisance cardiaque
  - Insuffisance respiratoire
  - Insuffisance rénale chronique
  - Cirrhose
  - Patients âgés dépendants et/ou polypathologiques

Pourquoi la fièvre peut décompenser une comorbidité :

Retentissement neurologique de la fièvre
- Troubles du comportement
- Convulsions
- Délire
- Coma

Déshydratation

Chaque degré au-dessus de 37°C augmente les pertes hydriques de 400 mL/j.

Décompensation d'une comorbidité sous-jacente (insuffisance cardio-respiratoire...)

Chaque degré au-dessus de 37°C augmente la fréquence respiratoire, et la fréquence cardiaque de 10 battements/mn.

La fièvre et les frissons majorent les besoins en oxygène.

2. Examen clinique

La recherche étiologique nécessite un interrogatoire rigoureux et un **examen physique complet** si l'origine de la fièvre n'apparaît pas de manière évidente.

Anamnèse
- Voyage récent
- Notion de contage
- Etat vaccinal
- Profession (exposition aux animaux, aux eaux usées)
- Loisirs : baignades en eau douce (leptospirose), exposition aux tiques
- Matériel prothétique valvulaire, vasculaire ou articulaire
- Catheter vasculaire
- Contexte post-opératoire
- Traitements médicamenteux en cours, et leur effet sur

la fièvre (antibiotiques, anti-inflammatoires éventuellement pris)
- Prise de risques (sexuels, toxicomanies etc…)

Examen physique
Authentifier la fièvre en la mesurant dans des conditions adéquates.
- **Neurologique :** syndrome méningé, céphalées, signes de localisation
- **Ophtalmologique :** conjonctivite, purpura conjonctival, ictère
- **ORL :** rhinorrhée, angine, douleur à la pression des sinus maxillaires/frontaux, examen des tympans
- **Pulmonaire :** signes fonctionnels (toux, dyspnée, expectoration), auscultation, percussion, palpation
- **Cardiaque :** recherche d'un souffle, d'un frottement
- **Abdominal :** diarrhée, signe de Murphy, défense, contracture, splénomégalie, hépatomégalie
- **Urinaire :** signes fonctionnels (brûlures mictionnelles), douleur à la percussion des fosses lombaires, douleur prostatique au toucher rectal, bandelette urinaire
- **Génital :** leucorrhées, douleur à la mobilisation des annexes
- **Peau :** éruption, érysipèle, escarre d'inoculation, plaie d'allure infectée, cicatrices (caractère inflammatoire ou purulent)
- **Aires ganglionnaires**
- **Ostéo-articulaire :** impotence fonctionnelle, épanchement, point douloureux rachidien, plaie du pied chez le diabétique
- **Présence de matériel étranger :** sonde urinaire, cathéter veineux central ou périphérique, pacemaker, dérivation ventriculaire…

L'examen doit être rigoureux et répété, notamment chez la personne âgée où l'examen clinique est souvent pauvre et difficile et où les pièges sont fréquents (râles pulmonaires notamment dans les bases liés à la position allongée prolongée, bactériurie asymptomatique, mauvaise tolérance neurologique de la fièvre).

3. Orientation étiologique selon le terrain

Femme enceinte
- La pyélonéphrite est recherchée systématiquement surtout au 3ème trimestre.
- La recherche d'une infection annexielle ou de formes trompeuses d'infections abdominales justifient l'examen gynécologique.
- La listériose est très rare mais recherchée par les hémocultures devant un tableau pseudo-grippal.
- Les notions de contage de toxoplasmose ou de rubéole ainsi que la vaccination contre cette dernière maladie sont recherchés.

Sujet âgé
Les pièges sont nombreux. La symptomatologie est souvent atypique, paucisymptomatique, dominée par des manifestations neurologiques (état confusionnel). La fièvre peut être absente. Les urines sont fréquemment colonisées. Les infections pulmonaires, urinaires et digestives dominent chez ces patients.

Prothèse valvulaire
Les hémocultures sont systématiques avant toute antibiothérapie, pour rechercher une endocardite infectieuse.

Antécédents chirurgicaux récents
La recherche d'une infection du site opératoire est systématique.

Diabète
Le diabétique, surtout mal équilibré, est particulièrement exposé aux infections à *Staphylococcus aureus* (rechercher une porte d'entrée cutanée, notamment une plaie de pied) et aux infections du site opératoire.

Cirrhose
Les infections bactériennes représentent ¼ des décès chez ces patients. Les infections invasives à *Streptococcus pneumoniae* sont fréquentes. Penser à une infection du liquide d'ascite.

Dialyse
Les bactériémies à *Staphylococcus aureus* ou à staphylocoque coagulase négative, volontiers résistants à la méticilline, sont fréquentes.

Toxicomanie intraveineuse
Les staphylocoques dominent les étiologies, mais les infections à *Pseudomonas aeruginosa* et à *Candida sp.* sont également possibles.

Immunodépression
- **Déficit de l'immunité humorale :** hypogammaglobulinémie, splénectomie, asplénisme (myélome, drépanocytose). Les bactéries encapsulées sont particulièrement fréquentes et responsables d'infections sévères (*Streptococcus pneumoniae, Neisseria meningitidis, Haemophilus influenzae*).
- **VIH :** en-dessous de 200 lymphocytes CD4/mm^3 (ou 15 %), un avis spécialisé s'impose à la recherche d'une infection opportuniste. Au-dessus de ce seuil, les infections bactériennes, notamment à *Streptococcus pneumoniae*, dominent.
- **Neutropénie de courte durée :** les infections sont liées aux entérobactéries, et aux cocci Gram positif (staphylocoques, streptocoques, entérocoques).
- **Neutropénie de longue durée :** en plus des agents infectieux cités ci-dessus s'ajoutent *Pseudomonas aeruginosa* et certaines infections fongiques (*Candida, Aspergillus*).

Retour d'une zone d'endémie palustre
Toute fièvre au retour des tropiques est un paludisme jusqu'à preuve du contraire et impose la réalisation d'un frottis et d'une goutte épaisse.

4. Indications d'hospitalisation
- Signes de gravité (sepsis grave/choc septique)
- Terrain à risque : femme enceinte, décompensation de comorbidités, immunodépression
- Difficultés de prise orale des antibiotiques (troubles de déglutition…)

UE6 – N°144 • Fièvre aiguë chez l'enfant et l'adulte

Notes

- Isolement social, difficultés d'observance prévisibles (éthylisme chronique…)
- Absence d'amélioration malgré réévaluation et/ou adaptation thérapeutique réalisée à 48-72 h.

5. Examens complémentaires

Situations où les examens complémentaires ne sont pas indiqués :

- Fièvre aiguë isolée, bien tolérée, chez un sujet jeune sans comorbidité, sans foyer bactérien évident, ne revenant pas d'une zone d'endémie palustre (se méfier toutefois de la primo-infection VIH)
- Infection bactérienne localisée évidente cliniquement, non compliquée, accessible à une antibiothérapie probabiliste (otite, sinusite, angine spretococcique, érysipèle…)
- Tableau viral évident, bénin, bien toléré (viroses saisonnières, fièvres éruptives infantiles, bronchite aiguë…)

■ **Examens complémentaires de première intention devant une fièvre persistant plus de 72 h sans étiologie évidente :**

Dans les 3 premiers jours, si le bilan clinique est négatif (ni éléments de gravité ni orientation étiologique), rassurer le patient, et le revoir 48 heures plus tard si la fièvre persiste. L'absence de foyer infectieux n'est pas une indication d'antibiothérapie. Les antibiotiques ne sont pas un test diagnostique.

Entre J3-J5, la probabilité d'une virose simple est moins élevée ; si le bilan clinique reste négatif, certains examens complémentaires doivent être pratiqués pour orienter le bilan étiologique :

- Numération globulaire, formule sanguine
- Ionogramme sanguin, urémie, créatininémie
- Bilan hépatique
- Bicarbonates sanguins, bilan gazeux artériel, lactatémie, TP : **si signes de gravité**
- Bandelette urinaire
- Hémocultures **prélevées avant antibiothérapie**
- Radiographie pulmonaire de face, debout idéalement (si l'état du patient, notamment hémodynamique, le permet)

NB : Les dosages de CRP et de procalcitonine n'ont aucun intérêt lorsque le diagnostic est évident ; par contre, ils peuvent aider à différencier les étiologies virales des étiologies bactériennes dans certaines situations (méningite de l'enfant p. ex.). La spécificité est souvent mauvaise. Ces biomarqueurs doivent s'intégrer dans la démarche diagnostique mais n'ont pas de valeur pris isolément.

■ **Examens complémentaires guidés par la situation :**

- Frottis-goutte épaisse si retour d'une zone d'endémie palustre
- Ponction lombaire si syndrome méningé, etc…
- Examens d'imagerie orientés par les points d'appel clinico-biologiques, la gravité, le terrain

6. Synthèse diagnostique et thérapeutique

Les étiologies des fièvres aiguës sont dominées par les viroses communes (grippe…) et les foyers bactériens aigus (pneumonies, pyélonéphrites, cholécystites…).

La synthèse diagnostique et thérapeutique est résumée dans la Figure FUE6-144-1.

Au terme d'une démarche diagnostique rigoureuse, on peut dégager les situations suivantes :

■ **Point d'appel infectieux évident :**

Traitement adapté selon l'étiologie. La prise en charge se fait en ambulatoire ou en hospitalisation selon la gravité, le risque de complication, le terrain, la voie d'administration du traitement, et la nécessité d'une surveillance. **Réévaluation dans tous les cas à 48-72 heures,** notamment en cas de traitement ambulatoire (en cas d'infection bénigne sur terrain simple, il peut s'agir simplement de consignes données au patient pour recontacter le médecin si non-amélioration des symptômes et/ou aggravation).

■ **Absence de point d'appel évident**

Absence de signes de gravité

Chez un enfant, un adolescent ou un adulte jeune, une fièvre isolée bien tolérée traduit le plus souvent une virose. Elle guérit spontanément en moins d'une semaine. En cas de doute, une réévaluation à 48-72 heures sera nécessaire. Dans les formes plus symptomatiques et en l'absence de diagnostic étiologique viral évident, on s'aidera des examens complémentaires de 1ère intention, voire de la CRP ou de la procalcitonine.

En cas de terrain à risque (immunodépression, grossesse, comorbidité), une surveillance rapprochée est le plus souvent nécessaire en hospitalisation. En cas de neutropénie fébrile, une antibiothérapie probabiliste est administrée après réalisation en urgence des prélèvements bactériologiques.

Présence de signes de gravité

Les étiologies les plus fréquentes de sepsis grave sont d'origine pulmonaire, urinaire, et abdominale. **La présence de signes de gravité sans point d'appel évident impose donc, outre la réalisation des examens de 1ère intention, un scanner thoraco-abdomino-pelvien en urgence, une fois le patient stabilisé, et après avoir débuté une antibiothérapie probabiliste et un remplissage vasculaire.**

■ **Étiologies non infectieuses :**

Syndromes d'hyperthermie

L'hyperthermie correspond à une hausse de la température corporelle au-dessus du point d'équilibre hypothalamique, liée à une libération insuffisante de la chaleur.

Les étiologies en cause sont :

- Coup de chaleur : exercice physique dans des conditions de température élevée.
- Personne âgée dépendante et polymédiquée en période de canicule.
- Causes médicamenteuses : syndrome malin des neuroleptiques, inhibiteurs de la recapture de la sérotonine (IRS), antiparkinsoniens

Pilly ECN - ©CMIT - 38

Fièvre aiguë chez l'enfant et l'adulte • UE6 – N°144

- Endocrinopathies (exceptionnellement) : thyrotoxicose, phéochromocytome

Autres causes de fièvre non infectieuse

Ces causes non infectieuses peuvent mimer en tout point un sepsis, y compris grave.
- Contexte lésionnel :
  · Chirurgie majeure, polytraumatisme
  · Hématome volumineux
  · Hémorragie méningée
  · Pancréatite aiguë…
- Accident thrombo-embolique
- Contexte inflammatoire
  · Lupus en poussée, maladie de Still
  · Syndrome catastrophique des antiphospholipides
  · DRESS syndrome, érythrodermie…
- Contexte néoplasique
  · Nécrose tumorale, cancer multimétastatique
  · Hémopathie maligne aiguë…

3 | Traitement symptomatique

1. Indications des antipyrétiques

- **Pas d'antipyrétiques en systématique,** car la fièvre augmenterait la résistance à l'agent pathogène, et permet de surveiller l'évolution et l'efficacité du traitement.
- Antipyrétiques si fièvre **mal tolérée,** ou sur un **terrain** particulier : insuffisants cardiaques, insuffisants respiratoires, sujets âgés (risque de mauvaise tolérance)
- Lorsqu'un antipyrétique est indiqué, il vaut mieux l'administrer de manière systématique et régulière, afin d'éviter les rebonds de fièvre.
  · **Paracétamol :** 15 mg/kg 4 fois par jour chez l'enfant, maximum 1 gramme X 4/j chez l'adulte *per os* chaque fois que c'est possible. Contre-indiqué en cas d'hépatite aiguë ou d'insuffisance hépatique.
  · **Aspirine et anti-inflammatoires non recommandés** (risque de syndrome de Reye en cas de virose chez l'enfant, risque de complication loco-régionale ou systémique grave en cas de foyer bactérien).

2. Lutte contre la déshydratation

C'est une mesure essentielle.
- Boissons abondantes et variées, sucrées et salées.

Le traitement spécifique doit être mis en place selon l'étiologie infectieuse (Cf. chapitres spécifiques).

4 | Indications d'antibiothérapie urgente devant une fièvre sans diagnostic précis

- En dehors du sepsis grave/choc septique, du neutropénique (< 500 PNN/mm^3), du patient asplénique et du *purpura fulminans*, ne jamais prescrire d'antibiothérapie sans diagnostic.

Autres immunodépressions, décompensation de comorbidité = urgence diagnostique.

Pour en savoir plus
- Recommandations de la Haute Autorité de Santé (HAS) : Principes généraux et prescription des antibiotiques en 1er recours. www.has-sante.fr/portail/upload/docs/application/pdf/2014-02/conseils_prescription_antibiotiques_rapport_d_elaboration.pdf
- Plan national d'alerte sur les antibiotiques 2011-2016. www.sante.gouv.fr/IMG/pdf/plan_antibiotiques_2011-2016_DEFINITIF.pdf

Notes

Notes

UE6 N°145 — Infections naso-sinusiennes de l'adulte et de l'enfant

Pour la partie pédiatrie, consulter le référentiel du Collège de Pédiatrie

Objectifs

- Connaître les différentes formes de sinusite et les explorations éventuellement nécessaires pour en étayer le diagnostic.
- Connaître les arguments cliniques permettant de distinguer une sinusite maxillaire aiguë d'une rhinite ou d'une rhinopharyngite.
- Prescrire le traitement approprié, antibiotique et/ou symptomatique, à un patient présentant une sinusite maxillaire aiguë, une rhinite, une rhinopharyngite.

Points importants

- Rhinopharyngite
  - infection virale contagieuse des voies aériennes supérieures
  - Traitement des rhinopharyngites : uniquement symptomatique : paracétamol, hydratation, lavage des fosses nasales
- Les sinusites bactériennes
  - Complication rare (< 1 %) des rhinopharyngites virales
  - Sinusite maxillaire le plus souvent
  - Rares chez l'enfant (selon l'âge de développement anatomique des sinus) sauf l'ethmoïdite
  - Etiologies bactériennes dominées par *Streptococcus pneumoniae* et *Haemophilus influenzae*
  - Diagnostic clinique fondé sur la persistance des signes, notamment de la fièvre, et le caractère unilatéral des symptômes
  - Antibiothérapie des sinusites maxillaires : amoxicilline en 1ère intention

CONSENSUS ET RECOMMANDATIONS

- Recommandations (2011) Antibiothérapie par voie générale en pratique courante dans les infections respiratoires hautes http://www.infectiologie.com/site/medias/Recos/2011-infections-respir-hautes-recommandations.pdf

1 Bases pour comprendre

1. Définitions

- Rhinopharyngite : atteinte inflammatoire de l'étage supérieur du pharynx (rhinopharynx ou cavum) à laquelle vient s'associer de façon variable une atteinte nasale
- Sinusite : inflammation des sinus aériens de la face

2. Microbiologie

- **Les rhinopharyngites sont presque exclusivement virales :** rhinovirus, adénovirus, coronavirus, influenza, para-influenza, VRS, métapneumovirus… La grande diversité des virus en cause (exemple : plus de 120 espèces différentes de rhinovirus chez l'homme) et leur faible immunogénicité expliquent la grande fréquence de ces infections. La rhinopharyngite est le mode d'expression le plus fréquent de la grippe chez l'enfant. Il existe souvent une atteinte sinusienne virale lors d'une rhinopharyngite, qui guérit spontanément.
- Les sinusites bactériennes aiguës sont une complication rare des rhinopharyngites :
  - Sinusites maxillaires, frontales, sphénoïdiennes : ***Streptococcus pneumoniae, Haemophilus influenzae,*** puis *Moraxella catarrhalis, Staphylococcus aureus*
  - Ethmoïdites : bactériologie dominée par *Staphylococcus aureus, Haemophilus influenzae, Streptococcus pyogenes, Streptococcus pneumoniae*
- Les sinusites maxillaires peuvent également avoir une origine dentaire ; des bactéries anaérobies peuvent alors être impliquées, ainsi que *l'Aspergillus* en cas de migration intra-sinusienne d'amalgame dentaire. Ces sinusites ont le plus souvent une présentation subaiguë ou chronique, avec atteinte unilatérale.

3. Physiopathologie

Transmission

- Grande contagiosité interhumaine des infections virales des voies aériennes supérieures. Transmission de type « gouttelettes » (Cf. item UE1-4) et surtout par contact, notamment manuel. Les gouttelettes sont filtrées par les muqueuses des voies aériennes supérieures et n'atteignent pas l'arbre bronchique.
- Pas de contagiosité des sinusites bactériennes

Pathogénèse

- Les rhinopharyngites sont fréquemment associées à une inflammation sinusienne diffuse. Dans moins de 1 % des cas, cette inflammation se complique d'une surinfection bactérienne, le plus souvent localisée à un sinus maxillaire.
- La plupart des sinusites aiguës bactériennes compliquent une infection virale des voies aériennes supérieures.
- En cas de localisation frontale, ethmoïdale ou sphénoïdale, il y a un risque d'atteinte grave du système nerveux central par diffusion de proximité. C'est ce risque qui justifie la prescription d'antibiotiques en cas de sinusite présumée bactérienne.

UE6 – N°145 • Infections naso-sinusiennes de l'adulte et de l'enfant

Notes

- Les sinusites chroniques sont définies par la persistance des symptômes d'obstruction nasale, de douleur et de rhinorrhée pendant plus de 12 semaines. Elles sont rarement d'origine infectieuse et ne seront pas traitées dans ce chapitre.

4. Épidémiologie

La topographie de l'atteinte sinusienne dépend de l'âge (développement anatomique des sinus) : les cellules ethmoïdales sont les premières à apparaître dès les premiers mois après la naissance, les sinus maxillaires apparaissent à partir de l'âge de 3-4 ans, les sinus frontaux vers 5-10 ans, le sinus sphénoïdal vers 10-15 ans.

Par conséquent, l'ethmoïdite peut survenir dès les premières années de vie, les sinusites maxillaires peuvent survenir à partir de 5 ans, et les sinusites frontales et sphénoïdales se voient surtout chez l'adulte ; elles peuvent cependant se voir à partir de 10 ans pour la sinusite frontale et de 15 ans pour la sinusite sphénoïdale.

2 | Diagnostic

1. Positif : Formes cliniques (TUE6-145-1)

- **La forme la plus fréquente (99 %) est la rhinopharyngite virale**

Situation de rhume banal. Symptômes bilatéraux : rhinorrhée claire puis purulente, obstruction nasale, douleurs non localisées. Contexte épidémique souvent associé à un syndrome pseudo-grippal (fièvre, le plus souvent modérée et durant moins de 3 jours, parfois élevée chez l'enfant, et myalgies) et secondairement à d'autres manifestations inflammatoires de la muqueuse respiratoire, (toux signant une pharyngite, une trachéite ou une bronchite), otite, conjonctivite. Chez le nourrisson, un tableau de gastro-entérite avec diarrhée et douleurs abdominales peut être au premier plan. L'intensité et le retentissement des symptômes sont très variables selon les individus et les épisodes.

Il y a fréquemment une atteinte pharyngée (gorge et amygdales rouges), celle-ci doit être distinguée de l'angine (Cf. item UE6-146) qui est une atteinte isolée des amygdales.

Évolution spontanément favorable dans 99 % des cas. Cette évolution peut être lente, la toux et la rhinorrhée persistent souvent 10 à 15 jours. Une durée de la fièvre supérieure à 3 jours doit faire suspecter une complication bactérienne, sinusite ou otite.

- **Une sinusite maxillaire bactérienne est une complication rare d'une rhinopharyngite virale**
- Le diagnostic de sinusite maxillaire aiguë bactérienne est souvent porté par excès. Il repose sur la présence d'au moins deux des trois critères majeurs suivants :
  - 1. La persistance ou l'augmentation des douleurs sinusiennes infra-orbitaires malgré un traitement symptomatique (antalgique, antipyrétique) prescrit pendant **au moins 48 heures**
  - 2. Le type de la **douleur :**
    - son caractère **unilatéral**

  - et/ou son augmentation quand la tête est penchée en avant
  - et/ou son caractère pulsatile
  - et/ou son acmé en fin d'après-midi et la nuit.
  - 3. L'augmentation de la rhinorrhée et l'augmentation de la purulence de la rhinorrhée. Ce signe a d'autant plus de valeur qu'il devient unilatéral.
- La présence de critères mineurs, s'ils sont associés aux signes précédents, renforce la suspicion diagnostique. Ces critères sont :
  - La fièvre qui persiste au troisième jour d'évolution
  - L'obstruction nasale, les éternuements, la gêne pharyngée, la toux, s'ils persistent au-delà de 10 jours.
- En cas de doute quant à l'origine virale ou bactérienne d'une sinusite maxillaire aiguë, une réévaluation clinique après 2 ou 3 jours de traitement symptomatique est conseillée. Cette surveillance simple se justifie d'autant plus que les sinusites maxillaires, même bactériennes, se compliquent exceptionnellement et évoluent favorablement en l'absence d'antibiotique dans plus de 3 cas sur 4. **Plusieurs études randomisées ont confirmé l'absence d'utilité des antibiotiques en cas de rhinopharyngite aussi bien sur la durée d'évolution que sur la prévention des complications bactériennes.**
- L'imagerie, radiographie ou scanner, n'a aucune indication sauf en cas de sinusite maxillaire unilatérale chronique où un cliché panoramique dentaire ou un scanner des apex dentaires (dentascan) peut être utile pour rechercher une origine dentaire.

- **Sinusites frontales, ethmoïdales, sphénoïdales**
- Elles peuvent se compliquer (Cf. § 3) et justifient systématiquement une antibiothérapie.
- Les sinusites ethmoïdales s'observent essentiellement chez l'enfant.
- Leur confirmation nécessite de réaliser un scanner de la face.

TUE6-145-1 : Symptômes évocateurs du diagnostic de sinusite

Localisation	Symptomatologie évoluant depuis au moins 72 heures
Maxillaire (la plus fréquente)	Douleur infra-orbitaire unilatérale, majorée par l'antéflexion et irradiant aux arcades dentaires, mouchage purulent, avec ou sans fièvre, présence de pus au méat moyen ; parfois pulsatile et maximum en fin d'après-midi et la nuit. L'existence d'antécédent de sinusite est un argument supplémentaire
Frontale	Céphalées sus-orbitaires ; confirmation par scanner de la face
Ethmoïdale	Comblement de l'angle interne de l'œil, œdème palpébral, céphalée rétro-orbitaire ; confirmation par scanner de la face
Sphénoïdale	Céphalée rétro-orbitaire permanente, irradiant au vertex, pouvant simuler une douleur d'hypertension intracrânienne. Confirmation par scanner de la face

Infections naso-sinusiennes de l'adulte et de l'enfant • UE6 – N°145

2. Étiologique : prélèvements microbiologiques

Ils ne sont indiqués qu'en cas d'échec d'une antibiothérapie. Ils sont réalisés par l'ORL par prélèvement direct du pus au niveau du méat moyen dans les sinusites maxillaires, sous contrôle endoscopique.

3 | Complications

Très rares, elles surviennent lors de sinusites bactériennes aiguës non maxillaires dans la quasi-totalité des cas.
Complications locales ou locorégionales.

1. Orbitaires (compliquant une ethmoïdite aiguë essentiellement)

- Dermo-hypodermite (ex-cellulite) périorbitaire ou orbitaire
- Phlegmon
- Abcès sous-périosté
- Névrite optique
- Paralysies oculomotrices

Signes d'alerte : œdème de la paupière supérieure, exophtalmie, troubles de l'oculomotricité et baisse de l'acuité visuelle.

Le scanner permet d'évaluer la présence de collections et de discuter le drainage chirurgical.

2. Neuroméningées (très rares, compliquant surtout les sinusites frontales, sphénoïdales et ethmoïdales)

- Méningite (essentiellement due au pneumocoque)
- Thrombophlébite septique du sinus caverneux ou longitudinal supérieur
- Abcès cérébral (streptocoques, anaérobies)
- Empyème sous-dural (compliquant une sinusite frontale).

4 | Traitement

1. Traitement curatif

Seules pour les sinusites d'étiologie présumée bactérienne, c'est-à-dire répondant aux critères mentionnés plus haut, nécessitent un traitement antibiotique ; **éviter les prescriptions inutiles d'antibiotiques.**

■ Antibiothérapie (tableau TUE6-145-2)
- Formes subaiguës : pas d'antibiotique en première intention, traitement symptomatique et réévaluation à 48-72 heures.
- Formes aiguës : l'antibiothérapie peut être différée dans les sinusites maxillaires aiguës, mais elle sera prescrite d'emblée dans les sinusites frontales, sphénoïdales et ethmoïdales du fait du risque plus élevé de complications.

- **Probabiliste en première intention par amoxicilline dans les sinusites maxillaires,** en cas d'échec : amoxicilline-acide clavulanique. En effet, la cause la plus fréquente et la plus grave est le pneumocoque pour lequel des doses suffisantes d'amoxicilline (3 g/jour chez l'adulte) sont le traitement oral le plus efficace. Le deuxième agent le plus fréquent est *Haemophilus influenzae,* sensible à l'amoxicilline dans 80 % des cas. En cas d'échec, on peut évoquer un *H. influenzae* ou une bactérie anaérobie sécréteurs de bétalactamase ou un *Staphylococcus aureus,* tous agents infectieux sensibles à l'amoxicilline-acide clavulanique. L'amoxicilline-acide clavulanique est à haut risque de sélection de bactéries multirésistantes dans le microbiote intestinal et doit être utilisé uniquement en seconde intention dans cette infection peu grave.

TUE6-145-2 : **Antibiothérapie des sinusites bactériennes aiguës de l'adulte**

Antibiotique	Durée
Aminopénicilline (choix de 1re intention)	
Amoxicilline (sinusite maxillaire)	7 jours
Amoxicilline-acide clavulanique (échec de l'amoxicilline ou localisations non maxillaires)	7 jours
C2G orale (alternative en cas d'allergie aux pénicillines sans allergie aux céphalosporines)	
Céfuroxime-axétil	5 jours
C3G orales (alternative en cas d'allergie aux pénicillines sans allergie aux céphalosporines)	
Cefpodoxime-proxétil	5 jours
Céfotiam-hexétil	5 jours
Synergistine (alternative en cas d'allergie aux pénicillines et aux céphalosporines)	
Pristinamycine	4 jours
Fluoroquinolone antipneumococcique (alternative en cas d'allergie aux pénicillines et aux céphalosporines, notamment dans les sinusites ethmoïdales, sphénoïdales ou frontales) (en dernier recours)	
Lévofloxacine	8 jours

■ Très rarement, indication de drainage des sinus, posée par l'ORL devant une évolution défavorable
- Drainage chirurgical des sinus : indiqué en cas de sinusite aiguë hyperalgique sans efficacité des antalgiques ou si échec du traitement médical, après confirmation par scanner (niveau hydroaérique) : ponction du sinus ± drain pour lavages.
- Drainage chirurgical du sinus sphénoïdal si évolution compliquée.
- Drainage de collections orbitaires dans les ethmoïdites compliquées.

UE6 – N°145 • Infections naso-sinusiennes de l'adulte et de l'enfant

2. Traitement symptomatique

- Antalgiques/antipyrétiques : paracétamol
- Lavage des fosses nasales au sérum physiologique

Les traitements suivants ne sont pas recommandés, du fait d'une balance bénéfices/risques défavorable :

- Traitements vasoconstricteurs (par voie locale ou générale)
- Aspirine et anti-inflammatoires non-stéroïdiens
- Antihistaminiques : inefficaces
- Corticoïdes par voie nasale ou générale

3. Mesures associées

- Traitement de facteurs locaux favorisants : granulome dentaire, amalgame dentaire dans le fond d'un sinus maxillaire, déviation septale, corps étrangers, polypose nasosinusienne, tumeur…
- Dans les formes chroniques ou récidivantes : recherche d'allergies, éviction de facteurs environnementaux défavorables : pollution, tabagisme

5 | Prévention

- Prévention de la transmission des infections respiratoires virales : hygiène des mains surtout, utilité de des solutions hydro-alcooliques, port d'un masque anti-projection par les personnes infectées, notamment les soignants ou dans les zones à risque, comme les salles d'attente des cabinets médicaux ou des services d'urgence.
- Lutte contre le tabagisme actif et passif
- Vaccinations grippe et pneumocoque (n'a pas fait la preuve de son efficacité sur la prévention des sinusites bactériennes) selon indications du calendrier vaccinal (Cf. Item UE6-143).

UE6 N°146	Angines de l'adulte et de l'enfant et rhinopharyngites de l'enfant

Pour la partie pédiatrie, consulter le référentiel du Collège de Pédiatrie

Objectifs

- Connaître les principales formes cliniques des angines, leurs agents étiologiques et leurs complications.
- Connaître l'utilisation appropriée du test de diagnostic rapide (TDR).
- Savoir prescrire le traitement approprié, antibiotique et/ou symptomatique, à un patient présentant une angine ou une rhinopharyngite

NB : pour les rhinopharyngites, Cf. item UE6-145

Points importants

- Étiologie virale à 80 %.
- Les angines sont une pathologie bénigne d'évolution spontanément favorable dans la très grande majorité des cas.
- Seules indications de l'antibiothérapie dans les angines : angine à streptocoque du groupe A, angine de Vincent, diphtérie, gonocoque, chancre syphilitique.
- En pratique, il faut rechercher un streptocoque du groupe A par test de diagnostic rapide (TDR) devant toute angine érythémateuse ou érythématopultacée de l'enfant, et celles avec un score clinique de MacIsaac ≥ 2 chez l'adulte. Si le TDR est positif, on prescrit une antibiothérapie (amoxicilline en 1ère intention).

CONSENSUS ET RECOMMANDATIONS

- **Recommandations de bonne pratique - Antibiothérapie par voie générale en pratique courante dans les infections respiratoires hautes de l'adulte et l'enfant - Novembre 2011 - SPILF-SFP-GPIP**

- **Conduite à tenir lors de l'apparition d'un cas de diphtérie – Recommandations du HCSP 2011**

ANGINES

Les angines se répartissent en 4 formes cliniques :
- Angines érythémateuses et érythématopultacées
- Angines pseudomembraneuses
- Angines vésiculeuses
- Angines ulcéreuses et ulcéro-nécrotiques

1 | Bases pour comprendre

1. Définition

Inflammation d'origine infectieuse des amygdales (amygdalite) et/ou de l'ensemble de l'oropharynx (pharyngite).

Pas de rhinite associée, à la différence d'une rhinopharyngite (qui est toujours virale, Cf. item UE6-145).

2. Microbiologie

La grande majorité des angines sont **virales :** 70 % des cas chez l'enfant, 90 % des cas chez l'adulte.

Le streptocoque bêta-hémolytique du groupe A (SGA) ou *Streptococcus pyogenes* est le premier agent bactérien responsable d'angine (20 % des angines érythémateuses ou érythématopultacées, tous âges confondus).

NB : Certaines bactéries isolées en culture sur un prélèvement de gorge traduisent juste une colonisation sans caractère pathogène (ex : *Haemophilus influenzae* et *para-influenzae, Branhamella catarrhalis* (ex *Moraxella catarrhalis*), pneumocoque, staphylocoque, anaérobies divers…) et ne doivent pas être traitées.

3. Physiopathologie

- **Transmission**
  - Contamination par voie aérienne à partir d'un porteur sain (5 % de la population pour le SGA) ou malade.
  - Rapports oro-génitaux pour gonocoque et syphilis.

- **Pathogenèse**
  - Risque de complications loco-régionales suppuratives des infections bactériennes.
  - Risque de complications générales :
    - Complications toxiniques : SGA toxinogène (scarlatine) ; diphtérie
    - Complications immunologiques post-streptococciques.

4. Épidémiologie

Pathologie très fréquente (9 millions de cas par an en France), majoritairement bénigne.

UE6 – N°146 • Angines de l'adulte et de l'enfant et rhinopharyngites de l'enfant

2 Points communs à toutes les angines

1. Le diagnostic est clinique

- **Signes fonctionnels** d'installation rapide : douleur pharyngée spontanée uni- ou bilatérale, augmentée à la déglutition (odynophagie), otalgie réflexe.
- **Chez l'enfant :** fréquence des troubles digestifs (vomissements, douleurs abdominales).
- **Signes physiques :** fièvre d'intensité variable, inflammation de l'oropharynx et des amygdales, adénopathies satellites sensibles.

En pratique, aucun signe clinique n'est strictement discriminant entre étiologie virale ou bactérienne. Cependant, **une atteinte diffuse ORL et respiratoire** (laryngite, trachéite, bronchite, conjonctivite) est très évocatrice d'une **atteinte virale,** comme les **signes extra-ORL :** polyadénopathie superficielle, hépato-splénomégalie, exanthème…

2. Indications des examens complémentaires

- **Prélèvement pharyngé :** test de diagnostic rapide (TDR) du SGA, angine de Vincent, chancre syphilitique, diphtérie
- **NFS** plaquettes si angine pseudomembraneuse ou ulcéro-nécrotique
- **MNI** test si suspicion de mononucléose infectieuse (angine érythémateuse, érythématopultacée ou pseudomembraneuse)
- Dépistage **VIH** si suspicion de primo-infection VIH (angine érythémateuse ou érythématopultacée)

3. Indications de l'hospitalisation

- Complications de l'angine streptococcique
- Diphtérie
- Certaines complications de la mononucléose infectieuse
- Gingivo-stomatite herpétique sévère empêchant l'alimentation
- Angine de Vincent

4. Traitement

> Seules indications de **l'antibiothérapie** dans les angines : SGA, angine de Vincent, diphtérie, gonocoque, chancre syphilitique.

Seule l'angine à SGA est fréquente, les autres causes sont exceptionnelles.

- **Traitement symptomatique dans tous les cas :**
  - Antalgiques / antipyrétiques (**paracétamol** en 1ère intention)
  - **Pas de corticoïdes ni d'AINS,** qui augmentent le risque de complications loco-régionales suppurées. Seule exception : intérêt de la corticothérapie pour certaines complications de la mononucléose infectieuse ou de la diphtérie.

- **Mesures particulières :**
  - Diphtérie : déclaration obligatoire à l'ARS, précautions complémentaires de type gouttelettes, éviction de la collectivité
  - Scarlatine : éviction de la collectivité
  - Syphilis et gonocoque : dépistage des IST chez le cas index et les sujets contacts.

ANGINES ÉRYTHÉMATEUSES ET ÉRYTHÉMATOPULTACÉES

C'est la forme clinique d'angine la plus fréquente (80-90 % des cas).

1 Diagnostic positif clinique

- Angine **érythémateuse :** pharynx inflammatoire, amygdales augmentées de volume
- Angine **érythématopultacée :** amygdales recouvertes d'un enduit blanchâtre punctiforme facile à décoller et découvrant une muqueuse congestive (PUE6-146-1)

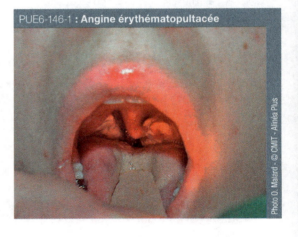

PUE6-146-1 : Angine érythématopultacée

Angines de l'adulte et de l'enfant et rhinopharyngites de l'enfant • UE6 – N°146

2 | Diagnostic étiologique (TUE6-146-1)

TUE6-146-1 : Etiologies des angines érythémateuses ou érythématopultacées

	Virus	Bactéries
Fréquence	Enfant : 60-75 % Adulte : 75-90 %	Fréquence du SGA : Enfant : 25-40 % Adulte : 10-25 %
Agents Infectieux	· **EBV** · **VIH** (primo-infection) · Rhinovirus · Coronavirus · Virus respiratoire syncitial · *Myxovirus influenzae* et *parainfluenzae* · Adénovirus	· Principale cause : **streptocoque bêta-hémolytique du groupe A** (SGA) · Rarement : streptocoques des groupes B, C, F et G, gonocoque, scarlatine (SGA infecté par un bactériophage et qui secrète une toxine érythrogène responsable de l'éruption)
Remarques	Rechercher des facteurs de risque pour une primo-infection VIH	Pas d'infection à SGA avant l'âge de 3 ans ; le pic d'incidence se situe entre 5 et 15 ans

1. Clinique

Chez l'enfant, aucun signe ou score clinique n'a de valeur prédictive positive ou négative suffisante pour l'origine streptococcique de l'angine (en dehors d'une scarlatine typique).
Chez l'adulte, le score de MacIsaac a une bonne valeur prédictive négative.

Chez l'adulte, un **score clinique de Mac Isaac** < 2 a une valeur prédictive négative > 95 % pour éliminer l'origine streptococcique d'une angine (TUE6-146-2).

TUE6-146-2 : Score de Mac Isaac

Critères composant le score de MacIsaac	Nombre de points attribués
Fièvre > 38°C	1
Absence de toux	1
Adénopathies cervicales sensibles	1
Atteinte amygdalienne (augmentation de volume, exsudat)	1
Age : 15-44 ans ≥ 45 ans	0 -1

2. Microbiologie

■ **Test de diagnostic rapide (TDR) du SGA**

Il est recommandé de pratiquer un TDR chez tout enfant de plus de 3 ans, et tout adulte avec un score de MacIsaac ≥ 2 ayant une angine érythémateuse ou érythématopultacée.

▪ Test disponible gratuitement sur simple demande auprès de l'Assurance Maladie
▪ Écouvillonnage direct des amygdales ou du pharynx par le médecin à son cabinet
▪ Résultat disponible en 5 minutes
▪ Spécificité > 95 % et sensibilité > 90 %

■ **Dépistage VIH pour rechercher une primo-infection si angine virale (TDR négatif) et facteurs de risque**

3 | Évolution

■ **Naturelle**

Les angines à SGA évoluent le plus souvent favorablement en 3-4 jours, même en l'absence de traitement. Cependant, elles peuvent donner lieu à des complications potentiellement graves.

■ **Complications (TUE6-146-3)**

Elles sont **uniquement le fait du SGA.** Leur fréquence est d'environ 1 %.

TUE6-146-3 : Complications des angines streptococciques

Complications locales	Complications générales
· **Phlegmon péri amygdalien :** fièvre élevée, odynophagie majeure, otalgie, trismus, tuméfaction asymétrique du pilier du voile du palais refoulant la luette · **Abcès rétro pharyngé :** fièvre, dysphagie douloureuse, dyspnée · **Adénophlegmon cervical** (adénite inflammatoire évoluant vers l'abcédation) : douleur cervicale intense puis torticolis fébrile · **Cellulite cervicale :** extension de l'infection aux parties molles du cou. Evolution possible vers la médiastinite.	· **Syndromes inflammatoires post-streptococciques :** rhumatisme articulaire aigu (RAA), glomérulonéphrite aiguë (GNA), érythème noueux, chorée de Sydenham. Seules certaines souches de SGA ont un potentiel rhumatogène ou néphritogène. · **Complications toxiniques :** scarlatine (Cf. item UE6-160), choc toxique streptococcique

Notes

UE6 – N°146 • Angines de l'adulte et de l'enfant et rhinopharyngites de l'enfant

FUE6-146-1 : Stratégie de prise en charge d'une angine érythémateuse ou érythématopultacée

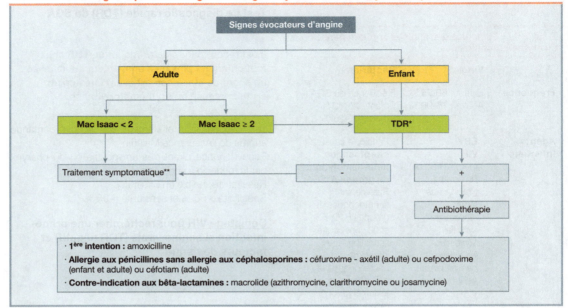

* Réalisation du Test de Diagnostic Rapide du streptocoque du groupe A (TDR) systématique chez l'enfant ≥ 3 ans et l'adulte si score de Mac Isaac ≥ 2
** Antalgique et/ou antipyrétique

4 Traitement

1. Traitement curatif : antibiothérapie

Pour comprendre :

- L'antibiothérapie n'a d'intérêt que dans les angines à SGA, essentiellement pour prévenir les complications.
- Les souches de SGA responsables de RAA sont très rares en France métropolitaine, mais plus fréquentes dans les DOM-TOM.
- Le traitement antibiotique comporte des risques individuels et collectifs : effets indésirables et résistances bactériennes notamment.

C'est pourquoi la prescription d'antibiotiques dans l'angine doit être limitée.

Buts du traitement antibiotique

- Diminuer la **durée des symptômes** (de 24 h en cas de traitement précoce)
- Prévenir les **complications post-streptococciques** non suppuratives (notamment le RAA, mais pas la GNA), et réduire le risque de suppuration loco-régionale. Le risque de RAA est prévenu même en cas d'antibiothérapie tardive (jusqu'à J9 après le début des symptômes).
- Diminuer la fréquence et la durée du portage, donc la **contagiosité**

Indication de l'antibiothérapie (Cf. FUE6-146-1)

- Seules les angines à SGA documentées (ce qui implique la réalisation d'un TDR) doivent être traitées par antibiotique.
- La prescription d'antibiotique DOIT ÊTRE PROSCRITE (au regard des conséquences individuelles et collectives qu'elle entraîne) dans les angines à TDR négatif ou en l'absence d'utilisation de TDR.

Modalités de l'antibiothérapie

- Traitement ambulatoire *per os*
- Le traitement repose en **1ère intention sur l'amoxicilline** (efficace + moindre risque d'émergence de résistances bactériennes par rapport aux céphalosporines et macrolides).
- Une **céphalosporine orale** est indiquée en **2ème intention** en cas d'allergie à la pénicilline sans contre-indication des céphalosporines (réaction tardive sans signe de gravité).
- **Les macrolides** sont proposés en **3ème intention,** en cas d'allergie sévère à la pénicilline (réaction précoce survenant moins d'une heure après la prise ou signes de gravité, ou antécédent de tests cutanés positifs). Les SGA sont actuellement résistants aux macrolides dans < 10 % des cas en France. L'utilisation des macrolides nécessite cependant la réalisation préalable d'un prélèvement de gorge pour culture et antibiogramme, afin de détecter d'éventuelles résistances, si le taux de résistance du SGA aux macrolides est > 10 % localement.
- Durées de traitement courtes (Cf. TUE6-146-4)

TUE6-146-3 : Durées d'antibiothérapie

Antibiotique	Durée de traitement (Jours)
Amoxicilline	6
C2G Céfuroxime-axétil **C3G** Cefpodoxime-proxétil Céfotiam-héxétil	4 5 5
MACROLIDES Azithromycine Clarithromycine Josamycine	3 5 5

2. Traitement symptomatique (paracétamol)

3. Prophylaxie collective

Eviction de la collectivité en cas de scarlatine et d'angine à SGA, à maintenir 2 jours après le début de l'antibiothérapie.

4. Surveillance

Conseiller au patient de reconsulter en cas de persistance des symptômes (fièvre, dysphagie) après 3 jours.

ANGINES PSEUDOMEMBRANEUSES

Pour la mononucléose infectieuse, Cf. item N°160.

1 | Diagnostic positif clinique

Présence d'un enduit confluent, nacré ou grisâtre, sur les amygdales.

2 | Diagnostic étiologique

2 causes : mononucléose infectieuse ou diphtérie

Évoquer systématiquement le diagnostic de diphtérie du fait de sa gravité. Elle est due à une corynébactérie du complexe *diphteriae* (*Corynebacterium diphteriae*, *C. ulcerans* ou *C. pseudo-tuberculosis*). Ces bactéries peuvent produire ou non une toxine diphtérique.

NB : l'angine de la mononucléose infectieuse est plus fréquemment érythémateuse ou érythémato-pultacée que pseudomembraneuse. De plus, la primo-infection à EBV est le plus souvent asymptomatique.

Notes

UE6 – N°146 • Angines de l'adulte et de l'enfant et rhinopharyngites de l'enfant

1. Clinique

Eléments d'orientation clinique (TUE6-146-5)

TUE6-146-5 : **Eléments d'orientation cliniques devant une angine érythémato-membraneuse**

Mononucléose infectieuse	Diphtérie
Argument de fréquence	Exceptionnel
Adolescent/adulte jeune Incubation 4-6 semaines	Notion de **voyage** en Europe de l'Est ou dans les pays en développement (*C. diphteriae*) Absence d'immunité vaccinale Incubation < 7 jours
Asthénie Fièvre durant 10-15 jours	Malaise Fièvre modérée Signes d'imprégnation toxinique : pâleur, tachycardie
Fausses membranes non adhérentes, en regard des amygdales, respectant la luette	Fausses membranes extensives, adhérentes, débordant les amygdales, envahissant la luette
Purpura du voile du palais Splénomégalie dans 50 % des cas Exanthème maculeux ou maculo-papuleux dans 10 % des cas (notamment si prescription d'amoxicilline, à ne pas interpréter comme une réaction allergique)	Coryza (jetage nasal) unilatéral
Polyadénopathie	Adénopathies satellites sous-angulo-maxillaires

2. Biologie (TUE6-146-6)

TUE6-146-6 : **Eléments d'orientation biologiques**

Mononucléose infectieuse	Diphtérie
Syndrome mononucléosique (parfois retardé) Cytolyse hépatique, thrombopénie	Hyperleucocytose à polynucléaires neutrophiles
MNI-test en 1ère intention (rapide, sensibilité 50-85 %) Sérologie si MNI-test négatif : présence d'IgM anti-VCA sans anticorps anti-EBNA (sensible et spécifique mais coûteux)	**En urgence** Prélèvement de gorge et/ou de fausse membrane, sur écouvillon sec, acheminé rapidement au laboratoire, averti de la suspicion diagnostique clinique. Diagnostic suspecté sur la présence de corynébactéries (bacilles Gram positif) à l'examen direct, confirmé par la culture. PCR pour rechercher le gène de la toxine.

3 Évolution (TUE6-146-7)

TUE6-146-7 : **Evolution**

	Mononucléose infectieuse	Diphtérie
Naturelle	Evolution en général bénigne, mais asthénie persistant plusieurs semaines.	Maladie grave, se compliquant fréquemment
Compli-cations	Complications rares : rupture de rate, anémie hémolytique, purpura thrombo-pénique, atteinte neurologique	· Complications **locales non suppurées :** croup (laryngite), avec risque de détresse respiratoire aiguë · Complications **toxiniques :** myocardite, atteinte neurologique périphérique · Décès dans 10 % des cas

Pilly ECN - ©CMIT - 50

4 Traitement

1. Mononucléose infectieuse

Il est uniquement **symptomatique** (Cf. item UE6-160).

2. Diphtérie

Toutes les mesures ci-dessous seront adaptées au caractère toxinogène ou non de la souche.

▪ Traitement curatif

Urgence thérapeutique, pronostic vital engagé. Hospitalisation.

Ce traitement doit être débuté au moindre doute de diphtérie, après avoir réalisé le prélèvement pharyngé à visée bactériologique.

Association :
- **Sérothérapie** : sérum anti-toxine diphtérique. Elle est ensuite relayée par la **vaccination** (la diphtérie n'étant pas une maladie immunisante).
- **+ antibiothérapie** : amoxicilline

▪ Traitement symptomatique
- **Précautions complémentaires de type gouttelettes**
- Repos au lit

▪ Mesures associées

Déclaration obligatoire à l'ARS (signalement + notification).
Éviction de la collectivité jusqu'à négativation de 2 prélèvements de gorge effectués à au moins 24 heures d'intervalle après la fin de l'antibiothérapie.

▪ Surveillance étroite

recherchant notamment la survenue de complications (cardiaques, avec ECG, neurologiques).

▪ Traitement préventif

Prophylaxie des **sujets contacts proches** :
- Mise à jour de la vaccination diphtérie
- Écouvillonnage nasal et pharyngé
- Antibioprophylaxie

Prophylaxie collective : **vaccination** (Cf. item UE6-143)

ANGINES VESICULEUSES

1 Diagnostic positif clinique

Présence de petites vésicules au niveau du pharynx sur une muqueuse inflammatoire. Ces vésicules se rompent rapidement pour laisser place à des érosions recouvertes d'un enduit jaunâtre et entourées d'un halo inflammatoire. Cette angine est très douloureuse, et touche surtout l'enfant.

2 Diagnostic étiologique

Ces angines sont **toujours virales.**

Les principaux virus impliqués sont :
- Entérovirus (échovirus, coxsackie). Les virus coxsackie A donnent un tableau d'herpangine : épidémies, surtout estivales, chez les enfants entre 1 et 7 ans, avec des lésions restant localisées à l'oropharynx.
- Herpès virus : HSV, VZV. Dans la primo-infection herpétique, l'angine est associée à une gingivo-stomatite diffuse, ainsi qu'à une éruption vésiculeuse périlabiale.

3 Évolution

En général bénigne.

4 Traitement

Symptomatique, en ambulatoire :
- Réhydratation
- Soins de bouche
- Antalgiques/antipyrétiques

Seule la primo-infection herpétique (Cf. item N°164) peut bénéficier d'un traitement antiviral spécifique.

ANGINES ULCEREUSES ET ULCERO-NECROTIQUES

1 Diagnostic positif clinique

Existence d'une érosion au niveau de l'amygdale, avec parfois extension au voile du palais ou à la partie postérieure du pharynx.

2 Diagnostic étiologique

3 causes :

■ Angine de Vincent : cas le plus fréquent
- Association fusospirillaire : *Fusobacterium* (bactérie anaérobie) et spirochète du genre *Borrelia*
- Terrain : mauvaise hygiène bucco-dentaire
- Diagnostic fortement évoqué sur la clinique : fièvre modérée, haleine fétide (anaérobies), odynophagie latéralisée, ulcération unilatérale profonde, souple au toucher, recouverte de membranes grisâtres non adhérentes, adénopathie satellite
- Diagnostic confirmé par la mise en évidence d'une association fusospirillaire à l'examen direct du prélèvement de gorge

■ Chancre syphilitique (Cf. item UE6-158)
- Terrain : rapports oro-génitaux non protégés
- Clinique : absence de signes généraux, ulcération unilatérale peu profonde, indolore, indurée (attention, lésion contagieuse !), adénopathie unilatérale indolore
- Diagnostic confirmé par la mise en évidence du tréponème à l'examen direct (microscope à fond noir), ou par la sérologie

■ Agranulocytose / hémopathie maligne, cancer ORL
Y penser systématiquement devant un tableau d'angine ulcéro-nécrotique traînante, rebelle au traitement antibiotique, souvent avec altération marquée de l'état général. L'ulcération est souvent bilatérale lors d'une agranulocytose, unilatérale lors d'un cancer ORL (terrain alcoolo-tabagique).

Chercher adénopathies, splénomégalie.

Réaliser NFS plaquettes en 1ère intention pour rechercher une hémopathie.

3 Évolution

Angine de Vincent : risque de complications locales suppurées
- Phlegmon péri-amygdalien
- Syndrome de Lemierre : thrombophlébite jugulaire septique compliquée d'embols pulmonaires avec infarctus et abcès pulmonaires. Douleur latérocervicale fébrile, altération de l'état général, douleur thoracique.

Autres étiologies : Cf. items concernés.

4 Traitement

Angine de Vincent : amoxicilline (métronidazole si allergie). Prévoir consultation dentaire avec panoramique dentaire.
Chancre syphilitique : Cf. item UE6-158.

| UE6 N°147 | Otites infectieuses de l'adulte et de l'enfant |

Pour la partie pédiatrie, consulter le référentiel du Collège de Pédiatrie

Objectifs

- Connaître les agents infectieux responsables de l'otite moyenne aiguë (OMA) et leur profil de sensibilité.
- Connaître les éléments diagnostiques et la stratégie de prise en charge d'une OMA purulente, d'une otite externe, d'une otite séromuqueuse.
- Prescrire le traitement approprié, antibiotique et /ou symptomatique, à un patient présentant une OMA purulente en première intention et en cas d'échec.
- Diagnostiquer une otite moyenne chronique dangereuse ou cholestéomateuse.

Points importants

- Les otites moyennes aiguës (OMA)
  - Elles représentent la majorité des otites et sont parmi les infections les plus fréquentes, en particulier chez l'enfant de moins de 3 ans. *Streptococcus pneumoniae* et *Haemophilus influenzae* représentent les deux principales étiologies bactériennes.
  - Le diagnostic d'OMA purulente doit être évoqué devant une fièvre et une otalgie. Il est confirmé par la réalisation d'une otoscopie, montrant des signes inflammatoires du tympan.
  - L'antibiothérapie des OMA purulentes diminue la morbidité et la mortalité chez les enfants de moins de 2 ans. Chez les enfants de plus de 2 ans et chez l'adulte, la majorité des OMA purulentes guérissent spontanément.
  - Le traitement antibiotique fait appel en première intention à l'amoxicilline, qui est la molécule la plus active sur les pneumocoques.
  - En cas d'échec, l'association amoxicilline – acide clavulanique est proposée, pour être actif sur *Haemophilus influenzae* et *Branhamella catarrhalis*, souvent résistants à l'amoxicilline. La paracentèse qui permet d'identifier l'agent infectieux en cause peut être utile en cas d'échec persistant.
- Les otites externes sont bénignes, à l'exception des rares otites externes nécrosantes à *Pseudomonas aeruginosa* (majoritairement sur terrain diabétique).
- Les otites cholestéomateuses ne sont pas d'origine infectieuse. Leur prise en charge est chirurgicale.

CONSENSUS ET RECOMMANDATIONS

Afssaps – Recommandations antibiothérapie par voie générale dans les infections respiratoires hautes de l'adulte et de l'enfant – 2011.

1 Définitions

- Otalgie : il existe 2 types d'otalgies :
  - l'otalgie par atteinte primitive de l'oreille (type otite moyenne aiguë purulente, la plus fréquente chez l'enfant) appelée aussi otodynie
  - l'otalgie extra-auriculaire, «projetée» ou «réflexe» (type otalgie au cours des néoplasies du carrefour aérodigestif), plus fréquente chez l'adulte.
- L'otite moyenne aiguë purulente correspond à la surinfection bactérienne aiguë de l'oreille moyenne avec présence d'un épanchement purulent ou mucopurulent dans la caisse du tympan.
- L'otite externe correspond à une inflammation de la peau du conduit auditif externe.
- L'otite séromuqueuse correspond à un épanchement rétrotympanique sans otalgie ni signes généraux.

2 Otite moyenne aigue (OMA)

1. Bases pour comprendre

■ Physiopathologie de l'otite moyenne aiguë

Le rhinopharynx et l'oreille moyenne sont tapissés par la même muqueuse respiratoire ciliée. La caisse du tympan est ouverte sur le pharynx par la trompe d'Eustache, permettant le drainage physiologique du mucus sécrété dans l'oreille moyenne.

- En cas de rhinopharyngite, l'infection virale touche aussi la muqueuse de l'oreille moyenne, ce qui se traduit par une otite **moyenne aiguë congestive (ou otite congestive)**.
- L'œdème de la trompe d'Eustache, induit par l'infection virale, provoque l'accumulation des sécrétions dans l'oreille moyenne et la multiplication des bactéries colonisant habituellement en surface l'épithélium respiratoire (*Streptococcus pneumoniae, Haemophilus influenzae* et *Branhamella catarrhalis*). Si l'obstruction de la trompe d'Eustache se prolonge, une suppuration bactérienne peut apparaître dans la caisse du tympan, définissant l'OMA purulente.

■ Microbiologie de l'OMA purulente

- Les principales bactéries responsables des OMA purulentes de l'adulte et de l'enfant de plus de 3 mois sont :
  - *Streptococcus pneumoniae* (25 % à 40 %),
  - *Haemophilus influenzae* (30 % à 40 %),
  - *Branhamella catarrhalis* (5 % à 10 %) ;
  - *Streptococcus pyogenes, Staphylococcus aureus, Pseudomonas aeruginosa* et les entérobactéries jouent un rôle mineur (< 5 %).
- Résistance aux antibiotiques (TUE6-147-1)
  - *Streptococcus pneumoniae*
    - Environ 60 % des souches sont de sensibilité diminuée à la pénicilline (PSDP) en 2012 en France. L'amoxicilline reste efficace à condition de l'utiliser à une posologie suffisante.

UE6 – N°147 • Otites infectieuses de l'adulte et de l'enfant

TUE6-147-1 : Résistance aux principaux antibiotiques utilisés dans les OMA purulentes pour les 3 principales bactéries

	Pourcentage de souches résistantes				
	Amoxicilline	**Ceftriaxone**	**Pristinamycine**	**Cotrimoxazole**	**Lévofloxacine**
Streptococcus pneumoniae	Pas de résistance à posologie suffisante	Pas de résistance	Pas de résistance	15 % de résistance	Pas de résistance
Haemophilus influenzae	15 % de résistance	Pas de résistance	100 % de résistance	45 % de résistance	Pas de résistance
Branhamella catarrhalis	90 % de résistance	Pas de résistance	Pas de résistance	< 5 % de résistance	Pas de résistance

- Environ 30 % des souches sont résistantes aux macrolides en 2012 en France
- Sensibilité conservée aux céphalosporines injectables de 3ème génération
- *Haemophilus influenzae*
  - Environ 15 % des souches sont résistantes à l'amoxicilline par production d'une ß-lactamase et moins de 10 % des souches sont de sensibilité diminuée à l'amoxicilline
  - Sensibilité conservée aux céphalosporines (sauf C1G.
- *Branhamella catarrhalis*
  - Environ 90 % des souches sont résistantes à l'amoxicilline par production de ß-lactamases.
- **L'amoxicilline est la molécule *per os* la plus active sur les pneumocoques ; elle est également active sur plus de 80 % des *Haemophilus influenzae*. Elle est donc à privilégier en première intention.**

Epidémiologie de l'OMA

L'OMA est une pathologie surtout pédiatrique. Le pic d'incidence se situe à 9 mois. Elle est beaucoup moins fréquente après l'âge de 6 ans.

2. Diagnostic de l'OMA purulente chez l'adulte

Diagnostic clinique : association de signes fonctionnels, de signes généraux et de signes otoscopiques.

Signes fonctionnels

Otalgie très fréquente mais non constante, peu spécifique.

Signes généraux

Fièvre quasi-constante.
- Autres symptômes :
  - asthénie et anorexie
  - symptômes témoins de l'infection virale déclenchante : rhinorrhée et toux
  - symptômes témoins d'une autre localisation : conjonctivite purulente due à *Haemophilus influenzae*. On parle de syndrome otite-conjonctivite.

Signes otoscopiques, clef de voûte du diagnostic

Examen à faire dans de bonnes conditions et avec précaution. Nécessité d'un nettoyage préalable du conduit auditif externe en cas de cérumen.

- **OMA congestive** : congestion des tympans avec respect des reliefs, sans bombement, le plus souvent dans le cadre d'une rhinopharyngite virale.
- **OMA purulente (PUE6-147-1)** : inflammation tympanique (congestion ou hypervascularisation) et **épanchement rétro-tympanique** (opacité, effacement des reliefs normalement présents, ou bombement). Extériorisation possible (otorrhée).
- **Tympans mal ou non vus** : avant l'âge de 2 ans, le recours à l'ORL est indiqué.

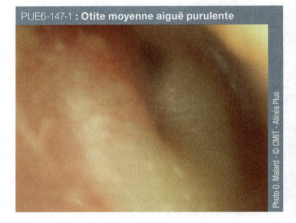

PUE6-147-1 : Otite moyenne aiguë purulente

3. Complications

Elles sont rares.
- Méningite bactérienne (à *Streptococcus pneumoniae*)
- Mastoïdite
  - On la recherche devant une otite ne guérissant pas dans les délais habituels, en cas de récidives d'otites, de nécessité de paracentèses répétées malgré l'adénoïdectomie ou devant un état général altéré avec fièvre prolongée et douleur à la pression de la mastoïde.
  - La mastoïdite extériorisée avec collection purulente rétro-auriculaire est exceptionnelle.
- Thrombophlébites cérébrales et abcès du cerveau (exceptionnels).

4. Stratégie initiale de prise en charge de l'OMA

■ Antibiothérapie

Indications du traitement antibiotique (FUE6-147-1)

OMA congestive

· Pas de traitement antibiotique. Evolution spontanément favorable.
· Le patient doit être revu si les signes persistent au-delà du 3ème jour.

OMA purulente

· Enfant ≤ 2 ans : antibiothérapie recommandée d'emblée.
· Enfant > 2 ans et adulte :
  · antibiothérapie uniquement en cas de symptomatologie bruyante (fièvre élevée, otalgie intense) ;
  · abstention en première intention possible si patient paucisymptomatique, mais avec réévaluation de la situation à 48-72 heures sous traitement symptomatique.

Modalités du traitement antibiotique dans les OMA purulentes (FUE6-147-1, TUE6-147-2)

Antibiothérapie probabiliste

Les 2 bactéries à prendre en compte sont *Streptococcus pneumoniae* et *Haemophilus influenzae*.

- **Antibiothérapie probabiliste de 1ère intention des OMA purulentes**
  · **Amoxicilline** *per os*
  · En cas de syndrome otite-conjonctivite, suspicion d'*Haemophilus influenzae* qui produit une pénicillinase dans 15 % des cas. Donc amoxicilline-acide clavulanique *per os* à la place d'amoxicilline
- **Antibiothérapie de 2ème intention**
  · Allergie vraie aux pénicillines sans contre-indication aux céphalosporines :
    · enfant : cefpodoxime
    · adulte : cefpodoxime ou céfuroxime-axétil
  · En cas de contre-indication aux ß-lactamines (pénicillines et céphalosporines) :
    · enfant : cotrimoxazole, érythromycine-sulfafurazole (chez enfant de moins de 6 ans) ou pristinamycine (à partir de 6 ans).
    · adulte : pristinamycine ou cotrimoxazole ou lévofloxacine (en dernière intention).
- Le recours à la ceftriaxone en injection IM doit rester exceptionnel. Elle est indiquée si la voie orale est impossible (vomissements) et/ou si le suivi médical est difficile
- **En cas d'évolution clinique favorable, le contrôle systématique des tympans en fin de traitement n'est pas nécessaire.**

TUE6-147-2 : Antibiothérapie des OMA purulentes de l'adulte – Nombre de prises journalières

Molécule	Nombre de prises par jour
Amoxicilline	2 à 3
Amoxicilline + acide clavulanique	3
Cefuroxime-axétil	2
Cefpodoxime	2
Cotrimoxazole	2
Lévofloxacine	1
Pristinamycine	2

Durée de traitement :

- Enfant ≤ 2 ans : 8 jours
- Enfant > 2 ans et adultes : 5 jours.

■ Traitements associés

Antalgiques et antipyrétiques

- Le paracétamol est l'antalgique et l'antipyrétique de référence.

Traitement local

- Traitement symptomatique d'une éventuelle rhinopharyngite associée : faire moucher spontanément ou mouche bébé, nettoyer 5 à 6 fois par jour les fosses nasales avec du sérum physiologique.

Traitements contre-indiqués ou non indiqués

- AINS
- corticoïdes,
- antibiotiques locaux auriculaires

Indications de la paracentèse

Chez le nourrisson (< 3 mois) hyperalgique et quand le tympan est fortement bombé.

Intérêt thérapeutique (drainage) et diagnostique (identification bactérienne et étude de sensibilité).

5. Suivi et prise en charge des échecs

■ Planifier le suivi du patient

- Si l'évolution clinique est favorable, le contrôle systématique des tympans en fin de traitement n'est pas nécessaire.
- **Revoir le patient à 48 h-72 h après le début du traitement si les signes généraux et fonctionnels persistent, afin de dépister un échec du traitement (5 % des OMA purulentes traitées).**
- L'échec est surtout observé chez l'enfant de moins de 2 ans et doit faire craindre un PSDP.

■ Définition de l'échec

- Aggravation ou persistance des symptômes au-delà de 48 heures après le début de l'antibiothérapie,

ou

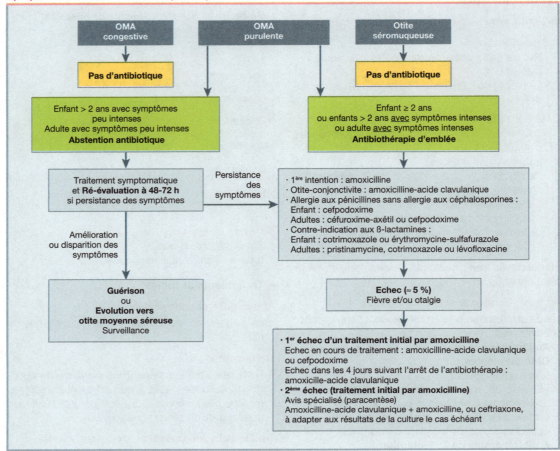

FUE6-147-1 : Stratégie de traitement antibiotique de l'otite moyenne aiguë purulente chez l'enfant et chez l'adulte (d'après recommandations Afssaps 2011)

- Réapparition des symptômes et des signes otoscopiques d'OMA purulente dans les 4 jours suivant l'arrêt de l'antibiothérapie.

Antibiothérapie en cas d'échec

Le choix de la molécule dépend du traitement initial et de la situation clinique.

Si traitement initial par amoxicilline :

L'objectif est de mieux prendre en compte les résistances acquises d'*Haemophilus influenzae* à l'amoxicilline et le PSDP. L'amoxicilline est remplacée par :
- amoxicilline-acide clavulanique qui prend en compte *Haemophilus influenzae* producteur d'une pénicillinase et reste actif sur *Streptococcus pneumoniae*
- ou ceftriaxone qui prend mieux en compte les PSDP (concentration minimale inhibitrice de la ceftriaxone plus basse que celle de l'amoxicilline vis-à-vis de *Streptococcus pneumoniae*) et est active dans tous les cas contre *Haemophilus influenzae*.
- 1er échec :
  - Échec en cours de traitement : amoxicilline-acide clavulanique ou cefpodoxime.
  - Échec à la fin du traitement : amoxicilline-acide clavulanique

- En cas de 2ème échec :
  - avis spécialisé recommandé pour juger de l'opportunité d'une paracentèse avec examen bactériologique
  - traitement probabiliste en attente du résultat de la culture : amoxicilline-acide clavulanique + amoxicilline (pour apporter une posologie élevée d'amoxicilline et éviter la toxicité digestive de l'acide clavulanique à forte dose) ou ceftriaxone.

Si traitement initial autre que amoxicilline :

- Avis spécialisé recommandé pour juger de l'opportunité d'une paracentèse avec examen bactériologique.

6. Prévention

Vaccination contre *Streptococcus pneumoniae* (Cf. item 143)

3 Otite externe

1. L'otite externe bénigne

Bases pour comprendre
- Inflammation de la peau du conduit auditif externe (CAE).
- Favorisée par la macération, et donc la chaleur et l'hu-

midité (baignades, appareil auditif…) et plus fréquente si dermatose pré-existante (eczéma…).
- Epidémiologie microbienne : *Staphylococcus aureus* et *Pseudomonas aeruginosa.*

■ Diagnostic
- Atteinte unilatérale ou bilatérale.
- Apyrexie.
- Douleurs violentes, pulsatiles, parfois insomniantes, augmentées par la mastication, la pression du tragus et la mobilisation du pavillon de l'oreille.
- Otorrhée purulente.
- Otoscopie : conduit auditif externe inflammatoire, œdématié et douloureux ; quand il est visible, le tympan est normal.

■ Stratégie de prise en charge
- Traitement local en l'absence de perforation du tympan : nettoyage, gouttes auriculaires antiseptiques ou antibiotiques (± avec corticoïdes locaux, si forme hyperalgique) pendant 5-7 jours.
- Traitement symptomatique antalgique.
- Prévention : bannir les cotons-tiges (le cérumen protège naturellement l'oreille) et éviter toute macération du CAE (sécher si besoin le CAE avec un sèche-cheveux après douches/baignades).

2. L'otite externe nécrosante

■ Bases pour comprendre
- Infection grave correspondant à une extension osseuse (ostéite) vers le rocher puis la base du crâne d'une otite externe à *Pseudomonas aeruginosa.* Peut se compliquer d'une atteinte des paires crâniennes.

■ Diagnostic
- Terrain habituellement immunodéprimé : diabète, grand âge.
- Tableau d'otite externe qui ne guérit pas sous traitement local.
- Polype du CAE évocateur du diagnostic.
- Avis ORL en urgence indispensable.

■ Stratégie de prise en charge : prise en charge spécialisée, car urgence diagnostique et thérapeutique.

| 4 | **Otite séromuqueuse ou otite moyenne chronique à tympan fermé** |

1. Bases pour comprendre

L'otite séromuqueuse (OSM) est définie par l'existence d'une inflammation chronique de l'oreille moyenne à tympan fermé. L'inflammation est responsable d'un épanchement non purulent au sein des cavités de l'oreille moyenne.

L'OSM est provoquée par un trouble de ventilation de l'oreille moyenne, attribué généralement à un dysfonctionnement de la muqueuse et/ou de la trompe d'Eustache.

2. Epidémiologie
- Chez l'enfant : pathologie fréquente qui touche près de 50 % des enfants. L'âge moyen des patients est de 5 ans.
- **Chez l'adulte, toute OSM, surtout unilatérale, doit faire rechercher une tumeur du cavum.** Mais les OSM sont souvent la conséquence d'une inflammation chronique de la sphère ORL (allergie, sinusite chronique…).

3. Diagnostic
- Le diagnostic repose sur l'examen clinique. Il peut être étayé par des examens complémentaires. Avis ORL recommandé.
- **L'hypoacousie** est le mode habituel de révélation. Plus rarement, des otalgies fugaces, une sensation d'oreille pleine, un vertige.
- Signes associés :
  - Obstruction nasale, ronflements nocturnes,
  - Rhinorrhée, reniflements.
- Absence de signes généraux
- Examen otoscopique : **tympans mats,** rétractés, parfois bombants ou avec un niveau liquidien (épanchement séreux rétrotympanique) et immobiles. Atteinte bilatérale dans 85 % des cas.
- Examen rhino-pharyngé : hypertrophie des végétations adénoïdes possible.
- Examens complémentaires :
  - Audiométrie tonale : surdité de transmission.
  - Tympanométrie (mesure de la souplesse de l'ensemble tympano-ossiculaire) : tympanogramme plat.

4. Évolution et traitement
- La guérison spontanée est la règle.
- L'OSM peut se compliquer
  - d'OMA à répétition.
  - d'un cholestéatome par invagination épidermique du tympan, plus rarement.
- Le traitement associe selon les cas
  - les corticoïdes en cure courte,
  - des lavages des fosses nasales au sérum physiologique pour restaurer la perméabilité des voies aériennes supérieures,
  - l'ablation des végétations adénoïdes en cas d'obstruction nasale chronique,
  - la pose d'aérateurs trans-tympaniques pour restaurer l'équilibre pressionnel de part et d'autre du tympan et pour ventiler l'oreille moyenne.
- **Pas de traitement antibiotique**
- Bilan orthophonique pour rechercher un retard d'acquisition du langage (secondaire à l'hypoacousie) chez l'enfant.

UE6 – N°147 • Otites infectieuses de l'adulte et de l'enfant

Notes

5 │ Otites moyennes dangereuses ou cholesteatomateuses

1. Bases pour comprendre

- *Poche de rétraction ou état pré-cholestéatomateux.* C'est une zone du tympan qui se rétracte vers le fond de la caisse du tympan ou vers la mastoïde. La poche peut se constituer à partir d'un tympan trop souple, insuffisamment armé, exposé à une dépression endo-tympanique par dysfonctionnement tubaire. Elle a souvent été précédée d'OSM à répétition, témoignant de la pathologie muqueuse et tubaire associée.
- La poche de rétraction évolue en deux stades : un stade réversible où le traitement médical ou chirurgical a minima peut espérer inverser le processus et un stade irréversible où la poche évolue pour son propre compte. Elle érode alors les structures de l'oreille moyenne (la chaîne ossiculaire et le cadre tympanique). Lorsqu'elle perd son caractère autonettoyant, elle se transforme en cholestéatome. Cependant, certaines poches n'évoluent pas et se fixent.
- *Le cholestéatome* correspond à une accumulation de tissu épidermique kératinisé, au pouvoir ostéolytique et extensif, détruisant peu à peu les structures de l'oreille. Il est secondaire à une poche de rétraction mais d'autres étiologies sont possibles. C'est une forme d'otite chronique particulièrement redoutable en raison des complications qui émaillent son évolution. Il ne guérit jamais spontanément. Son traitement est chirurgical. Ses complications peuvent être mortelles.

2. Diagnostic

- Otorrhée chronique fétide, intermittente et récidivante, uni- ou bilatérale, pathognomonique du choléstéatome.
- Hypoacousie.
- Apyrexie.
- Examen otoscopique :
  · Pus mêlé de squames épidermiques, blanchâtres ou brunâtres.
  · Polype du CAE ou sur le tympan, fortement évocateur d'un choléstéatome sous-jacent.
- Examens complémentaires
  · Audiométrie tonale : surdité de transmission.
  · Scanner haute résolution du rocher : apprécier l'extension mastoïdienne et les lyses osseuses.
- Avis ORL impératif.
- Pas d'antibiothérapie.

3. Complications

- Paralysie faciale périphérique, labyrinthite, méningite bactérienne, abcès cérébral, mastoïdite ± thrombophlébite du sinus latéral, vertige et surdité neuro-sensorielle.
- Elles peuvent être révélatrices du choléstéatome.

Pilly ECN - ©CMIT - 58

UE6 N°148	Méningites, méningo-encéphalites chez l'adulte et l'enfant

Pour la partie pédiatrie, consulter le référentiel du Collège de Pédiatrie

Objectifs

- Connaître l'épidémiologie des méningites et encéphalites chez l'adulte.
- Diagnostiquer un purpura fulminans (voir item 328), une méningite, une méningo-encéphalite.
- Connaître les principaux agents infectieux responsables de méningites, de méningo-encéphalites, d'abcès cérébraux.
- Connaître la conduite à tenir dont le traitement en urgence face à un purpura fulminans, une suspicion de méningite ou de méningo-encéphalite, au domicile, au cabinet médical et aux urgences hospitalières.
- Hiérarchiser les examens complémentaires en cas de suspicion de méningite, de méningo-encéphalite.
- Interpréter le résultat d'un examen du liquide céphalorachidien.
- Connaître le traitement de première intention d'une méningite communautaire présumée bactérienne.
- Connaître les recommandations de la prophylaxie des infections à méningocoque dans l'entourage d'un cas de méningite à méningocoque.

POINTS COMMUNS AUX MENINGITES ET MENINGO-ENCEPHALITES

1 | Bases pour comprendre

La démarche initiale devant une suspicion de méningite ou de méningo-encéphalite va être identique.

La différence entre les deux tableaux se fait essentiellement sur la clinique (présence ou non de signes neurologiques centraux : trouble des fonctions supérieures, trouble de vigilance, signes de localisation,…). L'imagerie et l'EEG peuvent aider en cas de doute clinique.

La PL ne permet par contre pas de faire la différence entre méningite et méningo-encéphalite. Elle permet de confirmer l'atteinte méningée, et d'apporter des arguments en faveur de l'étiologie. Parce que les agents infectieux impliqués sont différents, il faut faire la distinction entre les méningo-encéphalites :

- à liquide clair (liquide cérébro-spinal [LCS] lymphocytaire)
- et à LCS purulent (prédominance de PNN). Dans ce cas, les étiologies sont celles des méningites bactériennes.

2 | Conduite à tenir immédiate en cas de suspicion de méningite ou de méningo-encéphalite

Dans tous les cas, **recherche de signes de gravité**, qui nécessitent une hospitalisation en réanimation :

Signes de gravité :
- Purpura extensif
- Troubles graves de conscience avec Glasgow ≤ 8
- Signes de localisation neurologique
- Signes de souffrance du tronc cérébral
- État de mal convulsif
- Instabilité hémodynamique

Rechercher un **purpura** (sujet totalement déshabillé).

Précautions complémentaires de type gouttelettes (masque), le temps d'écarter une méningite à méningocoque.

Hospitalisation en urgence. Avertir l'équipe médicale des Urgences.

Transport médicalisé (si délai d'intervention < 20 mn), sinon adapter le transport à l'état clinique.

Dans tous les cas, **la ponction lombaire** (PL) est l'examen clé, à réaliser en urgence. Elle permet le diagnostic positif et étiologique. Dans la majorité des cas, aucun examen biologique n'est nécessaire avant de réaliser la PL.

Les contre-indications à la PL d'emblée sont peu nombreuses :

Contre-indications à la PL d'emblée :
- Anomalie connue de l'hémostase ; traitement anticoagulant efficace ; saignement actif faisant suspecter un trouble majeur de l'hémostase (PL à réaliser dès correction de l'hémostase)
- Instabilité hémodynamique (PL à réaliser dès stabilisation)
- Signes d'engagement cérébral : mydriase unilatérale, hoquet, troubles ventilatoires, mouvements d'enroulement
- Risque élevé d'engagement cérébral :
  · Signes de localisation neurologique
  · Troubles de la vigilance avec Glasgow ≤ 11
- Crises convulsives récentes ou en cours
- Ces 3 dernières situations (signes de localisation, Glasgow < ou égal à 11, crises convulsives) font réaliser une TDM sans et avec injection en urgence, avec PL par la suite si la TDM ne montre pas de signes d'engagement.

La stratégie globale de prise en charge est résumée dans la figure FUE6-148-1.

Notes

59 - Pilly ECN - ©CMIT

UE6 – N°148 • Méningites, méningo-encéphalites chez l'adulte et l'enfant

FUE6-148-1 : Stratégie globale de prise en charge d'une méningite ou méningo-encéphalite

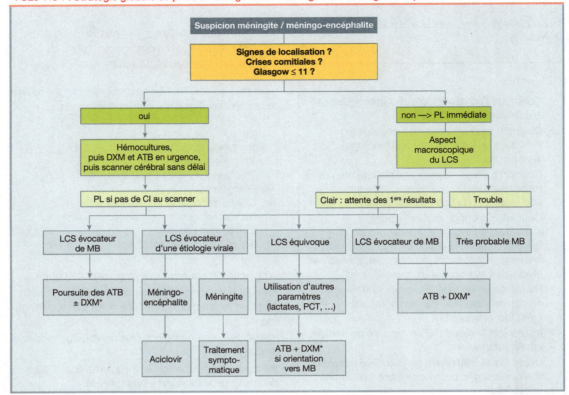

DXM : Dexamethasone ; ATB : antibiotique ; PL : ponction lombaire ; CI : contre-indication ; MB : méningite bactérienne ; PCT : procalcitonine ; LCS : liquide cérébrospinal

POINTS COMMUNS AUX MENINGITES INFECTIEUSES

Les méningites bactériennes purulentes avec atteinte encéphalitique relèvent de ce chapitre.

Points importants

- Véritable urgence médicale diagnostique et thérapeutique. Gravité des méningites bactériennes.
- Chercher un syndrome méningé devant toute fièvre.
- Evaluation hospitalière de tout syndrome méningé fébrile.
- En cas de purpura fulminans, faire une injection IV ou IM de ceftriaxone au domicile.
- Pas d'imagerie avant la PL sauf signe de localisation neurologique, Glasgow ≤ 11 ou crises convulsives récentes
- Dexaméthasone juste avant antibiothérapie dans les méningites à pneumocoque et méningocoque de l'adulte.
- Méningocoque = antibioprophylaxie + déclaration obligatoire.

CONSENSUS ET RECOMMANDATIONS

- Conférence de consensus – Prise en charge des méningites bactériennes aiguës communautaires – 2008 - SPILF
- Instruction N°DGS/RI1/DUS/2014/301 du 24 octobre 2014 relative à la prophylaxie des infections invasives à méningocoque

1 | Bases pour comprendre

1. Microbiologie et épidémiologie

Chez l'enfant et l'adulte jeune, les méningites **virales** sont plus fréquentes que les méningites bactériennes. Le ratio s'inverse chez le sujet > 65 ans.

Trois **bactéries** sont responsables de 90% des méningites purulentes chez l'adulte :
- **Pneumocoque** (*Streptococcus pneumoniae*) : **50 % avant 40 ans, 70 % au-delà** (≈ 700 méningites/an en France). Agent infectieux le plus fréquemment responsable de méningites, sauf chez les 15-24 ans chez lesquels le méningocoque arrive en tête. Un quart des pneumocoques étaient de sensibilité diminuée à la

pénicilline (PSDP = pneumocoque de sensibilité diminuée à la pénicilline) en 2011. Le terme de PSDP comprend les pneumocoques de sensibilité intermédiaire à la pénicilline (0,06 < CMI ≤ 2 mg/L) et les pneumocoques résistants (CMI > 2 mg/L).

- **Méningocoque** (*Neisseria meningitidis*) : **30 %** (≈ 500 cas/an). Répartition saisonnière en France, avec un pic de survenue en hiver. 30 % des souches sont de sensibilité diminuée à la pénicilline. La plupart des cas sont dus aux sérogroupes B et C (60 % et 30 % des cas respectivement).
- *Listeria monocytogenes :* **5 %** (≈ 60 cas/an)

Les méningites virales sont en général bénignes. Les méningites bactériennes sont en revanche des infections graves, dont la létalité moyenne est de 20% chez l'adulte, avec 30% de séquelles.

2. Physiopathologie

■ Méningocoque

5-50 % de la population est porteur asymptomatique (colonisation) de méningocoque au niveau du nasopharynx. La durée de portage est très variable, de quelques jours à quelques mois. Les souches de portage n'appartiennent habituellement pas aux mêmes clones que les souches invasives.

La contamination est interhumaine directe (la bactérie ne survit pas dans le milieu extérieur) et survient lors d'une exposition *proche et prolongée* aux sécrétions oropharyngées contaminantes. Dans l'immense majorité des cas, la contamination d'une personne n'entraîne qu'une simple colonisation du nasopharynx, sans autre conséquence. Exceptionnellement, pour des raisons diverses (virulence de la souche, susceptibilité individuelle, lésions de la muqueuse respiratoire, notamment post-grippales), le méningocoque dissémine par voie **hématogène** jusqu'aux méninges. La majorité des méningites à méningocoque surviennent chez des sujets jeunes, non immuns, venant d'acquérir une souche invasive.

■ Pneumocoque

La bactérie diffuse le plus souvent par **contiguïté** à partir d'un foyer ORL, ou d'un portage oropharyngé chez les sujets porteurs d'une brèche ostéo-méningée. Parfois, elle diffuse par voie **hématogène** à partir d'un foyer profond (poumon). Pas de transmission interhumaine.

■ *Listeria*

L'envahissement du système nerveux central se fait par voie **hématogène** à partir du tube digestif. En cas d'encéphalite, les lésions prédominent au niveau du tronc cérébral (rhombencéphalite).

■ Méningite virale

L'infection virale des muqueuses respiratoires ou intestinales est suivie d'une multiplication virale dans les amygdales ou le tissu lymphatique intestinal. La dissémination vers le SNC se fait par voie **hématogène.**

- Après l'invasion des méninges par l'agent infectieux, la réplication dans l'espace sous-arachnoïdien conduit à **une réponse inflammatoire.** Le niveau de cytokines pro-inflammatoires est corrélé à la gravité des symptômes et au pronostic, d'où l'intérêt de la dexaméthasone (corticothérapie) pour certaines méningites bactériennes.

2 Diagnostic positif clinique : syndrome méningé fébrile

■ Syndrome méningé

- **Céphalées** violentes, diffuses, en casque.
- **Photophobie :** attitude en chien de fusil (patient en décubitus latéral, dos à la lumière, jambes repliées).
- **Nausées, vomissements.**
- **Raideur de nuque** douloureuse lors de la flexion passive du rachis cervical.

Associé à **fièvre,** frissons.

Signes neurologiques centraux possibles (trouble des fonctions supérieures, trouble de vigilance, signe de localisation) si atteinte encéphalitique dans le cadre d'une méningite purulente bactérienne, ou si sepsis grave/choc septique.

3 Conduite à tenir immédiate en cas de suspicion de méningite

Dans tous les cas, **recherche de signes de gravité,** qui nécessitent une hospitalisation en **réanimation** (Cf. supra).

■ <u>Au domicile</u> ou <u>au cabinet médical</u> : urgence absolue

Précautions complémentaires de type gouttelettes (masque) dans l'hypothèse d'une méningite à méningocoque.

Rechercher un **purpura** (examen complet sur un sujet déshabillé).

Tout **purpura fébrile** ne s'effaçant pas à la vitropression comportant **au moins un élément nécrotique ou ecchymotique de diamètre > 3 mm** doit être dirigé en urgence sur l'hôpital le plus proche après injection IV, à défaut IM, d'une bêta-lactamine (de préférence **ceftriaxone,** sinon **céfotaxime,** à défaut amoxicilline).

Cette attitude réduit de manière significative la mortalité.

UE6 – N°148• Méningites, méningo-encéphalites chez l'adulte et l'enfant

Purpura fulminans

Purpura vasculaire dont les éléments **s'étendent rapidement en taille et en nombre, avec au moins un élément nécrotique ou ecchymotique supérieur à 3 mm de diamètre,** associé à un sepsis grave ou choc, non attribué à une autre étiologie. Il est le plus souvent secondaire à une méningococcémie (= bactériémie à méningocoque).

Infection grave, avec décès dans 20% des cas sous traitement. La PL n'est souvent pas réalisable à la phase initiale du fait de l'instabilité hémodynamique, et des troubles de l'hémostase (CIVD fréquente).

Hospitalisation en urgence. Appel systématique du SAMU-Centre 15. Avertir le service d'Urgences de l'hôpital.

Transport médicalisé (si délai d'intervention < 20 mn), sinon adapter le transport à l'état clinique.

Il faut aussi mettre en place une voie veineuse et débuter le remplissage vasculaire si besoin.

▪ Aux urgences de l'hôpital

Urgence diagnostique et thérapeutique.

Avertir le personnel. Préparer le box.

Précautions complémentaires de type gouttelettes le temps de savoir si la méningite est due au méningocoque.

Problématique

- Chez l'adulte : savoir si la méningite est bactérienne (antibiothérapie urgente) ou virale (pas de traitement).
- Chez le sujet > 65 ans, l'étiologie virale est moins fréquente. Le problème est plutôt de faire la part entre méningite bactérienne et infection non méningée, responsable de la fièvre et du tableau neurologique.

Dans tous les cas, **la ponction lombaire** (PL) est l'examen clé, à réaliser en urgence. Elle permet le diagnostic positif et étiologique. Dans la majorité des cas, aucun examen biologique n'est nécessaire avant de réaliser la PL.

Les contre-indications à la PL d'emblée sont peu nombreuses (Cf. supra).

Modalités pratiques

La PL est réalisée si possible avant toute antibiothérapie (sauf situations mentionnées précédemment).

Le patient est installé dos à la lumière, assis au bord du lit ou couché sur le côté en chien de fusil, bien maintenu, prévenu. L'opérateur est installé avec tout le matériel nécessaire à portée de main, et il est aidé. On prélève environ 5 mL de LCS (100 gouttes).

On réalise de manière concomitante une glycémie veineuse pour une interprétation correcte de la glycorachie.

Résultats de l'analyse du LCS

Macroscopiquement : la turbidité du LCS est liée à la concentration en leucocytes.

Systématiquement :

- Cytologie (numération des éléments nucléés, formule)
- Chimie : glycorachie, protéinorachie, lactates

- Bactériologie :
  · transport rapide au laboratoire car certains agents infectieux (notamment méningocoque) sont fragiles
  · examen direct avec coloration de Gram (sensibilité de 80 % en l'absence d'antibiothérapie préalable, 60 % sinon ; spécificité ≈ 100 %). La positivité de l'examen direct est corrélée à la concentration du LCS en bactéries, et au type de bactérie (sensibilité 90 % si pneumocoque, 70 % si méningocoque et 40 % si *Listeria*).
  · culture (sensibilité de 80 % en l'absence d'antibiothérapie préalable) et antibiogramme.
  · coloration de Ziehl-Neelsen à la recherche de BAAR et PCR BK si orientation clinique, + culture spécifique.

Selon les circonstances :

- Si forte suspicion de méningite bactérienne malgré un examen direct négatif, demander comme analyses dans le LCS (dans l'ordre) :
  · **Antigène pneumocoque** (test immunochromatographique Binax NOW®, le même que celui utilisé dans les urines pour les pneumonies) : sensibilité 95 %, spécificité 100 %.
  · Puis si antigène négatif : **PCR** méningocoque.
- Si faible suspicion de méningite bactérienne : PCR entérovirus dans le LCS (sensibilité 86-100 %, spécificité 92-100 %).
- Recherche de cryptocoque chez les immunodéprimés : coloration à l'encre de Chine pour examen direct, antigène sang et LCS, culture.
- Selon les cas : sérologies VDRL-TPHA, Lyme, leptospirose…

Toujours conserver un tube de LCS au frais pour d'éventuelles analyses complémentaires.

Bilan biologique

(Réalisé en même temps que la PL) avec **pose d'une voie veineuse périphérique :**

- NFS plaquettes, ionogramme sanguin, créatinine, **glycémie,** bilan hépatique, bilan d'hémostase, procalcitonine.
- **Hémocultures**
- Biopsie d'une lésion cutanée purpurique à visée bactériologique (si LCS non contributif ou PL non réalisable) pour recherche de méningocoque par culture et PCR.
- **Dépistage VIH** systématique (avec accord du patient).

Compléter l'examen clinique

- Éléments d'orientation étiologique : interrogatoire du patient et de son entourage (antécédents notamment de traumatisme crânien ou de neurochirurgie, comorbidités, voyages, contage, …).
- Rechercher une porte d'entrée (ORL : otalgie, **otoscopie**) ; un terrain particulier : immunodépression, grossesse… ; des signes extra-méningés.
- Rechercher une **antibiothérapie** récente (risque de décapiter une méningite bactérienne), des allergies.

Surveillance rapprochée les 24 premières heures : pouls, TA, température, conscience, fréquence respiratoire, revêtement cutané, examen neurologique.

Une hospitalisation initiale en réanimation ou soins/intensifs est recommandée en cas de méningite bactérienne.

4 | Traitement probabiliste initial

1. Quand débuter l'antibiothérapie ?

Avant d'avoir les résultats de l'examen direct :

La culture du LCS se négative très rapidement après le début de l'antibiothérapie. L'antibiothérapie est donc débutée :

- Avant tout prélèvement bactériologique si *purpura fulminans* en pré-hospitalier.
- Après les hémocultures et avant la PL (en association avec la dexaméthasone) en cas de :
  · *purpura fulminans* pris en charge à l'hôpital
  · contre-indication à la PL (Cf. supra),
  · prise en charge hospitalière ne pouvant pas être réalisée dans les 90 minutes.
- Juste après les hémocultures et la PL (toujours en association avec la dexaméthasone) si LCS macroscopiquement trouble, ou très forte suspicion de méningite bactérienne (purpura par exemple).

Une fois les résultats de l'examen direct du LCS disponibles (en 30-60 mn) dans les autres cas, si :

- L'examen direct ou l'antigène pneumocoque sont positifs.
- L'examen direct est négatif, mais qu'il existe un faisceau d'arguments en faveur de l'origine bactérienne de la méningite : LCS purulent, cellularité > 1000/mm³, glycorachie ≤ 0,4 X glycémie, lactates > 3,2 mmol/L, protéinorachie > 1g/L, procalcitonine > 0,5 ng/mL.

- Aucun de ces éléments pris individuellement n'a une sensibilité ou une spécificité de 100 %.
- En cas de méningite lymphocytaire hypoglycorachique : on cible *Listeria* ± tuberculose ; penser au cryptocoque chez les patients immunodéprimés.

> En cas de méningite bactérienne, un retard thérapeutique ou un traitement inadapté sont des facteurs de surmortalité et augmentent le risque de séquelles. L'antibiothérapie est donc une urgence.
> Elle doit être débutée au maximum 1 heure après le début de la prise en charge.

2. Critères de choix de l'antibiothérapie

Résultats de l'examen du LCS (Cf. TUE6-148-1)

LCS panaché

(proportion égale de PNN et de lymphocytes) **hypoglycorachique :** évoquer en premier lieu *Listeria*.

LCS hémorragique
  · Hémorragie méningée
  · Ou piqûre vasculaire (le LCS s'éclaircit alors au fur et à mesure du remplissage des tubes).
  · Rarement méningite infectieuse : bactérienne, tuberculeuse, rupture d'un anévrysme mycotique cérébral. Le LCS est donc systématiquement mis en culture.

TUE6-148-1 : Résultats de l'examen du LCS

	LCS normal	Méningite purulente = prédominance de PNN	Méningite à liquide clair = prédominance de lymphocytes
Macroscopie : turbidité	Clair (eau de roche)	Trouble en général	Clair
Éléments (leucocytes) Total et formule	< 5/mm³ Lymphocytes 60-70 % Monocytes 30-50 % Ni PNN ni hématies	> 20/mm³, mais en général > 1000/mm³ PNN > 50 %	5 à 100/mm³ en général, parfois 100-1000/mm³ Lymphocytes > 50 %
Glycorachie	> 2/3 x glycémie	≤ 0,4 x glycémie (sensibilité 80% et spécificité 98% pour l'étiologie bactérienne)	> 2/3 x glycémie : viral < 0,4 x glycémie : *Listeria* ou BK
Protéinorachie	< 0,40 g/L	En général > 1 g/L	Souvent < 1 g/L si viral
			1-2 g/L si bactérien
Lactatorachie	< 3,2 mmol/L	> 3,2 mmol/L	< 3,2 mmol/L
Examen direct avec colorations spécifiques (Gram...)	Négatif	**Positif** dans 60-80 % des cas en l'absence d'antibiothérapie préalable **Si négatif,** envisager méningite décapitée par antibiotiques, bactérie fragile ou faible inoculum	Négatif si viral
			Positif dans moins d'un tiers des cas si *Listeria* ou BK
Étiologie		· méningite **bactérienne** · 30 % des méningites virales au début (surtout entérovirus)	Le plus fréquent. · normoglycorachique = viral *a priori*. Toujours rechercher des signes d'encéphalite. · hypoglycorachique = *Listeria*, BK · 10 % des méningites bactériennes au début

Procalcitonine

Elle a surtout un intérêt pour différencier méningite bactérienne et virale quand l'examen direct et la culture sont négatifs, mais que l'analyse cytochimique du LCS est en faveur d'une étiologie bactérienne. Le seuil est de 0,5 ng/ml chez l'adulte (> 0,5 = plutôt bactérien, < 0,5 = plutôt viral).

Pour atteindre des concentrations efficaces dans le LCS, le traitement nécessite donc une administration parentérale IV à fortes doses pendant toute la durée du traitement (pas de relais *per os*).

L'antibiotique doit être **bactéricide**.

Profil épidémiologique de résistance des bactéries

Méningocoque :

30 % des méningocoques ont une diminution de sensibilité à l'amoxicilline, ce qui compromet son utilisation en probabiliste.

Pneumocoque :

- En France, les pneumocoques de sensibilité diminuée à la pénicilline (= PSDP) sont fréquents (un quart des souches). Toutes les bêta-lactamines sont touchées à des degrés divers.
- La fréquence des PSDP rend nécessaire l'utilisation des **C3G injectables** à forte dose en 1ère intention (il est plus facile d'obtenir des concentrations antibiotiques dans le LCS au-dessus des CMI des PSDP avec une C3G injectable qu'avec l'amoxicilline).

NB : contrairement à la pneumonie, le niveau de résistance du pneumocoque à l'amoxicilline a un impact sur le pronostic pour les méningites, et nécessite une adaptation thérapeutique.

Listeria :

Les **céphalosporines** sont **inactives** sur *Listeria* (résistance naturelle).

Traitement de 1ère intention : amoxicilline + gentamicine (cotrimoxazole en monothérapie en cas d'allergie).

Tuberculose :

Quadrithérapie 2 mois puis bithérapie 10 mois.

Traitement des méningites aiguës lymphocytaires normoglycorachiques, a priori virales : symptomatique sauf primo-infection VIH. Il faut toujours rechercher des signes d'encéphalite, qui nécessiteraient un traitement anti-HSV en urgence (aciclovir IV).

3. Schémas thérapeutiques : traitement de première intention (Cf. figure FUE6-148-2)

Éléments d'orientation étiologique cliniques (Cf. Tableau TUE6-148-2)

TUE6-148-2 : Éléments d'orientation étiologique cliniques

Agent infectieux	Terrain	Clinique
Pneumocoque	· Alcoolisme · Antécédents de traumatisme crânien, de chirurgie de la base du crâne · Antécédents de méningite · Rhinorrhée claire, chronique (évoque une brèche ostéo-durale) · Immunodépression : asplénie, VIH, hypogammaglobulinémie · Absence de vaccination	· Début brutal · Coma, convulsions, signes neurologiques focaux sus-tentoriels · Infection récente ou en cours des voies aériennes : otite, sinusite, pneumonie
Méningocoque	· Saison hivernale · Notion de cas groupés · Déficit en complément · Asplénie · Absence de vaccination	· Début brutal · Purpura, *a fortiori* si extensif · Absence de signes neurologiques focaux
Listeria monocytogenes	· Age > 50 ans · Grossesse · Immunodépression	· Début progressif · Signes de rhombencéphalite

Pharmacocinétique/dynamie des antibiotiques (Cf. Tableau TUE6-148-3)

La barrière hémato-méningée limite la diffusion des antibiotiques.

TUE6-148-3 : Diffusion méningée des antibiotiques

Bonne diffusion	Diffusion moyenne (favorisée par l'inflammation des méninges)	Diffusion limitée
Cotrimoxazole Fluoroquinolones	Pénicillines C3G Rifampicine	Aminosides Glycopeptides NB : les macrolides ne diffusent pas dans le LCS

FUE6-148-2 : Traitement probabiliste d'une méningite bactérienne ou supposée bactérienne

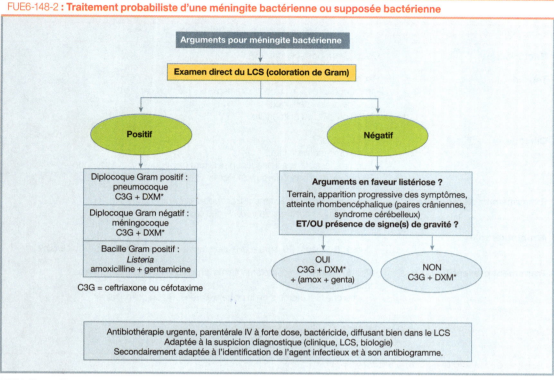

* DXM : Dexamethasone

5 Diagnostic étiologique chez l'adulte

1. Méningites purulentes

Méningite à méningocoque (Cf. TUE6-148-4)

TUE6-148-4 : Méningite à méningocoque

Bactériologie	Diplocoque Gram négatif encapsulé Bactérie fragile. 5 sérogroupes principaux (A, B, C, Y, W135). En France, le sérogroupe B est impliqué dans 60 % des cas, le sérogroupe C dans 30 % des cas. L'homme est le seul réservoir. Portage nasopharyngé asymptomatique temporaire chez 5-50 % de la population.
Terrain	Pas de terrain particulier en général. Souvent sujet jeune < 25 ans non immun.
Clinique	· Début brutal · Syndrome méningé franc · Pas de signes de localisation · **Purpura**
Examens complémentaires	· LCS : méningite purulente. L'examen direct est positif dans 70 % des cas en l'absence d'antibiothérapie préalable (bactérie fragile) · Hémocultures
Antibiothérapie	· C3G parentérale en probabiliste, relais par amoxicilline IV si la souche n'est pas de sensibilité diminuée. · Durée 4-7 jours (4 jours si évolution rapidement favorable)
Traitement préventif	· Précautions complémentaires type gouttelettes levées 24 heures après le début d'une antibiothérapie efficace · Antibioprophylaxie des sujets contacts · Vaccination · Déclaration obligatoire

UE6 – N°148• Méningites, méningo-encéphalites chez l'adulte et l'enfant

Méningite à pneumocoque (Cf. Tableau TUE6-148-5)

TUE6-148-5 : Méningite à pneumocoque

Bactériologie	Cocci Gram positif encapsulé
Terrain	Rechercher facteurs de risque et porte d'entrée : · Immunodépression : alcoolisme, asplénie, infection par le VIH · Brèche ostéo-méningée · Infection ORL ou pulmonaire
Clinique	· Début brutal · Syndrome méningé franc · Purpura possible, mais beaucoup plus rare que pour le méningocoque · Signes de localisation fréquents, coma
Examens complémentaires	· Méningite purulente. Examen direct positif dans 90 % des cas. · Hémocultures positives dans 70 % des cas.
Antibiothérapie	· C3G · Durée 10-14 jours (10 jours si évolution rapidement favorable et souche sensible)
Traitement préventif	· Pas de précautions complémentaires d'hygiène ni d'antibioprophylaxie · Vaccination · Recherche et traitement de la porte d'entrée ORL ou pulmonaire

Méningite à *Listeria monocytogenes* (Cf. Tableau TUE6-148-6)

TUE6-148-6 : Méningite à *Listeria monocytogenes*

Bactériologie	Bacille Gram positif Présent dans l'environnement Contamination digestive (crudités, fromages non pasteurisés…)
Terrain	Age > 50 ans, grossesse, alcoolisme, immunodépression (corticothérapie, chimiothérapie)
Clinique	**Rhombencéphalite** avec syndrome méningé : début **progressif,** signes d'atteinte du tronc cérébral (en particulier paralysie des nerfs crâniens).
Examens complémentaires	· LCS : typiquement panaché (PNN et lymphocytes en proportions égales), mais parfois purulent ou lymphocytaire. Examen direct positif dans 40 % des cas. Hypoglycorachie. · Hémocultures
Antibiothérapie	· Amoxicilline + gentamicine (cotrimoxazole en monothérapie si allergie) · Pendant 3 semaines
Traitement préventif	· Pas de transmission interhumaine · Règles d'hygiène alimentaire chez les sujets à risque · Contrôle sanitaire des aliments

Méningite à bacille Gram négatif (BGN) (Cf. Tableau TUE6-148-7)

TUE6-148-7 : Méningite à bacille Gram négatif

Bactériologie et terrain	*E. coli* chez le sujet âgé *H. influenzae* chez l'immunodéprimé (alcoolique, corticothérapie, splénectomie)
Clinique	Tableau souvent trompeur du fait de l'âge.
Examens complémentaires	Examen direct souvent négatif, culture positive
Antibiothérapie	C3G

Notes

Méningites purulentes aseptiques (= PNN altérés à l'examen direct + culture stérile)

Trois causes :

- Méningite bactérienne **décapitée** par une antibio-thérapie.
- Méningite bactérienne due à une bactérie **fragile** ou difficile à mettre en évidence.
- **Méningite réactionnelle liée à un processus inflammatoire** se développant au contact des méninges : foyer infectieux para-méningé (abcès cérébral, empyème sous-dural, anévrysme mycotique d'une endocardite infectieuse, spondylodiscite), thrombophlébite, tumeur intracrânienne : faire une imagerie cérébrale.

2. Méningites lymphocytaires hypoglycorachiques

Méningite tuberculeuse (Cf. Tableau TUE6-148-8)

Autres

- *Listeria*
- *Cryptococcus neoformans* (Cf. chapitre VIH)
- Certaines méningites carcinomateuses

3. Méningites lymphocytaires normoglycorachiques aigues

Étiologie

Elles sont essentiellement **virales.** Quelques bactéries peuvent aussi être impliquées : **syphilis, Lyme, leptospirose,** même si la syphilis et la maladie de Lyme sont plus souvent responsables de méningo-encéphalite à liquide clair (atteinte fréquente des paires crâniennes).

Les méningites virales

se rencontrent plus souvent **chez l'enfant et l'adulte jeune** (Cf. tableau TUE6-148-9).

TUE6-148-9 : **Méningites virales**

Entérovirus dans 90 % des cas	Cas sporadiques toute l'année + épidémies estivales. Parfois prodromes digestifs.
Oreillons	Contage 3 semaines auparavant, absence de vaccination, parotidite
Varicelle / Zona (VZV)	Pour le zona : antécédent de varicelle, vésicules
Primo-infection à VIH	Exposition à un risque sexuel ou sanguin dans les 3 semaines précédentes
HSV1, HSV2, CMV, EBV	Syndrome mononucléosique (CMV, EBV)

Clinique

- Allure bénigne.
- Syndrome méningé intense, à début brutal.
- Fièvre élevée.
- Association à des signes extra-méningés : myalgies, rash, symptomatologie digestive…
- L'absence de signes neurologiques centraux écarte le diagnostic de méningo-encéphalite.

Examens virologiques

- Recherche d'une primo-infection VIH en cas de facteurs de risque : PCR ARN VIH ou antigénémie p24.
- PCR entérovirus et HSV dans le LCS.

Traitement : symptomatique sauf

- Primo-infection VIH : traitement antirétroviral.
- L'aciclovir n'a pas démontré son intérêt dans les *méningites* à HSV ou VZV en l'absence d'encéphalite.

TUE6-148-8 : **Méningite tuberculeuse**

Bactériologie	*Mycobacterium complexe tuberculosis*
Terrain	Patient originaire d'un pays d'endémie, immunodéprimé (dont VIH), patient éthylique, sujet âgé Pas de vaccination par le BCG Antécédent de primo-infection tuberculeuse non traitée
Clinique	· Début **progressif** · Fébricule, sueurs · Syndrome méningé fruste · Signes généraux : altération de l'état général · Manifestations psychiatriques, signes de localisation neurologique
Examens complémentaires	· Hyponatrémie (SIADH) · LCS lymphocytaire (25-100 éléments/mm³). Protéinorachie > 1 g/L. Examen direct rarement positif. PCR BK dans le LCS. Culture positive en 3-6 semaines. · Radio thorax : séquelles de primo-infection tuberculeuse, recherche de miliaire.
Antibiothérapie	Quadrithérapie 2 mois puis bithérapie 10 mois Corticothérapie systématique
Traitement préventif	Vaccination par le BCG Dépistage et traitement des infections tuberculeuses latentes

UE6 – N°148• Méningites, méningo-encéphalites chez l'adulte et l'enfant

6 | Évolution

1. Naturelle

- Méningites **bactériennes :** décès.
- Méningites **virales :** guérison. Les séquelles sont rares mais possibles (exemple : surdité après méningite ourlienne).

2. Sous traitement (Cf. tableau TUE6-148-10)

TUE6-148-10 : **Évolution des méningites bactériennes sous traitement**

Agent infectieux	Mortalité	Séquelles
Toutes étiologies bactériennes confondues	20 %	30 %
Méningocoque	5% si méningite 20% si *purpura fulminans*	5% des cas si méningite (surdité)
Pneumocoque	30 %	20-30 %
Listeria	30 %	30 %
Tuberculose	50 %	50 %

7 | Traitement curatif

1. Étiologique : adaptation de l'antibiothérapie

à l'agent infectieux et à son antibiogramme.

L'antibiothérapie est administrée par voie parentérale durant toute la durée du traitement (sauf tuberculose).

2. Traitement symptomatique

- Équilibration hydro-électrolytique.
- Antipyrétiques si fièvre mal tolérée.
- Antalgiques, antiémétiques.
- Prévention des complications de décubitus.

Corticothérapie

Intérêt

La réaction inflammatoire au niveau de l'espace sous-arachnoïdien au cours des méningites est responsable d'une partie des lésions. La corticothérapie précoce a montré une **réduction de moitié des décès et des séquelles dans les méningites à pneumocoque.**

Indications

- Diagnostic microbiologique de **méningite à pneumocoque ou à méningocoque de l'adulte**
- **Diagnostic présumé de méningite bactérienne,** sans certitude microbiologique, mais avec décision d'antibiothérapie probabiliste :
  - Contre-indication à la PL d'emblée (Cf. supra)

- LCS trouble
- Examen direct du LCS négatif mais faisceau d'arguments évoquant une méningite bactérienne.
- La corticothérapie est stoppée secondairement si le diagnostic de méningite bactérienne est écarté.

Modalités pratiques d'administration

- On privilégie la **dexaméthasone** IV, du fait de sa bonne diffusion méningée et de son efficacité démontrée dans les études randomisées.
- La première injection doit être réalisée avant la première injection d'antibiotique, ou au plus tard pendant. La dexaméthasone est **inutile en cas d'antibiothérapie** <u>parentérale</u> **préalable.**
- La durée totale de traitement est de 4 jours.

8 | Mesures préventives

1. Méningocoque

1 - Précautions complémentaires de type gouttelettes initialement (masque), levées 24 heures après le début d'une antibiothérapie adaptée.

2 - Déclaration obligatoire à l'ARS (signalement sans délai, puis notification) des infections invasives à méningocoque (méningite, purpura fulminans, bactériémie).

3 - Éradication du portage du cas inutile si antibiothérapie par ceftriaxone ou céfotaxime.

4 - Antibioprophylaxie des sujets contacts

Les modalités sont définies par la circulaire DGS 2014.

Objectif : éviter les cas secondaires en

- éradiquant le portage de la souche virulente chez les sujets susceptibles d'avoir été exposés aux sécrétions oropharyngées du cas.
- prévenant la diffusion par les porteurs sains d'une souche virulente dans la population.

Conduite à tenir

Le médecin de ville ou le médecin hospitalier, en lien avec le médecin en charge de la veille sanitaire de **l'ARS,** est chargé d'identifier les contacts familiaux du malade et de leur proposer une antibioprophylaxie. Le médecin de l'ARS s'occupe des contacts extrafamiliaux.

Définition des sujets contacts

> Sujet qui a été en **contact** <u>direct (face à face) proche (moins d'un mètre) et prolongé (plus d'une heure d'affilée)</u> avec les sécrétions oropharyngées d'un sujet infecté dans les **10 jours** précédents.

Il s'agit au minimum de **tous les membres vivant sous le même toit que le cas index.**

Le tableau TUE6-148-11 détaille pour information les indications d'antibioprophylaxie. En dehors des cas répondant à ces définitions, il n'y a aucune indication de prophylaxie dans l'entourage (aucun bénéfice attendu, mais risque de sélection de résistances et d'effets secondaires de l'antibiotique).

Méningites, méningo-encéphalites chez l'adulte et l'enfant • UE6 – N°148

TUE6-148-11 : Indications de l'antibioprophylaxie autour d'un cas d'infection invasive à méningocoque (pour information). Réf. : Instruction N°DGS/RI1/DU5/2014/301 du 24 octobre 2014 relative à la prophylaxie des infections invasives à ménigocoque (IIM)

Situations	Antibioprophylaxie recommandée	Antibioprophylaxie NON recommandée sauf exceptions[1]
Entourage proche		
Milieu familial	Personnes vivant ou gardées sous le même toit	Personnes ayant participé à une réunion familiale
Garde à domicile	Personnes vivant ou gardées sous le même toit	
Milieu extra familial	Flirt Amis intimes	Personnes ayant participé à une soirée ou à un repas entre amis
Collectivités d'enfants		
Structure de garde pour jeunes enfants (crèches, haltes garderies,…)	Enfants et personnels de la même section	Enfants et personnels ayant partagé les mêmes activités
Centre de loisirs Activités péri scolaires	Amis intimes Enfants ayant fait la sieste dans la même chambre	Voisins de réfectoire Enfants et personnels ayant partagé les mêmes activités
Centres ou camps de vacances	Amis intimes Enfants ayant dormi dans la même chambre	Voisins de réfectoire Enfants et personnels ayant partagé les mêmes activités
Milieu scolaire et autres structures apparentées		
Ecole maternelle	Amis intimes Tous les enfants et personnels de la classe	Enfants et personnels ayant partagé les mêmes activités Voisins du bus scolaire Voisins du réfectoire
Ecole élémentaire[2] Collège[2] Lycée[2] Internat	Amis intimes Voisins de classe Personnes ayant dormi dans la même chambre	Enfants et personnels ayant partagé les mêmes activités Voisins du bus scolaire Voisins du réfectoire
Université	Amis intimes	Cf. «Situations impliquant des contacts potentiellement contaminants»
Situations impliquant des contacts potentiellement contaminants		
Prise en charge médicale d'un malade	Personnes ayant réalisé le bouche à bouche, une intubation ou une aspiration endotrachéale sans masque de protection avant le début du traitement antibiotique du malade et jusqu'à la première prise d'un antibiotique efficace sur le portage	Autres personnels ayant pris en charge le malade
Sports	Partenaire(s) du malade (uniquement si le sport pratiqué implique des contacts physiques prolongés en face à face : judo, rugby, lutte)	Autres personnes présentes à l'entrainement
Soirée dansante Boîte de nuit	Personnes ayant eu des contacts intimes avec le malade (en dehors du flirt ou des amis intimes déjà identifiés)	Autres personnes ayant participé à la soirée
Voyage –> avions, bus, train	Personne ayant pris en charge le malade pendant le voyage Personnes identifiées comme ayant pu être exposées aux sécrétions du malade	
Milieu professionnel		Personnes travaillant dans les mêmes locaux
Institutions	Personnes partageant la même chambre	Toutes autres personnes de l'institution
Milieu carcéral	Amis intimes Personnes partageant la même cellule	Personnes ayant des activités partagées

[1] Parmi ces personnes pour lesquelles l'antibioprophylaxie n'est pas recommandée, l'investigation peut toutefois identifier des personnes répondant à la définition des sujets contacts devant bénéficier d'une prophylaxie.
L'évaluation du risque doit toujours prendre en compte l'ensemble des critères suivants : - une distance de moins d'un mètre ; - un contact «en face à face» ; - à moins d'un mètre et en face à face, la probabilité de transmission augmente avec la durée du contact ; - lors d'un contact «bouche à bouche», le temps importe peu (baiser intime, bouche à bouche).

[2] Ecoles élémentaires, collèges et lycées :
Deux cas dans une même classe –> prophylaxie recommandée pour toute la classe ; Deux cas dans deux classes différentes –> il faut considérer chaque malade comme un cas isolé et appliquer les recommandations de la prophylaxie autour d'un cas, soit la prophylaxie pour les voisins de classe.

Délai de prise en charge

L'administration de l'antibioprophylaxie est **urgente.** Elle doit être débutée **dans les 24-48 heures** suivant le diagnostic, et au plus tard dans les 10 jours après le dernier contact avec le cas index.

L'antibioprophylaxie procure une protection immédiate et concerne tous les sujets contacts identifiés, quel que soit leur statut vaccinal.

L'antibiotique de référence est la rifampicine per os pendant 2 jours

Il faut prévenir les femmes en âge de procréer de la diminution d'efficacité des contraceptifs oraux et de la nécessité d'utiliser une contraception mécanique pendant la durée du traitement et la semaine qui suit.

La rifampicine peut être administrée chez une femme enceinte ; il faut penser à supplémenter le nouveau-né en vitamine K si le traitement survient dans les 4 jours précédant l'accouchement.

En cas de contre-indication et/ou de résistance à la rifampicine, on peut utiliser la ceftriaxone ou la ciprofloxacine orale en dose unique.

Vaccination des sujets à risque

La survenue d'un cas d'infection invasive à méningocoque dans une collectivité indique qu'une souche pathogène circule. Un risque théorique de réintroduction de cette souche existe parmi les sujets contacts qui se trouvent de façon **régulière et répétée** dans l'entourage du malade. La vaccination confère une protection retardée, mais de longue durée.

Dès que le sérogroupe est connu, s'il s'agit d'un **méningocoque A, C, Y ou W135,** il faut donc proposer le plus rapidement possible une vaccination préventive **(en plus de l'antibioprophylaxie)** aux sujets contacts qui font partie de la **communauté de vie du cas index** (en particulier la famille et les personnes vivant sous le même toit ainsi que les amis, les voisins de classe, …). On utilisera les vaccins conjugués C ou ACYW135.

La vaccination méningocoque de sérogroupe B n'est à ce jour recommandée que dans le cadre de situations spécifiques notamment épidémiques et d'hyperendémie, sur décision des autorités sanitaires. Elle n'est pas recommandée pour les sujets contacts de cas sporadiques d'infections de sérogroupe B.

Il n'y a aucune indication à vacciner le cas index contre le sérogroupe en cause, la maladie induisant une immunité.

Autres indications de la vaccination antiméningococcique (Cf. chapitre vaccination)

Caractéristiques des vaccins

· Vaccin de type polysaccharidique (polyosidique), inefficace avant l'âge de 2 ans et qui ne supprime pas le portage : A + C. Intérêt uniquement chez les enfants de 6-12 mois pour le sérogroupe A.
· Vaccins polyosidiques conjugués, efficaces avant l'âge de 2 ans et réduisant le portage pharyngé : C (utilisable à partir de l'âge de 2 mois) et ACYW135 (utilisable à partir de l'âge de 12 mois).
· Vaccin protéique pour le sérogroupe B, ayant une AMM en France depuis 2013 (peu de données cliniques à ce jour).
· Immunogénicité > 90 %.

Recommandations générales : vaccin méningocoque C conjugué

Tous les nourrissons de 12 mois, avec rattrapage jusqu'à 24 ans pour atteindre rapidement une immunité de groupe (une seule dose).

Recommandations particulières chez certains immunodéprimés

· vaccin tétravalent conjugué **ACYW135** et vaccin méningocoque **B.**
· déficit en fraction terminale du complément, déficit en properdine, **asplénie** anatomique ou fonctionnelle, greffe de cellules souches hématopoïétiques.

Recommandations particulières chez les voyageurs

· personnes se rendant dans une zone d'endémie, notamment la «ceinture de la méningite» en Afrique subsaharienne : zones de savane et Sahel, d'ouest en est, du Sénégal à l'Éthiopie, au moment de la saison sèche, favorable à la transmission du méningocoque (habituellement hiver et printemps) ou dans toute autre zone où sévit une épidémie, dans des conditions de contact étroit et prolongé avec la population locale :
  · pour les nourrissons âgés de 6 à 12 mois en cas d'épidémie due au méningocoque de sérogroupe A : vaccin méningococcique polysaccharidique A+C
  · pour les nourrissons âgés de 2 à 12 mois, en cas d'épidémie due au méningocoque de sérogroupe C : vaccin méningococcique C conjugué
  · pour les personnes âgées de 12 mois et plus : vaccin polyosidique conjugué ACYW135
· personnes se rendant dans une zone d'endémie pour y exercer une activité dans le secteur de la santé ou auprès des réfugiés, quelle qu'en soit la saison : vaccin polyosidique conjugué ACYW135.

2. Pneumocoque

Pas d'isolement ni d'antibioprophylaxie.

1 - Vaccination chez les sujets à risque (Cf. chapitre pneumonie). Le vaccin conjugué supprime le portage chez l'enfant, ce qui diminue le risque de méningite.

2 - Antibioprophylaxie par pénicilline chez les splénectomisés récents.

3 - Rechercher et traiter les facteurs favorisants (prévention secondaire) :

▪ Bilan ORL
▪ Réaliser systématiquement une électrophorèse des protéines plasmatiques (recherche de myélome, d'hypogammaglobulinémie), un dépistage du VIH.
▪ Recherche d'une brèche ostéo-durale à l'imagerie (scanner en coupes millimétriques axiales et frontales avec fenêtres osseuses) si :
  · À l'interrogatoire : antécédent de traumatisme crânien important, surtout si récent, récidive de méningite bactérienne, antécédents d'interventions neurochirurgicale / hypophyse / certaines interventions ORL
  · À l'examen physique : otorrhée ou rhinorrhée chronique de LCS : claire, unilatérale, favorisée par antéflexion de la tête, riche en glucose.

3. *Listeria*

Pas de transmission interhumaine.

1 - Précautions alimentaires chez la femme enceinte, les patients immunodéprimés et les personnes âgées :

- Éviter fromages au lait cru.
- Bien cuire les viandes et poissons.
- Enlever la croûte des fromages.
- Respecter les délais de consommation des aliments.
- Séparer dans le réfrigérateur les aliments crus et cuits.
- Lavage des mains et des instruments de cuisine après manipulation des aliments.
- Nettoyer régulièrement le réfrigérateur.

2 - Contrôle sanitaire des aliments

4. Tuberculose

- Vaccination par le BCG (efficacité médiocre, néanmoins).
- Dépistage et traitement des infections tuberculeuses latentes chez les sujets à risque d'évolution vers la tuberculose maladie.

5. Méningites virales

- Vaccination contre les oreillons et la poliomyélite.
- Prévention du VIH.

9 | Surveillance

1. Méningites bacteriennes

L'efficacité thérapeutique est essentiellement évaluée sur la clinique : fièvre, signes neurologiques.

Imagerie indiquée si évolution défavorable à 48-72 heures, à la recherche d'un abcès, d'un empyème, d'infarctus cérébraux, d'une thrombophlébite, d'une hydrocéphalie.

Indication d'une PL de contrôle : évolution défavorable, sans anomalie à l'imagerie cérébrale expliquant l'échec.

Suivi prolongé (jusqu'à un an) **neuropsychologique** (dont séquelles cognitives, syndrome dépressif) **et audiométrique.**

2. Méningites virales

La sortie peut être envisagée selon l'état clinique, dès qu'une méningite bactérienne est écartée (ex : PCR entérovirus positive). Pas de suivi particulier.

MÉNINGO-ENCÉPHALITES INFECTIEUSES À LIQUIDE CLAIR

Les encéphalites rencontrées lors de l'infection VIH sont traitées dans le chapitre correspondant.

Sont exclues de ce chapitre les méningites bactériennes purulentes avec atteinte encéphalitique (traitées précédemment), qui peuvent donner le même tableau clinique qu'une méningo-encéphalite à liquide clair.

Points importants

- HSV, *Listeria*, BK : 3 causes curables nécessitant un diagnostic et un traitement précoces.
- Toujours prendre la température, et ne pas négliger la fièvre, devant un trouble du comportement ou une confusion.
- Méningo-encéphalite à liquide clair = aciclovir ± amoxicilline IV en urgence.

1 | Bases pour comprendre

1. Microbiologie (TUE6-148-12)

Dans plus de la moitié des cas, on ne parvient pas à isoler l'agent causal.

HSV est la première cause de méningo-encéphalite à liquide clair (≈ 25 % des cas).

TUE6-148-12 : Causes principales de méningo-encéphalites à liquide clair

Virus	Bactéries	Non infectieuses
· Groupe **herpès : HSV** 1 et 2, **VZV,** EBV, CMV… · **Entérovirus** · **VIH**	***Mycobacterium tuberculosis*** ***Listeria monocytogenes*** *Borrelia* **(Lyme)** Treponèmes **(syphilis)** Leptospirose *Mycoplasma pneumoniae*	Paranéoplasiques Auto-immunes Post-infectieuses Médicamenteuses

2. Physiopathologie

Diffusion à l'encéphale par voie hématogène (exemple : listériose) ou neuronale (ex : HSV, rage).

3. Épidémiologie

- Pathologie peu fréquente
- Mais grave :
  - Létalité (toutes étiologies confondues) : 2 % chez les enfants, 10 % chez les adultes
  - 40 % des patients présentent des séquelles neuropsychologiques 3 ans après l'épisode de méningo-encéphalite.

UE6 – N°148• Méningites, méningo-encéphalites chez l'adulte et l'enfant

2 Suspicion clinique

Association de plusieurs signes cliniques :
- **Syndrome méningé** souvent peu marqué : céphalées, raideur de nuque, photophobie
- **Fièvre**
- **Signes neurologiques centraux :**
  - Trouble des fonctions supérieures : troubles du comportement, troubles mnésiques, confusion, bradypsychie
  - Trouble de vigilance : allant de l'obnubilation au coma
  - Signe de localisation : crise convulsive partielle, déficit moteur, atteinte des nerfs crâniens…
  - Autres : mouvements anormaux, crise convulsive généralisée…

> Évoquer le diagnostic devant la **triade fièvre, syndrome méningé, signes neurologiques centraux**

NB : rechercher à l'interrogatoire une prise de toxiques ou médicaments qui pourrait expliquer les anomalies neurologiques. Eliminer également des anomalies neurologiques secondaires à une fièvre mal tolérée.

3 Conduite à tenir (Cf. Supra)

1. Au domicile ou au cabinet médical

Recherche de signes de gravité.
Assurer la liberté des voies aériennes.
Examen clinique complet, notamment constantes et examen neurologique.
Hospitalisation urgente. Avertir l'équipe médicale des urgences. Transport médicalisé.
Anticonvulsivant en cas de convulsions.
Recueillir des renseignements sur le terrain, les traitements en cours et les circonstances de survenue, la notion de contage.

2. Aux urgences hospitalières

■ Examens complémentaires en urgence

Ponction lombaire

La PL montre :
- Méningite lymphocytaire avec hyperprotéinorachie inconstante ou modérée, normoglycorachie en cas d'étiologie virale ou à certaines bactéries (Lyme, syphilis…), hypoglycorachie en cas de cause bactérienne (*Listeria*, BK) ou mycosique (cryptocoque).
- Le LCS est normal dans < 5 % des cas à la phase précoce.

Les analyses demandées en urgence sont les mêmes que pour une méningite, sauf qu'on fait systématiquement des PCR HSV et VZV, et qu'on garde des tubes de LCS au frais pour analyses ultérieures.
Les anomalies du LCS ne permettent pas de trancher entre

encéphalite et méningite. Cette distinction est faite par la clinique et peut être confortée par l'imagerie et l'EEG.

Imagerie cérébrale

> Elle précède la PL en cas de signes de localisation neurologiques, de troubles de la vigilance avec Glasgow ≤ 11, et/ou de crises convulsives récentes ou en cours (Cf. supra).

Scanner
- Sans et avec injection de produit de contraste.
- Élimine les diagnostics différentiels (abcès, épanchement sous dural, thrombophlébite, hémorragie, AVC, tumeur).
- Est le plus souvent normal en cas d'encéphalite.
- Peut avoir un intérêt diagnostique après quelques jours : hypodensité focale, le siège pouvant orienter vers l'étiologie (ex : lésions temporales internes bilatérales asymétriques en cas d'HSV).

IRM
- T1, T2, sans et avec injection de gadolinium.
- Plus sensible que le scanner, détecte des anomalies plus précocément (hypersignal T2).

Bilan biologique + pose d'une VVP

Evalue le retentissement de la méningo-encéphalite, donne une orientation étiologique et recherche les diagnostics différentiels (troubles métaboliques, paludisme).
- NFS plaquettes, CRP, ionogramme sanguin, fonctions rénale et hépatique, glycémie capillaire en urgence confirmée par glycémie veineuse, calcémie, bilan d'hémostase.
- **Hémocultures**
- **Frottis + goutte épaisse à la recherche de paludisme** si voyage en zone tropicale datant de moins de 2 mois.
- **Dépistage VIH** systématique.

■ Traitement

Étiologique, fonction des premiers résultats du LCS

> Encéphalite + méningite lymphocytaire normoglycorachique =
> traitement antiviral herpétique (aciclovir IV) à débuter en urgence de manière probabiliste.

En effet :
- Argument de fréquence.
- Gravité de la méningo-encéphalite herpétique.
- Pronostic fonction de la précocité du traitement.
- L'aciclovir a peu d'effets secondaires quand il est bien prescrit (perfusion lente, bonne hydratation, sinon risque de néphrotoxicité).

Antibiothérapie probabiliste IV contre *Listeria* : amoxicilline + gentamicine (cotrimoxazole en cas d'allergie), si arguments pour la listériose (terrain à risque, rhombencéphalite, méningite lymphocytaire ou panachée hypoglycorachique).

Symptomatique

- O_2, liberté des voies aériennes.
- Équilibration hydro électrolytique.
- Traitement d'une défaillance circulatoire.
- Antipyrétiques si fièvre mal tolérée.
- Traitement anticonvulsivant si crise.

Surveillance rapprochée

Constantes, examen neurologique…

3. Hospitalisation systématique en service spécialisé

Hospitalisation en réanimation si signes de gravité (Cf. supra).

En pratique, l'important est de rechercher les causes infectieuses principales relevant d'un traitement spécifique (**HSV**, VZV, *Listeria*, BK, Lyme, syphilis, primo-infection VIH) et d'éliminer les diagnostics différentiels.

▪ Traitement

Poursuite des traitements anti-infectieux (HSV, ± *Listeria*).

Débuter un traitement antituberculeux si encéphalite de début progressif et arguments en faveur de la tuberculose.

Secondairement, arrêt ou poursuite des différentes thérapeutiques en fonction des résultats des examens complémentaires.

Au niveau symptomatique : poursuite des mesures précédentes +

- Lutte contre l'œdème cérébral
- Prévention des complications de décubitus
- Nutrition.

▪ Examens complémentaires

EEG

- Anomalies non spécifiques le plus souvent.
- Parfois anomalies évocatrices d'une étiologie (exemple : décharges périodiques d'ondes lentes en zone temporale dans l'encéphalite herpétique).
- Décharges épileptiques dans 1/3 des cas.

Examens microbiologiques

- On réalise en **1ère intention : PCR HSV (1 et 2) et VZV dans le LCS.**

Sérologies

- Selon contexte : sérologies Lyme, VDRL-TPHA, leptospirose…

---

4 Diagnostic étiologique

Il est **difficile** à établir. Nécessité d'un **avis spécialisé**.

Il s'appuie notamment sur des arguments d'anamnèse (terrain, circonstances de survenue, notion de cas similaires dans l'entourage, loisirs, profession, saison, animaux, voyage,…) et sur les signes extra-méningés.

---

1. Méningo-encéphalite herpétique (Cf. tableau UE6-148-13)

Toute méningo-encéphalite à liquide clair doit être considérée comme herpétique et traitée en urgence par **aciclovir IV** jusqu'à preuve du contraire.

TUE6-148-13 : Méningo-encéphalite herpétique

Virologie	HSV1, rarement HSV2. Les lésions prédominent au niveau des lobes temporaux. Lésions nécrotiques. En général secondaire à réactivation chez l'adulte, et primo-infection chez l'enfant.
Terrain	Plus de 80 % des cas surviennent chez des sujets < 20 ans ou > 50 ans.
Clinique	· Fièvre · Installation des signes cliniques sur quelques jours · Signes cliniques en rapport avec la localisation temporale : troubles du comportement, troubles mnésiques, aphasie, crises convulsives temporales
Examens complémentaires	· Méningite lymphocytaire normoglycorachique, avec hématies. · EEG : décharges périodiques d'ondes lentes au niveau temporal · Imagerie cérébrale : lésions hypodenses fronto-temporales bilatérales asymétriques · Confirmation diagnostique : positivité de la PCR HSV dans le LCS. N'élimine pas le diagnostic si négative, car peut se positiver jusqu'à 4 jours après le début des signes cliniques. Refaire alors la PL à J3.
Évolution	Une des méningo-encéphalites les plus graves. Sans traitement : mortalité de 80 %, et séquelles chez la moitié des survivants. Sous traitement : 10 % de mortalité, 50 % de guérison sans séquelles, 40 % de guérison avec séquelles (cognitives, comportementales, épilepsie…) Le pronostic est lié à la précocité de la mise en route du traitement.
Traitement antiviral spécifique	À débuter en urgence devant un tableau de méningo-encéphalite avec LCS lymphocytaire normoglycorachique. Aciclovir IV 3 semaines.

2. Autres causes relevant d'un traitement spécifique

- VZV (aciclovir IV)
- Listériose
- Tuberculose
- Maladie de Lyme
- Autres : syphilis secondaire, brucellose, mycoplasme, VIH, leptospirose…

UE6 – N°148 • Méningites, méningo-encéphalites chez l'adulte et l'enfant

3. Autres encéphalites

Les autres encéphalites virales ne bénéficient pas d'un traitement spécifique.

Les encéphalites paranéoplasiques, auto-immunes, ou médicamenteuses régressent avec le traitement étiologique, lorsqu'il existe.

5 | Surveillance

Le taux de séquelles à moyen et long terme est important. Une surveillance prolongée **neuropsychologique** est indispensable.

ABCES CÉRÉBRAUX

NB : les abcès cérébraux au cours du SIDA sont traités dans le chapitre correspondant.

1 | Bases pour comprendre

1. Physiopathologie

Plusieurs mécanismes possibles :
- Contamination par **contiguïté** (50 % des cas) : à partir d'un foyer ORL, d'une ostéite crânienne ou d'une thrombophlébite septique.
- Diffusion **hématogène** (30 %) : foyer dentaire, endocardite…
- **Post-traumatique ou post-chirurgical** (10 %) : fracture ouverte du crâne, neurochirurgie.
- Porte d'entrée inconnue dans 10 % des cas.

2. Microbiologie (TUE6-148-14)

TUE6-148-14 : Microbiologie

Porte d'entrée	Agents infectieux principaux impliqués
ORL, dentaire	Infection souvent **polymicrobienne :** · **streptocoques** oraux et du groupe milleri (*S. anginosus, S. constellatus* et *S. intermedius*) · **anaérobies**
Post-traumatique ou post-neurochirurgical	*S. aureus*, entérobactéries, *P. aeruginosa*
Hématogène	*S. aureus, Listeria, Mycobacterium tuberculosis*

3. Épidémiologie (pour information)

Infection rare.

Pic d'incidence vers 60 ans.

Séquelles déficitaires ou épilepsie dans 30 % des cas, mortalité dans 15-30 % des cas.

2 | Clinique

(pour information)

Tableau très variable, pouvant associer :
- céphalées.
- signes neurologiques centraux.
- fièvre (absente dans la moitié des cas).

3 | Diagnostic positif et étiologique

(pour information)

Imagerie cérébrale (IRM > scanner), montrant une ou plusieurs images en cocarde : centre nécrotique,

Capsule rehaussée par le produit de contraste, œdème péri-lésionnel.

Diagnostic différentiel : tumeur maligne cérébrale.

Diagnostic étiologique :
- **Hémocultures.**
- Dépistage **VIH** systématique.
- **Ponction-biopsie stéréotaxique neurochirurgicale** (bactériologie avec recherche d'anaérobies, PCR universelle (ARN 16S), mycologie selon contexte, anatomo-pathologie).

4 | Traitement

(pour information)

- Traitement **médico-chirurgical en urgence** de l'abcès cérébral :
  · Aspiration du pus au cours de la ponction-biopsie cérébrale.
  · Antibiothérapie prolongée à fortes posologies, à bonne diffusion cérébrale, probabiliste puis adaptée aux résultats microbiologiques.
- Recherche et traitement de la **porte d'entrée,** orientée par la clinique et par l'identification de l'agent infectieux impliqué.
- Traitement symptomatique : antiépileptique, lutte contre l'œdème cérébral…

| UE6 N°149 | Endocardite infectieuse |

Objectifs

- Diagnostiquer une endocardite infectieuse.
- Connaître les portes d'entrée et les agents infectieux les plus fréquemment en cause.
- Connaître les grands principes du traitement médical et chirurgical.
- Connaître la prévention des endocardites infectieuses.

Points importants

- L'endocardite infectieuse (EI) est une infection rare mais grave.
- Le diagnostic repose sur des arguments cliniques + bactériologiques + échocardiographiques.
- Staphylocoques (*Staphylococcus aureus* principalement) et streptocoques sont responsables de 80 % des cas d'endocardites infectieuses. La porte d'entrée du micro-organisme en cause doit être recherchée et traitée.
- L'identification de l'agent infectieux responsable est cruciale pour le diagnostic et le traitement : 2 à 3 hémocultures aéro-anaérobies doivent être prélevées avant toute antibiothérapie.
- Lorsque le diagnostic d'endocardite infectieuse est suspecté avec des hémocultures positives à un agent infectieux responsable d'EI, une échocardiographie doit être réalisée le plus rapidement possible.
- Les complications cérébrales et cardiaques sont les complications les plus fréquentes et les plus graves.
- La prise en charge d'un patient atteint d'endocardite infectieuse est hospitalière et doit faire intervenir une équipe multidisciplinaire expérimentée.
- Traitement : antibiothérapie parentérale prolongée ± chirurgie valvulaire.
- Les indications de l'antibioprophylaxie de l'endocardite infectieuse sont restreintes aux procédures dentaires invasives chez des patients porteurs de prothèses valvulaires et/ou ayant des antécédents d'endocardite infectieuse et/ou une cardiopathie congénitale cyanogène avec shunt persistant.

1 | Bases pour comprendre

1. Définition

L'endocardite infectieuse (EI) est une infection d'une ou plusieurs valves cardiaques, natives ou prothétiques, le plus souvent par une bactérie, plus rarement par un champignon. Les agents infectieux gagnent la circulation sanguine via une porte d'entrée qu'il convient de rechercher et de traiter le cas échéant (TUE6-149-1), puis se fixent au niveau de la valve.

TUE6-149-1 : Agents infectieux responsables d'endocardite infectieuse selon la porte d'entrée

Agents infectieux	Porte d'entrée
Staphylococcus aureus, staphylocoques coagulase négative	Cutanée, matériel endovasculaire (cathéters veineux, pacemaker, cathéters d'hémodialyse…), toxicomanie intraveineuse
Streptocoques oraux	Bucco-dentaire
Streptococcus gallolyticus (streptocoques du groupe D)	Digestive (polypes coliques)
Entérocoques	Digestive Urinaire
Bactéries du groupe HACCEK*	Bucco-dentaire
Candida sp	Matériel endovasculaire Toxicomanie intraveineuse

* *Haemophilus spp., Actinobacillus actinomycetemcomitans, Cardiobacterium hominis, Capnocytophaga spp., Eikenella corrodens, Kingella spp.*

2. Physiopathologie

- Endocardite = inflammation de l'endocarde, le plus souvent d'origine infectieuse, plus rarement d'origine inflammatoire (à la phase aiguë du rhumatisme articulaire aigu (RAA) ou dans le cadre d'une maladie de système) ou d'origine néoplasique.
- L'inflammation de l'endocarde est secondaire à des turbulences du flux sanguin au niveau valvulaire. Ces turbulences surviennent en cas de valvulopathie congénitale (bicuspidie aortique), de valvulopathies acquises (valvulopathie post-rhumatismale, rétrécissement aortique, réparation valvulaire mitrale), de dégénérescence valvulaire liée à l'âge (valvulopathie non connue avant l'épisode d'endocardite le plus souvent) ou en cas de présence de matériel intracardiaque (prothèse valvulaire, défibrillateur implantable ou pacemaker ; cathéters veineux de longue durée).

A l'occasion d'une bactériémie, des bactéries adhèrent à l'endocarde lésé et s'y multiplient.

75 - Pilly ECN - ©CMIT

UE6 – N°149 • Endocardite infectieuse

Les valves du cœur gauche (valve aortique et valve mitrale) sont plus souvent touchées (90 % des cas) que les valves du cœur droit (principalement valve tricuspide).

- Seuls certains agents infectieux sont capables de causer une EI. Ils doivent notamment être équipés de facteurs d'adhésion à l'endothélium lésé. C'est le cas des cocci Gram positif (staphylocoques, streptocoques, entérocoques) mais pas des entérobactéries qui ne sont que très exceptionnellement responsables d'EI.

- La greffe bactérienne au niveau de l'endocarde a pour conséquence le développement de lésions infectieuses associant :
  · des végétations, lésions proliférantes constituées d'amas de fibrine, de plaquettes et d'agents infectieux, susceptibles d'emboliser dans la circulation sanguine et d'entraîner des foyers infectieux à distance ou des accidents ischémiques ;
  · des lésions de destruction valvulaire, abcès et perforations, à l'origine du risque d'insuffisance cardiaque.

- La greffe endocarditique :
  · est favorisée par une valvulopathie sous-jacente et/ou un corps étranger (prothèse valvulaire, sonde endocavitaire…) ; le risque varie en fonction du type de valvulopathie (TUE6-149-2)
  · cependant, 40 % des EI surviennent sans notion de valvulopathie préexistante.

- Localisation des emboles selon l'atteinte valvulaire :
  · Atteinte aortique ou mitrale : emboles systémiques cérébraux ou extracérébraux (rate, reins, foie, appareil locomoteur, …). Ces emboles, parfois des microemboles, sont responsables d'ischémie, d'abcès ou d'artérite focale pouvant conduire à des hémorragies par nécrose de la paroi artérielle ou à la constitution d'anévrismes mycotiques.
  · Atteinte tricuspidienne ou pulmonaire : emboles pulmonaires.

TUE6-149-2 : Cardiopathies à risque d'endocardite infectieuse

Groupe A : cardiopathies à haut risque	Groupe B : cardiopathies à risque moins élevé
· Prothèses valvulaires (mécaniques, homogreffes ou bioprothèses) · Cardiopathies congénitales cyanogènes avec shunt persistant et dérivations chirurgicales (pulmonaire-systémique) · Antécédents d'EI	· Valvulopathies : insuffisance aortique, insuffisance mitrale (IM), rétrécissement aortique · Prolapsus de la valve mitrale avec IM et/ou épaississement valvulaire · Bicuspidie aortique · Cardiopathies congénitales non cyanogènes sauf communication interauriculaire (non à risque) · Cardiomyopathie hypertrophique obstructive (avec souffle à l'auscultation)

3. Épidémiologie

Maladie rare (incidence annuelle d'environ 30 cas par million d'habitants en France) et grave (mortalité hospitalière ≈ 20 à 25 %). Elle touche davantage l'homme que la femme et elle est plus fréquente après 70 ans.

Le profil épidémiologique de l'EI s'est considérablement modifié au cours de ces dernières années. L'EI touche maintenant des patients plus âgés, dont une proportion significative sans valvulopathie préexistante connue.

Après l'éradication du RAA et la quasi-disparition des valvulopathies rhumatismales, d'autres facteurs prédisposants sont apparus : la toxicomanie intraveineuse, les prothèses valvulaires, les scléroses valvulaires dégénératives, la réalisation d'actes invasifs à risque de bactériémie et l'implantation de dispositifs intracardiaques, responsables d'endocardites liées aux soins.

Deux conséquences : la non-diminution de l'incidence des EI et la modification du profil microbiologique de l'EI. Dans les études observationnelles récentes réalisées dans des pays industrialisés, les staphylocoques ont supplanté les streptocoques oraux et occupent la première place dans la répartition des agents infectieux responsables d'EI.

4. Microbiologie

Le tableau TUE6-149-3 montre la répartition des agents infectieux responsables d'EI observée au cours d'une enquête réalisée en France en 2008.

- *Staphylococcus aureus* est la bactérie la plus souvent impliquée. La proportion de staphylocoques coagulase négative augmente, notamment dans les EI sur prothèse.

- Les streptocoques les plus fréquents sont les streptocoques oraux, d'origine buccodentaire, et *Streptococcus gallolyticus*.

- Des bactéries à croissance lente (bactéries du groupe HACCEK, streptocoques «déficients» comme *Granulicatella spp.* et *Abiotrophia spp.*…) peuvent également être à l'origine d'EI. Leur détection est favorisée par l'incubation prolongée des flacons d'hémoculture jusqu'à 28 jours. Il est donc indispensable de prévenir le bactériologiste de la suspicion d'EI.

- Dans 5 à 10 % des EI, les hémocultures restent négatives et l'agent infectieux responsable peut ne pas être identifié. Le plus souvent, ces EI à hémocultures négatives sont imputables à une antibiothérapie mise en route préalablement à la réalisation des hémocultures ou aux bactéries à développement intracellulaire, non cultivables sur les milieux standards (*Coxiella burnetii*, *Bartonella spp.*, *Tropheryma whipplei*…).

TUE6-149-3 : Répartition des agents infectieux responsables d'endocardites infectieuses

Agent infectieux	Répartition (%)
Staphylococcus aureus	30
Streptocoques oraux	20
Streptococcus gallolyticus (ex S. bovis)	13
Entérocoques	10
Staphylocoques coagulase négative	10
Autres agents infectieux (bactéries du groupe HACCEK, *Coxiella burnetii, Bartonella spp., Candida spp, ...*)	8
Hémocultures négatives	5 à 10

2 | Diagnostic

1. Diagnostic positif (FUE6-149-1)

Le diagnostic positif repose sur :
- une fièvre et un souffle cardiaque nouveau ou modifié,
- la mise en évidence d'un agent infectieux,
- et une anomalie intracardiaque.

▪ Arguments cliniques du diagnostic
- Présentation très polymorphe.

Toute fièvre inexpliquée chez un patient ayant une valvulopathie est une endocardite infectieuse jusqu'à preuve du contraire.

- Forme typique associant :
  - signes généraux (fièvre + altération de l'état général)
  - + signes cardiaques (apparition ou modification d'un souffle cardiaque)
  - + signes extracardiaques (localisations emboliques cérébrales et extracérébrales et manifestations immunologiques. Cf. infra).
- Formes trompeuses fréquentes :
  - fièvre nue, aiguë ou prolongée
  - arthralgies, lombalgies fébriles
  - formes révélées par une complication inaugurale (insuffisance cardiaque fébrile, signes neurologiques fébriles, embols : Cf. infra)
  - alternance épisodes de fièvre – périodes d'apyrexie, spontanées ou secondaires à une antibiothérapie prescrite sans diagnostic étiologique. Dans ce contexte, la récidive de la fièvre à l'arrêt de l'antibiothérapie est très évocatrice du diagnostic d'EI.

▪ Arguments microbiologiques du diagnostic

Les hémocultures
- Examen fondamental : identification de l'agent infectieux et choix de l'antibiothérapie.
- La quantité de sang mise en culture conditionne la sensibilité de l'examen : le volume optimal est de 40 à 60 mL chez l'adulte (soit deux à trois hémocultures)
- Dès la suspicion diagnostique et avant toute antibiothérapie :
  - 3 prélèvements sur 24 heures, espacés d'au moins 1 heure, pour cultures aéro-anaérobies ; en cas de sepsis grave, deux à trois hémocultures en moins d'une heure avant de démarrer l'antibiothérapie en urgence.
  - chacun à partir d'une ponction veineuse distincte.
  - y compris en l'absence de fièvre ou de frissons.

En cas d'hémocultures négatives
- Si antibiothérapie préalable : l'interrompre et répéter les hémocultures (trois par jour) après au moins 72 heures d'arrêt de l'antibiothérapie, en l'absence de critères nécessitant un traitement urgent, i.e. d'EI aiguë ou de destruction valvulaire.
- En absence d'antibiothérapie préalable :
  - réaliser sérologies *Coxiella burnetti* et *Bartonella spp.*
  - prendre un avis spécialisé.

En cas de chirurgie valvulaire
- Adresser la totalité des prélèvements (végétation, valve, abcès, emboles...) au laboratoire pour la mise en culture microbiologique (recherche de bactéries et champignons) et pour l'étude histologique.
- La recherche d'ADN bactérien ou fongique par PCR pourra être effectuée dans un second temps sur le ou les prélèvement(s) si les hémocultures sont stériles et/ou si la culture de valve est stérile.

▪ Arguments échographiques du diagnostic

Échographie cardiaque
- Échographie transthoracique (ETT) : examen de première intention car rapide, non invasif, aisément accessible dans de nombreux centres.
- Échographie transœsophagienne (ETO) : fréquemment indiquée compte tenu d'une meilleure sensibilité pour détecter des végétations (≥ 90 % *versus* 70 % pour ETT) en particulier en cas d'endocardite sur prothèse.
- La première échographie cardiaque peut souvent être réalisée après réception de la positivité des hémocultures.
- En cas de forte présomption clinique et de négativité de l'échographie initiale : répéter l'examen 7 à 10 jours plus tard, les anomalies pouvant être détectées de façon retardée même sous antibiothérapie. **Une échographie cardiaque normale n'élimine pas le diagnostic.**

Lésions recherchées
- Végétations,
- Perforations valvulaires,
- Abcès péri-valvulaire, abcès septal,
- Désinsertion prothétique récente.

UE6 – N°149 • Endocardite infectieuse

Bilan du retentissement des atteintes intracardiaques
- Étude de la fonction systolique,
- Intensité des fuites valvulaires.

Arguments histologiques pour le diagnostic
En cas de chirurgie valvulaire (ou d'autopsie), l'examen histologique des prélèvements permet, à lui seul, d'affirmer le diagnostic d'EI.

2. Principales localisations emboliques / Principales complications

Principales localisations emboliques
Les complications emboliques sont présentes chez **45 % des patients.** Elles peuvent toucher plusieurs organes simultanément.
- Localisations habituelles pour les EI du cœur gauche
  - Localisations cérébrales (25 % des cas – 2ème cause de décès) :
    - symptomatiques : AVC, AIT, convulsions fébriles, troubles de la conscience, syndrome méningé, mais parfois asymptomatiques,

> Tout signe neurologique fébrile doit faire évoquer le diagnostic d'endocardite infectieuse et doit conduire à l'auscultation cardiaque et à la réalisation d'hémocultures.

  - mécanismes divers et parfois intriqués : ischémique, hémorragique, infectieux (méningite, abcès cérébral, anévrismes mycotiques)
  - examen clinique, TDM ou IRM cérébrale, ponction lombaire si syndrome méningé et absence de contre-indication à la ponction lombaire, ponction d'abcès cérébral si absence d'identification bactériologique par les hémocultures.
  - Localisations extra-cérébrales (30 % des cas) :
    - rate, reins et foie : abcès (image ronde avec zone centrale ne prenant pas le contraste) ou infarctus (image triangulaire) à rechercher par l'échographie abdominale ou TDM abdominale au moment du diagnostic et à contrôler en cas de persistance ou de récidive inexpliquée de la fièvre,
    - membres : tableau d'ischémie aiguë ou subaiguë d'un membre – examen des pouls périphériques,
    - coronaires : tableau d'ischémie myocardique – ECG et troponine ± coronarographie,
    - peau : examen de l'ensemble du revêtement cutané pour rechercher des hémorragies sous-unguéales en flammèche ou des emboles périphériques (PUE6-149-1) notamment ostéoarticulaires : monoarthrite ou oligoarthrite, spondylodiscite. Le diagnostic repose sur l'examen clinique (membres), complétée, si suspicion clinique, par l'imagerie et la ponction de l'articulation.
  - Anévrisme infectieux («mycotique») de toutes localisations, aux conséquences graves (hémorragie cataclysmique secondaire à leur rupture), à dépister par examen clinique régulier (palpation des pouls périphériques) et si nécessaire par imagerie (recherche indispensable par imagerie cérébrale avant toute chirurgie valvulaire).
- Localisations habituelles pour les EI du cœur droit
  - Embolies pulmonaires, fréquemment multiples et massives (infarctus pulmonaires, abcès)
  - Toux et/ou dyspnée d'intensité variable

Manifestations immunologiques
La végétation est à l'origine de manifestations immunologiques par la recirculation d'antigènes et de complexes immuns qui peuvent se déposer et entrainer des lésions de vascularite.
- Les manifestations cliniques
  - Purpura vasculaire,
  - Faux panaris d'Osler (nodosités douloureuses, fugaces, siégeant à la pulpe des doigts ou des orteils),
  - Erythème palmoplantaire de Janeway (PUE6-149-2).
- Les manifestations biologiques
  - Protéinurie, hématurie – glomérulonéphrite
  - Consommation du complément
  - Cryoglobuline
  - Facteur rhumatoïde

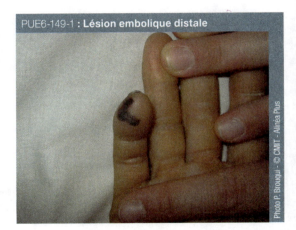

PUE6-149-1 : Lésion embolique distale

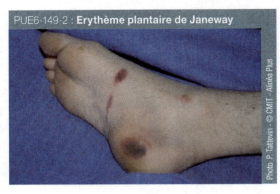

PUE6-149-2 : Erythème plantaire de Janeway

La recherche des anomalies biologiques immunologiques ne doit pas être systématique si le diagnostic d'EI est évident (végétations visualisées en échographie et bactériémie à staphylocoque par exemple). En revanche, elle doit être prescrite pour étayer un diagnostic moins certain.

Endocardite infectieuse • UE6 – N°149

FUE6-149-1 : Synthèse physiopathologique et diagnostique

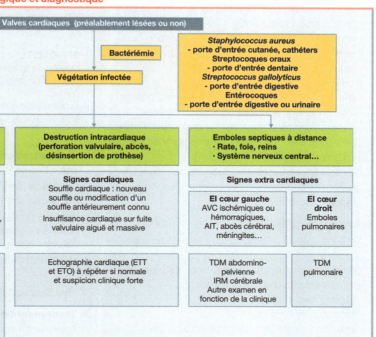

En cas de suspicion d'endocardite infectieuse, en pratique

1. Bilan diagnostique initial
   - examen clinique +++
   - hémocultures
   - échographie cardiaque
2. Recherche de critère de gravité : insuffisance cardiaque non maitrisée par un traitement bien conduit, choc hémodynamique, choc septique
3. Recherche de localisations extracardiaques
   - scanner thoraco-abdominopelvien
   - IRM cérébrale en fonction de la clinique
4. Prise en charge de la porte d'entrée

■ **Complications cardiaques**
- Première cause de décès au cours de l'EI et première indication chirurgicale.
- Insuffisance cardiaque, le plus souvent gauche.
- Autres complications plus rares :
  · péricardite
  · insuffisance coronarienne (par emboles, abcès compressifs ou sepsis grave)
  · troubles de conduction
- Dépistage : examen clinique régulier et ECG (importance d'un tracé inaugural servant de référence ; dépistage quotidien d'un BAV pouvant être dû à un abcès septal dans les endocardites aortiques).

■ **Complications infectieuses**
Elles sont définies par la non maîtrise de l'infection sous antibiothérapie bien conduite : fièvre ± bactériémie, malgré 7-10 jours de traitement adapté, ou signes de sepsis grave non rapidement réversibles sous traitement.

3. Pronostic

La mortalité hospitalière est de 20 à 25 %.
Quatre facteurs de risque de mortalité sont identifiés pour les EI communautaires : l'âge, *Staphylococcus aureus*, l'existence d'une complication intracérébrale et l'insuffisance cardiaque.

3 | Critères d'hospitalisation

La prise en charge d'un patient atteint d'EI doit toujours être conduite en milieu hospitalier par une équipe multidisciplinaire habituée à ce type de prise en charge.

4 | Traitement curatif

1. Traitement curatif : antibiothérapie prolongée +/- chirurgie valvulaire

■ **Antibiothérapie**

Principes
- Principe général : obtenir l'éradication microbienne définitive au site de l'infection (endocarde ± autres localisations). Elle est difficile à obtenir parce que :

UE6 – N°149 • Endocardite infectieuse

Notes

- l'endocarde est faiblement vascularisé,
- la fibrine protège les bactéries de la phagocytose,
- l'inoculum est important,
- les bactéries sont en phase de croissance lente,
- la bactériémie est permanente avec recolonisation régulière des végétations.
- D'où la nécessité :
  - d'une antibiothérapie bactéricide, prolongée et à fortes doses, administrée par voie parentérale,
  - d'une actualisation régulière des protocoles d'antibiothérapie (Cf. recommandations émises par les sociétés savantes),
  - d'informations bactériologiques indispensables pour la bonne conduite de l'antibiothérapie en fonction de l'agent infectieux.

Schémas thérapeutiques

- **Prendre un avis infectiologique le plus rapidement possible**
- On débute une antibiothérapie **probabiliste** juste après les prélèvements des hémocultures si :
  - sepsis grave/choc septique
  - forte suspicion clinique d'EI
  - indication de chirurgie valvulaire en urgence

Dans toutes les autres situations, l'antibiothérapie est documentée, adaptée aux résultats de l'examen direct des hémocultures.

- Antibiothérapie probabiliste

Deux situations :
- EI sur valve native ou sur prothèse valvulaire posée depuis plus de 1 an
  - Amoxicilline-acide clavulanique + gentamicine (en l'absence d'allergie à la pénicilline)
- EI précoce sur prothèse valvulaire posée dans l'année précédant l'EI
  - Vancomycine + gentamicine + rifampicine
- Antibiothérapie adaptée aux résultats des hémocultures et selon les recommandations des sociétés savantes. L'antibiothérapie documentée comporte une bétalactamine (Cf. TUE6-149-4) à fortes doses IV, associée à la gentamicine en début de traitement en cas d'EI compliquée (sur prothèse ou d'évolution prolongée) ou à entérocoque. En cas d'allergie ou de résistance aux bétalactamines, on remplace la bétalactamine par un glycopeptide (vancomycine).

- Durée : 4 à 6 semaines
- Surveillance de l'efficacité et de la tolérance de l'antibiothérapie

EFFICACITE	TOLERANCE
Courbe de température Stérilisation des hémocultures Evolution des anomalies échocardiographiques	Fonction rénale (clairance de la créatinine) Dosages plasmatiques : · de la gentamicine · de la vancomycine

- **Traitement chirurgical de l'endocardite infectieuse**

50 % des patients sont opérés, le plus souvent dans les 10 jours qui suivent le début de l'antibiothérapie.

Indications pour la chirurgie valvulaire :
- Insuffisance cardiaque, indication la plus fréquente
- Infection non maîtrisée
- Prévention du risque embolique.

2. Traitements symptomatiques et associés

- **Traitements médicaux**
- Traitement médical d'une insuffisance cardiaque
- Oxygénothérapie, voire assistance respiratoire
- Autres mesures de réanimation selon les défaillances.

- **Place des traitements anticoagulants**
- D'une manière générale, l'introduction des anticoagulants et des antiagrégants plaquettaires n'est pas indiquée dans l'EI : efficacité non démontrée et majoration du risque hémorragique.
- Lorsque l'EI survient chez un patient déjà sous traitement anticoagulant, celui doit être poursuivi s'il est indispensable (prothèse valvulaire mécanique, fibrillation auriculaire). Les anti-vitamines K doivent être remplacés par de l'héparine non fractionnée plus maniable (demi-vie plus courte) pendant les 2 premières semaines.
- La survenue d'une hémorragie cérébrale nécessite l'arrêt de tout traitement anticoagulant (exception : présence d'une prothèse valvulaire mécanique, situation qui nécessite un avis spécialisé).
- Lorsque l'EI survient chez un patient déjà sous antiagrégants, ceux-ci peuvent être poursuivis sauf en cas d'hémorragie majeure.
- L'anticoagulation par héparine de bas poids moléculaire à dose ISOcoagulante n'est pas contre-indiquée.

TUE6-149-4 : Choix de la β-lactamine en fonction de l'agent infectieux responsable de l'endocardite infectieuse

Agent infectieux responsable de l'endocardite infectieuse	β-lactamine de 1ère intention	En cas d'allergie vraie aux β-lactamines ou en cas de résistance bactérienne aux β-lactamines
Staphylococcus aureus	Pénicilline M IV	Glycopeptide
Streptocoques oraux	Amoxicilline IV Ceftriaxone* IV	Glycopeptide
Streptocoques du groupe D (*Streptococcus gallolyticus*)	Amoxicilline IV Ceftriaxone IV	Glycopeptide
Enterococcus spp.	Amoxicilline IV	Glycopeptide

* si CMI < 0,125 mg/L

Endocardite infectieuse • UE6 – N°149

- **Traitements chirurgicaux**
- Éradication d'un foyer infectieux primitif (avulsions dentaires, traitement plaie chronique, …)
- Gestes de drainage (arthrite) ou retrait d'un corps étranger (pacemaker, voie veineuse centrale)
- Traitement d'une complication vasculaire (cure d'un anévrisme, évacuation d'un hématome).

3. Traitement de la porte d'entrée

Elle doit être recherchée systématiquement, orientée par la nature de l'agent infectieux (TUE6-149-5). Son traitement dépend de sa nature.

4. Suivi du patient

- **Surveillance clinique**
- Surveillance de la fièvre : faire une courbe thermique. La persistance ou la rechute d'un état fébrile devant faire évoquer :
  · une antibiothérapie inadéquate,
  · un foyer infectieux persistant au niveau de la porte d'entrée, du foyer cardiaque (abcès para-valvulaire…) ou d'un foyer secondaire,
  · une allergie médicamenteuse,
  · une veinite sur cathéter,
  · une maladie thrombo-embolique veineuse.
- Surveillance des manifestations cardiaques : auscultation cardiaque, auscultation pulmonaire, pouls.
- Surveillance de la tolérance du traitement antibiotique (audition pour la gentamicine…).
- Surveillance des manifestations extra-cardiaques
  · cérébrales,
  · extracérébrales.

- **Surveillance biologique**
- Hémocultures quotidiennes systématiques jusqu'à stérilisation
- Dosage des anti-infectieux (gentamicine et vancomycine)
- Créatininémie régulière.

- **Surveillance cardiologique**
- ECG
- Surveillance échocardiographique

- **Surveillance de la guérison**

Nécessité d'une surveillance prolongée après la fin du traitement avant d'affirmer la guérison clinique (apyrexie stable) et biologique (absence de rechute microbiologique).

---

5 PRÉVENTION PRIMAIRE (cardiopathie à risque) (Cf. TUE6-149-2) ET SECONDAIRE (après une endocardite infectieuse)

Les médecins généralistes et les dentistes jouent un rôle essentiel dans la prévention.

1. Éducation à la santé

- Maintien d'un bon état bucco-dentaire et consultation chez le dentiste 1 à 2 fois/an
- Surveillance cardiologique régulière
- Hygiène **cutanée** (désinfection des plaies, éviter toute effraction cutanéo-muqueuse : piercing, tatouage, acupuncture, cathéters…)
- Consulter un médecin en cas de fièvre, et exploration de toute fièvre qui ne fait pas sa preuve (hémocultures, pas d'antibiothérapie «à l'aveugle», avis spécialisé)
- Limitation des gestes invasifs, en particulier endovasculaires.

2. Antibioprophylaxie de l'endocardite infectieuse

- **Argumentation**

TUE6-149-5 : Bilan complémentaire en fonction de la porte d'entrée

Porte d'entrée	Agents infectieux	Examens cliniques / paracliniques
Lésions cutanées	*Staphylococcus aureus*	Examen de l'ensemble du revêtement cutané
Matériel endovasculaire (prothèses valvulaires, pacemaker, défibrillateur implantable, …)	Staphylocoques coagulase négative *Staphylococcus aureus*	ETO
Cathéters veineux centraux	Staphylocoques coagulase négative *Staphylococcus aureus* Candida	Ablation et mise en culture du cathéter
Dents et cavité buccale	Streptocoques oraux Bactéries du groupe HACCEK	Orthopantomogramme Consultation dentaire
Tube digestif	*Streptococcus gallolyticus* Entérocoques	Coloscopie totale Imagerie abdominale
Voies biliaires	*Streptococcus gallolyticus* Entérocoques	Imagerie des voies biliaires
Tractus urinaire	Entérocoques	ECBU Imagerie du tractus urinaire

UE6 – N°149 • Endocardite infectieuse

- L'EI survient après une bactériémie.
- Certains actes médicaux, en particulier dentaires (y compris le brossage des dents), entraînent une bactériémie.
- Les agents infectieux en cause sont habituellement sensibles aux antibiotiques.
- La prévention des EI secondaires à un acte à risque de bactériémie est justifiée chez les patients à haut risque d'EI qui doivent subir une procédure à haut risque d'EI.
- Ces schémas rejoignent les règles générales de l'antibioprophylaxie : pic d'activité de l'antibiotique maximal au moment du geste ; limiter la durée à celle du risque de bactériémie.

■ Recommandations
- L'antibioprophylaxie de l'EI n'est justifiée que chez les patients :
  · porteurs de prothèse valvulaire,
  · ayant un antécédent d'EI,
  · porteurs d'une cardiopathie congénitale cyanogène,

ET qui doivent avoir les soins dentaires suivants : gestes nécessitant une manipulation de la gencive ou de la région péri-apicale ou une effraction muqueuse
- Dans les autres situations, et notamment pour les autres cardiopathies ou les procédures portant sur les voies aériennes, digestives, urinaires, ou cutanées, l'antibioprophylaxie n'est pas justifiée.

■ Modalités
- Amoxicilline *per os* dans l'heure précédant le geste.
- En cas d'allergie aux ß-lactamines : clindamycine.
- Remise d'une carte de patient à risque d'endocardite à présenter avant toute procédure bucco-dentaire.

Pour en savoir plus

- Habib G, Hoen B, Tornos P, et al. Guidelines on the prevention, diagnosis, and treatment of infective endocarditis (new version 2009): the Task Force on the Prevention, Diagnosis, and Treatment of Infective Endocarditis of the European Society of Cardiology (ESC). Endorsed by the European Society of Clinical Microbiology and Infectious Diseases (ESCMID) and the International Society of Chemotherapy (ISC) for Infection and Cancer. *Eur Heart J.* 2009;30:2369-413.

UE6 N°150	Surveillance des porteurs de valve et prothèses vasculaires

Objectifs

- Expliquer les risques infectieux <u>ou non</u>, inhérents aux valves, prothèses valvulaires et aux prothèses vasculaires et les mesures préventives correspondantes.
- Réunir les arguments en faveur d'une infection sur valve, prothèse valvulaire ou vasculaire.

Points importants

- Les patients porteurs de dispositifs médicaux invasifs, valvulaires ou vasculaires, sont à haut risque d'infection sur ces dispositifs
- Il faut donc **prévenir** le risque infectieux (en amont de l'intervention, en péri-opératoire et en post-opératoire)
- Il faut savoir évoquer une complication, notamment infectieuse, liée au matériel prothétique afin de pouvoir organiser la prise en charge

1 | Bases pour comprendre

1. Nature des risques inhérents aux prothèses valvulaires et vasculaires

Les risques des prothèses valvulaires et vasculaires et, par extension, des autres dispositifs cardiovasculaires (pacemaker, défibrillateur…) sont triples :
- Risques liés à la pathologie sous-jacente ayant conduit à la mise en place du dispositif médical implantable (DMI) et complications en lien avec le DMI lui-même. *Se référer aux ouvrages de cardiologie.*
- Risques liés au traitement médical associé au DMI (anticoagulants, antiagrégants plaquettaires, abstention…). *Se référer aux ouvrages de cardiologie.*
- Risques infectieux. **Seuls ces risques sont détaillés ici.**

2. Caractéristiques des infections sur prothèses cardiovasculaires

Contrairement aux tissus du patient, les DMI ne disposent d'aucun moyen de défense contre l'infection. Chez les sujets porteurs de prothèse cardiovasculaire, les infections sont à la fois :
- plus fréquentes (adhésion des agents infectieux au DMI)
- plus graves (exemple de l'endocardite infectieuse sur valve prothétique ayant un moins bon pronostic que sur valve native)
- d'expression clinique parfois différente (agents infectieux organisés en biofilm pouvant rester quiescents au contact de la prothèse des semaines ou des mois après la contamination et s'exprimer tardivement)

- plus difficiles à prendre en charge (bactéries résistantes, biofilm protégeant les agents infectieux de la phagocytose et de l'activité des anti-infectieux, parfois nécessité de changer le matériel prothétique…).

- Tout patient porteur d'une **prothèse valvulaire** est un sujet à haut risque d'endocardite infectieuse, quelles que soient la pathologie sous-jacente traitée et la nature de la prothèse valvulaire (mécanique, bioprothèse ou homogreffe).
- Tout patient porteur d'une **prothèse vasculaire** est également à risque de «greffe infectieuse» à ce niveau, avec une évolution vers un anévrisme infectieux, toujours à haut risque de fistule/rupture.

3. Microbiologie

Les infections sur prothèses valvulaires ou vasculaires sont très souvent des infections nosocomiales du site opératoire, avec des agents infectieux pouvant être :
- multi-résistants : *Staphylococcus aureus* ou staphylocoques coagulase négative, bacilles Gram négatif (pour les prothèses vasculaires notamment)
- inhabituels (endocardite infectieuse à levures)
- peu pathogènes habituellement en l'absence de DMI mais le devenant du fait du DMI (staphylocoques coagulase négative).

Les infections sur prothèse valvulaire surviennent en général par voie hématogène et sont mono-microbiennes.

Pour les infections de prothèse vasculaire, les agents infectieux en cause sont plus variés (proximité de la flore digestive pour les prothèses aortiques abdominales).

Nota bene : chez un patient porteur d'une prothèse valvulaire ou vasculaire (et plus globalement d'un DMI), toute hémoculture positive à une bactérie commensale de la peau (staphylocoques coagulase négative, *Propionibacterium acnes, Corynebacterium spp,* …) doit être recontrôlée avant de débuter une antibiothérapie, d'autant plus qu'il existe un contexte infectieux (fièvre ± syndrome inflammatoire). Une infection du DMI doit être évoquée si plusieurs hémocultures sont positives au même agent infectieux.

4. Physiopathologie

La contamination du matériel peut se faire :
- dans la période opératoire ou postopératoire précoce,
- à l'occasion d'une bactériémie,
- plus rarement par contiguïté avec un foyer infectieux.

En général, l'infection se développe au contact de la prothèse (ou de la sonde endocavitaire de pacemaker, de défibrillateur…) puis s'étend par contiguïté. Le biofilm va jouer un rôle dans cette dissémination.

Ceci va entraîner un dysfonctionnement du matériel (prothèse valvulaire : désinsertion, abcès périprothétique ; prothèse vasculaire : thrombose septique, anévrysme) et un sepsis.

UE6 – N°150 • Surveillance des porteurs de valve et prothèses vasculaires

Notes

2 Prévention

1. Prévention en amont de l'intervention

Chaque fois que possible (c'est-à-dire pour tout geste réalisé «à froid»), il convient de :
- dépister et éradiquer tout foyer infectieux dentaire, sans omettre l'antibioprophylaxie en cas d'avulsion dentaire si le patient est déjà à haut risque d'endocardite infectieuse (Cf. item UE6-149).

2. Prévention péri-opératoire (Cf. item UE1-4)

- Antibioprophylaxie chirurgicale adaptée au geste chirurgical, selon les recommandations en vigueur
- Stricte adhésion aux mesures d'hygiène
- Ablation la plus précoce possible de tous les dispositifs invasifs (sonde urinaire, voies veineuses, drains).

3. Prévention postopératoire

- Éducation des patients afin qu'ils intègrent les mesures préventives dans leur quotidien
  · Traitement précoce et antisepsie de toute plaie
  · Soins dentaires réguliers
  · Consultation médicale en urgence si fièvre
  · Port d'une carte de patient à haut risque d'endocardite infectieuse, à présenter avant tout soin dentaire.
- Éducation des professionnels de santé
  · Hémocultures avant toute antibiothérapie devant un tableau de fièvre inexpliquée chez un patient porteur de prothèse vasculaire ou valvulaire
  · chez les sujets porteurs de prothèse valvulaire : antibioprophylaxie de l'endocardite infectieuse selon les règles communes au groupe à haut risque, pour les soins bucco-dentaires uniquement (Cf. item UE6-149)
  · chez les sujets porteurs de prothèse vasculaire : absence de recommandations officielles.

3 Diagnostic positif d'une complication liée au materiel prothétique

- Toute fièvre inexpliquée chez un porteur de matériel prothétique est une infection de ce matériel jusqu'à preuve du contraire, et doit faire réaliser des hémocultures avant tout traitement.
- Un avis spécialisé précoce est indispensable, du fait de la complexité et de la gravité de ces infections.

1. Endocardite infectieuse sur prothèse valvulaire

- Procédure diagnostique habituelle d'une endocardite infectieuse (Cf. item UE6-149).
- Quelques particularités cliniques liées à la sur-incidence :

- d'agents infectieux virulents (*Staphylococcus aureus*, bacilles Gram négatif) responsables de tableaux aigus
- de complications hémodynamiques et emboliques parfois révélatrices
- de rechute à l'arrêt des traitements
- des indications chirurgicales (désinsertion prothèse, échec du traitement médical).

2. Infection de prothèse vasculaire

■ Diagnostic clinique
- Tableaux aigus avec signes locaux (inflammation, ectasie) et généraux (fièvre, frissons, sepsis grave) marqués.
- Tableaux subaigus / chroniques, fréquents, de diagnostic moins aisé :
  · fièvre ou fébricule au long cours
  · tuméfaction du site d'implantation
  · thrombose
  · infection cutanée en aval de la prothèse
  · fistule, pathognomonique.

■ Diagnostic d'imagerie
- Echographie des axes vasculaires
- TDM avec injection : infection parfois évidente (abcès, fistule) mais parfois collection péri-prothétique faisant discuter une infection vraie ou de simples remaniements fréquents en péri-opératoire précoce.

■ Diagnostic biologique
- Hémocultures répétées
- En cas de négativité, discuter une ponction péri-prothétique (en étant prêt à intervenir en cas de complication), voire une chirurgie exploratrice d'emblée
- PET scan sur avis spécialisé
- En cas de chirurgie, faire des prélèvements per-opératoires multiples, de préférence avant toute antibiothérapie.

3. Diagnostic différentiel

Les complications non infectieuses de la prothèse, de la pathologie sous jacente et du traitement anticoagulant sont à évoquer : se rapporter aux ouvrages de cardiologie.

Pour en savoir plus
- Surveiller et prévenir les infections associées aux soins. HCSP 2010. http://www.hcsp.fr/explore.cgi/hcspr20100518_survprevinfecsions.pdf
- Gestion préopératoire du risque infectieux – mise à jour de la conférence de consensus – Hygiènes vol XXI n°4 – octobre 2013
- Antibioprophylaxie en chirurgie et médecine interventionnelle – Actualisation 2010.
- Habib G, Hoen B, Tornos P, et al. Guidelines on the prevention, diagnosis, and treatment of infective endocarditis (new version 2009): the Task Force on the Prevention, Diagnosis, and Treatment of Infective Endocarditis of the European Society of Cardiology (ESC). Endorsed by the European Society of Clinical Microbiology and Infectious Diseases (ESCMID) and the International Society of Chemotherapy (ISC) for Infection and Cancer. *Eur Heart J.* 2009;30:2369-413.

UE6 N°151 — Infections broncho-pulmonaires communautaires de l'adulte et de l'enfant

Pour la partie pédiatrie, consulter le référentiel du Collège de Pédiatrie

Objectifs

- Connaître la prévalence et les agents infectieux,
- Diagnostiquer les complications et connaître les critères d'hospitalisation, ainsi que les traitements des bronchites aigues, des bronchiolites, des exacerbations de BPCO et des pneumonies communautaires,
- Connaître le traitement de la pneumonie à pneumocoque.

Points importants

- Facteurs de risque : tabagisme, âge avancé, comorbidités
- Importance de l'analyse du terrain
- Radiographie thoracique au moindre doute sur une pneumonie
- Importance de rechercher un contexte grippal associé
- Orientation à la prise en charge : ambulatoire ou hospitalisation (CRB65)
- Gravité associée à *Streptococcus pneumoniae* (pneumocoque) ou *Legionella*
- L'antigénurie *Legionella* est un examen de bonne sensibilité et spécificité
- Antibiotiques de première ligne des pneumonies aigues communautaires : amoxicilline et/ou macrolide
- Réévaluation thérapeutique indispensable à 48-72 heures

CONSENSUS ET RECOMMANDATIONS

- Antibiothérapie par voie générale dans les infections respiratoires basses de l'adulte, Afssaps 2010.

BRONCHITE AIGUË

Inflammation aiguë des bronches et des bronchioles secondaire à une agression infectieuse.

1. Épidémiologie

La plus fréquente des infections des voies aériennes inférieures : plusieurs millions de bronchites aiguës/an en France.

Infection virale dans la quasi-totalité des cas d'où contexte épidémique fréquent.

2. Diagnostic clinique

Une infection des voies aériennes supérieures peut précéder la symptomatologie (rhinite, pharyngite).

Signes fonctionnels:

- Toux , souvent sèche au début, d'évolution prolongée (plusieurs semaines).
- Le caractère secondairement purulent de l'expectoration est fréquent et n'est pas synonyme d'une surinfection bactérienne (réaction inflammatoire).
- Douleurs thoraciques bronchiques (brûlure rétro sternale)
- Signes physiques :
  Râles bronchiques à l'auscultation pulmonaire

3. Diagnostic paraclinique

Aucun examen complémentaire n'est justifié pour faire le diagnostic étiologique

4. Diagnostic différentiel

- Coqueluche : toux sèche prolongée
- Pneumonie : douleur thoracique, fièvre élevée, recherche de râles crépitants à l'auscultation pulmonaire, radiographie thoracique en cas de doute.

5. Traitement et évolution naturelle

Le traitement est ambulatoire et symptomatique. Aucune antibiothérapie n'est indiquée.

L'évolution est favorable spontanément.

L'absence d'amélioration doit faire reconsidérer le diagnostic de bronchite aiguë simple.

Notes

PNEUMONIE AIGUE COMMUNAUTAIRE (PAC)

Pneumonie = processus infectieux aux dépens du **parenchyme** pulmonaire.

Communautaire = acquise en milieu **extrahospitalier** («ville») ou se déclarant moins de 48 heures après l'admission.

Le diagnostic de pneumonie aigue communautaire (PAC) repose sur l'association de :

> signes fonctionnels respiratoires
> (toux, expectorations, dyspnée, douleur thoracique)
> **fébriles**
> et
> une **radiographie thoracique** prouvant l'**atteinte parenchymateuse**

1 Épidémiologie générale des PAC

L'incidence est élevée (environ 500 000 cas/an en France) et augmente avec l'âge.

Facteurs de risque principaux : tabagisme, âge > 65 ans, comorbidités.

Le terrain est l'élément essentiel du pronostic.

Létalité : en moyenne 5 %. À moduler : inférieure à 3 % pour les patients ambulatoires, 7 % pour les sujets hospitalisés, jusqu'à 40 % pour les patients âgés institutionnalisés.

2 Diagnostiquer une PAC

1. Organigramme général pratique (FUE6-151-1)

L'évaluation de la gravité d'une PAC est essentielle car elle a des conséquences sur toutes les phases ultérieures de la prise en charge :
- l'orientation du patient,
- les examens complémentaires,
- la stratégie de prise en charge thérapeutique.

Les **formes atypiques sont fréquentes,** en particulier chez le sujet âgé (à fortiori institutionnalisé) ou les patients immunodéprimés (atténuation des symptômes liée à une réaction inflammatoire limitée) :
- Fièvre inconstante ou isolée,
- Toux fébrile,
- Révélation par la décompensation d'une comorbidité (insuffisance cardiaque, déséquilibre diabétique),
- Révélation par des troubles du comportement chez le sujet âgé,
- Présence de signes extra-respiratoires : signes digestifs, arthro-myalgies, signes neurologiques, AEG.

2. Analyser la radiographie thoracique

Indispensable : toute suspicion de PAC nécessite une radiographie thoracique.
Elle permet de confirmer le diagnostic.
Elle a tout son intérêt dans les formes difficiles à diagnostiquer cliniquement.
Il existe parfois un retard de la radiologie sur la clinique.

Rationnel
- Caractérisation de la sémiologie radiologique,
- Pose un diagnostic topographique (uni/bilatéral, uni/plurilobaire),
- Aide à détecter une complication : pleurésie, abcès, atélectasie,
- Aide à la qualification en PAC grave sur le critère plurilobaire,
- Contribue à éliminer un diagnostic différentiel (embolie pulmonaire, insuffisance cardiaque...),
- Contribue à détecter une anomalie pulmonaire associée (nodule tumoral, corps étranger...),
- Cliché initial de référence pour évaluer, si besoin, l'efficacité du traitement futur.

Sémiologie radiologique
- Pneumonie alvéolaire (PUE6-151-1) :
  · Opacité systématisée, segmentaire ou lobaire, de densité homogène, bien limitée
  · ± bronchogramme aérique
- Pneumonie interstitielle (PUE6-151-2) :
  · Opacités infiltratives mal ou non systématisées, uni ou bilatérales,
- Pneumonie micronodulaire :
  · Dissémination de nodules de 10 à 15 mm de diamètre, non homogènes, péri-hilaires, à tendance confluente.

3. Analyser le terrain

Organigramme général pratique (FUE6-151-2)

L'approche par le terrain est essentielle. Elle permet rapidement de «situer» le malade sur une échelle de risque de complication(s), de moyens nécessaires pour la prise en charge et de probabilité étiologique.

Le label «immunocompétent» n'exonère pas de documenter des informations utiles à la démarche de prise en charge, notamment :
- La consommation de tabac et/ou d'alcool évaluée quantitativement ;
- la présence d'une ou plusieurs comorbidités (par exemple diabète, HTA) faisant l'objet d'un traitement et d'un suivi dédié ;
- en période épidémique automno-hivernale, la notion de grippe, de virose saisonnière préalable ou de contage est importante.

Le critère d'âge de 65 ans est un critère relatif. Les grandes études de cohorte ont permis de montrer qu'il s'agit d'une limite d'âge statistiquement associé à la gravité et/ou aux complications. Au lit du patient, l'âge physiologique plus que l'âge civil doit être évalué individuellement.

La notion d'immunodépression aura pour conséquence de classer le malade dans une séquence de prise en

PUE6-151-1 : Pneumonie franche lobaire aiguë (PFLA) : clichés de thorax standard face et profil
Face : condensation parenchymateuse systématisée non rétractile du segment externe du lobe moyen, avec bronchogramme aérique. Le bord droit de la silhouette cardio-médiastinale (atrium droit) reste visible car le segment interne du lobe moyen est en grande partie épargné par l'infection bactérienne des espaces aériens distaux.
Profil : les limites scissurales de la condensation parenchymateuse traduisent son caractère systématisé. L'aspect «bombant» de la petite scissure traduisant une surdistension des espaces aériens distaux reflète l'intensité du processus inflammatoire.

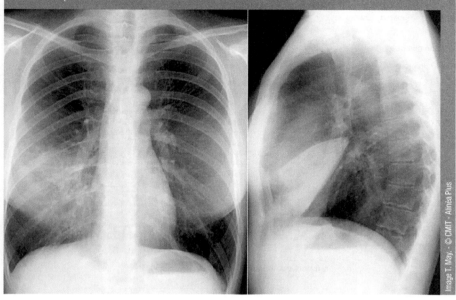

PUE6-151-2 : Pneumonie interstitielle : radio standard de face

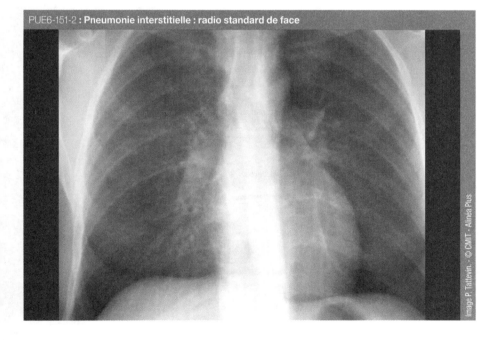

FUE6-151-1 : Diagnostiquer une PAC : organigramme général pratique

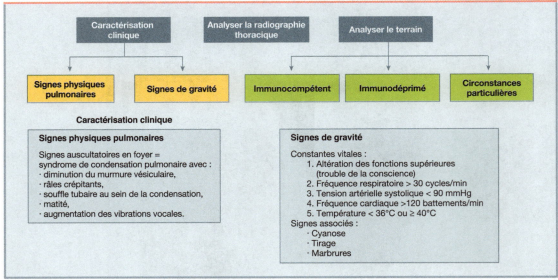

FUE6-151-2 : Analyser le terrain : organigramme général pratique

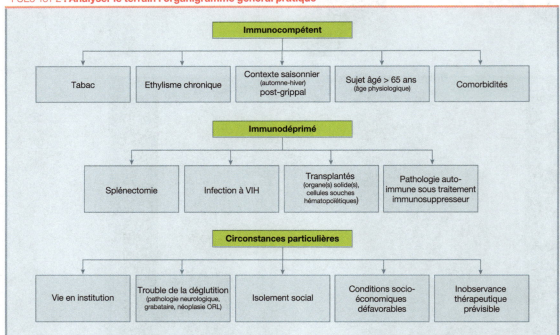

charge plus rapide, voire urgente, associée à un bilan étiologique pouvant requérir des examens invasifs.

Les «circonstances particulières» font référence à la prise en compte du contexte médico-social : une condition gériatrique (syndrome de glissement), une situation de dépendance ou de précarité sociale.

3 Critères décisionnels utiles à l'orientation d'une PAC et diagnostic étiologique

Organigramme général pratique (FUE6-151-3)

1. Orientation d'une PAC

L'orientation des patients présentant une PAC est essentielle avec 3 possibilités :
- domicile (= ambulatoire ou ville),
- ou hôpital,
- et au sein même de l'hôpital, orientation ou non vers les soins intensifs/réanimation.

Infections broncho-pulmonaires communautaires de l'adulte et de l'enfant • UE6 – N°151

FUE6-151-3 : Organigramme général pratique : orientation du patient et diagnostic étiologique

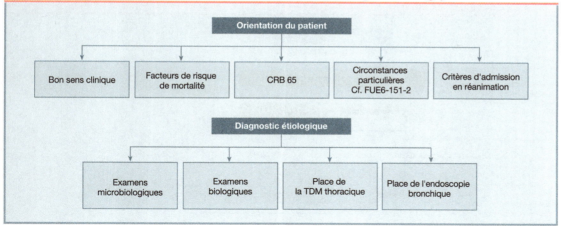

- **Le bon sens clinique** prévaut en toutes circonstances.
- **Des facteurs de risque de mortalité** ont pu être établis à partir des données issues d'études colligeant des grandes cohortes de patients atteints de PAC. De façon logique, ces facteurs de risque sont liés à l'âge et aux comorbidités.

- Age > 65 ans (l'âge physiologique)
- Comorbidités significatives :
  · insuffisance cardiaque congestive
  · maladie cérébro-vasculaire (accident vasculaire cérébral ou accident ischémique transitoire)
  · insuffisance rénale chronique
  · maladie hépatique (cirrhose hépatique ou hépatopathie chronique)
  · diabète sucré non équilibré
  · broncho-pneumopathie chronique avec trouble ventilatoire obstructif.
  · drépanocytose
  · maladie néoplasique associée.
- Immunodépression (corticothérapie par voie générale, immunosuppresseurs > 6 mois, splénectomie, infection à VIH, cachexie…)
- Antécédent de pneumonie bactérienne,
- Hospitalisation dans l'année,
- Vie en institution.

De façon synthétique, l'option de l'hospitalisation est retenue pour les patients :
- présentant des signes de gravité,
- pour lesquels le diagnostic de PAC est incertain ou possiblement associé à une autre pathologie,
- à risque de décompenser une ou plusieurs comorbidité(s) préexistante(s),
- dont la prise en charge, dans ses dimensions médicales et sociales, implique plus que le simple traitement anti-infectieux et son suivi.

On se servira du score simplifié CRB65 pour la phase ambulatoire pré-hospitalière ou en service médical d'accueil (TUE6-151-1) :

TUE6-151-1 : Score CRB65

C	Confusion		Score 0 : traitement ambulatoire possible
R	Respiratory rate (fréquence respiratoire)	> 30 cycles/min	
B	Blood pressure (pression artérielle)	Syst < 90 mmHg Diast ≤ 60 mmHg	Score ≥ 1 : hospitalisation
65	Age ≥ 65 ans		

NB : ce score sous-entend que le diagnostic de PAC est déjà posé (radiographie thoracique faite).

Ces critères sont toutefois peu sensibles. L'algorithme proposé (FUE6-151-4) est plus pratique.

2. Diagnostic étiologique

Examens microbiologiques (TUE6-151-2)

TUE6-151-2 : Examens microbiologiques

Ambulatoire	Hospitalisé secteur conventionnel	Hospitalisé soins intensifs/ réanimation
Aucun	Hémocultures ECBC Antigénurie Legionella*	Hémocultures ECBC Aspirations endo-bronchiques (si le patient est intubé) Antigénuries pneumocoque et Legionella

* la recherche de l'antigénurie Legionella est justifiée si symptômes évocateurs de légionellose, si instabilité hémodynamique et/ou hypoxémie ou en situation épidémique.

Il faut connaître les critères d'interprétation d'un ECBC : sa sensibilité et sa spécificité sont bonnes en l'absence d'antibiothérapie préalable et en présence de signes de gravité.

FUE6-151-4 : **Algorithme décisionnel de prise en charge en ambulatoire ou à l'hôpital des PAC (d'après la conference de consensus 2010)**

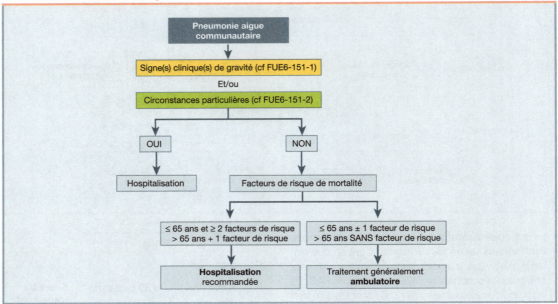

Critères permettant de valider la qualité du prélèvement (origine sous-glottique) :
- PNN > 25/champ
- Cellules épithéliales (cellules buccales) < 10/champ
- Prédominance d'un seul agent infectieux à l'examen direct, et culture en flore monomorphe d'un pathogène $\geq 10^7$ bactéries/mL.

Examens biologiques

NFS plaquettes, ionogramme sanguin, créatininémie, bilan hépatique.
CRP
Un dépistage VIH doit être proposé.

Place de la TDM thoracique dans la PAC

Indication : diagnostic difficile avec la radiographie thoracique simple.
A réaliser avant endoscopie bronchique (sinon fausses images infiltratives)
Objectifs :
- Diagnostic de certitude d'une pneumonie ;
- Mettre en évidence une complication(s) :
  · Abcès,
  · Pleurésie,
  · Empyème pleural
  · Obstacle endo-bronchique (corps étranger, tumeur)
- Etablir un diagnostic différentiel :
- Embolie pulmonaire : l'injection d'iode (angioTDM) sera nécessaire en cas de doute diagnostique.

Place de l'endoscopie bronchique dans la PAC

Elle n'est pas systématique.
Elle permet de réaliser des prélèvements microbiologiques profonds et guidés si TDM thoracique préalable (brossage distal protégé, LBA avec quantification des cellules infectées).

Elle est indiquée en cas :
· d'échec thérapeutique,
· de pneumopathie récidivante ou traînante,
· chez l'immunodéprimé,
· de tumeur
· à distance de l'épisode aigu : chez un tabagique dans le cadre du dépistage d'un cancer.

4 Approche par agents infectieux et formes cliniques associées

- L'agent infectieux en cause n'est pas documenté dans la plupart des cas de PAC.
- Le pneumocoque est la 1ère cause de PAC (environ la moitié des cas avec documentation microbiologique).
- La légionellose s'observe surtout en présence de facteurs de risque.
- *Mycoplasma pneumoniae* est fréquent chez les sujets < 40 ans.
- Les anaérobies sont à considérer chaque fois que l'on suspecte une pneumonie d'inhalation.
- Des infections polymicrobiennes sont possibles mais rares (< 5 % des cas).

Infections broncho-pulmonaires communautaires de l'adulte et de l'enfant • UE6 – N°151

Notes

TUE6-151-3 : Pneumonie à *Streptococcus pneumoniae* (pneumocoque)

Bactériologie	*Streptococcus pneumoniae*/pneumocoque : · cocci Gram positif encapsulé, en diplocoques ou en chainettes. · commensal des voies aériennes supérieures (colonisation oropharynx)
Epidémiologie	Le pneumocoque est la **1ère étiologie des PAC documentées = 30 à 60 % des cas documentés** Le pneumocoque est associé aux **PAC graves avec décès précoce** Pas de transmission interhumaine, pas de caractère épidémique
Terrains à risque	· âge > 40 ans, · infection à VIH · éthylisme chronique
Clinique	Réalise dans sa forme classique la **pneumonie franche lobaire aiguë** (PFLA) : · début brutal (le patient peut préciser l'horaire du début) · point douloureux thoracique focal «en coup de poignard» · toux sèche initiale, puis expectorations purulentes ou rouille · frissons intenses et fièvre élevée 39-40°C dès le 1er jour · malaise général
Examens complémentaires	Radiographie thoracique : opacité alvéolaire systématisée NFS : hyperleucocytose à PNN CRP élevée > 50-100 mg/L Hémocultures (positives dans 25 % des cas) ECBC : examen direct et culture positifs Antigène urinaire pneumocoque : si le patient est admis en soins intensifs/réanimation.
Particularités notables	La PAC à pneumocoque fait partie des infections invasives à pneumocoque (IIP). Sa suspicion doit faire rechercher : · un syndrome méningé, · la présence d'un purpura nécrotique extensif, · toute(s) autre(s) localisation(s) secondaire(s) sur point(s) d'appel cliniques

TUE6-151-4 : Pneumonies à bactéries dites «atypiques» à localisation intracellulaire

	Mycoplasma pneumoniae	*Chlamydophila pneumoniae*	*Chlamydophyla psittaci*	*Coxiella burnetii*
Bactériologie	intracellulaire		intracellulaire	intracellulaire
Epidémiologie	Age < 40 ans Transmission interhumaine Micro-épidémie (famille, classe/école, professionnel)		Contacts avec oiseaux (ornithose, psittacose) pigeon, perroquet, perruche, canari, canard, dinde Maladie professionnelle possible	Transmission aérienne à partir d'un contact avec certains animaux (ovins, caprins, bovins) (aérosols de poussières contaminées) Maladie professionnelle possible
Clinique	Début progressif Fièvre peu élevée < 38.5°C Tableau de bronchite Signes généraux : arthro-myalgies, syndrome pseudo-grippal		Signes extra pulmonaires fréquents : myalgies, splénomégalie, cytolyse hépatique	Début brusque, fièvre élevée, signes extra-respiratoires (myalgies, hépatosplénomégalie)
Examens complémentaires	Sécrétions respiratoires : **PCR** Sérologie (diagnostic rétrospectif)		Sérologie (diagnostic rétrospectif)	Sérologie (diagnostic rétrospectif)

91 - Pilly ECN - ©CMIT

UE6 – N°151 • Infections broncho-pulmonaires communautaires de l'adulte et de l'enfant

TUE6-151-5 : Pneumonie à *Legionella* ou légionellose

Bactériologie	*Legionella pneumophila* : - bacille Gram négatif, intracellulaire facultatif - *L. pneumophila* sérogroupe 1 responsable de plus de 90% des cas - Cycle naturel : bactérie aquatique d'origine environnementale Habitat naturel Eaux douces — Colonisation des réseaux domestiques d'eau douce — Réservoirs - Biofilm mixte Amibes hôtes — Aérosols *Legionella* survit et se multiplie dans les protozoaires aquatiques (amibes non pathogènes) des eaux douces environnementales puis colonise les réseaux d'eau domestique (survie dans les biofilms des canalisations, à température comprise entre 25°C et 42°C). C'est l'aérosolisation de ces eaux qui permet la transmission accidentelle à l'homme, qui est infecté par voie respiratoire.
Epidémiologie	Sources d'émission d'aérosols : · réseaux d'eau chaude collectifs (hôpitaux, hôtels, immeubles), · tours aéro-réfrigérantes (circuits chauds industriels ou groupes frigorifiques utilisés en climatisation, en froid industriel ou commercial), · systèmes de traitement d'air (batteries froides, techniques d'humidification de l'air), · autres installations (bains à remous ou à jets, balnéothérapie ou thermalisme, humidificateurs, fontaines décoratives, équipements de thérapie respiratoire par aérosols…) Incidence moyenne ≈ 20 cas/million d'habitants/an. La légionellose est associée aux PAC graves. Mortalité 10-15 % Pas de transmission interhumaine
Terrains à risque	Age élevé, sexe masculin, tabagisme, diabète, immunosuppression, cancer
Clinique	Début progressif puis fièvre élevée 40°C Pas de signes ORL Pouls dissocié Fréquence des signes extra-respiratoires : · myalgies++ · digestifs (50 %) : douleurs abdominales, diarrhée, abdomen pseudo-chirurgical, · neurologiques (40 %) : confusion, hallucination(s), signe(s) de focalisation, coma · cardiologique : BAV II, III Signes NON spécifiques, leur absence n'écarte pas le diagnostic.
Examens complémentaires	Radiographie thoracique : opacité(s) alvéolaire(s) non systématisée(s) souvent bi-lobaire, extensive Ionogramme sanguin, fonction rénale : hyponatrémie, insuffisance rénale, glomérulopathie CPK élevées (rhabdomyolyse) Bilan hépatique : cytolyse NFS : hyperleucocytose à PNN CRP élevée à très élevée Hémocultures (à visée différentielle car Legionella ne pousse pas en milieu standard) Diagnostic bactériologique : → ECBC/aspirations trachéales/LBA : culture sur milieux spécifiques (72 h, sensibilité 50-60 %) + PCR → Antigène soluble urinaire *Legionella* sérogroupe 1 : bonne sensibilité et spécificité (85 % et 99 % respectivement) mais n'identifie pas les autres sérogroupes. Suffisant pour effectuer la déclaration obligatoire. → Sérologie (élévation des titres anticorps sur 2 échantillons de sang prélevés à plusieurs semaines d'intervalle) = séroconversion. Intérêt rétrospectif.
Mesures associées	Déclaration et notification obligatoires (Cf. item UE6-142) Enquête environnementale autour du/des cas
Particularités notables	En présence d'une PAC, le diagnostic de légionellose peut s'appuyer sur un faisceau d'arguments : · présence de signes extra-respiratoires (digestifs, neurologiques, cardiaques…) · situations favorisantes : notion de voyage, notion d'exposition à l'eau en aérosol · contexte épidémique : recherche d'autres cas, notion d'alerte locale ou régionale · histoire de la maladie : échec d'un traitement initial par ß-lactamines à visée anti-pneumococcique correctement prescrit.

TUE6-151-6 : Pneumonie post-grippale (ou post-*Influenza*)

Bactériologie	*S. pneumoniae, Staphylococcus aureus, Haemophilus influenzae, Streptococcus pyogenes* (groupe A).
Physiopathologie	Le virus grippal induit des lésions de l'épithélium respiratoire qui favorisent les surinfections bactériennes secondaires avec la flore commensale des voies aériennes supérieures.
Clinique	Chronologie importante : épisode grippal fébrile préalable puis, après le 5ème-7ème jour, réapparition de symptômes fébriles associés à des signes fonctionnels respiratoires (toux et expectorations muco-purulentes).
Examens complémentaires	Radiographie thoracique ECBC

5 | Orientation étiologique en fonction du terrain et du contexte

Avec la pratique, il est possible d'associer certains éléments de terrain ou de contexte (épidémiologique, clinique et radiologique) qui suggèrent la responsabilité d'un agent infectieux mais aucun d'entre eux n'est véritablement discriminant. Il n'y a aucune corrélation absolue entre la clinique ou l'aspect radiologique et l'étiologie infectieuse (TUE6-151-7).

PAC grave :

penser pneumocoque et *Legionella*.

PAC de l'immunocompétent :

penser pneumocoque, grippe, *M. pneumoniae*. On ne peut pas écarter la légionellose (surtout si gravité).

PAC de l'immunodéprimé :

- Toutes les immunodépressions : penser légionellose systématiquement.
- Splénectomie = pneumocoque = URGENCE.
- Infection VIH/SIDA (Cf. Item UE6-165) : penser pneumocoque, pneumocystose, légionellose, tuberculose.

- Neutropénie (Cf. Item UE7-187): infections fongiques invasives, pneumocoque, legionellose, virus pneumotropes (grippe incluse).

PAC du sujet âgé et/ou grabataire :

penser à la possibilité d'une clinique atypique, mécanisme par inhalation, grippe, infection polymicrobienne.

PAC multi-récidivante/chronique :

penser tuberculose.

TUE6-151-7 : PAC : orientation étiologique en fonction du contexte clinique et para-clinique

	Bactériennes (pneumocoque, *Legionella*)	Virales ou bactéries «atypiques»
Début	Brutal	Progressif
Fièvre	> 39°C	< 39°C
Etat général	Altéré	Conservé
Symptômes respiratoires	Polypnée, douleur thoracique condensation pulmonaire	Rhino-pharyngite, toux, syndrome bronchique
Symptômes extra-respiratoires	Syndrome méningé, confusion douleurs abdominales	Conjonctivite exanthème arthro-myalgies
Radiographie thoracique	Opacité alvéolaire systématisée ± épanchement pleural	Opacité alvéolo-interstitielle infiltrat inhomogène
NFS	PNN	Peu ou pas modifiée
CRP	Élevée à très élevée	Peu ou pas augmentée

6 Complications

TUE6-151-8 : Complications des PAC

Respiratoires	Générales
Plèvre : pleurésie, empyème **Parenchyme :** abcès, atélectasie **Voies aériennes :** découverte d'un corps étranger ou d'une tumeur **Fonctionnelle :** insuffisance/ décompensation respiratoire aigue.	**Décompensation d'une/ de tare(s) :** insuffisance cardiaque, diabète, … **Complication(s) infectieuse(s) à distance :** méningite, abcès. **Choc septique, syndrome de défaillance multiviscérale** **Décès**

7 Traitement des PAC

1. Règles générales

- L'antibiothérapie des PAC est **probabiliste** car aucune molécule de 1ère ligne ne «couvre» tout le spectre étiologique (TUE6-151-9).

- La décision du traitement prend en compte les agents étiologiques les plus fréquents <u>et</u> la gravité associée.
- Il s'agit donc d'un pari thérapeutique raisonné. Pour ce faire, certaines règles sont à connaître :
  - faire prévaloir l'argument de fréquence : toujours se poser la question de l'inclusion du pneumocoque dans le spectre de l'antibiothérapie ;
  - dans les **PAC non graves** (âge jeune, présentation clinique), on peut choisir en 1ère intention de traiter le pneumocoque <u>ou</u> de traiter les bactéries «atypiques» ;
  - dans les **PAC avec signe(s) de gravité,** le spectre antibiotique <u>doit</u> inclure pneumocoque <u>et</u> *Legionella*.
- Toute antibiothérapie pour une PAC (à fortiori dans le cadre d'une stratégie ambulatoire) implique une **réévaluation à 48-72h.**

En pratique, 3 situations :
- Décision de prise en charge ambulatoire de la PAC
- PAC hospitalisée en secteur médical
- PAC hospitalisée en soins intensifs ou réanimation

2. Décision de prise en charge ambulatoire de la PAC

Implicitement, pas de signe de gravité sur l'évaluation initiale.

En 1er choix, privilégier le traitement efficace sur le pneumocoque (FUE6-151-5).

TUE6-151-9 : Spectre des antibiotiques utilisés dans les PAC

	Pneumocoque	*L. pneumophila, M. pneumoniae, C. pneumoniae*	Commentaires et messages
Amoxicilline	+++		Molécule de référence 1ère ligne pour le pneumocoque
Amoxicilline + acide clavulanique	+++		L'acide clavulanique élargit le spectre vers les anaérobies, les entérobactéries, *Haemophilus influenzae* et le *Staphylococcus aureus* sensible à la meticilline SASM
C3G parentérale : cefotaxime, ceftriaxone	+++		Spectre pneumocoque et BGN (entérobactéries, *H. influenzae*). Message : les C3G orales sont exclues car insuffisamment actives sur le pneumocoque et pénalisées par leur mauvaise biodisponibilité.
Macrolides (par exemple : azithromycine, spiramycine, clarithromycine)		+++	Molécules de référence 1ère ligne pour *Legionella* et autres intracellulaires
Apparenté macrolides : Pristinamycine	++	++	Molécule exclusivement orale, à réserver aux patients de profil ambulatoire sans signe(s) de gravité.
Fluoroquinolone (FQ) «anti-pneumococcique» : lévofloxacine	++	+++	3 messages pour limiter la résistance aux FQ : · 1. Ne pas prescrire de FQ antipneumococcique chez un patient qui a reçu une FQ dans les 3 mois précédents. · 2. Éviter les traitements répétés par FQ antipneumococciques chez le même patient. · 3. Eviter FQ antipneumococcique en institution chez les sujets âgés (transmission croisée de souches résistantes).

FUE6-151-5 : Antibiothérapie probabiliste des PAC traitées en ambulatoire

Suspicion	Pneumocoque		Intracellulaire
Option 1	AMOXICILLINE Pristinamycine (alternative)	OU	MACROLIDE Pristinamycine (alternative)
Echec 48-72h		Switch ⇌	
Indication d'hospitalisation		2ème échec ou avant si aggravation rapide	

3. PAC hospitalisée en secteur médical

Le raisonnement s'organise autour d'une suspicion argumentée ou pas (FUE6-151-6).

4. PAC hospitalisée en soins intensifs ou réanimation

TUE6-151-10 : Antibiothérapie propabiliste des PAC hospitalisées en soins intensifs ou réanimation

Cas général	Céfotaxime ou ceftriaxone + macrolide OU lévofloxacine
Suspicion de *P. aeruginosa* (bronchectasies, mucoviscidose, antécédent d'exacerbations de BPCO dues à *P. aeruginosa*)	Bêtalactamine antipyocyanique (céfépime, pipéracilline – tazobactam ou imipénème) + amikacine ou tobramycine (5 jours max) + macrolide ou lévofloxacine (pour être actif également sur *Legionella*)

5. Cas particulier du traitement de la légionellose

Légionellose SANS critère de gravité = MACROLIDE voie orale, 7 jours.

Légionellose AVEC critère(s) de gravité = bithérapie initiale par macrolide et fluoroquinolone, voie intraveineuse initiale, 14 jours d'antibiothérapie au total.

Y associer systématiquement la déclaration obligatoire (signalement et notification) qui déclenche une enquête environnementale autour du ou des cas (Cf. paragraphe 5).

6. Pneumonies d'inhalation

Elles doivent être évoquées systématiquement en cas de troubles de déglutition. L'hospitalisation est conseillée. Le traitement antibiotique repose sur l'amoxicilline-acide clavulanique ou sur l'association ceftriaxone/céfotaxime + métronidazole.

7. Durée de traitement d'une PAC

Durée de traitement de 7 jours, à l'exception de la légionellose grave dans contexte d'immunodépression (14 jours).

8. Aspects préventifs des PAC

Vaccination antigrippale (Cf. Item UE6-162)
Vaccination anti-pneumococcique

Les indications de vaccination anti-pneumococcique chez l'adulte reposent sur la présence d'un risque élevé d'infec-

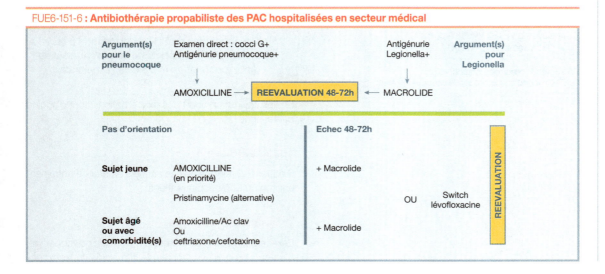

FUE6-151-6 : Antibiothérapie propabiliste des PAC hospitalisées en secteur médical

tion invasive à pneumocoque (IIP) chez quatre catégories de patients à risque (TUE6-151-11) :

- **1. Immunodéprimés** (patients concernés par les recommandations de vaccination des immunodéprimés) :
  · aspléniques ou hypospléniques (incluant les drépanocytoses majeures),
  · atteints de déficits immunitaires héréditaires,
  · infectés par le VIH (quel que soit le statut immunologique),
  · sous chimiothérapie pour tumeur solide ou hémopathie maligne,
  · transplantés ou en attente de transplantation d'organe solide,
  · greffés de cellules souches hématopoïétiques,
  · traités par immunosuppresseur, biothérapie et/ou corticothérapie pour une maladie auto-immune ou inflammatoire chronique.
- **2.** Patients atteints de **syndrome néphrotique.**
- **3.** Non immunodéprimés porteurs d'une **maladie sous-jacente prédisposant à la survenue d'IIP** :
  · Cardiaque : cardiopathie congénitale cyanogène, insuffisance cardiaque,
  · Respiratoire : insuffisance respiratoire chronique, bronchopneumopathie obstructive, emphysème, asthme sévère sous traitement continu,
  · Néphrologique : insuffisance rénale,
  · Hépatologique : hépatopathie chronique d'origine alcoolique ou non,
  · Métabolique : diabète non équilibré par le simple régime.
- **4.** Patients présentant une brèche ostéoméningée, un implant cochléaire ou candidats à une implantation cochléaire

TUE6-151-11 : Indications de la vaccination anti-pneumococcique

Enfant > 5 ans ou adulte	
Indications : · Immunodéprimés, · Syndrome néphrotique, · Brèche ostéoméningée, implants cochléaire ou candidat à l'implantation	Indications : risque élevé d'IIP (sauf immunodéprimés, brèche ou implant)
Schémas · Non vaccinés antérieurement ou vaccinés depuis plus de 3 ans avec le VP23*: VPC13** puis VP23* 8 semaines plus tard.	Schéma : VP23* une dose

* VP23 : vaccin pneumococcique 23-valent
**VPC13 : vaccin pneumococcique conjugué 13-valent

EXACERBATION DE BRONCHOPNEUMOPATHIE OBSTRUCTIVE DE L'ADULTE

BPCO : Maladie chronique inflammatoire des bronches, lentement progressive, caractérisée par une diminution non complètement réversible des débits aériens. Le tabac est la cause la plus fréquente. La clinique et les paramètres des explorations fonctionnelles respiratoires permettent de classer les BPCO en 4 stades (classification de Global Initiative for Chronic Obstructive Lung Disease GOLD) (TUE6-151-12).

TUE6-151-12 : Classification de la BPCO

Stades	Caractéristiques	Équivalence clinique*
Stade I : BPCO légère	VEMS/CV < 70 % VEMS ≥ 80 % des valeurs prédites	Absence de dyspnée
Stade II : BPCO modérée	VEMS/CV < 70 % 50 % ≤ VEMS < 80 % des valeurs prédites	Dyspnée d'effort inconstante
Stade III : BPCO sévère	VEMS/CV < 70 % 30 % ≤ VEMS < 50 % des valeurs prédites	Dyspnée d'effort
Stade IV : BPCO très sévère	VEMS/CV < 70 % VEMS < 30 % des valeurs prédites ou VEMS < 50 % des valeurs prédites en présence d'insuffisance respiratoire (PaO_2 < 60 mmHg) ou de signes cliniques d'insuffisance cardiaque droite	Dyspnée au moindre effort ou dyspnée de repos

* En association aux symptômes chroniques (toux et expectoration). La proposition d'une équivalence clinique ne dispense pas d'une confirmation fonctionnelle par EFR en dehors des poussées.

> **L'exacerbation de BPCO correspond à la majoration d'une dyspnée, de la toux, du volume de l'expectoration et/ou de sa purulence.**

Seules environ un quart des exacerbations sont d'origine bactérienne.

1. Épidémiologie

Fréquent : 2 millions de cas annuels en France entraînant environ 50 000 hospitalisations

2. Diagnostic clinique

L'exacerbation de la BPCO est la majoration ou l'apparition d'un ou plusieurs symptômes de la maladie (toux, expec-

toration, dyspnée) sans préjuger de la gravité de l'épisode.
La purulence verdâtre franche des crachats est en faveur d'une origine bactérienne.
La fièvre est inconstante.

3. Diagnostic microbiologique

L'interprétation de l'ECBC est difficile, car l'évolution naturelle de la maladie fait que les voies respiratoires basses des patients BPCO sont en permanence colonisées par des bactéries.

Exacerbations d'origine infectieuse (virales ou bactériennes) dans 50 % des cas.

Exacerbations bactériennes : dues à *H. influenzae, Moraxella catarrhalis, S. pneumoniae* et plus rarement *P. aeruginosa* dans les BPCO d'évolution prolongée.

Exacerbations virales secondaires à : virus de la grippe, rhinovirus, coronavirus, adenovirus…

4. Diagnostic différentiel

- Pneumonie
- Embolie pulmonaire

5. Complications et critères d'hospitalisation

Hospitalisation recommandée pour tout patient présentant un des critères suivants :
- modification importante des symptômes habituels tels que l'apparition d'une dyspnée de repos,
- BPCO Stade III ou IV,
- apparition de signes cliniques nouveaux tels que cyanose ou oedèmes périphériques,
- présence de comorbidités,
- apparition d'une arythmie,
- diagnostic incertain,
- âge > 70 ans,
- manque de ressources, d'autonomie ou d'aide à domicile.

Le risque de cette exacerbation est une insuffisance respiratoire aiguë grave.

6. Traitement

Symptomatique :
- Courte corticothérapie par voie générale en cas de bronchospasme
- Bronchodilatateur en aérosol-doseur
- Kinésithérapie respiratoire
- Oxygénothérapie
- Contre-indication des antitussifs

Antibiotiques :
L'indication et le choix de l'antibiothérapie dépendent de la clinique (stade de la dyspnée, purulence verdâtre des crachats) et des épreuves fonctionnelles respiratoires (TUE6-151-13).

Réévaluation indispensable de l'antibiothérapie instaurée à 48-72 h

7. Prévention

- Arrêt du tabac
- Vaccination contre le pneumocoque et contre la grippe

TUE6-151-13 : Indication de l'antibiothérapie dans les exacerbations de BPCO

Stade clinique de gravité de la BPCO évalué en dehors de toute exacerbation		Indications à l'antibiothérapie	Choix de l'antibiothérapie
En l'absence d'EFR connue	Résultats EFR connus		
Absence de dyspnée	VEMS > 50 %	Pas d'antibiotique	
Dyspnée d'effort	VEMS < 50 %	Antibiothérapie seulement si expectoration franchement **purulente verdâtre**	**Amoxicilline** ou macrolide ou pristinamycine
Dyspnée au moindre effort ou dyspnée de repos	VEMS < 30 %	Antibiothérapie systématique + recherche des autres causes d'exacerbation de la dyspnée	**Amoxicilline/acide clavulanique** ou C3G injectables (céfotaxime ou ceftriaxone) ou FQAP* (lévofloxacine)

*une fluoroquinolone anti-pneumococcique ne doit pas être prescrite si le malade a reçu une fluoroquinolone dans les 3 derniers mois.

UE6 – N°151 • Infections broncho-pulmonaires communautaires de l'adulte et de l'enfant

Notes

UE6 N°152	Infections cutanéo-muqueuses et des phanères, bactériennes et mycosiques, de l'adulte et de l'enfant

Pour la partie pédiatrie, consulter le référentiel du Collège de Pédiatrie

Objectifs

- Diagnostiquer un impétigo, une folliculite, un furoncle, une dermo-hypodermite bactérienne (DHB) et ses signes de gravité.
- Connaître les principes du traitement de l'impétigo, de la folliculite, du furoncle, de la dermo-hypodermite bactérienne.
- Diagnostiquer et connaître les principes du traitement des infections cutanéo-muqueuses à *Candida sp.*, cutanées à *Malassezia sp.*, et des phanères (teignes, onychomycoses).
- Diagnostiquer et connaître les principes du traitement des infections à dermatophytes de la peau glabre, des plis et des phanères.

Points importants

Infections cutanées bactériennes

- Les infections cutanées à pyogènes sont dues principalement à *Staphylococcus aureus* et à *Streptococcus pyogenes* (également appelé Streptocoque β-hémolytique du groupe A).
- L'impétigo est une infection très contagieuse de l'épiderme due à *S. aureus,* ou *S. pyogenes,* ou aux deux. Un traitement local est le plus souvent suffisant.
- Folliculites et furoncles sont des infections du follicule pilo-sébacé. Une antibiothérapie générale est indiquée dans les furoncles de la face en raison du risque de staphylococcie maligne.
- L'abcès cutané est le plus souvent lié à *S. aureus*. Le traitement est essentiellement chirugical.
- L'érysipèle est une dermo-hypodermite non nécrosante essentiellement due à *Streptococcus pyogenes*. Le diagnostic est clinique. Le traitement repose sur l'antibiothérapie (amoxicilline).
- La dermo-hypodermite bactérienne nécrosante est une infection rare mais gravissime, liée également à *S. pyogenes* en association avec d'autres bactéries. La distinction clinique précoce avec l'érysipèle est fondamentale, le pronostic étant lié à la rapidité de la prise en charge médico-chirurgicale. Sur le plan clinique, il existe des signes de sepsis grave associés à des lésions nécrotiques.

(Suite Points importants)

Mycoses superficielles

- Infections fréquentes et bénignes de l'épiderme et des phanères, dues à des champignons.
- Diagnostic essentiellement clinique, confirmé par les prélèvements mycologiques.
- Parmi les agents responsables, on distingue :
  - Les dermatophytes, champignons filamenteux kératinophiles, responsables de dermatoses, d'onyxis (atteintes unguéales) et de teignes ;
  - Les levures représentées par le genre *Candida*, saprophytes des cavités naturelles de l'homme, infectant la peau, les muqueuses et les ongles, et par *Malassezia furfur*, saprophyte fréquent de la peau, responsable du *pityriasis versicolor* et de la dermite séborrhéïque.
- Traitement associant toujours la suppression des facteurs favorisants + un traitement antifongique local ou systémique.
- Traitement antifongique le plus souvent local, sauf en cas de teigne, d'onyxis à dermatophytes avec atteinte matricielle, et d'onyxis candidosique : traitement systémique dans ces trois derniers cas.

CONSENSUS ET RECOMMANDATIONS

- **Conférence de consensus. Erysipèle et fasciite nécrosante : prise en charge. SPILF et SFD. Janvier 2000.**

1 Bases pour comprendre

Les infections bactériennes sont essentiellement dues à *Staphylococcus aureus* et *Streptococcus pyogenes* (streptocoque bêta-hémolytique du groupe A). En France, les staphylocoques dorés communautaires sont sensibles à la méticilline dans > 95 % des cas : l'antibiotique de référence est la pénicilline M (cloxacilline). *Streptococcus pyogenes* est sensible à la pénicilline dans 100 % des cas : l'antibiotique de référence est l'amoxicilline. En cas d'allergie aux bêta-lactamines, dans les infections à staphylocoques ou streptocoques on utilise la pristinamycine ou la clindamycine.

Les infections mycosiques sont essentiellement dues à *Candida sp* et aux dermatophytes. Les traitements de référence sont les azolés en application locale, et la griséofulvine *per os* pour les teignes.

2 Infections bactériennes

1. Diagnostiquer et traiter un impétigo

■ Physiopathologie
Infection de la couche cornée de l'épiderme.
Etiologie staphylococcique le plus souvent (70 %), ou streptococcique (30 %).
Maladie non immunisante : récidives possibles.

■ Épidémiologie
Infection cutanée bactérienne la plus fréquente chez l'enfant, plus volontiers en milieu défavorisé. Très contagieux par manuportage : épidémies intra-familiales ou scolaires.

■ Diagnostic clinique
Le diagnostic est clinique (PUE6-152-1). Prélèvement bactériologique réservé aux études épidémiologiques ou aux échecs de traitement : prélèvement d'une vésicule ou d'une bulle non rompue.

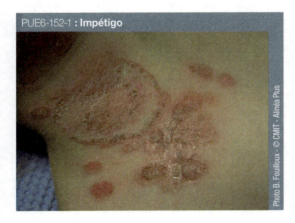

PUE6-152-1 : Impétigo

■ Forme habituelle
- Lésion élémentaire : vésico-bulle, sur peau inflammatoire.
- Lésion superficielle et fragile, se rompant rapidement pour laisser la place à une érosion suintante puis croûteuse, volontiers jaunâtre (croûte «méllicérique»).
- Regroupement des lésions en placards polycycliques.
- Classiquement régions péri-orificielles : surtout péri-buccales, mais aussi péri-anales ou péri-génitales chez le nourrisson. Toutes les zones de la peau peuvent être touchées.
- Parfois adénopathie satellite.
- Apyrexie.
- Guérit sans laisser de cicatrice.

■ Formes particulières
- **Impétigo péri-anal ou péri-génital des nourrissons** («pemphigus épidémique des crèches») : étiologie staphylococcique, par macération dans les couches.
- **Impétiginisation :** surinfection d'une dermatose prurigineuse (eczéma, varicelle…). En dehors de ce contexte, évoquer systématiquement gale et pédiculose.
- **Ecthyma :** impétigo creusant nécrotique. Adultes, plus volontiers diabétiques ou éthyliques. Membres inférieurs. Étiologie streptococcique. D'abord épaisse croûte noirâtre entourée d'un halo inflammatoire au départ, qui laisse une ulcération profonde dans le derme. Laisse une cicatrice séquellaire.

■ Complications
Affection bénigne qui pose surtout des problèmes de contagiosité, l'impétigo se complique très rarement.
- Locales (très rares) : abcès sous-cutanés, lymphangites.
- Systémiques : la glomérulonéphrite aiguë post-streptococcique est une complication exceptionnelle (< 300 cas/an en France), et survient surtout après une forme profuse. Sa rareté justifie l'absence de dépistage systématique après un impétigo.

■ Traitement
Mesures générales
- Éviction scolaire jusqu'à guérison complète.
- Hygiène : douche quotidienne, ongles coupés courts, lavage des mains.
- Antiseptiques locaux pluriquotidiens.
- Antibiothérapie :
Formes peu étendues (< 2 % de la surface corporelle et ≤ 5 sites lésionnels) : pommade antibiotique (acide fusidique ou mupirocine) 2-3 fois par jour pendant 5 j.
Formes plus étendues : antibiotiques *per os* (amoxicilline-acide clavulanique, pristinamycine si allergie) pendant 7 j.

2. Diagnostiquer et traiter une folliculite

■ Physiopathologie
- *S. aureus* est l'agent causal principal.
- Infection du follicule pilo-sébacé.
- Facteurs favorisants : macération, frottements, rasage

■ Diagnostic clinique
- Lésions papuleuses érythémateuses centrées par des poils, évoluant vers des pustules.
- Pas de cicatrice.
- Sites préférentiels : zones de frottements (périnée, cuisses, dos).
- Apyrexie.
- Formes particulières : orgelet (centré par un cil), sycosis (poils durs : barbe et pubis) lié aux rasages répétés.
- Diagnostics différentiels :
Folliculites à bacilles Gram négatif.
Folliculites trichophytiques.
Acné.

■ Traitement
- Hygiène : douche quotidienne, vêtements propres quotidiens, éviter sous-vêtements synthétiques pour limiter la macération.
- Antiseptiques pluriquotidiens.
- Sycosis : mousse à raser antiseptique, rasoirs jetables, espacer le rasage.
- Antibiotiques *per os* uniquement dans les formes profuses : amoxicilline-acide clavulanique, pristinamycine si allergie.

3. Diagnostiquer et traiter un furoncle

■ Physiopathologie
- Folliculite profonde et nécrosante de l'ensemble du follicule pilo-sébacé.

- *S. aureus,* souvent sécréteur d'une toxine : la leucocidine de Panton-Valentine (PVL), dans les furonculoses.
- Les localisations médio-faciales peuvent se compliquer de staphylococcie maligne. Les furoncles peuvent également être à l'origine de bactériémies et localisations staphylococciques secondaires.

▪ Diagnostic clinique
- Nodule inflammatoire, douloureux, constituant après quelques jours de maturation une zone nécrotique en son centre : le bourbillon.
- Facteurs favorisants : macération, frottements.
- Cicatrice séquellaire.
- Apyrexie, sauf si forme profuse ou compliquée.

▪ Formes cliniques
- Anthrax : conglomérat de plusieurs furoncles.
- Furonculose : répétition de furoncles souvent multiples. Souvent liée au portage nasal persistant de staphylocoque doré, avec possibilité de dissémination dans l'entourage. La recherche de terrain favorisant (diabète, immunodépression) est le plus souvent négative.

▪ Complications

Locorégionales
- Abcès sous-cutané,
- Lymphangite,
- Dermohypodermite aiguë,
- Staphylococcie maligne de la face : complication d'un furoncle centro-facial, le plus souvent suite à une manipulation intempestive. Survenue brutale d'un placard extensif du visage, associé à une fièvre et souvent des frissons. Hospitalisation et traitement antibiotique urgents, du fait du risque de thrombophlébite du sinus caverneux.

Systémiques
- Porte d'entrée de bactériémies à *Staphyloccocus aureus*, avec risque de greffe secondaire : endocardites, infections ostéo-articulaires (arthrites aiguës, spondylodiscites, infections de prothèse)…

▪ Bilan étiologique
Inutile pour une forme sporadique non compliquée.
Pour les furonculoses ou les formes compliquées :
- Numération formule sanguine (neutropénie, lymphopénie),
- Dépistage VIH,
- Électrophorèse des protéines plasmatiques,
- Glycémie à jeun,
- Recherche de portage nasal.

▪ Traitement
- Hygiène : pas de manipulation intempestive, douches quotidiennes, vêtements propres quotidiens, éviter rasage, éviter les sous-vêtements synthétiques en cas d'atteintes périnéales ou fessières, éviter vêtements trop serrés si atteinte de zones de frottement (cuisses).
- Antiseptiques locaux
- Incision chirurgicale, si abcès, évacuation simple si furoncle
- Antibiotiques systémiques : réservés aux formes à risque de complication (région centrofaciale, immunodéprimé) : amoxicilline-acide clavulanique *per os*, ou pristinamycine/clindamycine en cas d'allergie. Durée : 7 j.
- Furonculose : après prélèvement d'une lésion (en cas d'abcès) ou écouvillonnage nasal ou pharyngé (gîtes de portage avec le périnée, les aisselles, et l'anus), permettant l'obtention d'un antibiogramme et la recherche éventuelle d'une toxine PVL (examen non réalisé en routine), on associe :
  · Mesures d'hygiène vues plus haut,
  · Effets de toilette personnels (contagiosité),
  · Antiseptiques locaux,
  · Antibiothérapie antistaphylococcique *per os* pendant 7 jours en cas de lésions multiples actives, suivie d'une décontamination des sites de portage pendant 5 jours (douche antiseptique quotidienne, pommade antibiotique x 2/j (mupirocine) dans les vestibules nasaux).

4. Diagnostiquer et traiter une dermohypodermite bactérienne

Le point essentiel est de savoir différencier une dermohypodermite aiguë bactérienne non nécrosante (érysipèle), qui est une maladie fréquente et d'évolution généralement bénigne, d'une dermohypodermite aiguë bactérienne nécrosante, pathologie rare mais urgence médico-chirurgicale absolue (pronostic directement lié à la rapidité de prise en charge).

▪ Dermohypodermite aiguë bactérienne non nécrosante : érysipèle

Physiopathologie
- Dermohypodermite bactérienne aiguë, localisée, non nécrosante.
- *Streptococcus pyogenes* essentiellement, plus rarement streptocoque β-hémolytique des groupes B, C et G.
- La sensibilité de ces bactéries à la pénicilline est de 100 %.
- La symptomatologie inflammatoire bruyante est liée à un phénomène de superantigène (antigène ne nécessitant pas de préparation par les cellules présentatrices d'antigène, responsable d'une réaction inflammatoire explosive).
- Contrastant avec cette clinique bruyante, la prolifération bactérienne est peu intense : positivité des hémocultures dans < 10 % des cas.

Diagnostic

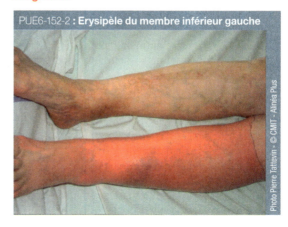

PUE6-152-2 : **Erysipèle du membre inférieur gauche**

FUE6-152-1 : Orientations diagnostiques devant une grosse jambe rouge aiguë

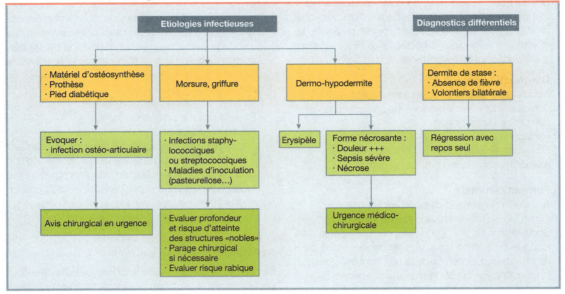

Avant tout clinique (PUE6-152-2)
- Placard inflammatoire (rouge, chaud, douloureux), de début brutal, d'extension rapide, unilatéral.
- Bourrelet périphérique (limite nette et surélevée du placard inflammatoire) le plus souvent au visage.
- Décollement bulleux et purpura localisé possibles, sans être des critères de gravité.
- Fièvre, ± frissons.
- Adénopathie satellite et/ou lymphangite inconstantes.
- Localisation : membres inférieurs (90 %), visage (5-10 %), membres supérieurs (si antécédent de curage ganglionnaire axillaire), thorax (antécédents de thoracotomie).
- Porte d'entrée trouvée dans ¾ des cas, parfois minime : intertrigo, piqûre, plaie…
- Terrain favorisant : lymphœdème, insuffisance veineuse, obésité.

Signes négatifs
- Pas de signes de sepsis grave, pas de nécrose : qui doivent faire suspecter une dermo-hypodermite nécrosante

Diagnostics différentiels (FUE6-152-1)
- Dermo-hypodermite de stase (sur insuffisance veineuse) : souvent bilatérale, d'évolution subaiguë/chronique, sans fièvre, régression avec le repos, pas de syndrome inflammatoire biologique
- Dermo-hypodermite nécrosante : signes de sepsis grave et douleur intense sont les signes qui doivent alerter précocement avant l'apparition des placards d'hypoesthésie superficielle et la nécrose.
- Dermo-hypodermite à *Staphylococcus aureus* : s'étendant à partir d'un mal perforant plantaire chez le diabétique, à partir d'un point d'injection (ex : toxicomanie IV). Présence fréquente de pus.
- Infection du site opératoire : infection de matériel d'ostéosynthèse ou de prothèse ostéo-articulaire.
- Morsure, griffure.

Évolution
- Disparition de la fièvre et amélioration de la douleur sous traitement antibiotique en général dans les 48-72 h.
- Le placard inflammatoire et l'œdème régressent plus lentement, d'autant plus lentement qu'ils sont intenses au départ (en une à deux semaines en général).
- L'absence d'amélioration doit faire suspecter un abcès sous-cutané ou une forme nécrosante évoluant à bas bruit, et une étiologie non streptococcique (après avoir éliminé un sous-dosage antibiotique)
- Mortalité < 1 %, liée essentiellement à la décompensation de comorbidités.

Examens complémentaires :
- Non pratiqués en routine en cas de diagnostic évident, avec une forme typique non compliquée.
- NFS et CRP montrent un syndrome inflammatoire.
- Hémocultures positives dans < 10 % des cas.
- Prélèvements locaux : sans intérêt pour l'érysipèle.

Traitement :
- Le traitement peut se faire en ambulatoire.
- Hospitalisation si :
  - Doute diagnostique,
  - Signes généraux importants ou mal supportés,
  - Risque de décompensation de pathologie associée (diabète, insuffisance cardiaque…),
  - Contexte social difficile (isolement) et/ou doutes sur l'observance (alcoolisme, démence…),
  - Pas d'amélioration dans les 72 h, ou extension sous traitement (d'où l'intérêt de délimiter la zone inflammatoire au feutre).
- Antibiothérapie
  - Amoxicilline en 1ère intention : *per os* si possible, à posologie suffisante adaptée au poids (sous-dosage = risque d'échec, diffusion médiocre de l'amoxicilline dans les tissus mous).
  - Durée 7-10 j.
  - Pristinamycine *per os* si allergie (ou clindamycine en

Infections cutanéo-muqueuses et des phanères, bactériennes et mycosiques, de l'adulte et de l'enfant • UE6 – N°152

2ème intention, mais 15 % de résistance des streptocoques du groupe A).
- Traitement symptomatique
  - Antalgiques,
  - Repos au lit avec surélévation du membre inférieur jusqu'à régression des phénomènes inflammatoires,
  - Anticoagulation préventive uniquement si facteurs de risque de thrombose.
- Traitement de la porte d'entrée +++ (intertrigo inter-orteil),
- Prévention antitétanique si nécessaire,
- Prévention des récidives (30 % des cas) :
  - Traitement de la porte d'entrée et des facteurs favorisants (intertrigo inter-orteil, macération, hygiène +++)
  - Traitement de l'insuffisance veino-lymphatique après l'épisode aigu : contention, drainages, perte de poids…
  - Injections de benzathine benzylpénicilline, pendant au moins 6 mois si > 4 épisodes/an et échec des mesures précédentes.

■ Dermohypodermite bactérienne aiguë nécrosante et fasciite nécrosante

Physiopathologie
- Contrairement à l'érysipèle, prolifération bactérienne intense avec nécrose.
- La nécrose évolue de la profondeur (hypoderme) vers la superficie : lésions profondes beaucoup plus sévères que ce qu'on peut visualiser à l'examen clinique.
- Urgence médico-chirurgicale.
- Rare, 100 fois moins fréquente que l'érysipèle, mais grave : 30 % de mortalité.
- Bactéries responsables : *Streptococcus pyogenes* le plus souvent, en association avec d'autres bactéries (variant selon les sites atteints).
- Terrain favorisant : diabète présent dans ¼ des cas (volontiers mal équilibré), artériopathie, mauvais état général.
- La prise d'AINS est fortement suspectée de favoriser l'évolution nécrosante.

Présentation clinique (PUE6-152-3)
La présentation initiale est celle d'un érysipèle, mais certains signes doivent faire suspecter une forme nécrosante :
- Signes de sepsis grave.
- Douleur intense, non soulagée par des antalgiques de palier 1 ou 2, s'étendant au-delà des zones inflammatoires
- Induration des tissus au-delà des lésions visibles (difficile à percevoir si terrain de lymphoedème).
- Évolution défavorable malgré antibiothérapie adaptée au diagnostic initial d'érysipèle
- Extension rapide (entourer les zones inflammatoires au crayon).
- À un stade plus tardif : apparition de placards grisâtres hypoesthésiques au toucher (ce qui contraste avec la douleur spontanée, l'hypoesthésie étant liée à la nécrose des récepteurs de la sensibilité superficielle), évoluant vers la nécrose.
- Crépitation neigeuse possible en cas d'association à des bactéries anaérobies.

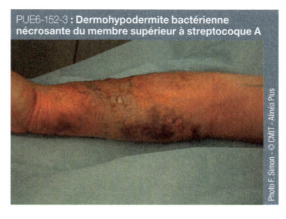

PUE6-152-3 : Dermohypodermite bactérienne nécrosante du membre supérieur à streptocoque A

Topographie :
- Membres inférieurs le plus souvent
- Formes cervico-faciales, plutôt après chirurgie ORL (risque de médiastinite).
- Formes thoraco-abdominales : après chirurgie thoracique ou digestive.
- Formes périnéales (gangrène de Fournier) : chirurgie ou procédure digestive ou urologique.

Diagnostic
Dès le diagnostic suspecté, il s'agit d'une urgence médico-chirurgicale.
- Bilan préopératoire
- Bactériologie : hémocultures en urgence, prélèvements per-opératoires (aéro-anaérobies) +++
- L'imagerie n'a pas d'intérêt à ce stade (va retarder la prise en charge) : la TDM ou l'IRM pourront être utiles pour guider les chirurgiens dans les chirurgies de reprise après la prise en charge initiale.

Traitement
- Urgence médico-chirurgicale
- Débridement chirurgical large de l'ensemble des tissus nécrosés, avec reprise si besoin à plusieurs reprises les jours suivants tant que réapparaissent des zones de nécrose. Amputation parfois nécessaire. Dérivation digestive (colostomie de décharge) et/ou urinaire dans les formes périnéales.
- Antibiothérapie intraveineuse à fortes doses :
  - Formes des membres ou région cervico-faciale : association β-lactamine + inhibiteur de β-lactamase (amoxicilline + acide clavulanique) + clindamycine (effet anti-toxinique, diffusion)
  - Formes abdomino-périnéales : β-lactamine à large spectre (pipéracilline + tazobactam, ou imipénème) + métronidazole (pour son action anti-*Clostridium*).
  - Toxicomane : amoxicilline + acide clavulanique, ou pénicilline M, ± couverture anti-SARM (vancomycine par exemple).
- Adaptation de l'antibiothérapie aux prélèvements per-opératoires.
- Réanimation,
- Prise en charge des défaillances d'organe(s),
- Prise en charge des comorbidités,
- Traitement de la porte d'entrée,
- Prévention antitétanique si nécessaire,
- Dans un second temps, si nécessaire, chirurgie reconstructrice (lambeaux, greffes…).

UE6 – N°152 • Infections cutanéo-muqueuses et des phanères, bactériennes et mycosiques, de l'adulte et de l'enfant

3 | Mycoses superficielles

Infections de la couche cornée de l'épiderme, des muqueuses et des phanères (ongles, cheveux et poils), par des champignons. Fréquentes, bénignes, n'entraînant ni fièvre ni anomalie biologique, leur diagnostic orienté par la clinique est confirmé par le prélèvement mycologique avec examen direct et culture. Exceptionnellement, elles peuvent être la porte d'entrée de mycoses systémiques chez les sujets fortement immunodéprimés.

1. Bases communes de prise en charge

- Supprimer les facteurs favorisants.
- Diagnostic clinique, confirmé par les prélèvements mycologiques locaux, notamment pour les infections à dermatophytes et/ou les formes résistantes au traitement.
- Traitement local sauf pour les teignes, les onyxis (infections unguéales) à dermatophytes avec atteinte matricielle et les onyxis candidosiques (TUE6-152-2).

2. Infections cutanéomuqueuses à *Candida*

■ Intertrigo des grands plis
- Localisations possibles : plis axillaires, sous-mammaires, inguinaux, interfessier.
- Facteurs favorisants : macération, diabète, obésité, manque d'hygiène, antibiothérapie systémique.
- Aspect clinique : érosion linéaire érythémateuse, bordée par une collerette squameuse avec vésiculopustules, souvent suintante, malodorante et prurigineuse.
- Diagnostic clinique. Si doute ou résistance au traitement, prélèvement mycologique local : à l'examen direct, présence de levures bourgeonnantes avec ou sans pseudofilaments.
- Traitement : suppression des facteurs favorisants (éviter macération +++ : sous-vêtements coton, séchage soigneux des plis après toilette). Traitement par topiques d'amphotéricine B ou azolés.

■ Périonyxis et onyxis à *Candida*
- Clinique : périonyxis, avec bourrelet inflammatoire périunguéal pouvant suppurer. L'ongle peut être secondairement atteint à partir du bord proximal et prend une teinte jaunâtre. Evolution chronique (par opposition aux périonyxis bactériens d'évolution aiguë).
- Localisation : mains, exceptionnellement les orteils.
- Facteur favorisant : exposition des mains à l'humidité et aux détergents (femmes de ménage +++).
- Diagnostic : prélèvement du pus à l'écouvillon pour examen direct et culture.
- Diagnostic différentiel : périonyxis bactérien (staphylocoque doré, streptocoque), onyxis à dermatophytes.
- Traitement : port de gants, antifongique azolé systémique (fluconazole).

■ Vulvo-vaginite à *Candida*
- Clinique : érythème et œdème vulvo-vaginal, prurit, brûlures vaginales, dyspareunie, leucorrhées blanchâtres.
- Facteurs favorisants : antibiothérapie systémique, diabète, grossesse.
- Prélèvement local pour examen direct et culture.

- Traitement : savon alcalin, nystatine ou azolés en ovules gynécologiques. En cas d'échec, fluconazole *per os*.

■ Balanite et balano-posthite
- Inflammation du gland et du prépuce.
- Enduit blanchâtre dans le sillon balano-préputial, prurit.
- Prélèvement local pour examen direct et culture.
- Traitement local par dérivé azolé pendant 1 semaine. En cas d'échec, fluconazole *per os*.

■ Candidose buccale
- Langue et muqueuses jugales inflammatoires avec sensation de brûlure (forme érythémateuse), puis apparition d'un enduit blanchâtre plus ou moins confluent (muguet).
- Perlèche fréquemment associée : fissure douloureuse de la commissure labiale.
- Facteurs favorisants : personnes âgées, prothèses dentaires, nourrisson, antibiothérapies systémiques.
- En l'absence de facteur favorisant ou sur forme récidivante : dépistage VIH +++.
- Diagnostic clinique. Prélèvement local pour examen direct et culture, si doute diagnostique, échec du traitement local, ou récidive
- Traitement local : Amphotéricine B ou nystatine en solution buvable, ou miconazole en gel buccal, Azolés ou polyènes en application locale pendant 7 j.
- Azolé (fluconazole) par voie générale pour les formes profuses et/ou résistantes et/ou de l'immunodéprimé.

3. Infections cutanées à *Malassezia furfur*

Malassezia furfur est une levure lipophile commensale dont la prolifération sur la peau grasse est favorisée par la sudation, l'humidité, la chaleur : manifestations fréquentes l'été ou lors de voyages sous les tropiques.

■ *Pityriasis versicolor*
- Macules individualisées puis confluentes, rosées puis chamois, achromiques après exposition solaire.
- Non prurigineuses.
- Cou et partie supérieure du tronc (zones riches en glandes sébacées).
- Diagnostic : «scotch test cutané» et examen microscopique (spores et filaments courts). Culture inutile.
- Traitement : gel moussant kétoconazole.

■ Dermite séborrhéique
- Dermatose chronique fréquente (prévalence 1-3 % de la population).
- Localisation la plus fréquente : le visage.
- Clinique : plaques plus ou moins érythémateuses, recouvertes de petites squames grasses blanchâtres dans les zones où prédomine la séborrhée : sillons naso-labiaux, sourcils, glabelle, lisière antérieure du cuir chevelu. Prurit possible.
- Terrain : surtout hommes adultes.
- Formes cliniques : formes du cuir chevelu (pityriasis capitis) fréquentes chez le nourrisson («croûtes de lait»), formes érythrodermiques étendues.
- Facteurs favorisants : VIH, maladie de Parkinson et syndromes extrapyramidaux iatrogènes, alcoolisme chronique.

- Diagnostic : clinique
- Traitement : kétoconazole en gel moussant ou ciclopiroxolamine en topique ± dermocorticoïdes dans les formes très inflammatoires.

4. Infections à dermatophytes

- Trois genres de dermatophytes : *Microsporum sp, Epidermophyton sp, Trychophyton sp.*
- Trois types de réservoir : tellurique, humain, animal.
- Absence d'atteinte muqueuse.
- Diagnostic confirmé par les prélèvements mycologiques (examen direct, culture).
- Recherche de cas dans l'entourage.
- Traitement : suppression ou traitement des facteurs favorisants, traitement médicamenteux toujours local et parfois général.

■ Intertrigo des petits plis
- Principale porte d'entrée des érysipèles
- Contamination par sols souillés de squames (piscines, tatamis)
- Facteurs favorisants : macération (chaussures synthétiques)
- Clinique : fissuration ± prurigineuse du fond du pli interdigital au niveau des pieds («pied d'athlète»).
- Traitement : correction des facteurs favorisants, bien sécher les espaces inter-orteils après la toilette, azolés locaux pendant 1 à 2 semaines.

■ Intertrigo des grands plis
Les différences cliniques entre intertrigo à dermatophytes et intertrigo candidosique sont résumées dans le tableau TUE6-152-1 :

TUE6-152-1 : Clinique des intertrigos

Intertrigo à dermatophytes	Intertrigo candidosique
Fond sec	Fond fissuré, enduit blanchâtre
Extension à distance du pli	Pas d'extension à distance du pli
Bords polycycliques	Bords émiettés avec fine collerette desquamative ou pustuleuse

- Traitement : bien sécher les plis après la toilette, azolés locaux pendant 3 semaines, ou terbinafine locale 1 semaine.

■ Onyxis dermatophytique (onychomycose)
- Ongle progressivement friable et jaunâtre, sans périonyxis
- Traitement long et difficile : meulage de l'ongle, vernis antifongique pour les formes peu étendues sans atteinte matricielle pendant 3-6 mois pour les mains et 6-9 mois pour les pieds, terbinafine orale pendant 3 mois (mains) à 6 mois (orteils) en cas d'atteinte étendue et/ou matricielle.

■ Dermatophytie cutanée («herpès circiné»)
- Enfants et professionnels exposés aux animaux domestiques et d'élevage

- Petites plaques érythémato-squameuses, arrondies, à limites nettes, prurigineuses, d'extension centrifuge, en peau découverte
- Traitement : azolé local pendant 2 semaines.

■ Teignes tondantes
- Enfants (contamination interhumaine ou à partir d'animaux)
- Plaques d'alopécie du cuir chevelu : grandes plaques (teigne microsporique) ou petites plaques (teigne trichophytique)
- Traitement : local par dérivé azolé ou ciclopiroxolamine, + oral par griséofulvine ou kétoconazole. Durée 6 à 8 semaines.

■ Teignes suppurées
- Enfants et adultes
- Non contagieuses
- Macaron inflammatoire suppurant du cuir chevelu, chute provisoire des cheveux
- Traitement : idem teignes tondantes

TUE6-152-2 : Principaux antifongiques utilisés dans les mycoses superficielles

Nom générique	Présentation
Topiques actifs seulement sur *Candida* **Indications : candidoses cutanées, buccales et vaginales**	
Amphotéricine B Nystatine	Lotion, gélules et suspension Suspension, dragées, comprimés gynécologiques
Topiques à large spectre **Indications : infections à *Candida*, dermatophytoses, *Pityriasis versicolor***	
Dérivés imidazolés	
Bifonazole	Crème, solution, poudre
Econazole	Crème, lait, spray, poudre et solution, lotion Ovules gynécologiques
Isoconazole	Crème, émulsion, ovules, poudre
Kétoconazole	Crème, gel moussant
Miconazole	Comprimé gingival muco-adhésif Gel dermique et gynécologique, gel buccal
Ciclopiroxolamine	Crème, solution 1 %, vernis 8 %
Topiques actifs électivement sur dermatophytes	
Amorolfine	Vernis 5 %
Terbinafine	Crème

Notes

UE6 N°153 — Infections ostéo-articulaires (IOA) de l'adulte et de l'enfant

Pour la partie pédiatrie, consulter le référentiel du Collège de Pédiatrie

Objectifs
- Connaître les principaux agents infectieux responsables des infections ostéo-articulaires selon l'âge, le terrain et leur profil de résistance.
- Diagnostiquer et connaître les principes du traitement d'une arthrite avec ou sans matériel, d'une ostéite avec ou sans matériel.
- Diagnostiquer et connaître les principes du traitement d'une infection osseuse sur pied diabétique.

Points importants
- Infections fréquentes et coûteuses.
- Diagnostic assez facile si infection aiguë, difficile si infection chronique.
- La documentation bactériologique est indispensable avant toute antibiothérapie.
- Le pronostic fonctionnel (et parfois le pronostic vital si bactériémie) est engagé.
- Traitement long et difficile, spécialisé, nécessitant une approche multidisciplinaire (médicochirurgicale + rééducation).
- La présence de matériel complique l'attitude thérapeutique.

CONSENSUS ET RECOMMANDATIONS
- Infections ostéo-articulaires sur matériel (prothèse, implant, ostéosynthèse). Recommandations de pratique clinique 2009. www.infectiologie.com
- Spondylodiscites infectieuses primitives et secondaires à un geste intra-discal sans mise en place de matériel. Recommandations pour la pratique clinique 2007 – www.infectiologie.com
- Prise en charge du pied diabétique infecté. Recommandations pour la pratique clinique 2007 – www.infectiologie.com
- Prothèse de hanche ou de genou : diagnostic et prise en charge de l'infection dans le mois suivant l'implantation – HAS recommandations mars 2014 – www.has-sante.fr

1 Bases pour comprendre

Les infections ostéo-articulaires (IOA) rassemblent des entités très diverses en fonction du contexte et de l'âge.
La prise en charge obéit cependant à des principes communs :
- identification de l'agent infectieux
- cartographie de l'atteinte ostéo-articulaire
- antibiothérapie prolongée ± traitement chirurgical.

1. Classification selon plusieurs critères
- Aiguë vs. chronique.
- Sans matériel vs. avec matériel (FUE6-153-1).
  - Précoce (< 4 semaines) vs. tardive (≥ 4 semaines) en cas d'infection post-chirurgicale sur matériel.
- Communautaire vs. liée aux soins, nosocomiale.
- Voie hématogène vs. contamination directe.

2. Physiopathologie

L'infection ostéoarticulaire va entraîner une **réaction inflammatoire,** responsable de lésions engageant le pronostic fonctionnel :
- Au niveau d'une articulation : destruction de la synoviale puis du cartilage.
- Au niveau de l'os : ostéolyse ; en cas de présence de matériel, celle-ci se localise au niveau de l'interface os/matériel.

3. Particularités de l'infection sur MATERIEL, rendant le traitement difficile :
- Adhérence des bactéries au matériel et formation d'un biofilm, véritable «bouclier» gênant la diffusion des antibiotiques et l'action du système immunitaire,
- Bactéries en phase de croissance lente, donc moins sensibles aux antibiotiques.

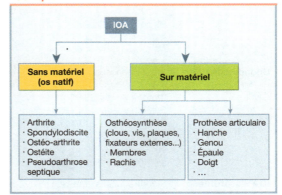

FUE6-153-1 : Les différentes entités cliniques d'infections ostéo-articulaires de l'adulte en fonction de la présence ou non de matériel

UE6 – N°153 • Infections ostéo-articulaires (IOA) de l'adulte et de l'enfant

Notes

2 Les principaux agents infectieux responsables des IOA et leur profil de résistance

Les étiologies bactériennes dominantes sont :
- sur os natif : *Staphylococcus aureus,* le plus souvent sensible aux pénicillines M (SASM).
- sur les prothèses articulaires : les staphylocoques coagulase négative, souvent résistants aux pénicillines M.

Il n'y pas de données d'épidémiologie bactérienne pour les infections sur ostéosynthèse (tableau TUE6-153-1).

3 Diagnostic et principes du traitement : principaux éléments communs aux différentes formes cliniques

1. Principaux éléments du diagnostic

Le diagnostic repose sur un faisceau d'arguments cliniques, radiologiques et bactériologiques.

- **Signes cliniques et biologiques (TUE6-153-2)**
- **Explorations radiologiques**

Les différents types d'examens radiologiques et leurs principales indications sont présentés dans le tableau TUE6-153-3.

TUE6-153-2 : **Signes cliniques et biologiques**

	Infection aiguë	Infection chronique
Signes généraux	Fièvre	Le plus souvent, pas de fièvre
Signes locaux	· Douleur · État inflammatoire local · Désunion de la cicatrice · Écoulement au niveau de la cicatrice	· Douleur · Fistulisation
Anomalies biologiques	CRP augmentée ATTENTION : toute intervention chirurgicale est responsable d'une élévation transitoire de la CRP en post-opératoire. Hyperleucocytose le plus souvent	CRP normale ou modérément augmentée

TUE6-153-1 : **Agents infectieux par entité clinique et selon le mode de contamination**

Entité clinique	Mode de contamination		
	Infection communautaire		Infection liée aux soins : infection du site opératoire
	Voie hématogène	Inoculation directe	
Arthrite	Atteinte monoarticulaire *Staphylococcus aureus* (66 %) Streptocoques (20 %) Entérobactéries (10 %) Atteinte polyarticulaire *Staphylococcus aureus* *Neisseria gonorrhoeae*	Après morsure animale *Pasteurella multocida* *Capnocytophaga canimorsus*	Infiltration ou intervention monoarticulaire Staphylocoques (coagulase négative ou *S. aureus*) *Propionibacterium acnes*
Spondylodiscite	*Staphylococcus aureus* (40 %) Streptocoques (20 %) Entérobactéries (10 %) Entérocoques (< 10 %) *Mycobacterium tuberculosis*		Staphylocoques coagulase négative *Propionibacterium acnes* Corynébactéries
IOA sur prothèse articulaire	*Staphylococcus aureus* Streptocoques Entérobactéries		Staphylocoques (coagulase négative plus souvent que *Staphylococcus aureus*) Streptocoques Entérocoques Entérobactéries Infection polymicrobienne

Pilly ECN - ©CMIT - 108

Infections ostéo-articulaires (IOA) de l'adulte et de l'enfant • UE6 – N°153

TUE6-153-3 : Les différents examens radiologiques, leur intérêt et les principales indications

	Bilan lésionnel	Indications principales
Radiographie osseuse	· Bilan lésionnel osseux et articulaire · Signes radiologiques retardés de 15 à 21 jours par rapport au début de l'infection	Toutes les IOA (sauf spondylodiscite), au début de la prise en charge puis en fonction de l'évolution
Echographie articulaire	· Inutile au bilan des lésions osseuses · Bilan des parties molles (abcès) et de l'état articulaire	· Rechercher un épanchement intra-articulaire · Guider une ponction articulaire
IRM osseuse	· Bilan lésionnel osseux et des parties molles avoisinantes · Visualisation précoce (15 jours environ après le début de l'infection) · L'analyse des images est perturbée par le matériel	· Spondylodiscite · Infections osseuses chroniques
TDM sans et avec injection de produit de contraste	· Bilan lésionnel osseux et articulaire · Visualisation tardive des lésions : intérêt dans les formes chroniques · L'analyse des images est perturbée par le matériel	Infections osseuses chroniques
Scintigraphie osseuse	Anomalies précoces mais non spécifiques, à interpréter en fonction du contexte clinique	Spondylodiscite, en 2ème intention

■ Diagnostic bactériologique

- Il repose sur des prélèvements de qualité, uniques en cas d'arthrite, et multiples en cas d'ostéite.
- Les prélèvements doivent être **réalisés à distance de toute antibiothérapie (idéalement, au moins 2 semaines après son arrêt).**

2. Principes généraux du traitement des infections ostéo-articulaires

■ Antibiothérapie

- L'antibiothérapie est **toujours débutée après avoir réalisé les prélèvements microbiologiques,** y compris si ceux-ci sont réalisés durant une intervention chirurgicale.
- Arthrite septique et/ou suspicion de bactériémie associée et/ou sepsis grave/choc septique : antibiothérapie probabiliste bêta-lactamine ± gentamicine ± glycopeptides par voie intraveineuse
- Dans les autres situations : antibiothérapie après résultats de la documentation bactériologique. Les antibiotiques sont choisis en fonction de leur diffusion dans les sites infectés et de la sensibilité de l'agent infectieux aux antibiotiques.
- Durée prolongée : de 3 à 12 semaines selon les situations cliniques.
- Globalement, les antibiotiques diffusent bien dans le liquide articulaire alors qu'ils ne diffusent pas tous de la même façon au niveau osseux (TUE6-153-4).

TUE6-153-4 : Pénétration osseuse des antibiotiques

Pénétration osseuse bonne	Pénétration osseuse moyenne à faible
Rifampicine Fluoroquinolones Acide fusidique Clindamycine Triméthoprime Métronidazole	Aminosides Bêta-lactamines Sulfaméthoxazole Vancomycine

■ Traitement chirurgical

À associer au traitement médical (sauf spondylodiscite sans complication neurologique).

■ Autres mesures

- Traitement de la porte d'entrée si infection par voie hématogène.
- Immobilisation antalgique suivie d'une mobilisation passive et d'une remise en charge progressive.
- Prévention des complications de décubitus.
- Demande de prise en charge en ALD pour les IOA chroniques.

■ Suivi

Dans les infections ostéo-articulaires sur prothèse, le suivi des patients est prolongé (2 ans), car des rechutes tardives sont possible.

UE6 – N°153 • Infections ostéo-articulaires (IOA) de l'adulte et de l'enfant

Notes

IOA, EN PRATIQUE

- **Dans les infections aiguës** : le bilan est urgent et bien codifié :
  · Hospitalisation en service spécialisé,
  · pour étayer le diagnostic d'infection ostéoarticulaire,
  · isoler l'agent infectieux,
  · **puis** débuter le traitement antibiotique.

- **Dans les infections chroniques** :
  · Il faut prendre le temps
    · d'argumenter le diagnostic d'infection osseuse,
    · d'isoler l'agent infectieux.
  · C'est toujours une affaire de spécialiste.

- **Dans tous les cas** : prise en charge spécialisée multidisciplinaire : infectiologues, chirurgiens, rhumatologues, médecin rééducateur, bactériologistes et radiologues.

- L'antibiothérapie est urgente dans les infections aiguës, elle ne l'est pas dans les infections chroniques.

- Les IOA engagent toujours le pronostic fonctionnel et parfois le pronostic vital en cas de dissémination hématogène.

- Elles exposent également les sujets âgés aux complications de décubitus qu'il faudra prévenir.

---

4 | Arthrite septique aiguë sur os natif

L'arthrite septique aiguë est une urgence thérapeutique. Il s'agit de la prolifération intra-articulaire d'un agent infectieux. La prise en charge est hospitalière.

1. Physiopathologie

- Par voie hématogène au décours d'une bactériémie. Il s'agit alors le plus souvent d'une monoarthrite.

- Ou par inoculation directe à l'occasion d'une morsure, d'une plaie pénétrante ou d'un geste médical (infiltration).

2. Diagnostic positif : suspicion clinique, confirmation par la ponction articulaire

■ **Diagnostic clinique**
- Douleur articulaire intense de siège articulaire, de survenue brutale avec impotence fonctionnelle.
- Fièvre avec frissons.
- Signes inflammatoires locaux.
- Attitude antalgique en flexion le plus souvent.
- Mobilisation passive et active douloureuse.
- Impotence fonctionnelle.
- En règle générale, monoarthrite : genou, épaule.

Recherche systématique
· des signes orientant vers une porte d'entrée (infection cutanée, plaie cutanée, infection des voies urinaires, infection ORL) ou vers un geste invasif ou un traumatisme récent.
· d'une autre localisation secondaire.

Complications
· Complications liées à la bactériémie : autres localisations secondaires, choc septique (Cf. item UE6-154).
· Complications liées à l'atteinte articulaire : destruction du cartilage articulaire, ostéite de contiguïté.

■ **Examens complémentaires**

Examens biologiques
■ Hyperleucocytose,
■ CRP augmentée,
■ Prélèvements bactériologiques :
  · de la porte d'entrée éventuelle : ECBU, …
  · au niveau d'une éventuelle localisation secondaire
  · hémocultures systématiques.

Imagerie
■ **L'échographie ostéoarticulaire** est «le prolongement de la main de l'examinateur» et doit être faite en première intention et rapidement : visualisation d'un épanchement liquidien ou d'une prolifération synoviale. Elle est très utile notamment pour les articulations difficiles à examiner comme la hanche. Elle permet aussi de guider les techniques de ponction articulaire.

■ **La radiographie standard de l'articulation touchée** n'est pas urgente mais doit être faite pour avoir un cliché initial en cas d'évolution défavorable. Elle est normale au début. Elle peut le rester si le traitement est précoce et bien adapté ; à défaut, déminéralisation épiphysaire à J10/J15 du début de l'infection, puis pincement de l'interligne (destruction cartilagineuse) et érosions sous-chondrales (déminéralisation osseuse inflammatoire) à J21/J28 du début de l'infection. Elle permet aussi de rassembler des arguments contre une affection osseuse de voisinage.

■ **IRM et TDM** peuvent être utiles pour étudier des localisations spécifiques (articulations sterno-claviculaires, sacro-iliaques et de la symphyse pubienne) ou pour apprécier l'importance de l'atteinte osseuse et de l'atteinte des tissus mous associée.

■ **Diagnostic microbiologique**

Ponction articulaire en urgence, avant toute antibiothérapie
■ confirmer le caractère inflammatoire de l'épanchement : liquide trouble (>10 000 éléments/mm^3), riche en polynucléaires neutrophiles (> 90 %) ;
■ à visée bactériologique : identification de l'agent infectieux (examen direct (sensibilité < 100 %), coloration de Gram, culture et éventuellement biologie moléculaire).

Hémocultures avant toute antibiothérapie.

3. Diagnostics différentiels
■ Arthrites infectieuses non purulentes : arthrites dues à des agents infectieux pour lesquels la culture est difficile ou non réalisée en pratique, et pour lesquels une sérologie ou une PCR est disponible : *Borrelia, Mycoplasma,* virus de l'hépatite B, parvovirus B19, rubéole, …
■ Arthrites réactionnelles dans les suites d'une infection bactérienne (*Shigella, Salmonella, Chlamydiae, Campylobacter, Yersinia,* …).

Pilly ECN - ©CMIT - 110

Infections ostéo-articulaires (IOA) de l'adulte et de l'enfant • UE6 – N°153

- Arthrites inflammatoires
  · Arthrites inflammatoires microcristallines : cause la plus fréquente de monoarthrite aiguë. Recherche systématique de cristaux de pyrophosphate de calcium dihydraté (chondrocalcinose) ou d'urate de sodium (goutte) dans le liquide articulaire (Cf. item 194), mais sensibilité < 100 %.
  · Maladies systémiques (Cf. items 188, 190 et 192).

4. Principes du traitement de l'arthrite aiguë sur os natif

Antibiothérapie

- Antibiothérapie intraveineuse probabiliste, débutée en urgence, après ponction articulaire et hémocultures.
- Chez l'adulte, sauf orientation particulière, les cocci Gram positifs doivent être ciblés et notamment *Staphylococcus aureus* : pénicilline M IV + gentamicine IV (1 à 3 j).
- Adaptation secondaire aux données de l'antibiogramme.
- Durée : 3 à 4 semaines chez l'adulte.

Lavage articulaire ± synovectomie

- Lavage articulaire réalisé en urgence en particulier pour les grosses articulations, si possible sous arthroscopie. Il permet de réduire l'inoculum bactérien et de réduire les lésions des cartilages.
- Les ponctions articulaires répétées sont une alternative possible en cas d'articulations facilement accessibles et d'évolution favorable dans les 5 jours.
- Une synovectomie peut parfois être nécessaire.

Immobilisation

- Immobilisation antalgique en position de fonction.
- A ne pas prolonger en raison du risque d'enraidissement articulaire.
- Prévention de la maladie thrombo-embolique.

Rééducation :

- à débuter dès l'amélioration des douleurs et des signes locaux.

ARTHRITE SEPTIQUE, EN PRATIQUE

Toute arthrite est septique jusqu'à preuve du contraire. **Urgence** diagnostique (clinique et échographie ostéoarticulaire) et thérapeutique :
- ponction articulaire et hémocultures avant antibiothérapie,
- **puis** antibiothérapie probabiliste,
- **puis** adaptation secondaire aux données de l'antibiogramme.

En cas de bactériémie associée : bilan de la porte d'entrée et des localisation(s) secondaire(s) éventuelle(s).

---

5 | Spondylodiscite (ou discospondylite)

Infection hématogène, plus rarement post-opératoire, la spondylodiscite survient surtout chez l'adulte après 50 ans et touche le plus souvent les disques intervertébraux et les corps vertébraux adjacents au niveau lombaire (50 % des cas), à un seul étage (80 % des cas).

La tuberculose (mal de Pott) ou une infection fongique restent possibles. La brucellose est exceptionnelle en France mais reste endémique dans les pays méditerranéens.

1. Diagnostic positif : suspicion clinique, confirmation par l'imagerie

■ Diagnostic clinique

- Rachialgies souvent de survenue brutale, mal calmées par le repos.
- Douleurs vertébrales localisées, inflammatoires.
- Raideur rachidienne segmentaire.
- La fièvre est présente dans la moitié des cas.

Recherche systématique

· de signes orientant vers une porte d'entrée (cutanée ou digestive ou urinaire, …) ou une intervention sur le rachis (chirurgie discale, chimionucléolyse),
· de signes orientant vers un agent infectieux particulier : *Mycobacterium tuberculosis*, *Brucella spp.*,
· d'une autre localisation secondaire. La recherche d'une endocardite infectieuse est systématique dans les situations suivantes : bactérie fréquemment en cause dans les endocardites (*Staphylococcus aureus*, streptocoques oraux et streptocoques du groupe D, entérocoques), prothèse valvulaire ou matériel de stimulation intracardiaque, bactériémie, nouveau souffle de régurgitation.

Complications : recherche systématique et répétée dans le temps

· de signes neurologiques radiculaires (sciatalgie ou cruralgie),
· de signes neurologiques médullaires (paraparésie des membres inférieurs, rétention aiguë d'urines).
· Les signes neurologiques radiculaires ou médullaires témoignent d'une complication justifiant une IRM rachidienne en urgence, et parfois une chirurgie urgente de décompression.

■ Examens complémentaires

Signes biologiques

Syndrome inflammatoire inconstant, dépend du contexte général de survenue et de la bactérie en cause. En général, modéré ou absent pour les bactéries commensales de la peau, franc en cas de pyogènes comme *Staphylococcus aureus*…

Imagerie

- **L'IRM rachidienne** est l'examen de choix pour le diagnostic précoce (à partir du 3ème jour d'évolution) et la recherche de complications (épidurite). Elle montre un hypersignal T2 en discal, un hyposignal T1 et un hypersignal T2 des 2 vertèbres adjacentes, un épaississement des parties molles intracanalaires (épidurite) et/ou paravertébrales avec prise de contraste par le gadolinium au niveau du disque atteint (PUE6-153-1).
- **La scintigraphie osseuse** est une alternative, en cas de contre-indication ou de non-disponibilité de l'IRM, et permet aussi un diagnostic précoce. Elle montre un foyer d'hyperfixation non spécifique. Elle peut être

Notes

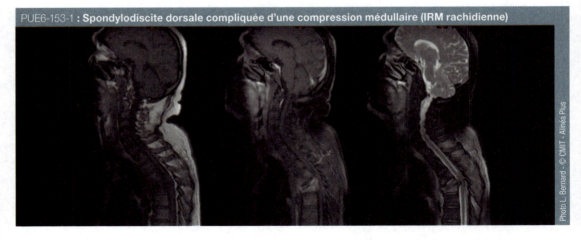

PUE6-153-1 : Spondylodiscite dorsale compliquée d'une compression médullaire (IRM rachidienne)

complétée, le cas échéant, par une TDM centrée sur la zone de fixation.
- **La radiographie conventionnelle** montre des anomalies beaucoup plus tardivement que l'IRM, après 3 à 4 semaines d'évolution : effacement du liseré cortical, pincement global ou partiel du disque atteint, érosion des plateaux ou des coins antérieurs des vertèbres adjacentes, parfois géodes sous-chondrales. À un stade évolué, réaction ostéophytique condensante.

- **Diagnostic bactériologique**
- Hémocultures systématiques (souvent positives dans les spondylodiscites hématogènes).
- Ponction-biopsie discovertébrale si les hémocultures sont stériles.
  - Elle doit être programmée d'emblée devant toute spondylodiscite et annulée si les hémocultures se positivent avant la date prévue de la ponction-biopsie discovertébrale.
  - Radioguidée ou plus rarement chirurgicale, pour examens bactériologiques et histologiques qui permettront de déterminer l'agent infectieux et/ou une histologie évocatrice (suppuration à pyogène ou granulome tuberculoïde).

2. Diagnostic différentiel

Le contexte de survenue et les examens complémentaires permettent d'éliminer un tassement vertébral, une spondylarthropathie inflammatoire, un myélome ou une métastase révélatrice d'un cancer.
A noter qu'il n'y a pas d'atteinte du disque intervertébral dans les néoplasies.

3. Principes du traitement d'une spondylodiscite hématogène

Antibiothérapie
- En cas de syndrome clinique d'allure bactériémique (fièvre élevée, frissons), de sepsis grave ou de choc septique, début rapidement du traitement antibiotique probabiliste après avoir réalisé les hémocultures sans faire de ponction-biopsie vertébrale et sans en attendre le résultat.
- Dans les cas où il existe une indication chirurgicale urgente, début du traitement antibiotique après la réalisation des hémocultures et les prélèvements per-opératoires, sans en attendre les résultats.
- En l'absence de signes de gravité, lorsque les hémocultures sont stériles, début du traitement antibiotique **après avoir** réalisé la ponction biopsie disco-vertébrale.
- Dans tous les cas, adaptation aux données bactériologiques.
- La durée de l'antibiothérapie est de 6 semaines.

Le recours à la chirurgie est exceptionnel.
Il est indiqué à la phase aiguë en cas de compression médullaire ou radiculaire.

Immobilisation
Repos au lit antalgique, décubitus strict tant que persiste la douleur (1 à 3 semaines), suivi d'une verticalisation et mise en charge progressive.

4. Autres mesures
- Antalgiques adaptés à la phase aiguë.
- Prévention de la maladie thrombo-embolique : bas de contention, mobilisation, héparine de bas poids moléculaire.
- Soins de kinésithérapie adaptés : mobilisation articulaire une fois la phase douloureuse aiguë passée, travail cardiopulmonaire lors de l'alitement, renforcement de la tonicité musculaire.

SPONDYLODISCITE, EN PRATIQUE
- Infection hématogène : recherche porte d'entrée et localisations secondaires (endocardite infectieuse).
- Syndrome rachidien d'horaire inflammatoire.
- Complications neurologiques à rechercher.
- Ponction-biopsie discovertébrale et hémocultures, antibiothérapie probabiliste ou d'emblée documentée selon l'état clinique du patient.
- Chirurgie exceptionnelle.
- Immobilisation et prévention des complications de décubitus.

6 Ostéite

L'ostéite est une infection de l'os, aiguë ou chronique, contractée soit par inoculation directe (plaie chronique, plaie secondaire à un traumatisme – fracture ouverte), soit en post-opératoire (infection nosocomiale). La contamination par voie hématogène est exceptionnelle chez l'adulte. Le traitement de l'ostéite est le plus souvent médico-chirurgical.

1. Diagnostic positif

Diagnostic clinique
- Tableau souvent torpide.
- Signes généraux inconstants.
- Signes locaux :
  · Fistule plus ou moins productive (pathognomonique).
  · Tuméfaction inflammatoire et douloureuse (PUE6-153-2).

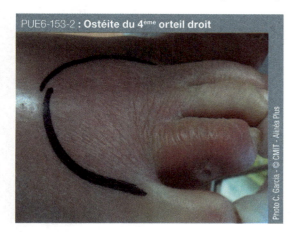

PUE6-153-2 : Ostéite du 4ème orteil droit

Examens complémentaires
- Signes biologiques :
  · Le plus souvent, absence de syndrome inflammatoire
- Imagerie :
  · Radiographie conventionnelle (PUE6-153-3) : apparition retardée des signes radiologiques. Anomalies de la structure osseuse (géodes, ostéolyse, appositions périostées).
  · TDM ou IRM sont utiles en l'absence de matériel d'ostéosynthèse. Visualisation fine de la corticale osseuse, des séquestres et des abcès des parties molles.

Diagnostic bactériologique
- **Ponction-biopsie osseuse percutanée en peau saine, avant toute antibiothérapie.**
- A visée bactériologique : identification de l'agent infectieux (examen direct, culture et éventuellement biologie moléculaire).
- Prélèvements per-opératoires.
- Hémocultures, souvent stériles.

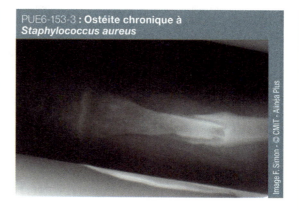

PUE6-153-3 : Ostéite chronique à *Staphylococcus aureus*

2. Principe du traitement d'une ostéite

Traitement curatif : traitement médico-chirurgical
- Prise en charge chirurgicale indispensable.
- Nettoyage et excision chirurgicale du foyer d'ostéite.
- Ablation du matériel d'ostéosynthèse le cas échéant et si possible (consolidation osseuse acquise) ± fixateur externe. En cas d'infection aiguë, l'ablation du matériel d'ostéosynthèse peut être différée, le temps d'obtenir la consolidation.
- Prise en charge médicale.
- Antibiothérapie adaptée aux prélèvements, faisant appel, si possible, aux antibiotiques ayant la meilleure diffusion osseuse, et de durée prolongée (6 à 12 semaines).
- Ne pas omettre les mesures générales : antalgiques, prévention de la maladie thromboembolique, contention adaptée au siège et au type de lésion.

Traitement préventif
En cas de fracture ouverte, importance de la rapidité d'intervention, de la qualité du geste de nettoyage et de l'antibioprophylaxie.

> **OSTEITE, EN PRATIQUE**
> - Infection par inoculation directe.
> - Fistule.
> - TDM osseuse.
> - Prise en charge médico-chirurgicale indispensable.

7 Infection sur prothèse ostéoarticulaire

1. Diagnostic positif : suspicion clinique, aide potentielle de l'imagerie, confirmation éventuelle par ponction articulaire et définitive péri-opératoire.

Il s'agit d'une des situations les plus compliquées, nécessitant une approche multidisciplinaire dans un centre de prise en charge des infections ostéo-articulaires.

Diagnostic clinique
Le tableau TUE6-153-5 résume les principaux éléments cliniques.

UE6 – N°153 • Infections ostéo-articulaires (IOA) de l'adulte et de l'enfant

TUE6-153-5 : Principaux éléments cliniques des infections ostéo-articulaires sur prothèse en fonction du moment de leur survenue

Infection post-opératoire précoce (dans le mois suivant l'intervention)	Infection post-opératoire d'évolution chronique	Infection aiguë hématogène
· Incident cicatriciel : écoulement ou inflammation au niveau de la cicatrice, désunion de la cicatrice · Impotence fonctionnelle · Douleur · Fièvre inconstante	· Douleur persistante depuis l'intervention (absence d'intervalle libre depuis la pose de la prothèse) · Signes généraux rares · Cicatrice normale ou inflammatoire · Fistule plus ou moins productive	Le tableau s'apparente à celui d'une arthrite aiguë, mais sur une articulation prothétique : · Douleur brutale de l'articulation (genou, hanche). · Fièvre avec frissons. · Impotence fonctionnelle, alors que l'articulation était jusque-là indolore (intervalle libre +++). Notion possible d'infection à distance (porte d'entrée ou localisation septique secondaire) : infection cutanée (furoncle, plaie), infection dentaire, infection urinaire, infection ORL, endocardite.

TUE6-153-6 : Choix du type d'examen d'imagerie et principales anomalies d'imagerie en fonction du type d'infection ostéoarticulaire sur prothèse

Infection post-opératoire précoce (dans le mois suivant l'intervention)	Infection post-opératoire d'expression tardive	Infection hématogène
Pas d'examen d'imagerie à l'exception de l'échographie pour guider une éventuelle ponction articulaire.	Radiographie conventionnelle · séquestre osseux · liseret périprothétique évolutif au cours du temps · zones d'ostéolyse Echographie articulaire · rechercher un épanchement intra-articulaire · guider la ponction articulaire TDM et IRM · artéfacts induits par la prothèse · étude des parties molles (abcès)	Radiographie conventionnelle pour rechercher des signes de descellement de prothèse Echographie articulaire pour guider la ponction articulaire

■ **Examens complémentaires**

Signes biologiques :

- infection post-opératoire précoce et infection aiguë hématogène : présence d'un syndrome inflammatoire.
- infection post-opératoire d'évolution chronique : élévation inconstante de la CRP, la vitesse de sédimentation est inutile.

Imagerie : TUE6-153-6.

■ **Diagnostic bactériologique**
- Documentation bactériologique pré-opératoire : ponction articulaire, avant tout traitement antibiotique, radio-guidée (asepsie chirurgicale).
- Documentation bactériologique per-opératoire : prélèvements per-opératoires multiples (au moins 5) à faire en l'absence de traitement antibiotique (interruption depuis au moins 15 jours avant la chirurgie).
- Hémocultures en cas de tableau aigu.

NB : les prélèvements de l'orifice d'une fistule ou d'un écoulement cicatriciel sont inutiles. Les bactéries présentes à ce niveau ne sont pas forcément responsables de l'infection profonde.

2. Principes du traitement d'une infection sur prothèse articulaire

- Le traitement chirurgical doit précéder ou accompagner le traitement antibiotique (diagnostic microbiologique formel, lavage et réduction de l'inoculum bactérien). Il doit être réalisé en urgence si signes de gravité (sepsis grave, choc septique) ou abcès.
- La conduite chirurgicale dépend en grande partie de l'ancienneté de l'infection :
  · Infection post-opératoire précoce : arthrotomie pour synovectomie et lavage. La prothèse est laissée en place.
  · Infection post-opératoire d'évolution chronique : ablation de la prothèse nécessaire, avec repose immédiate (changement en un temps) ou après un délai de plusieurs semaines (changement en 2 temps) et une antibiothérapie générale ± locale par ciment imprégné d'antibiotique(s).
  · Infection aiguë hématogène : arthrotomie-lavage d'autant plus efficace que précoce, dès la confirmation du diagnostic.
  · En cas de descellement de prothèse, le changement de la prothèse est nécessaire.
- L'antibiothérapie initialement probabiliste est ensuite adaptée aux résultats bactériologiques.

Pilly ECN - ©CMIT - 114

INFECTION OSTEOARTICULAIRE SUR PROTHESE, EN PRATIQUE

- Prise en charge multidisciplinaire, dans un centre de prise en charge des infections ostéo-articulaires
- Pas d'antibiothérapie avant la prise en charge chirurgicale sauf signes de gravité

Infection post-opératoire précoce et infection aiguë hématogène	Infection post-opératoire d'évolution chronique
· Tableau clinique aigu plus ou moins patent · Echographie articulaire : présence épanchement, ponction · Chirurgie rapidement : confirmation macroscopique du diagnostic, prélèvements bactériologiques per-opératoires multiples, synovectomie-lavage	· Tableau torpide, diagnostic difficile · Radiographie conventionnelle, TDM, IRM · Echographie articulaire : présence épanchement, ponction · Prélèvements bactériologiques per-opératoires multiples · Changement des implants prothétiques en 1 temps ou 2 temps

8 Infection du pied diabétique

Le pied diabétique est souvent la conséquence d'un diabète mal équilibré et de soins incorrects et mal adaptés des plaies du pied.

1. Épidémiologie

- 15 % à 25 % des diabétiques développent une plaie chronique du pied au cours de leur vie et dans 40 % à 80 % des cas, ces plaies s'infectent.
- L'infection est la deuxième cause d'amputation après l'artérite (chez les diabétiques).

2. Physiopathologie

- Trois phénomènes liés directement au diabète rendent compte du tableau :
  - neuropathie diabétique responsable d'une insensibilité du pied et de la plaie, qui est donc négligée et subit les contraintes mécaniques du poids du corps.
  - vasculopathie : micro-angiopathie et macro-angiopathie par athéromatose accélérée qui entraîne un défaut de vascularisation, qui réduit les capacités de défense et de cicatrisation.
  - immunodépression par altération des fonctions des polynucléaires sous l'effet de l'hyperglycémie :
- Entrainant une plus grande fréquence des traumatismes cutanés passant inaperçus.
- Évoluant vers des ulcérations qui cicatrisent mal.
- Et, dans les cas extrêmes, aboutissant à une gangrène imposant l'amputation.
- La particularité anatomique du pied, la pression et les contraintes qui majorent l'ischémie favorisent l'extension de l'infection de la superficie vers la profondeur et en particulier le système ostéo-articulaire.

3. Diagnostic de l'infection du pied diabétique

- De nombreux tableaux cliniques distincts sont décrits dans ce cadre (mal perforant plantaire infecté (PUE6-153-4), abcès ou phlegmon, gangrène humide parfois gazeuse, fasciite nécrosante, infection ostéo-articulaire).

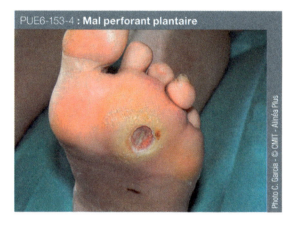

PUE6-153-4 : Mal perforant plantaire

- Toute plaie infectée du pied chez le diabétique nécessite un avis spécialisé à l'hôpital, pour évaluer :
  - l'extension en surface et en profondeur,
  - la qualité de l'état artériel (pouls pédieux et tibial postérieur, mesure des IPS (index de pression systolique),
  - l'existence d'un retentissement systémique de l'infection.
- Ce bilan initial permettra de juger de l'utilité de :
  - prescrire des examens complémentaires (biologie, imagerie),
  - sélectionner un protocole d'antibiothérapie probabiliste ou documentée (selon gravité),
  - décider ou non d'une hospitalisation,
  - programmer un éventuel geste chirurgical.

4. Ostéite du pied diabétique

- L'ostéite est fréquente au cours de l'infection du pied diabétique, notamment si la localisation prédomine à l'avant-pied.
- L'existence d'un contact osseux (sensation de sucre mouillé au contact de la corticale osseuse par curette métallique à bout mousse) a une bonne valeur prédictive positive d'ostéite lorsqu'il existe des signes d'infection de la peau ou des tissus mous et une bonne valeur prédictive négative d'ostéite en l'absence de signes d'infection de la peau ou des tissus mous.
- La présence d'une ostéite est un facteur d'évolution péjorative de la plaie (non cicatrisation et/ou récidive) et augmente le risque d'amputation.

UE6 – N°153 • Infections ostéo-articulaires (IOA) de l'adulte et de l'enfant

5. Examens complémentaires

■ Biologie
- Syndrome inflammatoire.
- Évaluation du diabète : créatinine, glycémie, HBA1c.

■ Imagerie
- Les signes radiologiques sont retardés de 2 à 4 semaines.
- L'examen TDM permet un bilan lésionnel.
- Doppler artériel si absence des pouls distaux et/ou IPS < 0,9.

■ Bactériologie
- Les prélèvements bactériologiques obéissent à certaines règles :
  - L'écouvillonnage simple superficiel de la plaie est proscrit (contamination par la flore commensale).
  - Prélèvement possible, à la curette du fond de la plaie débridée et nettoyée.
  - En cas de collection : ponction à l'aiguille.
  - En cas d'ostéite : biopsie osseuse transcutanée (en zone saine).
- *Staphylococcus aureus* est la bactérie le plus souvent rencontrée, mais l'infection est souvent polymicrobienne.
- En fonction du type de lésion, de la durée d'évolution et de la pression de sélection antibiotique, d'autres bactéries peuvent être impliquées (TUE6-153-7).

TUE6-153-7 : **Flore bactérienne dans les plaies de pied diabétique**

Type de plaie du pied	Agents infectieux
Plaie superficielle récente sans antibiothérapie récente	*Staphylococcus aureus*, streptocoques ß-hémolytiques
Plaie chronique (≥ 1 mois) ou antérieurement traitée par antibiotiques	*Staphylococcus aureus*, streptocoques ß-hémolytiques, entérobactéries
Plaie traitée par des céphalosporines, d'évolution défavorable	Entérocoques
Lésion macérée	*Pseudomonas* (en association avec d'autres agents infectieux)

6. Principes de prise en charge

■ Prise en charge de l'ostéite de pied diabétique
Prise en charge multidisciplinaire.
- Contrôle du diabète.
- Décharge de la plaie pour favoriser la cicatrisation.
- Soins locaux, débridement.
- Mise à jour du statut vaccinal vis-à-vis du tétanos.
- Bilan vasculaire et soins adaptés (reperméabilisation chaque fois que possible en cas de sténose significative).
- Antibiothérapie adaptée au(x) agent(s) infectieux causal(s).
- Voie d'administration et durée adaptées à la situation clinique :

- 2 semaines en cas d'infection des parties molles,
- en cas d'ostéite, la durée s'échelonne :
  - entre quelques jours en cas d'exérèse complète de l'os infecté,
  - à 6 à 12 semaines en l'absence d'exérèse osseuse.

■ Prévention

Education du patient :
- Inspection quotidienne des pieds.
- Port de chaussures confortables, vérifier absence de corps étranger lors du chaussage.
- Ne pas marcher pieds nus.
- Prudence avec la pédicure (risque de plaies chroniques).
- Signaler toute lésion suspecte.

UE6 N°154 — Septicémie/Bactériémie/Fongémie de l'adulte et de l'enfant

Pour la partie pédiatrie, consulter le référentiel du Collège de Pédiatrie

Objectifs

- Connaître la définition des termes suivants : bactériémie, syndrome de réponse inflammatoire systémique (SRIS), sepsis et choc septique.
- Connaître les portes d'entrée et les localisations secondaires les plus fréquentes des septicémies/bactériémies/fongémies.
- Connaître l'indication des hémocultures et l'interprétation des résultats.
- Reconnaître un choc septique et initier sa prise en charge thérapeutique (voir item 328).
- Connaître les principes de l'antibiothérapie au cours d'une bactériémie

Points importants

- Le diagnostic repose sur les hémocultures, qui doivent être réalisées avant toute antibiothérapie
- Rechercher les signes de gravité : sepsis grave ou choc septique
- Toute bactériémie/fongémie est à risque de sepsis grave / choc septique
- Rechercher systématiquement la porte d'entrée et les localisations secondaires septiques

1 Bases pour comprendre

1. Définitions

- **Bactériémie/Fongémie** : la définition est biologique : présence de bactéries/champignons dans le sang.
- Le terme de «septicémie» n'est plus utilisé à l'heure actuelle, mais remplacé par celui de bactériémie/fongémie associée à un sepsis.
- **Syndrome de réponse inflammatoire systémique = SRIS** : réponse inflammatoire systémique à une agression (pas nécessairement infectieuse ; un SRIS peut être secondaire à une pancréatite, un polytraumatisme…).
- **Sepsis** : SRIS secondaire à une infection cliniquement ou bactériologiquement confirmée.
- **Sepsis grave** : sepsis associé à au moins une dysfonction d'organe (par anomalie de la perfusion tissulaire) ou une hypotension artérielle.
- **Choc septique** : sepsis grave associé à une hypotension persistant malgré une expansion volémique bien conduite et nécessitant l'emploi d'agents vasopresseurs.

2. Épidémiologie

L'incidence des bactériémies/fongémies parmi les patients hospitalisés est de 1 %.

Un quart des bactériémies/fongémies sont associées à un sepsis grave ou à un choc septique. Mais seulement 40 % des sepsis graves ou des chocs septiques sont associés à une bactériémie.

Les agents infectieux responsables et portes d'entrée sont présentés pour information dans les figures FUE6-154-1 et FUE6-154-2.

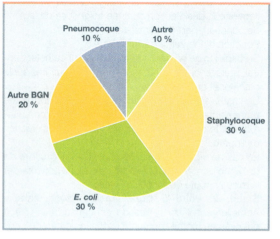

FUE6-154-1 : Agents infectieux des bactériémies communautaires

FUE6-154-2 : Portes d'entrée des bactériémies (communautaires et associées aux soins)

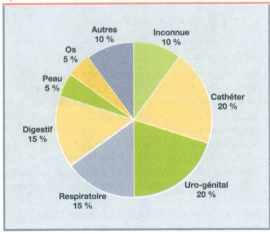

2 Diagnostic positif

1. Quand faire les hémocultures ?

Une bactériémie/fongémie est suspectée cliniquement devant une **fièvre** élevée, ± accompagnée de **frissons** et de sueurs ; on peut parfois rencontrer une **hypothermie**, notamment en cas de bactériémie à entérobactéries. Les hémocultures sont réalisées préférentiellement au moment de la fièvre, de l'hypothermie et/ou des frissons.

Dans certaines circonstances (sujet âgé, immunodéprimé, corticothérapie, traitement antipyrétique), les hémocultures peuvent être positives en l'absence de fièvre.

2. Comment faire les hémocultures ? (Pour information)

- Mesures **d'asepsie** stricte : hygiène des mains de l'opérateur, désinfection cutanée soigneuse de la zone de ponction, port de gants stériles.
- Ponction d'une **veine périphérique.**
- Si suspicion de bactériémie/fongémie sur cathéter central, prélever concomitamment des hémocultures sur le cathéter et en périphérie.
- Un prélèvement nécessite l'ensemencement d'une **paire de flacons** d'hémocultures (le premier en anaérobiose, le deuxième en aérobiose) après désinfection de l'opercule.
- En cas de **signes de gravité, 2 prélèvements lors de la même ponction** sont réalisés, afin de ne pas retarder la mise en route de l'antibiothérapie.
- **Sinon, 2, voire 3 prélèvements,** sont réalisés. Actuellement il n'y a pas de concensus clair : soit prélevés au même moment sur 2 sites différents, soit espacés d'au moins 30 minutes. 80-90 % des bactériémies sont détectées dès le premier prélèvement, et 88-99 % si on ajoute un 2ème prélèvement (la sensibilité est fonction de la quantité de sang prélevée). Faire plus de 3 paires d'hémocultures n'apporte pas de renseignement supplémentaire, et expose le patient à un risque de spoliation sanguine.
- Suspicion d'endocardite : il faut prélever les flacons de façon espacée dans le temps.
- Compte tenu de la faible concentration de bactéries/champignons dans le sang (< 1 UFC/mL), il faut prélever un volume de 10 ml de sang/flacon.
- Les hémocultures doivent être prélevées idéalement **avant toute antibiothérapie.**
- Le laboratoire de bactériologie doit être prévenu du contexte clinique, et de la recherche d'agents infectieux particuliers.

3. Comment le laboratoire de bactériologie analyse les flacons d'hémocultures ? (Pour information)

- Il existe souvent une **surveillance automatisée** des flacons d'hémocultures, qui détecte la croissance bactérienne/fongique.
- Les bactériologistes téléphonent les résultats positifs des examens directs aux cliniciens. Le résultat de l'examen direct est obtenu en 24-48 heures (temps habituel de pousse de la plupart des bactéries), l'identification et l'antibiogramme demandent classiquement 24 heures supplémentaires.
- Il existe actuellement des techniques permettant une identification plus rapide (PCR, spectrométrie de masse [MALDI-TOF]), mais elles ne sont pas disponibles dans tous les laboratoires.

4. Comment interpréter des hémocultures positives ?

Deux paramètres sont à prendre en compte : l'espèce en cause et le nombre d'hémocultures positives au même agent infectieux.

- **Plusieurs hémocultures sont positives :**
  - Et isolent la **même bactérie,** dans un contexte clinique compatible : bactériémie
  - Et isolent des **bactéries différentes :** évoquer un terrain (cirrhotique, neutropénique) ou un foyer particulier (digestif, cutané...)

- **Une seule hémoculture est positive :**
  - Certains agents infectieux sont toujours **pathogènes** et doivent être pris en compte : *Staphylococcus aureus, Streptococcus pneumoniae, Escherichia coli* et autres entérobactéries, *Pseudomonas aeruginosa, Brucella, Listeria, Pasteurella, Candida...*
  - D'autres sont d'éventuels contaminants, car ils appartiennent à la flore cutanée et sont peu pathogènes : staphylocoques coagulase négative, *Propionibacterium acnes, Corynebacterium sp., Bacillus sp., Micrococcus sp.* Pour conclure à une bactériémie, le contexte clinique doit être compatible (porte d'entrée cutanée [infection sur cathéter, toxicomanie IV...], présence de matériel étranger [pacemaker...], neutropénie) et **au moins 2 hémocultures, de 2 paires différentes,** doivent être positives au même agent infectieux (même antibiogramme), en l'absence d'autre agent isolé.

3 Conduite à tenir pratique devant une suspicion de bactériémie/fongémie

1. Réaliser des hémocultures

2. Rechercher des signes de gravité

- **Signes de sepsis grave ou de choc septique.**

SRIS : au moins 2 signes parmi les suivants
- Température corporelle ≥ 38,3°C ou < 36°C
- Fréquence cardiaque > 90/min
- Fréquence respiratoire > 20 cycles/min ou $PaCO_2$ < 32 mm Hg en air ambiant (traduisant une hyperventilation)
- Hyperleucocytose > 12 000/mm³ ou leucopénie < 4 000 mm³ ou > 10 % de formes immatures (en l'absence d'autre cause connue)

Sepsis : SRIS secondaire à une infection cliniquement ou bactériologiquement confirmée

Sepsis grave = sepsis + dysfonction d'organe (TUE6-154-1) ou hypoperfusion ou hypotension

Choc septique : sepsis grave + hypotension persistante
- Malgré un remplissage vasculaire qualitativement et quantitativement adéquat (cristalloïdes 30 mL/kg)
- Accompagné ou non de signes d'hypoperfusion (notamment lactatémie ≥ 4 mmol/l)
- Avec nécessité d'utilisation de drogues vasopressives.

TUE6-154-1 : Défaillances d'organe (en gras les signes les plus précoces à dépister)

Défaillance	Clinique ou paraclinique
Neurologique	Encéphalopathie aiguë Score de Glasgow < 13
Cardio-vasculaire	**Hypotension systolique < 90 mm Hg (ou baisse de plus de 40 mm Hg)** Pression artérielle moyenne < 65 mm Hg
Cutanée	**Marbrures** **Extrémités froides et cyanosées**
Respiratoire	Tirage, hypoxémie Gaz du sang artériel · SaO_2 < 60 % · PaO_2 /FiO2 < 300 · $SvcO_2$ < 65 %
Métabolique	**Acidose lactique** Lactatémie > 4 mmol/l
Rénale	**Oligo-anurie < 0,5 ml/kg/h** Créatininémie > 177 µmol/l ou doublement du taux basal
Hépatique	Bilirubinémie > 34 µmol/L
Coagulation	Thrombopénie < 100 000/mm³ TP < 50 %, INR spontané > 1,5

- **Terrain immunodéprimé : neutropénie et asplénie**

3. Rechercher la porte d'entrée et les éventuelles localisations septiques secondaires

À rechercher systématiquement car permet d'adapter le traitement, afin d'éviter les rechutes.

- **Porte d'entrée (= le point de départ de la bactériémie/fongémie)**

Examen **clinique** complet, sans oublier les voies veineuses et autres actes invasifs (chirurgie, …).

La recherche de la porte d'entrée est orientée par l'agent infectieux en cause, et la flore à laquelle il appartient (quelques exemples sont donnés dans le tableau TUE6-154-2).

Examens **complémentaires** selon le contexte et l'identification microbiologique : BU ± ECBU, radiographie pulmonaire…

Tout matériel étranger doit être suspecté en l'absence d'autre cause évidente.

TUE6-154-2 : Portes d'entrée

Agent infectieux	Porte d'entrée à rechercher
Streptocoque oral	Cavité buccale
Streptococcus pneumoniae	Poumon, méninges, ORL
Anaérobies	Colon, pelvis
Streptococcus pyogenes	Peau
Staphylococcus aureus Staphylocoque coagulase négative	Peau Cathéter vasculaire
Escherichia coli Autres entérobactéries Entérocoques	Voies urinaires, tube digestif, voies biliaires Cathéter vasculaire
Candida	Tube digestif Cathéter vasculaire

- **Localisations septiques secondaires**

On réalise systématiquement :
- une échocardiographie à la recherche d'une **endocardite** si agent infectieux à risque (staphylocoque doré, streptocoque [sauf groupe A et pneumocoque], entérocoque, *Candida*)
- un fond d'œil si candidémie

Les autres examens complémentaires seront demandés en fonction de la clinique (localisations neurologiques, ostéo-articulaires, musculaires, cutanées, …).

UE6 – N°154 • Septicémie/Bactériémie/Fongémie de l'adulte et de l'enfant

Notes

4. Les prélèvements bactériologiques ayant été réalisés, débuter le traitement antibiotique :

▪ Dès la suspicion clinique de bactériémie si sepsis grave/choc septique, neutropénie ou asplénie
▪ Dès qu'un diagnostic précis d'infection bactérienne est posé (ex : pneumonie, pyélonéphrite…)
▪ Dès la bactériémie/fongémie confirmée par la positivité de l'examen direct des hémocultures si tableau fébrile sans foyer infectieux identifié

Toute bactériémie avec sepsis est une urgence thérapeutique.

5. Biomarqueurs inflammatoires (CRP, procalcitonine)

▪ Non spécifiques, valeur d'orientation uniquement
▪ Une procalcitonine < 0,25 ng/mL rend peu probable l'existence d'une bactériémie/fongémie

---

4 │ Traitement

Hospitalisation en service spécialisé (réanimation si choc septique).

1. Antibiothérapie

▪ Antibiothérapie **orientée par l'examen direct** des hémocultures, secondairement adaptée aux résultats de l'identification et de l'antibiogramme.
▪ Antibiothérapie initialement **parentérale,** avec relais per os si antibiotique possédant une bonne biodisponibilité en l'absence de signes de gravité, d'endocardite, et de vomissements/malabsorption.
▪ **Bactéricide**
▪ **Les indications d'une bithérapie** antibiotique sont limitées (généralement bêta-lactamine + aminoside) : élargir le spectre (ex : sepsis grave / choc septique), prévenir le risque de mutants résistants pour certaines bactéries (ex : *Pseudomonas aeruginosa*), synergie (ex : entérocoque) (Cf. item UE6-173).
▪ La durée moyenne de l'antibiothérapie est de **7 à 14 jours**. Sa durée peut cependant être modifiée en fonction de l'agent infectieux, de la porte d'entrée, de

la présence de localisations septiques secondaires (ostéoarticulaire, endocardite, …) ou du terrain (neutropénique).

▪ **Antibiothérapie probabiliste en présence de signes de gravité (TUE6-154-3)**

TUE6-154-3 : **Antibiothérapie probabiliste en présence de signes de gravité**

Foyer digestif, voies biliaires Infection communautaire	(cefotaxime ou ceftriaxone), ou fluoroquinolone si allergie + Imidazolé ± Aminoside (gentamicine ou amikacine)
Urinaire Infection communautaire	(cefotaxime ou ceftriaxone), ou fluoroquinolone si allergie ± Aminoside (gentamicine ou amikacine)
Pneumonie aiguë communautaire	(cefotaxime ou ceftriaxone) + lévofloxacine ou macrolide
Pas de foyer, Infection communautaire	(cefotaxime ou ceftriaxone) ± aminoside (gentamicine ou amikacine)
Pas de foyer, infection associée aux soins	(céfépime, ceftazidime ou imipénème) + Amikacine ± Vancomycine ± Echinocandine selon le terrain

▪ **En fonction de l'examen direct**

Cocci Gram positif : TUE6-154-4

TUE6-154-4 : **Antibiothérapie en cas de cocci Gram positif**

Porte d'entrée présumée	Agent presumé	Antibiothérapie IV en l'absence de signes de gravité
Cutanée	Cocci en amas : staphylocoque	Pénicilline M Vancomycine + pénicilline M si facteur de risque de SARM*
	Cocci en chaînettes : streptocoque du groupe A	Amoxicilline
Tube digestif, voies biliaires, urinaire	Entérocoques, streptocoques du groupe D *(S. gallolyicus)*	Amoxicilline
Pulmonaire	Pneumocoque	Amoxicilline

* Bithérapie initiale car la vancomycine est moins active que la pénicilline M sur les SASM

Bacille Gram négatif (contexte communautaire)

TUE6-154-5 : Antibiothérapie en cas de bacilles Gram négatif (contexte communautaire)

Porte d'entrée presumée	Agent presumé	Antibiothérapie
Tube digestif, voies biliaires	Entérobactéries (*E. coli...*), anaérobies	(cefotaxime ou ceftriaxone), ou fluoroquinolone si allergie + imidazolé
Urinaire	Entérobactéries (*E. coli...*)	(cefotaxime ou ceftriaxone), ou fluoroquinolone si allergie
Pulmonaire	Entérobactéries (dont *Klebsiella pneumoniae*)	cefotaxime ou ceftriaxone
Pas de foyer	Urinaire, digestif ou biliaire par argument de fréquence	(cefotaxime ou ceftriaxone), ou fluoroquinolone si allergie + imidazolé

Cocci Gram négatif

Penser au méningocoque : cefotaxime ou ceftriaxone IV.

Bacilles Gram positif

Penser à la *Listeria* : amoxicilline.

Levure

Il va s'agir dans l'immense majorité des cas d'une levure du genre Candida. En probabiliste, il est recommandé de prescrire une échinocandine IV (caspofungine, micafungine).

- **Antibiothérapie adaptée à l'agent infectieux (à adapter à l'antibiogramme)**

TUE6-154-6 : Antibiothérapie documentée selon l'agent infectieux

Agent infectieux	Antibiothérapie de 1ère intention
SASM	Pénicilline M
SARM	Vancomycine (glycopeptide)
Pneumocoque	Amoxicilline
Méningocoque	Cefotaxime ou ceftriaxone
Streptocoque	Amoxicilline
Entérocoque	Amoxicilline + gentamicine
Anaérobies	Imidazolé (si les anaérobies ne sont pas déjà couverts par l'antibiothérapie prescrite)
Candida	Echinocandine

2. Traitement de la porte d'entrée et des localisations secondaires

- Essentielle pour éviter les rechutes.
- Elle peut être médicale (antibiothérapie prolongée) et/ou chirurgicale (drainage d'abcès...).
- Si un matériel étranger est à l'origine de la bactériémie, son ablation est le plus souvent nécessaire pour espérer obtenir la guérison.
- Pour les entérobactéries : réaliser ECBU + imagerie abdominale, voies urinaires et biliaires.

3. Traitement symptomatique

- Traitement du sepsis grave / choc septique (Cf. item 328)
- Rééquilibration hydro électrolytique

4. Cas particulier de la bactériémie à *Staphylococcus aureus*

Examen direct : cocci Gram positif en amas.

Profil habituel de sensibilité aux antibiotiques : SASM en communautaire, SARM dans 20 % des cas en nosocomial.

Un tiers de la population générale est porteur sain permanent de *S. aureus,* principalement au niveau des fosses nasales, des aisselles et du périnée.

Les bactériémies à *S. aureus* sont des infections graves, de par :
- la fréquence élevée des métastases septiques. Attention à la greffe infectieuse sur matériel étranger, car *S. aureus* a d'excellentes capacités d'adhésion.
- l'association à une endocardite dans 10 % des cas
- le risque élevé de choc septique

La porte d'entrée d'une bactériémie à *S. aureus* reste inconnue dans 30 % des cas.

Un avis spécialisé est **recommandé** dans les bactériémies à *Staphylococcus aureus,* car plusieurs études ont démontré que cette attitude réduisait la mortalité.

Toute bactériémie à *S. aureus* doit donc faire pratiquer un examen clinique complet à la recherche de localisations septiques secondaires (cœur, os, ...) et doit faire réaliser *systématiquement* une **échocardiographie** à la recherche d'une endocardite.

L'antibiothérapie est généralement une monothérapie IV par pénicilline M (SASM) ou vancomycine (SARM). Une bithérapie initiale associant la gentamicine n'est nécessaire qu'en cas de signes de gravité ou de suspicion d'endocardite sur valve prothétique.

Il est nécessaire de **contrôler la négativation des hémocultures sous traitement** (à J3). La persistance de leur positivité est en faveur de l'existence de localisations septiques secondaires, notamment d'une endocardite.

La durée de traitement est de 14 jours par voie parentérale IV en cas de bactériémie non compliquée, sans localisation septique secondaire, et avec une stérilisation précoce des hémocultures. Sinon, le traitement durera 4-6 semaines.

5. Cas particulier des fongémies

Seules les **candidémies** seront développées ici, car elles représentent l'essentiel des fongémies.

Plusieurs espèces de *Candida* peuvent être impliquées : *C. albicans* (la plus fréquente), *C. glabrata* (15 %), puis *C. parapsilosis*, *C. tropicalis*, *C. krusei*…

Les *Candida* font partie de la **flore commensale** de la cavité buccale et de l'ensemble du tube digestif.

Les candidémies sont souvent **associées aux soins,** et surviennent sur un **terrain** à risque: immunodépression (neutropénie, corticothérapie,…), antibiothérapie préalable (qui favorise la prolifération des *Candida* du fait du déséquilibre de la flore commensale digestive), voies veineuses centrales en place de manière prolongée, chirurgies abdominales itératives.

- **Les portes d'entrée les plus fréquentes sont :**
  - cathéter vasculaire
  - chirurgie abdominale
  - lésions des muqueuses digestives (ex : mucite lors d'une chimiothérapie)
  - toxicomanie IV

Les candidémies sont des infections **graves** (40 % de mortalité). Débuter précocement un traitement antifongique adapté améliore le pronostic.

Les localisations secondaires septiques sont fréquentes. Il est recommandé de réaliser systématiquement un **fond d'œil** (choriorétinite) et une **échocardiographie** (endocardite), et de **contrôler les hémocultures** sous traitement jusqu'à négativation.

Le traitement probabiliste d'une candidémie repose sur une **échinocandine IV** (caspofungine, micafungine), traitement coûteux mais fongicide et actif sur la quasi-totalité des espèces de *Candida*. Le traitement sera secondairement adapté aux résultats mycologiques.

La durée totale de traitement d'une candidémie est de **14 jours** après négativation des hémocultures en l'absence de localisation secondaire septique.

5 | Surveillance

- Des signes de gravité, donc prise régulière des constantes (pouls, TA, température, fréquence respiratoire, diurèse)
- De l'efficacité : apyrexie en 3-5 jours, absence d'apparition de nouvelles localisations secondaires
- Et de la tolérance
- Principales indications des hémocultures de contrôle : endocardite, bactériémie à *S. aureus,* candidémie, évolution défavorable.

En cas de persistance de la fièvre (TUE6-154-7) :

TUE6-154-7 : Conduite à tenir en cas de persistance de la fièvre dans les bactériémies/fongémies

Vérifier l'évolutivité de l'infection	Vérifier que l'antibiothérapie est adaptée	Rechercher la survenue d'une complication iatrogène
· Vérifier que la porte d'entrée et les localisations secondaires ont été identifiées et traitées ; drainer un éventuel abcès · CRP · Hémocultures	· Antibiogramme · Posologie · Diffusion au site de l'infection · Rythme d'administration · Dosages sériques	· Infection associée aux soins (notamment sur cathéter) · Fièvre médicamenteuse · Maladie thromboembolique

Pour en savoir plus

- European Antimicrobial Resistance Surveillance Network – www.ecdc.europa.eu
- ESCMID Guideline for the diagnosis and management of Candida Diseases 2012: Non neutropenic adult patients. Clinical Microbiology and Infection 2012; 18 Suppl 7:19-37.
- Surviving sepsis campaign: International guidelines for management of severe sepsis and septic shock: 2012. Critical Care Medicine 2013; 41:580-637.

UE6 N°155 — Tuberculose de l'adulte et de l'enfant

Pour la partie pédiatrie, consulter le référentiel du Collège de Pédiatrie

Objectifs

- Connaître les populations à risque de tuberculose.
- Connaître l'épidémiologie de la résistance du BK.
- Connaître les indications et savoir interpréter une IDR à la tuberculine, un test interféron gamma.
- Diagnostiquer une primo-infection tuberculeuse, une tuberculose dans ses différentes localisations et chez l'immunodéprimé.
- Connaître les principes du traitement d'une tuberculose dans ses différentes localisations, et de sa surveillance notamment de l'observance.
- Connaître les mesures de prévention à appliquer dans l'entourage d'un patient atteint de tuberculose.

Les 20 points / mots clés importants

- 1. Mycobactéries du *Mycobacterium tuberculosis* complex (MTBC), bacille acido-alcoolo-résistant (BAAR)
- 2. Transmission aérienne interhumaine
- 3. Histologie : granulome épithélioïde et giganto-cellulaire avec nécrose caséeuse
- 4. Lésion pulmonaire principale : caverne(s) pulmonaire(s)
- 5. Précautions complémentaires «AIR», chambre individuelle
- 6. Diagnostic de l'infection tuberculeuse latente : IDR à la tuberculine ou test interféron gamma
- 7. Primo-infection tuberculeuse le plus souvent asymptomatique ou symptomatique
- 8. Tuberculose maladie = expression clinique de l'infection, pulmonaire ou extra-pulmonaire
- 9. Tuberculose pulmonaire : la plus fréquente, contagieuse
- 10. Tuberculose extra-pulmonaire : ganglionnaire, ostéo-rachidienne (mal de Pott), neuro-méningée
- 11. Miliaire tuberculeuse = dissémination héma-togène
- 12. Diagnostic de la tuberculose maladie : sécrétions respiratoires, tubages gastriques, biopsie tissulaire avec analyse histologique, PCR
- 13. Diagnostic microbiologique : examen direct, culture, PCR mycobactéries, antibiogramme systématique
- 14. Déclaration obligatoire ARS
- 15. Antituberculeux de 1ère ligne (quadrithérapie IREP, schéma 6 mois)
- 16. Tolérance (interactions médicamenteuses), efficacité, observance du traitement antituberculeux
- 17. Prise en charge 100% (ALD)
- 18. Enquête autour du/des cas, Centre de Lutte Anti-Tuberculeuse (CLAT)
- 19. Multi-résistance = résistance combinée isonia-zide + rifampicine
- 20. Antituberculeux de 2ème ligne : à réserver aux tuberculoses multi-résistantes.

CONSENSUS ET RECOMMANDATIONS

- Prévention et prise en charge de la tuberculose en France. Synthèse et recommandations du groupe de travail du Conseil Supérieur d'Hygiène Publique de France (CSHPF, 2002-2003) http://www.invs.sante.fr/publications/2005/tuberculose_030205/rapport_tuberculose.pdf

1 — Bases pour comprendre

TUE6-155-1 : **Microbiologie et épidémiologie de la tuberculose**

Bactériologie	Épidémiologie générale
Bacille Acido-Alcoolo-Résistant (BAAR) Mycobactéries du groupe ***Mycobacterium Tuberculosis Complex (MTBC)*** 7 espèces, dont: · ***Mycobacterium tuberculosis*** ou **bacille de Koch** (BK), la plus fréquente (95 %) · *Mycobacterium bovis* (1 %) · *Mycobacterium africanum* Multiplication extra et intracellulaire, Croissance lente, Métabolisme aérobie strict, Emergence de la **multi-résistance** vis-à-vis des antituberculeux de 1ère ligne.	Maladie infectieuse **endémo-épidémique.** Transmission **interhumaine** par voie **aérienne** à partir d'un patient excréteur de BK (le plus souvent «bacillifère» c'est à dire avec présence de BAAR à l'examen microscopique des prélèvements respiratoires). 3ème cause de mortalité par maladie infectieuse dans le monde. Incidence en France : environ 5000 cas/an (soit 8 cas/100 000 hab/an) Disparités régionales : incidence plus élevée en **Île-de-France** et en Guyane. Ordre d'idée des incidences dans le monde : · la plus élevée est en Afrique (surtout subsaharienne) où l'incidence peut être > 300 cas/100 000 hab/an, · Asie et pays d'Europe centrale et de l'Est où les incidences varient selon les régions de 100 à 300 cas/100 000 hab/an, · Amérique latine où l'incidence varie de 25 à 100 cas/100 000 hab/an.

123 - Pilly ECN - ©CMIT

UE6 – N°155 • Tuberculose de l'adulte et de l'enfant

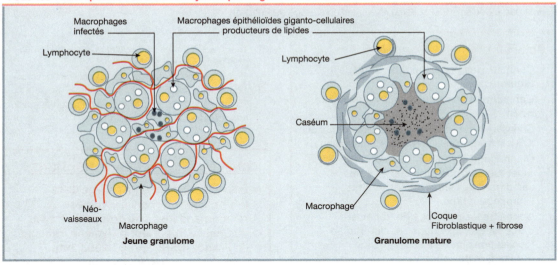

FUE6-155-1 : **Composition et évolution dynamique du granulome tuberculeux**

Ces 4 sections résument l'**histoire naturelle** et la **physiopathologie** de la tuberculose sur lesquelles sont fondés les grands principes de prise en charge de la tuberculose, du diagnostic au traitement.

1. Section 1 : déterminants épidémiologiques de la tuberculose (TUE6-155-1)

Il y a des **facteurs de risque** importants impliqués dans la survenue de la tuberculose :
- la **dénutrition**,
- des **conditions socio-économiques** défavorables (pauvreté, précarité, milieu carcéral),
- l'**émigration** en provenance d'une zone de forte endémie,
- une **immunodépression** acquise (VIH/SIDA, immunodépression liée à une maladie et/ou la prise d'immunosuppresseurs, les biothérapies anti-TNFα, la corticothérapie au long cours).

2. Section 2 : la relation hôte-pathogène

Après inhalation, le BK infecte les **macrophages pulmonaires**.

L'hôte forme un **granulome** qui est une réponse immune tissulaire centrifuge qui évolue dans le temps. Au centre du **jeune granulome** (figure FUE6-155-1, panel gauche), les macrophages infectés acquièrent des caractéristiques de cellules **épithéloïdes** et **giganto-cellulaires** car ils produisent en excès des **lipides** par action directe du BK sur la chaine métabolique lipidique cellulaire. Ces lipides vont servir de nutriments aux mycobactéries. Cette accumulation de lipides va conduire à la formation du **caséum** par éclatement de ces cellules géantes. La production de caséum est **spécifique** des mycobactéries du *Mycobacterium tuberculosis* **complex.** Dans un **granulome mature** (figure FUE6-155-1, panel droit), le caséum lipidique centre le granulome entouré de macrophages épithéloïdes et giganto-cellulaires. Ces derniers sont adossés à une couronne fibroblastique contre laquelle s'agrègent des **lymphocytes T**.

À partir de là, plusieurs évolutions sont possibles :
- 1. les BK ne peuvent pas être externalisés du centre du granulome et meurent dans le caséum, le granulome **involue et se calcifie**.
- 2. Le granulome reste à l'état **latent** avec des **BK «quiescents»** en position intracellulaire ou au sein du caséum pendant une durée parfois longue (plusieurs décennies).
- 3. Le granulome actif se rompt avec externalisation des BK qui peuvent disséminer par 3 voies dépendant des structures tissulaires lésées : par **voie bronchogène,** et/ou par **voie hématogène,** et/ou par **voie lymphatique.**
- 4. Les lymphocytes T activés exercent une action cytotoxique qui déterge soit des granulomes entiers, soit des débris de granulome rompu, mais au prix de la création d'**excavations ou cavernes** parenchymateuses pulmonaires confluentes. Les parois de ces cavernes sont tapissées de débris cellulaires et de caséum constituant une **biophase** nutritive pour le BK. De plus, ces cavernes sont aérées par une/des bronchiole(s) créant un **milieu aérobie** également propice à une importante multiplication mycobactérienne (figure FUE6-155-2) permettant la transmission interhumaine par voie aérienne.

FUE6-155-2 : **Représentation schématique d'une caverne tuberculeuse**

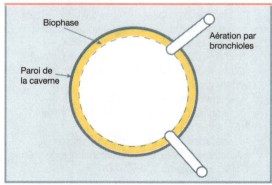

En résumé :
- La mise en évidence histologique d'un granulome épithélioïde et giganto-cellulaire centré par de la nécrose caséeuse dans un tissu est pathognomonique d'une infection à *Mycobacterium tuberculosis* complex.
- dans une tuberculose active, le BK aura 3 phénotypes dans 3 compartiments : intracellulaire dans les macrophages, extracellulaire au sein du caséum, extracellulaire dans les cavernes.
- La caverne est le principal support de la transmission interhumaine des BK par voie aérienne.

3. Section 3 : les différentes typologies de l'infection à BK

L'infection chronique à BK est responsable de formes cliniques latentes ou patentes (figure FUE6-155-3).

Seulement 1/3 des individus exposés à un inoculum de BK développent une primo-infection tuberculeuse.

Formes latentes :
- primo-infection tuberculeuse asymptomatique (PIT),
- infection tuberculeuse latente (ITL).

Formes patentes :
- La PIT peut être symptomatique,
- la **tuberculose maladie** (TBM) qui regroupe un ensemble de manifestations liées à un foyer organique focal ou à une forme disséminée de la maladie (tableau TUE6-155-3). La localisation majoritaire est la **tuberculose pulmonaire commune** qui peut être une tuberculose primaire si elle survient dans un délai de 2 ans après une PIT. Des formes de tuberculoses extra-pulmonaires sont possibles (par ordre de fréquence) : tuberculose **ganglionnaire,** tuberculose **ostéo-rachidienne** (mal de Pott), tuberculose **neuro-méningée,** tuberculose des **séreuses** (pleurésie, péricardite), tuberculose **uro-génitale,** tuberculose **digestive,** tuberculose **ORL.**
- Enfin, la dissémination peut être hématogène avec le développement d'une miliaire tuberculeuse par ensemencement multi-viscéral (figure FUE6-155-4).

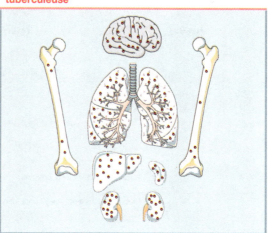

FUE6-155-4 : **Principales localisations de la miliaire tuberculeuse**

4. Section 4 : mécanisme de développement de la résistance du BK aux antituberculeux

Dans la tuberculose active, la **caverne** est le lieu où la biomasse mycobactérienne est la plus importante (90 à 95% de l'inoculum) avec un rythme exponentiel de croissance.

Au sein de cette population sauvage de *M. tuberculosis* existent des **mutants résistants naturels** aux antibiotiques antituberculeux majeurs (par mutation aléatoire, en dehors de toute antibiothérapie).

Le nombre de mutants résistants naturels varie : **1/100 000 (10^{-5})** pour l'isoniazide (INH), et **1/10 000 000 (10^{-7})** pour la rifampicine. Ainsi, au sein d'une caverne qui contiendrait 1×10^8 BK, il y a avant traitement, au moins 1000 BK naturellement résistants à l'INH et 10 BK naturellement résistants à la rifampicine.

Donc, dans la tuberculose active, l'existence des mutants résistants naturels contre-indique l'utilisation d'une monothérapie, qui conduit rapidement à la sélection de bactéries résistantes à l'antibiotique (figure FUE6-155-5).

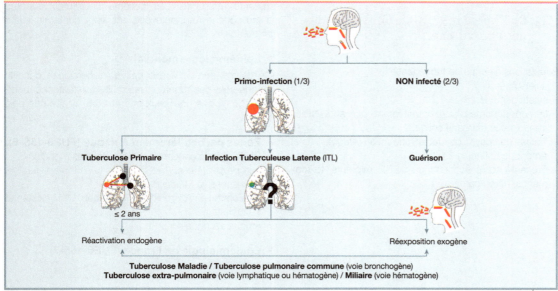

FUE6-155-3 : **Histoire naturelle simplifiée de la tuberculose humaine**

UE6 – N°155 • Tuberculose de l'adulte et de l'enfant

FUE6-155-5 : Mécanisme aboutissant à la sélection d'un mutant résistant naturel à un antituberculeux

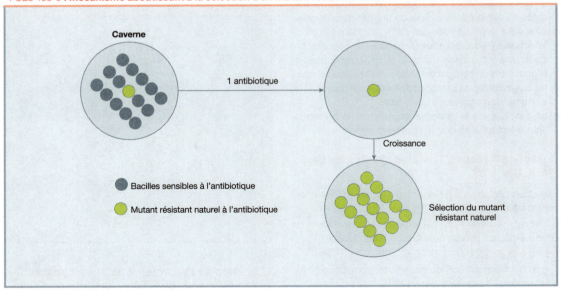

La survenue de chaque mutation étant indépendante, l'obtention d'un double mutant correspond au produit de chaque mutation. Reprenons l'exemple de l'INH et de la rifampicine : $(1\times10^{-5}) \times (1\times10^{-7}) = \mathbf{1\times10^{-12}}$, ce qui en fait un événement rarissime. Donc, la multi-thérapie antituberculeuse permet de prévenir l'émergence des mutants résistants naturels croisés.

Dès lors, on comprend que le défaut d'observance est le facteur principal impliqué dans l'émergence de la multi-résistance du BK.

En résumé, l'utilisation d'une multi-thérapie dans la tuberculose active est indispensable pour empêcher la sélection des mutants résistants naturels aux antituberculeux.

2 Connaître les populations à risque de tuberculose

Populations à risque de tuberculose :
- sujets âgés,
- sujets dénutris,
- Immunodéprimés : VIH, traitement par anti-TNF-α, transplantés d'organe solide.
- Natifs de pays de forte endémie (Afrique, Asie, Amérique Latine).
- Précarité socio-économique : SDF, migrants, toxicomanes, milieu carcéral…

3 Connaître l'épidémiologie de la résistance du BK

La multirésistance (MDR pour multi-drug resistance) de *Mycobacterium tuberculosis* est définie par la résistance simultanée à au moins :
- l'isoniazide (INH),
- et la rifampicine.

L'ultrarésistance (XDR pour extensively-drug resistance) est définie par la résistance à l'isoniazide et à la rifampicine (multi-résistance) ainsi qu'à :
- une fluoroquinolone antituberculeuse (moxifloxacine, levofloxacine),
- et au moins un traitement injectable de seconde ligne (amikacine, kanamycine, capréomycine).

Lorsque le traitement antituberculeux est incomplet ou mal suivi par le malade, il peut entraîner la sélection de mutants résistants. Les patients bacillifères porteurs d'une souche résistante peuvent alors contaminer leur entourage.

■ Epidémiologie mondiale

On estime que 5 % des cas de tuberculose dans le monde sont des tuberculoses multi-résistantes, concernant 3,5 % des nouveaux cas et 20,5 % des cas déjà traités.

■ Zones particulièrement à risque (FUE6-155-6)
- Chine et Inde concentrent 50 % des cas mondiaux.
- Europe de l'Est : surtout l'Estonie, la Lettonie, l'Ukraine, la Russie et la Moldavie
- Asie centrale : Azerbaïdjan, Tadjikistan, Ouzbékistan et Kazakhstan
- Afrique : Afrique du Sud

■ Epidémiologie en France (FUE6-155-7)

FUE6-155-6 : **Représentation cartographique des cas notifiés de tuberculose multi-résistante en 2013 (nombre pour 100 000 habitants, données OMS)**

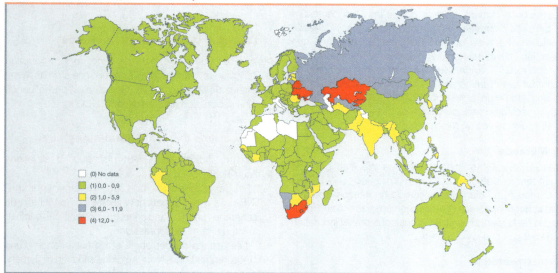

4 Connaître les indications et savoir interpréter une intradermoréaction à la tuberculine, un test interféron gamma

Il existe deux types de **tests immunologiques** explorant la réponse immune **d'hypersensibilité retardée** à médiation cellulaire induite par *M. tuberculosis*. L'intradermoréaction (IDR) à la tuberculine mesure la réponse *in vivo* tandis que le test de libération de l'interféron (IFN) gamma (IGRA, pour IFN-gamma release assay) mesure la réponse *in vitro*.

Ces tests permettent de dépister le **portage asymptomatique** nommé **infection tuberculeuse latente** (ITL). Le concept d'ITL recouvre deux situations différentes en termes de potentiel évolutif vers la tuberculose maladie :
- l'infection récente survenant dans la suite du contage qui est la cible principale des mesures de détection et de prévention ;
- l'infection ancienne > 2 ans après le contage, qui évolue rarement vers la tuberculose maladie. La détection et la prévention cibleront des situations d'immunodépression profonde et durable exposant au risque de réactivation.

Ces tests ont des caractéristiques communes :
- aucun de ces tests n'a d'intérêt pour le diagnostic de tuberculose maladie → leur positivité indique que la personne testée a eu un contage et une primo-infection, sans préciser l'ancienneté et l'évolutivité.
- Ces tests sont dépendants du statut immunitaire de l'individu testé → la sensibilité des tests peut être diminuée par l'immunodépression.
- La survenue d'une TBM est associée à une carence de la réponse immune antituberculeuse et donc une diminution de la performance des tests immunologiques : ceux-ci ont une **sensibilité** d'environ **70 %** → une IDR ou un test IFN-gamma négatif n'élimine pas le diagnostic d'ITL et donc la possibilité ultérieure de développer une tuberculose.

FUE6-155-7 : **Nombres de cas notifiés de tuberculose multi-sensible et de tuberculose multi-résistante en France de 2005 à 2013**

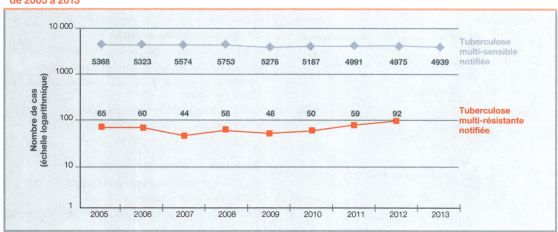

UE6 – N°155 • Tuberculose de l'adulte et de l'enfant

1. Intradermoréaction à la tuberculine : méthode et interprétation

La réponse immune efficace contre les *Mycobacterium tuberculosis* complex est surtout médiée par l'immunité cellulaire. La technique de l'IDR met en évidence une réaction d'hypersensibilité retardée dépendante des lymphocytes T, apparaissant **6 à 12 semaines** après un contact avec l'antigène pléiotrope mycobactérien tuberculine (commun à *M. tuberculosis*, BCG et certaines mycobactéries non tuberculeuses). La réponse n'est donc pas spécifique de *M. tuberculosis* (spécificité de 70 %).

▪ Méthode

Cinq unités (0,1 mL) de tuberculine injectées par voie intradermique stricte. Lecture par un médecin à 72 heures par mesure du diamètre moyen de l'induration (en mm). On lit donc «avec ses doigts et non ses yeux» (les dimensions de la réaction érythémateuse entourant l'induration ne sont pas prises en compte).

▪ Interprétation

L'interprétation de l'IDR dépend :
- du diamètre d'induration,
- du contexte épidémiologique : notion de contage (enquête autour d'un cas), surveillance systématique…
- des caractéristiques du patient : date éventuelle de la vaccination par le BCG, facteurs pouvant influencer l'IDR (immunodépression, dénutrition)

Le virage tuberculinique correspond à l'augmentation du diamètre d'au moins 10 mm entre 2 IDR réalisées à un intervalle > 2 mois, en faveur d'une primo-infection récente.

Chez l'individu immunocompétent (figure FUE6-155-8) le diagnostic d'ITL est porté sur :
- une IDR > 10 mm chez un sujet non vacciné ou vacciné depuis plus de 10 ans par le BCG
- une IDR > 15 mm chez un sujet vacciné depuis moins de 10 ans par le BCG
- une IDR phylcténulaire (réaction bulleuse)
- un virage tuberculinique.

Chez l'individu **immunodéprimé** : il faut envisager la possibilité d'une ITL lorsque le diamètre de l'induration est ≥ 5 mm.

2. Test interféron gamma : méthode

Mesure, à l'aide d'une prise de sang de la production d'IFN-γ par les lymphocytes T, en réponse à un antigène spécifique de *M. tuberculosis*. Ce test n'est pas influencé par une vaccination antérieure par le BCG.

3. Indications des tests immunologiques

Pour leurs indications, il faut distinguer 3 situations (tableau TUE6-155-2) :
- 1. Les dépistages avant mise sous **traitement par anti-TNF-α** ou chez les patients infectés par le VIH afin de rechercher une ITL ancienne qui pourrait se réactiver du fait de l'immunodépression ;
- 2. Les actions de dépistage et de surveillance d'une ITL qui rentrent dans le cadre d'une situation réglementaire : **personnels de santé, migrants** ;
- 3. **les enquêtes autour des cas** dont l'objectif est de dépister des infections récentes.

L'IDR de contrôle après vaccination par le BCG est inutile (pas d'indication de revaccination, même en cas d'IDR négative).

---

5 Diagnostiquer une primo-infection tuberculeuse, une tuberculose dans ses différentes localisations et chez l'immunodéprimé

1. Primo-infection tuberculeuse

▪ Clinique

Incubation 1 à 3 mois.

Plusieurs formes cliniques :
- asymptomatique le plus souvent,
- fièvre modérée, altération minime de l'état général, signes évocateurs inconstants (érythème noueux, pleurésie séro-fibrineuse).

▪ Examens complémentaires

Virage tuberculinique ou positivation d'un test IFN-gamma.
Radiographie thoracique (et scanner si nécessaire) :
- adénopathie médiastinale, ou inter-bronchique, ou latéro-trachéale,
- nodule la plupart du temps non visible,
- épanchement pleural rare.

BK jamais isolé dans l'expectoration.

▪ Évolution

Pas de développement de la maladie dans 90 % des cas en l'absence d'immunodépression.

Possibles séquelles radiologiques : calcification du nodule et/ou du ganglion hilaire.

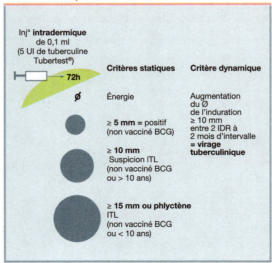

FUE6-155-8 : interprétation de l'IDR chez l'immunocompétent

Tuberculose de l'adulte et de l'enfant • UE6 – N°155

TUE6-155-2 : Recommandations concernant les indications des tests immunologiques de détection

	Enquête autour d'un cas			Migrants		Avant anti-TNF-α	VIH > 200 CD4/mm³	Personnel de santé	
	< 5 a	≥ 5 a < 79 a	≥ 80 a	< 15 a	≥ 15 a			À l'embauche	Surveillance
IDR	X	L'un OU l'autre			X			IDR de référence	X
Test interferon γ			X	X		X	X	Si IDR+	· Pas de dépistage à intervalle régulier · Si IDR > 15 mm

Complications :
- troubles ventilatoires, bronchectasies
- tuberculose maladie : tuberculose pulmonaire commune par dissémination bronchique à partir de la fistulisation d'un ganglion
- dissémination hématogène (surtout si immunodéprimé) : miliaire, méningite, atteinte osseuse.

2. Tuberculose maladie

La tuberculose maladie correspond à une évolution où le patient devient symptomatique et l'imagerie est anormale.

La priorité est à la confirmation diagnostique avec isolement du BK au sein d'un tissu (preuve bactériologique ± analyse histologique d'une biopsie). (Tableau TUE6-155-3)

TUE6-155-3 : Tuberculose maladie

Formes	Épidémiologie - physiopathologie	Clinique	Examens complémentaires	Évolution Complications
Tuberculose pulmonaire	· Mécanisme de dissémination par voie **bronchogène** à partir du nodule de primo-infection · Atteinte préférentielle des lobes les mieux ventilés (sommets et segments postérieurs) · Forme excavée la plus productrice de bacilles, source de transmission à l'entourage.	· Toux prolongée, expectoration muco-purulente ou hémoptoïque · Douleurs thoraciques peu fréquentes · Dyspnée si forme évoluée ou atteinte pleurale · Signes généraux chroniques: amaigrissement, asthénie, fièvre souvent vespérale, sueurs nocturnes	Radiographie et scanner du thorax (PUE6-155-1 et 155-2) : · infiltrats des sommets uni- ou bilatéraux, évocateurs si excavés ; · caverne unique ou multiple ; · nodule isolé (tuberculome) **Diagnostic de certitude = bactériologique avec isolement de bacilles tuberculeux** · Prélèvements : · sécrétions bronchiques : expectorations si toux productive (3 j de suite), tubages gastriques le matin à jeun (3 j de suite) si le sujet n'expectore pas, LBA si nécessaire (si crachats négatifs à l'examen direct) avec tubage le lendemain · prélèvements biopsiques · Techniques : · **examen direct** (mise en évidence de BAAR) · **culture** (milieu solide de Lowenstein-Jensen = pousse en 3-4 semaines, ou milieux liquides plus rapides) avec identification. · **antibiogramme :** étude impérative de la sensibilité *in vitro* aux antituberculeux. · Détection de *M. tuberculosis* par PCR · **Histologie :** granulomes épithélioïdes et gigantocellulaires avec nécrose caséeuse.	Évolution · Si non traitée : · mortelle dans 50 % des cas · guérison spontanée dans 25 % des cas · évolution chronique dans 25 % des cas · Si traitée : · guérison quasi constante sous traitement adapté et correctement suivi et en l'absence de multi-résistance documentée sur l'antibiogramme. Complications : · Localisation(s) extra-pulmonaire(s) · Miliaire

PUE6-155-1 : tuberculose pulmonaire : radiographie thoracique standard

PUE6-149-2 : tuberculose pulmonaire : scanner

UE6 – N°155 • Tuberculose de l'adulte et de l'enfant

TUE6-155-3 : Suite

Formes	Épidémiologie - physiopathologie	Clinique	Examens complémentaires	Évolution Complications
Tuberculose **miliaire**	Survenue soit peu après la primo-infection avec évolution d'un seul tenant (miliaire septique), soit en phase terminale d'une tuberculose chronique non traitée (miliaire cryptique). Mécanisme de dissémination par voie hématogène vers différents organes (poumons, rein, foie, rate, méninges, os, péricarde), et formation de multiples granulomes de la taille d'un grain de mil.	Fièvre prolongée, sueurs nocturnes, syndrome de détresse respiratoire aiguë, signes neuro-méningés (nourrissons ++), péricardite	· Radiographie du thorax : images micronodulaires (1 à 2 mm) disséminées régulièrement, bilatérales · Biologie : pancytopénie (infiltration médullaire), cholestase anictérique · Mise en évidence du BK par culture : · Hémocultures sur milieux spéciaux (circulation hématogène) · Sécrétions bronchiques · LCS · Biopsie(s) : hépatique, ostéo-médullaire	Décès en l'absence de traitement adapté précoce.
Formes **extra-pulmonaires** (par ordre de fréquence)	25 % des cas de tuberculose en France (plus si immunodépression)		· Dans tous les cas, importance de l'histologie (granulome épithélioïde et giganto-cellulaire avec nécrose caséeuse)	
Tuberculose **ganglionnaire**	Localisations basi-cervicales les plus fréquentes, puis médiastinales	Adénites souvent volumineuses, diffuses, tendance à la fistulisation à la peau	· De préférence par biopsie ou, à défaut, ponction à l'aiguille fine · Mise en évidence de BAAR à l'examen direct et culture positive	· Fistule
Tuberculose **osseuse**	Par contiguïté, dissémination hématogène ou lymphatique	Spondylodiscite tuberculeuse ou mal de Pott : ± abcès froids	· Radiographie osseuse, IRM rachis · Ponction-biopsie avec mise en évidence de granulome et culture positive dans 50 % des cas	· Epidurite · Compression médullaire (paraplégie) · Déformations rachidiennes sévères · Tassements vertébraux
Pleurésie tuberculeuse	Rare en France (< 10 % des pleurésies) Satellite d'une primo-infection (jeunes adultes ++) ou de l'extension locale d'une réactivation tuberculeuse pulmonaire	Évolution le plus souvent insidieuse ; syndrome pleural (toux, douleur pleurale)	· Radiographie de thorax : épanchement pleural · Ponction pleurale : liquide clair, exsudatif, lymphocytaire (500 à 2 500 éléments, 90 % de lymphocytes) ; recherche de BK habituellement négative au direct et positive dans < 50 % des cas en culture · Biopsie pleurale (examen histologique et culture).	· Fibrose pleurale (pachy-pleurite, à évolution calcifiante et rétractile «os de seiche»)
Péricardite tuberculeuse	Rare en France	Évolution subaiguë ; fièvre, douleurs thoraciques, dyspnée, frottement péricardique dans 50 % des cas, parfois Tamponnade (urgence thérapeutique)	· Anomalies ECG diffuses, concordant dans toutes les dérivations, dans 90 % des cas (Cf. Item 274) · Radiographie du thorax : élargissement de la silhouette cardiaque, calcifications de l'enveloppe péricardique · Échographie cardiaque · Culture du liquide péricardique positive dans 50 % des cas	· Tamponnade · Péricardite chronique constrictive

Tuberculose de l'adulte et de l'enfant • UE6 – N°155

TUE6-155-3 : **Suite**

Formes	Épidémiologie - physiopathologie	Clinique	Examens complémentaires	Évolution Complications
Tuberculeuse neuro-méningée		· Début progressif précédé d'une altération de l'état général · Syndrome méningé · Rhombencéphalite · Déficits focaux	· Hyponatrémie (SIADH) · Ponction lombaire : méningite lymphocytaire avec hyperprotéinorachie et franche hypoglycorachie · Arachnoïdite de la base (méningite basillaire) en IRM · Culture du LCS (grande quantité 1 à 2 mL)	· Décès ou séquelles neurologiques sévères dans 50 % des cas avec déficits focaux, hémiplégie ou paraplégie
Tuberculose des voies urinaires	· Fréquente mais souvent asymptomatique · A évoquer devant une **leucocyturie aseptique**	Asymptomatique, dysurie, douleurs des flancs	Urines, 3 jours de suite, prélèvement sur la totalité de la miction du matin (80 à 90 % de positivité en culture)	· Hydronéphrose · Dissémination génitale · Néphrite interstitielle granulomateuse · Rétraction vésicale
Tuberculose génitale	Souvent satellite d'une atteinte rénale (homme) ou hématogène (femme)	· Homme : prostatite, épididymite ; masse scrotale · Femme : troubles menstruels, douleur abdomino-pelvienne	· Homme : calcifications épididyme ou prostate · Femme : culture sur menstruations ou frottis cervicaux, diagnostic chirurgical	Stérilité
Tuberculose digestive		Toutes localisations possibles, dont iléocæcale : douleurs abdominales, anorexie, diarrhée, obstruction, hémorragie	Fibroscopie œsogastroduodénale, colonoscopie pour biopsies digestives.	· Tuberculose péritonéale · Ascite réfractaire
Tuberculose laryngée	Rare, par contamination aérienne ou hématogène	· Ulcération douloureuse · Toux, dysphagie, odynophagie, wheezing	· Prélèvement local · Toujours vérifier vacuité du cavum.	Rare et très contagieuse

---

6 Connaître les principes du traitement d'une tuberculose dans ses différentes localisations, et de sa surveillance notamment de l'observance

Le traitement antituberculeux est impérativement une multi-thérapie.

Son principe repose sur :

- une activité sur les différents phénotypes mycobactériens (intracellulaire dans le caséum et macrophages, extracellulaire dans les cavernes, Cf. supra).
- la prévention de l'émergence de la résistance à chacun des antituberculeux (Cf. supra).

1. Antituberculeux de première ligne

Tableau TUE6-155-4

Formes combinées associant 2 ou 3 antituberculeux : (améliorent l'observance, en réduisant le nombre de comprimés, et réduisent le risque de sélection de résistances) :

- Rifampicine + isoniazide
- Rifampicine + isoniazide + pyrazinamide

2. Antituberculeux de deuxième ligne

Les antituberculeux de 2ème ligne sont réservés à la prise en charge de la tuberculose multi-résistante.

L'utilisation de beaucoup de ces médicaments est asservie à une autorisation temporaire d'utilisation (ATU). Les principaux antituberculeux de 2ème ligne sont les aminosides (streptomycine, amikacine), la capréomycine (ATU), les fluoroquinolones (moxifloxacine, lévofloxacine), l'éthionamide (ATU), l'acide para-amino salycyclique PAS (ATU), la cyclosérine (ATU), le linézolide, la bedaquiline (ATU), le delamanid (pas disponible en France en 2015).

131 - Pilly ECN - ©CMIT

UE6 – N°155 • Tuberculose de l'adulte et de l'enfant

TUE6-155-4 : Principales caractéristiques des antituberculeux de première ligne

	Rifampicine	Isoniazide (INH)	Pyrazinamide (PZA)	Éthambutol
Mode d'action	Inhibition de l'ARN polymérase ; bactéricide	Bactéricide	· Bactéricide · Inactif sur *M. bovis*	Blocage de la synthèse de l'ARN ; bactériostatique
Diffusion	Bonne dans les méninges, l'os, les ganglions, le poumon	Bonne diffusion tissulaire	Bonne diffusion tissulaire	Bonne diffusion tissulaire
Toxicité	· Cytolyse hépatique · Hypersensibilité (syndrome pseudo-grippal, thrombopénie, anémie hémolytique, insuffisance rénale, hépatite) · Coloration des liquides biologiques en orange	· Cytolyse hépatique · Neuropathie périphérique · Troubles psychiques	· Hépatite toxique · Hyperuricémie (quasi-constante au cours du traitement par le PZA ; ne nécessite aucun traitement en l'absence de symptômes)	Névrite optique
Interactions médicamenteuses	Inducteur enzymatique : diminution de l'activité de nombreux autres traitements		–	–
Contre-indications	· Porphyrie · Insuffisance hépatique majeure · Hypersensibilité aux rifamycines			Névrite optique, insuffisance rénale sévère
Surveillance Précautions d'emploi	Transaminases Interactions médicamenteuses (en particulier annule l'effet contraceptif des œstroprogestatifs)	· Examen des réflexes ostéo-tendineux · Transaminases · Éthylisme, dénutrition, grossesse : associer vitamine B6 (réduit la neurotoxicité)	Transaminases	FO, champ visuel et vision des couleurs

3. Indications et modalités de traitement

▪ Indications

Infection tuberculeuse latente (ITL)

Le traitement de l'ITL s'inscrit dans la stratégie de baisse de l'incidence de la tuberculose et de contrôle de la maladie car cette prise en charge permet de **réduire le réservoir de patients infectés.**

Nécessité **d'éliminer au préalable une tuberculose-maladie** par la recherche de signes cliniques et radiologiques. Au moindre doute, et notamment en cas d'anomalie radiologique, les prélèvements respiratoires (expectorations ou tubages) seront réalisés.

D'une manière générale, on ne cherche à poser le diagnostic d'ITL que si ce diagnostic débouche sur un traitement, c'est-à-dire dans les situations suivantes :

▪ **immunodéprimé** (ex. corticothérapie prolongée, immunodépresseur, anticorps anti-TNF, infection à VIH, greffe d'organe, etc.) ou patient susceptible de le devenir (bilan avant initiation anti-TNF, greffe d'organes),
▪ **infection tuberculeuse récente** (dans les 2 années précédentes),
▪ **enfant** (âge < 15 ans).

Primo-infection tuberculeuse (PIT)

▪ PIT avec symptômes cliniques et/ou radiologiques : traitement curatif identique à celui de la tuberculose pulmonaire-maladie.
▪ PIT asymptomatique (clinique et radiologie) :
· **discussion au cas par cas**
· traitement de l'ITL systématique chez :
· enfants et adolescents en contact étroit avec patient tuberculeux bacillifère,
· virage récent de l'IDR tuberculine,
· immunodéprimé.

Tuberculose-maladie

Toute tuberculose-maladie active, confirmée ou fortement suspectée.

■ Modalités de traitement

Infection tuberculeuse latente (ITL)

Deux schémas thérapeutiques possibles (TUE6-155-5) dont un schéma en monothérapie car inoculum bactérien faible :

- · isoniazide seule pendant 9 mois,
- · rifampicine et isoniazide pendant 3 mois.

Primo-infection tuberculeuse (PIT) et tuberculose maladie

L'antibiogramme testant la sensibilité *in vitro* de la souche de BK aux antituberculeux majeurs doit être systématiquement effectué.

L'hospitalisation est requise pour tout malade suspect de tuberculose pulmonaire (contrôle de la contagiosité).

Hospitalisation en **chambre individuelle** avec des «**précautions complémentaires AIR**» :

- porte fermée,
- chambre à pression **négative,** à défaut **aération** suffisante de la chambre,
- déplacements du malade en dehors de la chambre limités au maximum,
- tout personnel soignant ou visiteur doit porter un masque type FFP2 pour tout séjour dans la chambre,
- le malade doit également porter un masque de protection type «chirurgical» lors des visites, ou en cas de déplacement,
- levée des précautions si apyrexie, régression de la toux et négativation de l'examen direct des prélèvements (médiane 15 jours après le début du traitement).

Le traitement antituberculeux :

Une information doit être **obligatoirement donnée au patient** (loi du 4 mars 2002 : maladie exposant les tiers à un risque de contamination) sur les modalités de transmission du BK, la procédure de déclaration nominative de la maladie déclenchant une enquête, la nécessité du suivi du patient lui-même et des sujets contacts.

L'éducation du patient est cruciale centrée sur la nature et la durée du traitement, l'importance de **l'observance.**

Il n'existe pas en France d'injonction légale de traitement.

Certains examens sont requis **avant** le début du traitement :

- Fonction rénale (créatinine sérique).
- Transaminases.
- Recherche d'une grossesse chez la femme en âge de procréer, par un interrogatoire (date des dernières règles) et si nécessaire un dosage des βHCG.
- Uricémie (si traitement comprenant pyrazinamide).
- Sérologies de dépistage VIH, hépatites B et C : proposées systématiquement car association épidémiologique.
- Fond d'œil, champ visuel et vision des couleurs (si traitement comprenant éthambutol) —> ne doit pas retarder la mise en route du traitement.

La multi-thérapie antibiotique est prise en **une seule prise orale quotidienne,** à jeun 1 heure avant ou 2 heures après repas (optimisation absorption).

Il s'agit d'un schéma thérapeutique de **6 mois** (y compris localisations osseuses et/ou patient vivant avec le VIH) avec une **quadrithérapie** rifampicine, isoniazide, pyrazinamide et éthambutol pendant les **2 premiers mois** (TUE6-155-5). L'éthambutol est interrompu dès que la sensibilité de la souche à l'isoniazide (INH) est affirmée.

Puis **bithérapie** isoniazide, rifampicine, pendant **4 mois.**

Cas particuliers des **tuberculoses neuro-méningées :** une durée de traitement de **9 à 12 mois** est conseillée.

Cas particulier de la **femme enceinte :**

- La quadrithérapie conventionnelle est recommandée,
- L'administration de rifampicine au cours des dernières semaines de grossesse peut entraîner des hémorragies maternelles et néonatales prévenues par l'administration de vitamine K1 à la mère et à l'enfant,
- L'administration d'isoniazide doit s'accompagner d'une prescription de vitamine B6.

Adjonction **Vitamine B6 :** prévention systématique de la **neuropathie périphérique** causée par l'isoniazide chez les patients à risque, outre la grossesse : alcoolisme, dénutrition, neuropathie préexistante, insuffisance rénale, infection par le VIH.

Attention aux **interactions médicamenteuses avec la rifampicine** (contraceptifs œstroprogestatifs, traitements antirétroviraux, anti-vitamines K, anti-épileptiques).

Le traitement adjuvant par **corticothérapie** est systématique d'emblée en cas de **tuberculose neuro-méningée ou péricardique.** À discuter en cas de miliaire, de signes de gravité, de compression mécanique (ex: obstruction bronchique chez l'enfant).

Déclaration obligatoire de la maladie comportant 2 éléments distincts :

- le signalement immédiat nominatif à visée opérationnelle, urgent au médecin inspecteur de l'ARS;
- la notification anonyme pour le recueil épidémiologique des données.

Prise en charge à 100 % par la sécurité sociale (ALD 29).

UE6 – N°155 • Tuberculose de l'adulte et de l'enfant

TUE6-155-5 : Schéma des associations d'antibiotiques antituberculeux

		Primo-infection tuberculeuse (PIT) symptomatique Tuberculose maladie*		Infection tuberculeuse latente (ITL)	
		Schéma de 6 mois			
		Induction 2 mois	Continuation 4 mois	Schéma de 9 mois	Schéma de 3 mois
Isoniazide (INH)		X	X	X	X
Rifampicine	1 prise/j à jeun	X	X		X
Ethambutol**		X			
Pyrazinamide		X			

*sauf tuberculoses neuro-méningées où une durée de 9 à 12 mois est conseillée (phase de continuation de 7 à 10 mois)
**arrêt quand confirmation souche sensible multi-sensible (INH).

La surveillance **après** la mise en route du traitement est fondamentale et s'organise autour de 3 axes : **la tolérance, l'efficacité et l'observance** du traitement antituberculeux.

Tolérance (TUE6-155-6) :

NFS Plaquettes et transaminases au minimum à J7-J14, J30, puis tous les deux mois.

Efficacité (TUE6-155-6) :

- Amélioration clinique.
- Radiographie du thorax à J30, M2 et M6 (tuberculose-maladie pulmonaire).
- Recherche systématique de BK à J15 pour vérifier la négativation de l'examen microscopique direct et ainsi pouvoir lever les précautions complémentaires «Air». Si l'examen direct est positif, les prélèvements sont répétés régulièrement jusqu'à négativation.

- Dosages sériques des antituberculeux si suspicion de mauvaise observance, de malabsorption digestive ou d'interactions médicamenteuses.

Observance :

Le médecin en charge du suivi doit pouvoir savoir si le traitement a été mené à son terme d'où :

- mise en œuvre de tous les moyens disponibles pour que le traitement puisse être mené à son terme (contrôle de la prise des médicaments, vérification de la coloration des urines sous rifampicine, comptabiliser les boites, dosage de l'uricémie).
- pour les patients perdus de vue, utiliser les dispositifs hospitaliers et de santé publique pour rechercher le patient.

TUE6-155-6 : Planification du suivi du patient sous traitement antituberculeux

	J0	J 15	J 30	2 mois	4 mois	6 mois	9 mois
Consultation	X	X	X	X	X	X	X
Recherche de BK	X	X					
Rx Thorax	X		X	X		X	X
ALAT, ASAT	X	X	X	X			
NFS, plaquettes, créatininémie	X	X	X	Si anomalie précédente	Si anomalie précédente	Si anomalie précédente	
Examen Ophtalmo	X		X				

Cas particulier du traitement de la tuberculose multi-résistante :

Impose l'hospitalisation dans un service spécialisé, un respect strict des précautions complémentaires «Air», l'utilisation d'antituberculeux de 2ème ligne, et une durée de traitement prolongée (18 à 24 mois).

7 | Connaître les mesures de prévention à appliquer dans l'entourage d'un patient atteint de tuberculose

1. Rôle du Centre de Lutte Anti-Tuberculeuse (CLAT)

La déclaration obligatoire faite auprès de l'ARS (médecin inspecteur de santé publique) déclenche un signalement sans délai au **Centre de Lutte Anti-Tuberculeuse** (CLAT).

■ Les missions du CLAT sont :

- **Enquête autour d'un cas** : recherche d'éventuels cas secondaires et d'un éventuel cas source dans l'entourage,
- l'évaluation du risque environnemental : proximité des personnes contact, temps passé au contact du sujet infecté, environnement confiné.
- **Le risque de transmission** est considéré comme élevé si :
  - · présence de BAAR à l'examen microscopique des prélèvements respiratoires,
  - · certaines formes cliniques : tuberculose pulmonaire surtout si toux importante ou caverne, tuberculose laryngée.
- Outils de dépistage : prise en compte des données issues de la présentation clinique, des potentielles anomalies radiologiques, des tests immunologiques (IDR ou test IFN-gamma).
- modalités du dépistage : une radiographie thoracique est réalisée d'emblée pour dépister une tuberculose maladie. Si elle est négative, le sujet contact est revu **8 semaines** après la dernière exposition pour réaliser un test immunologique de l'ITL. En cas de diagnostic d'ITL, un traitement doit être proposé.

2. Vaccination par le BCG (Cf. UE6-143)

Le vaccin BCG, mis au point en 1921 par Calmette et Guérin, dérive d'un isolat de *Mycobacterium bovis* qui a perdu sa virulence par atténuation au moyen de 230 passages sur milieu de culture. Il s'agit donc d'un **vaccin vivant atténué.**

Vaccin injecté par **voie intradermique** à la partie **postéro-externe du bras** à l'union tiers moyen et tiers supérieur.

La protection conférée par le BCG est une prévention primaire qui semble efficace à 75-80 % contre le développement **chez l'enfant** d'une **méningite tuberculeuse** et d'une **miliaire.** L'efficacité est controversée chez l'adulte avec des taux de protection très variables contre la tuberculose pulmonaire, de 0 à 80 % selon les études.

La durée de protection vaccinale est **évaluée à environ 15 ans.**

Depuis 2007, il y a une **recommandation forte** à vacciner **précocement, dès la 1ère année de vie** (et jusqu'à 15 ans), par le BCG les **enfants à risque élevé de tuberculose.**

Sont considérés comme enfants à risque élevé de tuberculose les enfants qui répondent au moins à l'un des critères suivants :

- 1. enfant né dans un pays de forte endémie tuberculeuse ;
- 2. enfant dont au moins l'un des parents est originaire de l'un de ces pays ;
- 3. enfant devant séjourner au moins un mois d'affilée dans l'un de ces pays ;
- 4. enfant ayant des antécédents familiaux de tuberculose (collatéraux ou ascendants directs) ;
- 5. enfant résidant en Ile-de-France ou en Guyane ;
- 6. enfant dans toute situation jugée par le médecin à risque d'exposition au bacille tuberculeux (conditions de logement précaire, surpeuplé ; conditions socio-économiques précaires ; contact(s) régulier(s) avec des adultes originaires d'un pays de forte endémie).

■ Complications post-BCG :

- loco-régionales : ulcération au site de l'injection (1 à 2 %, durée de plusieurs mois), adénite (évoluant parfois vers la caséification et la fistulisation).
- Systémique : "bécégite" généralisée (rarissime, chez l'immunodéprimé).

Pour en savoir plus

- Tuberculose active. Guide HAS Affection de longue durée 2007. http://www.has-sante.fr/portail/upload/docs/application/pdf/07-029_tuberculose-guide_edite_sans_lap.pdf
- Enquête autour d'un cas de tuberculose. Rapport du groupe de travail du Haut Conseil de la Santé Publique 2013 http://www.hcsp.fr/explore.cgi/avisrapportsdomaine?clefr=391
- Tuberculose et test de détection de l'interféron gamma. Rapport du groupe de travail du Haut Conseil de la Santé Publique, juillet 2011 http://www.hcsp.fr/docspdf/avisrapports/hcspr20110701_interferongamma.pdf

Notes

UE6 N°156 — Tétanos

Objectifs

- **Connaître les mesures de prévention du tétanos.**

Points importants

- Le tétanos est rare en Europe, et touche essentiellement les personnes âgées non ou mal vaccinées.
- Toxi-infection grave dont la létalité est de 30 %.
- La prévention repose sur la vaccination et l'administration d'immunoglobulines spécifiques humaines.
- Les indications du vaccin et des immunoglobulines dépendent du statut vaccinal du sujet et de la gravité de la plaie.

1 | Bases pour comprendre

- Le tétanos est une toxi-infection aiguë grave due à *Clostridium tetani,* bacille anaérobie strict Gram positif, tellurique
- La neurotoxine induit des spasmes musculaires, prédominant au niveau de la machoire intialement (trismus non douloureux, sans fièvre), puis généralisés
- Maladie non immunisante (–> nécessité de vacciner les patients au décours) et non contagieuse (pas de précautions complémentaires)
- Contamination par des spores tétaniques à la suite d'une effraction cutanéomuqueuse chez un sujet non ou mal vacciné.
- Maladie à déclaration obligatoire : sur les 36 cas déclarés en France entre 2008 et 2011, 86 % étaient âgés de plus de 70 ans, avec une létalité de 31 %.

2 | Exposer les modes de contamination de la maladie

1. Groupes à risque

- Personnes non ou mal vaccinées contre le tétanos.
- Dans les pays développés : les sujets âgés avec une prédominance féminine (moins bonne couverture vaccinale car pas de service militaire).
- Dans les pays à ressources limitées : les nouveaux-nés de mère non vaccinée contre le tétanos.

2. Nature et type de plaie

- Toute effraction cutanéomuqueuse.
- Dans les pays à ressources limitées : tétanos du post-partum ou lors d'avortement septique. Tétanos néonatal (150 000 décès par an selon l'OMS).

3 | Savoir appliquer la prophylaxie : conduite à tenir devant une plaie

1. Traitement de la plaie

- Désinfection
- Parage (excision des tissus nécrotiques, ablation des corps étrangers)
- Ne pas suturer si le parage n'est pas satisfaisant (zones de vitalité douteuse, corps étrangers résiduels)
- Proscrire tout pansement occlusif.

2. Évaluer l'immunisation antitétanique

- Sur carnet de vaccination ou autre document médical.
- Des tests immunologiques rapides de détection des anticorps antitétaniques sont parfois utilisés dans les services d'urgence pour limiter les prescriptions d'immunoglobulines (évaluation en cours).

3. Vaccination antitétanique ± administration d'immunoglobulines humaines antitétaniques (TUE6-156-1)

- Les indications du vaccin antitétanique à base d'anatoxine tétanique sont fonction du statut vaccinal du sujet et de la gravité de la plaie ou blessure.
- Les Ig anti-tétaniques sont ajoutées en cas de risque important, pour couvrir le délai d'apparition des anticorps protecteurs après le rappel vaccinal

UE6 – N°156 • Tétanos

Notes

TUE6-156-1 : Prophylaxie en cas de plaie cutanéomuqueuse

Type de blessure	Personne à jour de ses vaccinations selon le calendrier vaccinal en vigueur*	Personne non à jour
Mineure, propre	Pas d'injection. Préciser la date du prochain rappel.	Administration immédiate d'une dose de vaccin contenant la valence tétanique. Proposer si nécessaire un programme de mise à jour et préciser la date du prochain rappel.
Majeure ** ** ou susceptible d'avoir été contaminée par des germes d'origine tellurique**	Pas d'injection. Préciser la date du prochain rappel.	Dans un bras, immunoglobulines tétaniques humaines 250 UI. Dans l'autre bras, administration d'une dose de vaccin contenat la valence tétanique. Proposer si nécessaire un programme de mise à jour vaccinale et préciser la date du prochain rappel.

* Personnes âgées de moins de 65 ans ayant reçu une dose de vaccin contenant une valence tétanique depuis moins de vingt ans. Personnes âgées de 65 ans et plus ayant reçu une dose de vaccin contenant une valence tétanique depuis moins de dix ans.
** Plaie majeure : plaie étendue, pénétrante, avec corps étranger ou traitée tardivement.

Pour en savoir plus

- Avis relatif aux rappels de vaccination antitétanique dans le cadre de la prise en charge des plaies. Haut Conseil de la santé publique (HCSP), 2013. http://www.hcsp.fr/Explore.cgi/avisrapportsdomaine?clefr=350
- Antona D. Le tétanos en France de 2008 à 2011. Bulletin Epidémiologique Hebdomadaire (BEH), 26 juin 2012 / n° 26. Accessible via http://www.invs.sante.fr

| UE6 N°157 | Infections urinaires de l'adulte | UE2 N°27 | Connaître les particularités de l'infection urinaire au cours de la grossesse |

Pour la partie pédiatrie, consulter le référentiel du Collège de Pédiatrie. Seules les infections urinaires (IU) communautaires sont traitées ici. Pour les IU liées aux soins, se reporter à l'item UE1-4.

Objectifs

- Interpréter les résultats des bandelettes urinaires et des examens cytobactériologiques des urines (ECBU)
- Diagnostiquer et traiter une cystite aiguë.
- Connaître la conduite à tenir face à une cystite récidivante.
- Diagnostiquer et traiter une pyélonéphrite aiguë (PNA), identifier les situations nécessitant une hospitalisation.
- Diagnostiquer et traiter une prostatite aiguë, identifier les situations nécessitant une hospitalisation.
- Expliquer la place de l'antibiothérapie chez un patient porteur d'une sonde urinaire

Points importants

- Infections fréquentes
- Bien distinguer IU simple et IU à risque de complication, avec ou sans signe de gravité
- Connaître la valeur diagnostique et les modalités pratiques de réalisation d'une bandelette urinaire et d'un ECBU
- La cystite simple est le seul cas où on ne fait pas d'ECBU
- Connaître les indications d'hospitalisation devant une PNA ou une IU masculine
- Une IU masculine doit être traitée comme une prostatite
- Une colonisation urinaire (bactériurie asymptomatique) ne nécessite pas de traitement, sauf procédure urologique programmée et grossesse
- Surveillance mensuelle de l'ECBU jusqu'à l'accouchement en cas de colonisation ou d'IU chez la femme enceinte

CONSENSUS ET RECOMMANDATIONS

SPILF – 2014 – Diagnostic et antibiothérapie des infections urinaires bactériennes communautaires de l'adulte

SPILF – 2015 – Diagnostic et antibiothérapie des infections urinaires bactériennes communautaires au cours de la grossesse *(pas encore définitives au moment où ce chapitre a été rédigé ; nous vous conseillons donc de consulter ces recommandations et de mettre à jour ce chapitre si besoin).*

1 Bases pour comprendre

1. Définitions

IU = infection urinaire ; PNA = pyélonéphrite aiguë

Il faut distinguer :

- **Pyélonéphrite ou IU masculine avec signe de gravité**

Signes de gravité :
· sepsis grave
· choc septique
· indication de drainage chirurgical ou interventionnel, hors sondage vésical simple

- **IU à risque de complication**

1) Anomalie fonctionnelle ou organique de l'arbre urinaire
· uropathie obstructive : lithiase, sténose urétrale/urétérale, hypertrophie prostatique, corps étranger, tumeur
· autre uropathie : résidu post-mictionnel, vessie neurologique, reflux vésico-urétéral
· iatrogène : geste chirurgical ou endoscopique, sonde

2) Terrain à risque de complication
· sexe masculin
· grossesse
· âge > 65 ans avec ≥ 3 critères de fragilité*, ou âge > 75 ans
· insuffisance rénale chronique sévère (clairance < 30 ml/min)
· immunodépression grave (exemple : immunomodulateurs, cirrhose, transplantation…)

* *Critères de Fried :*
· *perte de poids involontaire au cours de la dernière année*
· *vitesse de marche lente*
· *faible endurance*
· *faiblesse/fatigue*
· *activité physique réduite*

IU non à risque de complication = IU **simple.** Concerne la femme jeune sans facteur de risque.

Le diabète, même insulino-requérant, n'est plus considéré comme un facteur de risque de complication; bien que les IU soient plus fréquentes chez les patients diabétiques, les données de la littérature sont contradictoires en ce qui concerne leur gravité.

- **Cystite récidivante**

Survenue d'au moins 4 épisodes pendant 12 mois consécutifs.

- **IU masculines**

Une IU chez l'homme est toujours à risque de complication, du fait de la fréquence des anomalies anatomiques ou fonctionnelles sous-jacentes. On considère que la prostate est potentiellement infectée lors d'une IU chez l'homme, ce qui a un impact sur les modalités de l'antibiothérapie pour éviter un passage à la chronicité.

UE6 - N°157 • Infections urinaires de l'adulte. Connaître les particularités de l'infection urinaire au cours de la grossesse

Notes

2. Microbiologie

- Infections essentiellement bactériennes, dues à des bactéries d'origine digestive.
- Infection monomicrobienne en général.
- **Entérobactéries** dans la grande majorité des cas.
- Avec *E. coli* dans 90 % des cas (pour les IU simples), puis *Proteus mirabilis.*
- *Staphylococcus saprophyticus* chez la femme jeune.
- Autres bactéries plus rarement (autres entérobactéries, *Pseudomonas aeruginosa, Corynebacterium urealyticum,* entérocoques).

L'épidémiologie bactérienne se modifie en cas d'infections récidivantes ou d'infections à risque de complication, avec diminution de la fréquence de l'*E. coli* (65 % des cas) et apparition d'espèces bactériennes habituellement peu virulentes sur un appareil urinaire normal.

Le tableau TUE6-157-1 présente les principales données sur la prévalence de la résistance aux antibiotiques des souches d'*E. coli* communautaires en 2014 en France.

TUE6-157-1 : Résistances aux antibiotiques des souches d'*E. coli* communautaires (France, 2014)

Prévalence de la résistance	Antibiotiques
< 5 %	Fosfomycine – trométamol Nitrofurantoine Aminosides
Proche de 5 %	Céphalosporines de 3ème génération (C3G) Aztreonam Fluoroquinolones (IU simple)
10-20 %	Fluoroquinolones (IU à risque de complication) Pivmécillinam
> 20 %	Amoxicilline Amoxicilline – acide clavulanique Cotrimoxazole

Concernant les fluoroquinolones :
- Il faut éviter les prescriptions répétées de fluoroquinolones chez un même patient (sélection de résistances).
- On ne doit **pas** les prescrire **en probabiliste chez un patient ayant reçu un traitement par quinolones dans les 6 mois précédents** (quelle qu'en ait été l'indication), car le risque de résistance est alors augmenté.
- Il faut éviter de les prescrire si la bactérie est résistante à l'acide nalidixique ou à la norfloxacine, car cela témoigne d'un 1er niveau de mutation, et donc d'une augmentation des concentrations minimales inhibitrices (CMI) de ciprofloxacine, ofloxacine et lévofloxacine, avec risque d'échec clinique.

Concernant les C3G :
- La résistance de *E. coli* aux C3G injectables dans les IU communautaires progresse et est actuellement proche de 5 %, avec une grande variabilité selon la présentation clinique, le terrain et d'une région à l'autre. La production d'une bêta-lactamase à spectre étendu **(BLSE)** est le principal mécanisme de résistance (plasmidique), rendant la bactérie multi-résistante.

- En l'absence de données permettant d'évaluer ce risque individuel d'IU à entérobactérie productrice de BLSE (EBLSE), il est recommandé de **ne prendre en compte la possibilité d'une EBLSE <u>que</u> pour les IU graves lors du choix de l'antibiothérapie probabiliste.**
- L'augmentation de la prévalence de *E. coli* producteur de BLSE dans les IU communautaires expose au risque d'une augmentation des prescriptions de carbapénèmes. Cette classe d'antibiotiques devant être préservée (risque d'émergence de résistances), il faut privilégier les alternatives.
- Pour information, les antibiotiques fréquemment actifs en 2014 sur les souches de *E. coli* productrices de BLSE sont les carbapénèmes (sensibilité constante), la fosfomycine-trométamol (sensibilité > 98 %), la nitrofuran-toïne (> 90 %), les aminosides (amikacine > gentamicine), la céfoxitine (non hydrolysée par les BLSE), la pipéracilline-tazobactam (> 80 %) et le pivmécillinam (70-90 %).

3. Physiopathologie

Physiologiquement, l'urine est stérile. Seul l'urètre distal est colonisé par la flore périnéale.

Dans les IU, le réservoir de bactéries est digestif et/ou vaginal. La bactérie migre pour atteindre le méat urétral, et remonte par voie ascendante le long de l'urètre pour gagner la vessie, et parfois le rein.

La <u>cystite</u> résulte de la réponse inflammatoire à l'adhésion des bactéries à la surface de la muqueuse de la vessie ou de l'urètre.

La <u>pyélonéphrite</u> aiguë (PNA) est un état inflammatoire transitoire d'origine infectieuse, atteignant le rein et sa voie excrétrice, responsable d'un œdème, d'un afflux leucocytaire et d'une ischémie localisée du parenchyme rénal.

La **longueur de l'urètre,** chez l'homme, est un bon moyen pour prévenir la migration ascendante des bactéries du méat urétral vers la vessie.

De nombreux systèmes luttent contre la colonisation de l'appareil urinaire par des bactéries pathogènes. Le flux permanent de l'urine au niveau urétéral, les **mictions** au niveau vésical luttent contre le phénomène. L'adhésion bactérienne est également limitée en présence d'une muqueuse urothéliale saine.

Enfin, les constantes biochimiques de l'urine limitent la croissance bactérienne (pH acide, osmolarité faible).

Cependant, <u>certains facteurs de l'hôte peuvent également favoriser l'infection</u>.

Les infections urinaires sont plus fréquentes chez **la femme** en partie parce que l'urètre est plus court. Les rapports sexuels favorisent également les IU.

Les IU peuvent être **iatrogènes,** secondaires à des manœuvres instrumentales (sondage, endoscopie).

Toute situation entraînant **une stase urinaire** favorise l'infection : uropathie obstructive, certains médicaments (anticholinergiques, opiacés, neuroleptiques).

Durant **la ménopause,** la carence œstrogénique entraîne des modifications de la flore bactérienne vaginale.

Le diabète favorise les IU par la glycosurie et les troubles de la miction.

Au total, les IU simples sont plus souvent dues à des souches bactériennes virulentes, dites uropathogènes, alors que les IU à risque de complication peuvent être liées à des bactéries moins virulentes, qui profitent d'un terrain favorable.

4. Épidémiologie

Les IU sont des infections très fréquentes.

La prévalence est beaucoup plus élevée chez la femme que chez l'homme. Un tiers des femmes ont une IU au cours de leur vie. Chez la femme, la fréquence augmente avec l'âge avec 2 pics, l'un au début de la vie sexuelle et l'autre après la ménopause. La grossesse est un facteur favorisant. Chez l'homme, la fréquence augmente après 50 ans du fait de la pathologie prostatique.

2 | Principes généraux

1. BU + ECBU : examens diagnostiques clés

▪ Bandelette urinaire = BU

C'est une bandelette réactive détectant la présence de leucocytes à partir de 10^4 leucocytes/ml (témoin de la réaction inflammatoire) et de nitrites (produits par les entérobactéries uniquement) à partir de 10^5 bactéries /ml. Toutes les bactéries ne produisent pas de nitrites, car certaines sont dépourvues de nitrate réductase (notamment cocci Gram positif et bacilles Gram négatifs autres que les entérobactéries, comme *Pseudomonas sp.*)

On trempe la bandelette dans des urines du 2ème jet fraîchement émises dans un récipient propre mais non stérile, sans toilette préalable. Le résultat est obtenu en 2 minutes environ.

> ▪ La BU est une aide au diagnostic.
> ▪ Chez **la femme** symptomatique, l'absence simultanée de leucocytes et de nitrites présente une très bonne **valeur prédictive négative** (> 95 %) en l'absence d'immunodépression. Une BU négative doit faire rechercher un autre diagnostic.
> ▪ Chez **l'homme,** une BU positive pour les leucocytes et/ou les nitrites a une bonne **valeur prédictive positive** (> 90 %). En revanche, une BU négative ne permet pas d'éliminer une IU.

▪ ECBU = Examen CytoBactériologique des Urines

Un ECBU est indiqué devant **toute suspicion clinique d'IU, à l'exception des cystites simples** (où la BU suffit). La présence de renseignements cliniques accompagnant la prescription est indispensable.

Il est recommandé de **ne pas faire d'ECBU de contrôle dans le suivi des IU si l'évolution clinique est favorable.**

Écueil principal : la contamination du prélèvement

La contamination est le fait des bactéries entraînées par l'urine, principalement au contact du méat urétral et de la pilosité périnéale. La présence de cellules épithéliales à l'examen direct du prélèvement est le témoin d'une contamination.

Seul un recueil fait dans de bonnes conditions permet à l'ECBU d'être utile pour le diagnostic.

Modalités pratiques

▪ Cet examen doit être réalisé avant toute antibiothérapie et si possible au moins 4 h après la miction précédente pour permettre un temps de stase suffisant dans la vessie (le compte de bactéries est alors maximal).

▪ Le prélèvement doit être précédé d'une hygiène des mains (lavage à l'eau et au savon ou friction avec une solution hydro-alcoolique) et d'une toilette de la région urétrale ou vulvaire à l'aide de savon ou de lingettes, suivie d'un rinçage et de l'application d'un antiseptique (d'un seul geste d'avant vers l'arrière chez la femme), les grandes lèvres ou le prépuce étant maintenus écartés.

▪ La méthode de recueil la plus fréquemment utilisée est celle du "milieu de jet" : il s'agit d'éliminer le premier jet (20 ml d'urines ; élimine la flore physiologique de l'urètre distal) pour ne recueillir que les 20-30 ml suivants dans un flacon stérile sans en toucher le bord supérieur.

▪ En cas de pertes vaginales, il est indispensable de mettre au préalable un tampon, pour éviter la contamination.

▪ En cas d'incontinence totale, on aura recours à un sondage "aller-retour" chez la femme, et à la pose d'un collecteur pénien chez l'homme.

▪ En ce qui concerne les patients sondés, le recueil se fait par ponction après désinfection sur le site spécifique du dispositif de sonde (jamais à partir du sac collecteur).

Le prélèvement doit être transporté rapidement au laboratoire (pour éviter la pullulation microbienne de l'inévitable minime contamination par la flore périnéale, ce qui rendrait des résultats faussement positifs). Les urines ne doivent jamais être conservées plus de 2 h à température ambiante ou plus de 24 h à +4°C.

Au laboratoire sont réalisés :
▪ examen direct (coloration de Gram) et examen cytologique (leucocytes, hématies) sur le culot,
▪ identification de la bactérie par culture + antibiogramme, avec compte des bactéries.

UE6 – N°157 • Infections urinaires de l'adulte. Connaître les particularités de l'infection urinaire au cours de la grossesse

Notes

Chez un patient symptomatique avec **leucocyturie > 10⁴/ml (ou ≥ 10/mm³)**, les seuils significatifs de bactériurie sont (Cf. TUE6-157-2) :

TUE6-157-2 : Seuils significatifs de bactériurie

Espèces bactériennes	Seuil de significativité pour la bactériurie (UFC/ml)	
	Homme	Femme
E. coli, S. saprophyticus	≥ 10³	≥ 10³
Autres bactéries : entérobactéries autres que *E. coli*, entérocoque…	≥ 10³	≥ 10⁴

En cas de discordance entre un tableau clinique évident d'IU et une bactériurie et/ou une leucocyturie inférieure au seuil, le tableau clinique prime.

Une leucocyturie ≤ 10⁴/ml associée à une bactériurie est en général témoin d'une contamination du prélèvement. En cas de forte suspicion clinique d'infection urinaire, il faut contrôler le prélèvement dans de bonnes conditions.

2. Colonisation urinaire (bactériurie asymptomatique)

■ Définition

La colonisation urinaire est **la présence d'un micro-organisme dans les urines sans manifestations cliniques associées, quel que soit le niveau de leucocyturie.**

En pratique, **il s'agit d'une situation où l'ECBU ne doit pas être demandé,** avec 2 exceptions : i) la femme enceinte chez qui une bactériurie ≥ 10⁵ UFC /ml doit être traitée même si la patiente est asymptomatique, et ii) avant une intervention sur les voies urinaires.

■ Physiopathologie

La colonisation pourrait avoir un rôle protecteur vis-à-vis de souches invasives. Une étude prospective randomisée a ainsi démontré chez des femmes présentant des IU récidivantes que le traitement des colonisations urinaires augmentait le nombre de récidives d'IU.

Les colonisations urinaires n'évoluent que rarement vers des IU, et n'ont pas d'impact à long terme sur la fonction rénale.

■ Épidémiologie

Fréquent

La prévalence de la colonisation urinaire varie en fonction du sexe, de l'âge et de l'existence ou non d'une anomalie urologique sous-jacente. Pour information :

- Chez la femme, la prévalence augmente avec l'activité sexuelle et avec l'âge (1 à 5 % chez la femme jeune contre 20 à 50 % après 80 ans), et est plus élevée chez les patientes diabétiques (8 à 14 %). En revanche, la grossesse n'augmente pas la fréquence de la colonisation urinaire.
- Chez l'homme jeune, la colonisation urinaire est rare ; la prévalence augmente après 60 ans.
- Dans les deux sexes, la prévalence est plus élevée chez les personnes âgées vivant en institution (20 à 50 % des personnes).

- 100 % des sujets sondés à demeure sont colonisés au bout d'un mois de sondage.

■ Traitement

Il n'y a pas d'indication à rechercher ni à traiter une colonisation urinaire, sauf avant une procédure urologique programmée, et chez une femme enceinte.

Dans tous les autres cas (sujet âgé, diabétique, sonde vésicale, vessie neurologique, intervention chirurgicale réglée non urologique…), il est inutile de rechercher systématiquement une colonisation urinaire, et il ne sert à rien de la traiter par antibiotiques : cela n'apporte aucun bénéfice et conduit à sélectionner des bactéries résistantes.

3. Leucocyturie aseptique

Elle correspond à la mise en évidence à l'ECBU d'une leucocyturie avec une bactériurie < 10⁴/mL.
Les étiologies sont nombreuses, les principales étant :
- IU décapitée par une antibiothérapie ;
- urétrite ;
- cystites non bactériennes (tumeur, corps étranger dont lithiase, médicament, radiothérapie…) ;
- vaginite ;
- tuberculose urogénitale (diagnostic par recherche de BK dans les urines 3 jours de suite) ;
- cette situation est également fréquente chez le sujet âgé, notamment incontinent.

4. Principes généraux de l'antibiothérapie des IU

Le spectre doit inclure les bactéries usuelles (notamment *E. coli*). En probabiliste, on utilise des antibiotiques pour lesquels les taux de résistance des *E. coli* sont < 20 % dans le cas d'une cystite simple, < 10 % dans les autres cas. Par conséquent, ni l'amoxicilline, ni l'amoxicilline-acide clavulanique, ni le cotrimoxazole, ne peuvent être proposés en traitement probabiliste d'une IU.

On utilise un antibiotique à élimination urinaire prédominante sous forme active. Il doit avoir peu d'effets indésirables, un faible coût et un faible potentiel de sélection de bactéries résistantes (Cf. TUE6-157-3).

TUE6-157-3 : Potentiel de sélection de résistances bactériennes par les antibiotiques

	Impact sur le microbiote intestinal
Fosfomycine	Faible
Nitrofurantoine	Faible
Pivmecillinam	Faible
Amoxicilline-Ac Clavulanique	++
Cotrimoxazole	++
FQ	+++
C3G	+++

Pilly ECN - ©CMIT - 142

5. Mesures d'hygiène générale

Elles doivent être expliquées au patient lors d'une IU.
- Apports hydriques abondants > 1,5 l/jour.
- Suppression des mictions retenues, encourager les mictions fréquentes (toutes les 4-6 h).
- Régularisation du transit intestinal.
- Uriner après les rapports sexuels.

CYSTITE

On ne parle pas de cystite chez l'homme, mais d'IU masculine (Cf. IU masculines/Prostatite aiguë).

Cystite aiguë simple

1 | Diagnostic positif : clinique + BU

1. Clinique

Pas de fièvre ni frissons, ni lombalgie.
Signes fonctionnels urinaires de cystite :
- Pollakiurie
- Brûlures et douleurs à la miction
- Mictions impérieuses

La présence d'une hématurie macroscopique est fréquente (environ 30 %) et ne constitue pas un signe de gravité de l'infection.

2. Biologique : uniquement BU

3. Imagerie : inutile

2 | Diagnostics différentiels

1. PNA

- Chez la femme, il faut éliminer une pyélonéphrite :
  · pas de fièvre ni frissons,
  · pas de douleur abdominale et/ou lombaire, spontanée ou provoquée.
- Chez l'homme, le terme de cystite ne s'applique pas (on parle d'IU masculine).

2. Cystite à risque de complication (Cf. infra, page suivante)

3 | Évolution

1. Naturelle

- Guérison spontanée des cystites aiguës simples dans 25-45 % des cas.
- Risque de PNA : très rare. La cystite est une infection bénigne.

2. Sous traitement

- Évolution habituellement favorable en 2-3 jours.
- Évolution défavorable définie par la persistance ou l'aggravation des symptômes > 72 h après le début du traitement. Envisager une mauvaise observance ou une résistance bactérienne.
- Récidive dans 20-30 % des cas, à la même bactérie dans la moitié des cas.

4 | Traitement

1. Curatif

- **Étiologique : antibiothérapie**

L'objectif du traitement est l'amélioration des symptômes, et non la prévention d'une PNA (l'évolution d'une cystite simple vers une PNA est un événement très rare). Le traitement est ambulatoire et l'antibiothérapie probabiliste. Les traitements recommandés sont détaillés dans l'algorithme (Cf. FUE6-157-1).

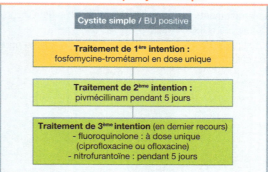

FUE6-157-1 : Antibiothérapie cystite simple

- **Symptomatique : antalgiques.**

2. Préventif

Rechercher et traiter les facteurs favorisants, promouvoir les mesures d'hygiène (Cf. supra).

3. Surveillance

Elle est **uniquement clinique** et **jugée par la patiente elle-même** (pas de consultation systématique ni de BU ou ECBU de contrôle).
ECBU uniquement si évolution défavorable (persistance des signes cliniques après 72h d'antibiothérapie) ou récidive précoce dans les deux semaines.

Cystite à risque de complication

En plus des signes cliniques de cystite, il existe une anomalie de l'arbre urinaire ou un terrain.
Le risque majeur est la **récidive**.
En cas de suspicion de rétention aiguë d'urine, si la clinique n'est pas concluante, une mesure du résidu vésical post-mictionnel par ultrasons (exemple : Bladder-scan™) peut être réalisée ou, à défaut, une échographie de l'appareil urinaire.

> **L'ECBU** est indispensable, après BU d'orientation.

Le traitement nécessite **l'identification et la prise en charge du facteur de complication** si possible (ex : en cas d'IU à *Proteus sp.*, rechercher une lithiase).

Les recommandations 2014 privilégient **l'antibiothérapie adaptée** à l'antibiogramme, avec la pression de sélection la plus faible possible sur les flores bactériennes, ce qui implique une antibiothérapie **différée** de 48 h (délai d'obtention de l'antibiogramme). En effet, c'est dans cette population de cystite 'à risque de complication' que le risque de résistance est le plus élevé.

Dans une minorité de cas, le traitement est probabiliste car il ne peut être différé, notamment pour les patientes très symptomatiques, et/ou qui auraient déjà présenté une cystite évoluant vers une PNA (en raison d'une uropathie sous-jacente), ou du fait de comorbidités (ex : immunodépression profonde), ou encore pour des raisons logistiques (long délai prévisible de rendu de l'antibiogramme).

Les traitements recommandés sont détaillés dans l'algorithme (Cf. FUE6-157-2).

La surveillance est identique à celle recommandée pour les cystites simples.

Cystite récidivante

1 Définition et facteurs de risque

≥ 4 épisodes de cystite/an
(simple ou à risque de complication)

Facteurs favorisant les cystites récidivantes :
- activité sexuelle,
- utilisation de spermicides (déséquilibre de la flore vaginale commensale),
- première IU avant l'âge de 15 ans,
- antécédent d'IU dans la famille au premier degré (mère, soeur, fille),
- obésité.

Facteurs supplémentaires chez les femmes ménopausées :
- prolapsus vésical,
- incontinence urinaire,
- résidu vésical post-mictionnel,
- déficit en oestrogènes.

2 Bilan étiologique

L'interrogatoire doit rechercher :
- facteurs de risque de complication (Cf. encadré IU à risque de complication en début de chapitre),
- antécédents familiaux d'IU, antécédents personnels de PNA, incontinence urinaire, chirurgie abdominale ou pelvienne, diabète,
- symptômes,
- fréquence (nombre de cystites dans l'année),
- ménopause,
- relations sexuelles et corrélation avec la survenue des cystites,
- nombre de partenaires,
- contraception dont utilisation de spermicides,
- antibiothérapies et ECBU antérieurs.

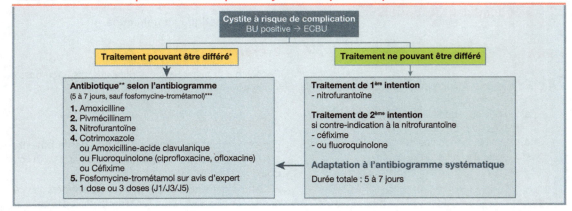

FUE6-157-2 : Antibiothérapie recommandée pour les cystites à risque de complication

* Autant que possible, différer le traitement jusqu'à obtention de l'antibiogramme. ** Par ordre de préférence. *** 5 jours pour fluoroquinolones et cotrimoxazole, 7 jours sinon.

L'examen physique doit comporter un examen pelvien avec recherche de prolapsus et examen de l'urètre.

- Pour les premiers épisodes de récidive, un **ECBU** est indiqué, pour savoir s'il s'agit de bactéries différentes ou identiques d'un épisode à l'autre (une rechute à la même bactérie devant faire rechercher une cystite à risque de complication), et pour connaître leur profil de sensibilité aux antibiotiques.
- Il est recommandé de ne pas faire d'investigations complémentaires systématiques chez la femme non ménopausée sans facteur de risque de complication avec examen clinique normal.
- Dans les autres situations, les indications de bilan (mesure du résidu post-mictionnel, débimétrie urinaire, uroscanner ou à défaut échographie, cystoscopie, …) devront être discutées au cas par cas après évaluation clinique spécialisée (prise en charge multidisciplinaire, pouvant associer infectiologue, urologue, gynécologue et radiologue).

3. Traitement

1. Curatif

Idem cystite simple, en évitant la nitrofurantoïne, du fait du risque immuno-allergique majoré lors de prises itératives.

Chez certaines patientes, après éducation, possibilité d'auto-médication :
- BU puis antibiothérapie si BU positive (remettre les ordonnances à la patiente)
- Stratégie à réévaluer 2 fois/an.

2. Préventif

■ Étiologique
Rechercher **les facteurs favorisants** et les traiter.

■ Traitement prophylactique non antibiotique
- **Règles d'hygiène** (Cf. supra) : apports hydriques suffisants, mictions non retenues et régularisation du transit intestinal. Arrêt des spermicides ; miction post-coïtale
- La **canneberge** peut être proposé en prévention des cystites récidivantes à *E. coli* à la dose de 36 mg/jour de proanthocyanidine.
- Les oestrogènes en application locale peuvent être proposés en prévention des cystites récidivantes chez les femmes ménopausées après avis gynécologique.

■ Antibioprophylaxie
Du fait de son impact écologique individuel et collectif, une antibioprophylaxie ne doit être proposée que :
- chez les patientes présentant au moins une cystite par mois,
- lorsque les autres mesures ont échoué,
- lorsque les cystites ont un retentissement important sur la vie quotidienne
- et lorsque le traitement au coup par coup n'est plus accepté par la patiente.

Un ECBU doit être réalisé au plus tard une à deux semaines avant le début de l'antibioprophylaxie. Celui-ci doit être négatif avant de débuter la prophylaxie.

La prise d'une antibioprophylaxie continue ou discontinue permet une diminution de la fréquence des cystites, mais elle n'est que suspensive.

La survenue d'une cystite sous antibioprophylaxie doit faire réaliser un ECBU et interrompre l'antibioprophylaxie le temps de prescrire une antibiothérapie curative sur documentation.

Les modalités sont détaillées dans l'algorithme (Cf. FUE6-157-3). La durée de l'antibioprophylaxie, lorsqu'elle est décidée, est d'au moins 6 mois, avec réévaluation 2 fois/an. La patiente doit être informée des effets indésirables potentiels et de la disparition de l'effet préventif à l'arrêt du traitement.

Les traitements prolongés ou répétés par nitrofurantoïne sont contre-indiqués en raison du risque d'effets indésirables graves, notamment hépatiques et pulmonaires.

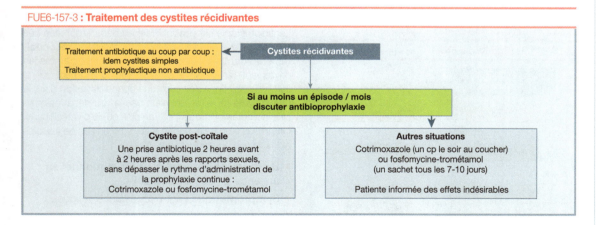

FUE6-157-3 : **Traitement des cystites récidivantes**

UE6 - N°157 • Infections urinaires de l'adulte. Connaître les particularités de l'infection urinaire au cours de la grossesse

PYÉLONÉPHRITE AIGUË

Points communs à tous les tableaux de PNA

1 Diagnostic positif

1. Clinique

Signes de **cystite** souvent discrets, présents dans la moitié des cas, précédant de quelques jours les signes de PNA.

- **+ lombalgie fébrile :**

Fièvre, frissons.
Douleur abdominale et/ou lombaire :
- unilatérale en général,
- au niveau de la fosse lombaire,
- irradiant vers les organes génitaux externes,
- spontanée,
- et/ou provoquée par la palpation/percussion de la fosse lombaire,
- parfois empâtement de la fosse lombaire.

Des signes digestifs (vomissements, diarrhée, météorisme abdominal) peuvent être au premier plan.

2. BU + ECBU

2 Recherche de signes de gravité ou de facteurs de risque de complication

FUE6-157-4 : **Algorithme PNA**

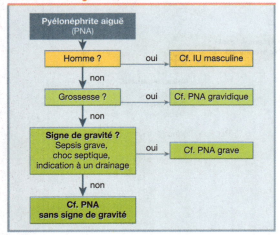

3 Évolution

1. Naturelle

- Risque d'abcès péri-rénal
- Risque de sepsis grave/choc septique
- Possible pyélonéphrite chronique : inflammation subaiguë, fibrose extensive avec destruction progressive du parenchyme et insuffisance rénale
- Risque de rechute

2. Sous traitement : évolution favorable en 48-72 h

4 Principes du traitement

Critères d'hospitalisation :
- Signe de gravité :
  - sepsis grave/choc septique
  - indication de drainage chirurgical ou par radiologie interventionnelle si obstacle
- PNA hyperalgique
- Doute diagnostique
- Vomissements rendant impossible un traitement par voie orale
- Conditions socio-économiques défavorables
- Doutes concernant l'observance du traitement
- Décompensation de comorbidité

1. Curatif

- **Étiologique : antibiothérapie**

Le but du traitement est de guérir l'infection en stérilisant le parenchyme rénal et d'éviter les complications aiguës, les récidives infectieuses et les séquelles (cicatrices corticales).

L'antibiothérapie est **probabiliste** au départ, débutée dès l'ECBU prélevé, sans en attendre les résultats, **secondairement adaptée** à la bactérie et à son antibiogramme (en privilégiant l'antibiotique ayant le moins d'impact sur la flore). L'antibiotique doit avoir une bonne **diffusion** dans le parenchyme rénal (ce qui n'est pas le cas de la fosfomycine-trométamol, de la nitrofurantoïne ou du pivmécillinam). On privilégie un traitement *per os*, sauf en cas de troubles digestifs ou de signes de gravité.

- **Drainage chirurgical ou interventionnel en urgence en cas d'obstacle**
- **Symptomatique :** antalgiques/antiémétiques

2. Préventif : Rechercher facteurs favorisants et expliquer les règles d'hygiène (Cf. supra).

Infections urinaires de l'adulte. Connaître les particularités de l'infection urinaire au cours de la grossesse • UE6 - N°157

Notes

Principales différences entre les PNA

Il faut différencier les PNA simples des PNA à risque de complication, avec ou sans signe de gravité, car la prise en charge diffère (Cf. TUE6-157-4).

TUE6-157-4 : **Tableau récapitulatif des principales différences entre les PNA**

	PNA simple non grave	PNA à risque de complication non grave	PNA grave
Hémocultures	Uniquement si doute diagnostique	Uniquement si doute diagnostique	Systématiques
CRP, urée, créatinine	Non systématique	Systématique	Systématique
Imagerie	Non systématique	Systématique	Systématique
Antibiothérapie	Monothérapie	Monothérapie	Bithérapie
Surveillance	Clinique si évolution favorable ECBU + uroscanner si fièvre à 72h du début d'une antibiothérapie adaptée		

PNA simple sans signe de gravité

1 | Examens complémentaires

1. Biologie

▪ **Hémocultures**
  · La présence d'une bactériémie à entérobactérie ne modifie ni le pronostic, ni le choix, ni la durée du traitement antibiotique.
  · Il n'est donc pas nécessaire de réaliser des hémocultures pour une PNA simple dont la présentation est typique.
  · Les hémocultures sont indiquées **en cas de doute diagnostique.**
▪ **NFS, CRP, créatinine : non systématique.** La CRP est élevée lors d'une PNA, au contraire d'une cystite.

2. Imagerie

▪ **Une échographie rénale** est indiquée **dans les 24 h** en cas de PNA **hyperalgique.**
  · But : rechercher une dilatation des voies urinaires évocatrice **d'obstacle,** qui nécessite une prise en charge urologique urgente.
▪ Dans les autres situations, l'échographie n'est pas recommandée systématiquement lors d'un premier épisode de PNA simple sans signe de gravité et non à risque de complication avec évolution favorable.

Bilan complémentaire systématique d'une PNA simple : BU + ECBU uniquement (avant toute antibiothérapie).

2 | Antibiothérapie

Cf. FUE6-157-5.

3 | Surveillance : clinique

Une **réévaluation** est nécessaire à **J3,** avec réévaluation clinique, et adaptation de la prise en charge aux résultats de l'ECBU. **Pas d'ECBU de contrôle systématique.**

En cas d'évolution défavorable (notamment, fièvre) à 72 h d'antibiothérapie efficace, il est recommandé d'effectuer :
  · Un ECBU
  · Un uroscanner (échographie si contre-indication)

PNA à risque de complication sans signe de gravité

Idem PNA simple (Cf. FUE6-157-5), sauf :
▪ Bilan sanguin systématique (CRP [pouvant aider à suivre l'évolution], urée, créatinine).
▪ Il est recommandé de réaliser dans les **24 heures un uroscanner,** plus sensible que l'échographie pour le diagnostic et la recherche de complications:
  · Avant injection, il peut montrer des images séquellaires d'épisodes anciens : cicatrices ou atrophie rénale. Il peut également découvrir des lithiases, des dilatations cavitaires.
  · Après injection : lésions de néphrite : images hypodenses traduisant la vasoconstriction due à l'infection. Il montre également les abcès rénaux

147 - Pilly ECN - ©CMIT

et périrénaux. La néphromégalie est expliquée par l'œdème inflammatoire, qui peut s'étendre en périrénal. Ces images ne sont pas complètement spécifiques de la PNA.

- L'uroscanner permet d'étudier les voies excrétrices et de rechercher une uropathie.
- L'échographie reste indiquée en cas de contre-indication à l'uroscanner, ou si faible suspicion de complication.
- Durée d'antibiothérapie : 10-14 jours (sauf abcès rénal)

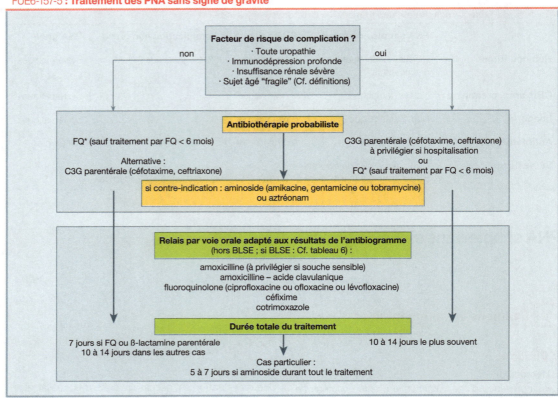

FUE6-157-5 : Traitement des PNA sans signe de gravité

* FQ (fluoroquinolone) : ciprofloxacine ou ofloxacine ou lévofloxacine.

PNA grave

Idem PNA à risque de complication, sauf :
- Hémocultures et NFS systématiques
- Hospitalisation systématique
- Bithérapie antibiotique bêta-lactamine + amikacine (Cf. FUE6-157-6)

Rationnel de l'antibiothérapie :

La bithérapie avec un aminoside (**amikacine** en dose unique journalière pendant 1 à 3 j) à la phase initiale permet une bactéricidie rapide, une synergie avec les bêta-lactamines et un élargissement du spectre (notamment sur les EBLSE). La diffusion intra-rénale des aminosides est excellente.

Dans le cas particulier du **choc septique,** la gravité de l'infection justifie de prendre en compte le risque d'IU à EBLSE dès qu'un facteur de risque est présent :
- colonisation urinaire ou IU à EBLSE dans les 6 mois précédents
- antibiothérapie par pénicilline + inhibiteur (amoxicilline-acide clavulanique, pipéracilline-tazobactam), C2G ou C3G, ou fluoroquinolone dans les 6 mois précédents
- voyage récent en zone d'endémie d'EBLSE
- hospitalisation dans les 3 mois précédents
- vie en établissement de long séjour

Dans le cas du **sepsis grave** ou de l'indication de **drainage** chirurgical ou par radiologie interventionnelle, la possibilité d'une EBLSE doit être prise en compte en cas de colonisation urinaire ou IU à EBLSE dans les 6 mois précédents.

Infections urinaires de l'adulte. Connaître les particularités de l'infection urinaire au cours de la grossesse • UE6 - N°157

FUE6-157-6 : Antibiothérapie des PNA graves

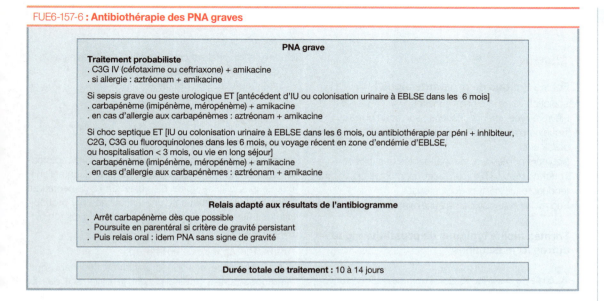

IU MASCULINES / PROSTATITE AIGUË

20 à 50 % des hommes connaîtront un épisode d'IU au cours de leur vie. Les prostatites surviennent toujours après la puberté.

Une IU doit faire rechercher une pathologie préexistante du bas appareil urinaire (sténose urétrale, adénome prostatique...), ou des gestes invasifs (chirurgie, cathétérisme endo-urétral).

Peu d'antibiotiques diffusent bien dans le tissu prostatique : il s'agit principalement des fluoroquinolones et du cotrimoxazole.

Non ou insuffisamment traitée, la prostatite aiguë peut se chroniciser. L'infection évolue alors par poussées subaiguës. Le parenchyme prostatique se fibrose et forme des nodules, parfois calcifiés, dans lesquels les antibiotiques pénètrent difficilement.

Les IU masculines peuvent varier, de formes peu symptomatiques sans fièvre jusqu'au choc septique.

Cette diversité justifie de moduler la prise en charge initiale en fonction des signes cliniques (Cf. FUE6-157-7).

Cependant, **aucun test diagnostique non invasif ne permet d'écarter une infection prostatique, qui doit donc toujours être prise en compte dans la prise en charge** (choix des antibiotiques, durée de traitement, bilan urologique).

FUE6-157-7 : Prise en charge des IU masculines selon le tableau clinique

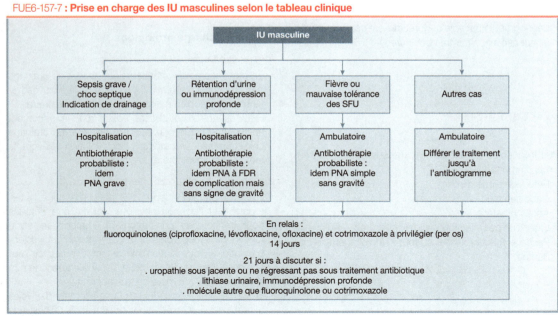

FDR : facteur de risque ; SFU : signes fonctionnels urinaires

UE6 – N°157 • Infections urinaires de l'adulte. Connaître les particularités de l'infection urinaire au cours de la grossesse

Notes

1 Diagnostic positif d'une IU masculine

1. Clinique

■ **Forme typique de prostatite aiguë**

Association fièvre et signes urinaires :
- Fièvre élevée, sueurs, frissons ; survenue brutale
- Troubles mictionnels : brûlures mictionnelles, dysurie, pollakiurie
- Douleurs pelviennes, indépendantes des mictions
- **Toucher rectal (TR) :** prostate augmentée de volume, tendue, régulière, très douloureuse
- Rechercher systématiquement une **rétention aiguë d'urines**

■ **Formes moins typiques de prostatite aiguë / autres IU masculines**

Toute fièvre inexpliquée chez l'homme, même jeune, doit faire rechercher une IU.

- Forme peu ou pas fébrile
- TR normal
- Tableau de 'cystite'
- Tableau de pyélonéphrite

2. Biologie

- BU + ECBU
- Hémocultures uniquement en cas de fièvre

3. Imagerie à la phase initiale

- Échographie des voies urinaires par voie sus-pubienne en urgence (< 24 h) si :
  - douleur lombaire
  - suspicion de rétention aiguë d'urine
  - contextes particuliers : antécédent de lithiase des voies urinaires, sepsis grave
- L'échographie par voie endorectale est contre indiquée à la phase aigue car très douloureuse.

2 Complications

Plus fréquentes en cas de retard thérapeutique, ou sur terrain immunodéprimé :
- Rétention aiguë d'urines
- Choc septique
- Abcès prostatique
- Extension de l'infection : épididymite, orchi-épididymite
- Passage à la chronicité, surtout si antibiothérapie inadaptée

3 Traitement curatif

Critères d'hospitalisation : idem PNA, + critères suivants :
- Rétention aiguë d'urines
- Immunodépression profonde

1. Étiologique

■ **Antibiothérapie (Cf. FUE6-157-7)**

Il est recommandé dans les formes pauci-symptomatiques d'attendre le résultat de l'ECBU pour débuter l'antibiothérapie, afin de traiter d'emblée sur documentation. Dans les autres situations, une antibiothérapie probabiliste doit être instaurée dès les prélèvements microbiologiques réalisés.

Antibiothérapie documentée

- À la différence des IU de la femme, **les fluoroquinolones** sont à privilégier pour le traitement des IU masculines documentées à bactérie sensible, même lorsque d'autres molécules à spectre plus étroit sont disponibles, en raison de leur excellente diffusion prostatique.
- **Le cotrimoxazole** est une alternative aux fluoroquinolones pour le traitement des IU masculines dues à une bactérie sensible : sa diffusion prostatique est très bonne, mais les données cliniques d'efficacité sont moins nombreuses.
- Lorsque les fluoroquinolones ou le cotrimoxazole ne peuvent être utilisés (contre-indication, résistance), le choix est guidé par l'antibiogramme et les données de diffusion prostatique. L'amoxicilline et les C3G parentérales (ceftriaxone, céfotaxime) font partie des options possibles ; un avis spécialisé peut être utile.
- Le céfixime, l'amoxicilline-acide clavulanique, la fosfomycine-trométamol, la nitrofurantoine n'ont pas de place dans le traitement des IU masculines en relais ou en traitement probabiliste, en raison d'une diffusion prostatique insuffisante.

■ **Prise en charge urologique**

À la phase initiale

- En présence d'une rétention aiguë d'urine, le drainage des urines est impératif. Il peut être réalisé par cathétérisme sus-pubien ou par sondage par voie urétrale.
- En présence d'un abcès prostatique, le traitement antibiotique est le plus souvent efficace. Le drainage chirurgical est à discuter en cas d'évolution défavorable malgré une antibiothérapie adaptée.

Recherche d'une uropathie sous-jacente

- Lors d'un premier épisode d'IU masculine aiguë, l'interrogatoire et l'examen physique doivent être détaillés pour rechercher une anomalie anatomique et/ou fonctionnelle des voies urinaires (notamment vésico-prostatique): pollakiurie, miction impérieuse, diminution de la force du jet, nycturie, dysurie en période non infectieuse, ou anomalie au toucher rectal.
- Dès le deuxième épisode, ou si une anomalie des voies urinaires est suspectée (et notamment après 50 ans), une échographie des voies urinaires avec quantification du

résidu post-mictionnel, une consultation d'urologie, et selon les cas une débimétrie urinaire sont recommandées.

2. Symptomatique

Antalgiques, bonne hydratation, α-bloquants si rétention aiguë d'urines. Les AINS sont proscrits.

4 | Traitement préventif

Antibioprophylaxie indiquée lors des biopsies prostatiques transrectales et lors de certains gestes endoscopiques par voie urétrale rétrograde.

5 | Surveillance : clinique

Une réévaluation est nécessaire à **J3,** avec examen clinique et adaptation de la prise en charge aux résultats de l'ECBU. **Pas d'ECBU de contrôle systématique.**

En cas d'évolution défavorable après 72h d'antibiothérapie adaptée (persistance de la fièvre sans amélioration clinique, apparition de signes de gravité), il est recommandé d'effectuer :

- Un ECBU
- Un examen d'imagerie pour rechercher une complication (notamment abcès prostatique ou extension périprostatique) :
  - soit IRM de la prostate
  - soit échographie par voie endo-rectale
  - le scanner est un examen moins performant par rapport à l'IRM pour l'examen de la prostate, mais présente un intérêt pour l'exploration du reste de l'appareil urinaire.

L'échec thérapeutique peut être favorisé par une antibiothérapie inadaptée (molécule inappropriée [spectre, diffusion], durée de traitement trop courte), ou par l'absence de correction d'un trouble urologique sous-jacent.

PARTICULARITES DE CERTAINES SITUATIONS

Sujet âgé > 65 ans

(TUE6-157-5)

1 | Épidémiologie

L'IU est la 2ème cause d'infection du sujet âgé après les infections respiratoires.

Cependant la colonisation urinaire est très fréquente chez le sujet âgé, et le risque augmente avec l'âge, le sexe féminin et la dépendance (résidence en institution). Pour information, chez les femmes autonomes vivant à domicile, la prévalence est de 10 % entre 70 et 80 ans, alors que chez les sujets des deux sexes vivant en institution, elle varie de 20 à 50 % selon les études. Au-delà de 80 ans, un tiers à la moitié des femmes présentent une colonisation urinaire, *versus* un homme sur quatre. Il ne faut donc pas confondre infection et colonisation.

2 | Étiologie et pathogénie

Concernant les infections, le spectre de bactéries responsables est différent : *E. coli* < 50 %, plus de bactéries Gram positif, fort taux de résistance en institution du fait des antibiothérapies itératives.

Les facteurs favorisant l'IU sont fréquents dans cette classe d'âge : apports hydriques insuffisants, pathologie prostatique, ménopause, incontinence, vessie neurologique, médicaments anticholinergiques favorisant la stase urinaire.

Les complications sont également plus fréquentes : infectieuses (abcès), déshydratation, perte d'autonomie, décompensation de comorbidités.

3 | Diagnostic

Le diagnostic d'IU est souvent un **diagnostic d'exclusion.**

En effet, la symptomatologie est souvent atypique chez les sujets âgés > 75 ans, ou > 65 ans et fragiles (> 3 critères de Fried) :

- Les signes urinaires peuvent être absents.
- Lorsqu'ils sont présents, il est difficile de les rattacher avec certitude à une IU, car de nombreux signes urinaires sont présents en temps normal dans cette population : pollakiurie, incontinence ; c'est alors la modifica-

tion récente de la symptomatologie qui doit alerter.
- De plus, l'IU peut se manifester par des signes non urinaires : syndrome confusionnel, perte d'autonomie, décompensation de comorbidité, chute inexpliquée...

Les prélèvements urinaires sont plus difficiles à réaliser : 1/3 sont contaminés. Le recours au sondage "aller-retour" à visée diagnostique (femme) ou au collecteur pénien (homme) est parfois nécessaire en cas d'incontinence totale.

La fréquence des **colonisations urinaires** dans la population âgée rend difficile l'interprétation de l'ECBU, d'autant que **la leucocyturie,** fréquente chez le sujet âgé, **n'est pas spécifique d'une infection.**

> Lors du bilan d'une fièvre chez une personne âgée, la constatation d'une bactériurie avec leucocyturie, sans signe clinique d'IU ne permet donc pas de rapporter avec certitude la fièvre à une IU.

4 Prise en charge

Idem IU à risque de complication si âge > 75 ans, ou > 65 ans et fragile (> 3 critères de Fried).

Adapter la posologie des antibiotiques à la clearance de la créatinine. Attention aux risques d'effets secondaires et d'interactions des médicaments.

TUE6-157-5 : Résumé des particularités des IU chez le sujet âgé

	Sujet âgé < 75 ans, non fragile (< 3 critères de Fried)	Sujet âgé > 75 ans, ou > 65 ans et fragile (> 3 critères de Fried)
Démarche diagnostique	Idem sujet jeune	En présence d'une bactériurie, sans signe d'IU mais avec symptômes aspécifiques (confusion, chutes, ...), une IU est possible ; il faut cependant éliminer les autres étiologies potentielles (médicaments, ...).
Démarche thérapeutique		L'IU est toujours à risque de complication.

GROSSESSE

1 Fréquence

IU = la plus fréquente des infections bactériennes au cours de la grossesse

2 Facteurs de risque

Les femmes enceintes à haut risque d'IU gravidique sont celles ayant :
- une uropathie fonctionnelle ou organique sous-jacente
- des antécédents de cystite aiguë récidivante
- un diabète sucré

3 Particularités des colonisations urinaires

Une colonisation urinaire non traitée va persister durant toute la grossesse et expose à un risque élevé (20-40 %) de pyélonéphrite.

> Dépistage systématique mensuel des colonisations urinaires par une BU à partir du 4ème mois de grossesse.
> Toute BU positive (leucocytes et/ou nitrites) impose un ECBU.
>
> Toute colonisation urinaire doit être traitée.

Pour les femmes à haut risque d'IU, un ECBU est directement recommandé à la 1ère consultation de début de grossesse, puis de manière mensuelle à partir du 4ème mois.

La présence d'un streptocoque du groupe B dans un ECBU lors de la grossesse indique une colonisation vaginale, et nécessite une prophylaxie en *per-partum*.

4 Antibiothérapie

Les IU gravidiques sont par définition à risque de complication.

Antibiotiques utilisables lors d'une colonisation urinaire ou d'une cystite aiguë :
- Traitement probabiliste pour la cystite (FUE6-157-8)
- Traitement adapté à l'antibiogramme, d'emblée pour

les **colonisations urinaires,** en relais pour les cystites (FUE6-157-9)

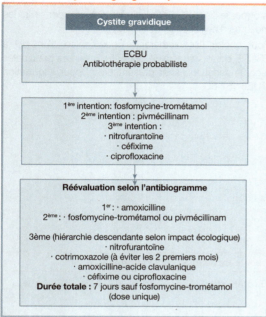

FUE6-157-8 : **Cystite aiguë gravidique**

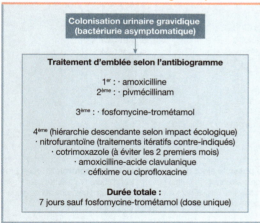

FUE6-157-9 : **Colonisation urinaire gravidique**

- **Pyélonéphrite aiguë**

Évaluation initiale en milieu hospitalier.

Traitement ambulatoire secondairement envisageable si tous les critères suivants sont réunis :
- Bonne tolérance clinique
- PNA non hyperalgique
- Absence de vomissement
- Examen obstétrical normal
- Contexte permettant une surveillance à domicile par des proches
- Absence d'immunodépression, d'antécédents d'IU récidivantes, d'uropathie connue

Examens complémentaires :
- NFS, créatininémie, CRP
- Hémocultures si doute diagnostique, ou si signe de gravité
- Échographie des voies urinaires

Avis obstétrical systématique.

Antibiothérapie : probabiliste en urgence, secondairement adaptée à l'antibiogramme (Cf. FUE6-157-10)

La prise en charge thérapeutique d'une PNA gravidique grave est identique à celle d'une PNA grave survenant en dehors de la grossesse (Cf. FUE6-157-6), sauf qu'on privilégie la ciprofloxacine (parmi les fluoroquinolones) et l'imipénème (parmi les carbapénèmes) en raison de données de tolérance mieux étayées au cours de la grossesse.

FUE6-157-10 : **PNA gravidique sans signe de gravité**

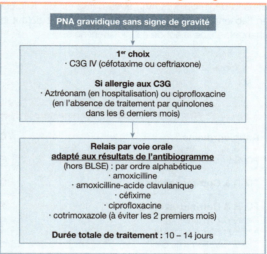

En raison des risques de rechute, toute colonisation ou IU gravidique nécessite un contrôle de l'ECBU 8-10 jours après l'arrêt de l'antibiothérapie + une surveillance mensuelle de l'ECBU jusqu'à l'accouchement

Sonde vésicale

L'essentiel est la prévention (restriction des indications, système de drainage clos...) : Cf. item UE1-4.

La totalité des patients porteurs d'une sonde vésicale sont bactériuriques (colonisation de la sonde) et présentent une leucocyturie (inflammation liée à la présence d'un matériel étranger).

La bandelette urinaire n'a **pas d'intérêt** chez le patient sondé (elle est toujours positive). Les symptômes urinaires perdent leur valeur diagnostique (dysurie, brûlures mictionnelles, etc.)

UE6 - N°157 • Infections urinaires de l'adulte. Connaître les particularités de l'infection urinaire au cours de la grossesse

Notes

- **Pas d'ECBU systématique** en l'absence de signes cliniques d'IU.
- **Ne pas traiter une colonisation** (inutile + sélection de bactéries résistantes).

Les IU sur sonde sont presque toujours la conséquence d'un dysfonctionnement de la sonde, avec obstruction : sonde bouchée par des dépôts ou des caillots, sonde arrachée ou enlevée avec comme conséquence une rétention d'urines...

En cas de suspicion clinique d'IU (fièvre essentiellement) : ECBU ± hémocultures.

En cas d'infection confirmée, le traitement antibiotique dépend de l'antibiogramme et sa durée est de 10 jours en l'absence de complication. Le retrait, ou à défaut le changement de la sonde est indispensable.

BLSE

Les ELBSE sont des bactéries multi-résistantes. Penser à informer le patient, le médecin traitant, et à conseiller les mesures d'hygiène (Cf. item UE1-4).

Pour choisir l'antibiothérapie documentée d'une IU à EBLSE, un avis spécialisé peut être utile. Les principales recommandations sont présentées ici pour information (TUE6-157-6).

TUE6-157-6 : PNA et IU masculines documentées à *E. coli* producteurs de BLSE (pour information)

Antibiogramme		Choix préférentiel[a] (en l'absence d'allergie ou d'autre contre-indication)	
FQ-S [b]		FQ	
FQ-R & Cotrimoxazole-S		Cotrimoxazole	
FQ-R & Cotrimoxazole-R Durée du traitement : à décompter à partir de l'administration d'au moins une molécule active *in vitro*	1er choix :	amox-clav ou pipéra-tazo ou céfotaxime ou ceftriaxone ou ceftazidime ou céfépime	si S et CMI <8[c/d] si S et CMI <8[d] si S et CMI <1[d] si S et CMI <1[d] si S et CMI <1[d] si S et CMI <1[d]
	2ème choix :	céfoxitine ou aminoside	si S et *E. coli*[e] si S[f]
	3ème choix (en l'absence d'alternative) :		
		ertapénème	si S

[a] **en cas d'évolution non favorable au moment de la documentation : si possible ajout d'un aminoside jusqu'à contrôle.** [b] usage prudent des FQ pour les souches Nal-R FQ-S, en particulier si abcès, lithiase ou corps étranger. [c] situation rare ; utiliser d'abord IV ; à éviter pour les IU masculines. [d] mesure de CMI (par bandelette et non automate) indispensable. [e] céfoxitine mal validé sur les autres espèces d'entérobactéries (risque d'acquisition de résistance sous traitement). [f] gentamicine, tobramycine ou amikacine selon sensibilité ; surveillance étroite de la toxicité

Pilly ECN - ©CMIT - 154

| UE6 N°158 | Infections sexuellement transmissibles (IST) : gonococcies, chlamydioses, syphilis, papillomavirus humains (HPV), trichomonose |

Objectifs

- Diagnostiquer et traiter une gonococcie, une chlamydiose, une syphilis récente et tardive, une infection génitale à HPV, une trichomonose.
- Connaître les principes de la prévention et du dépistage des IST, notamment chez les partenaires.
- Connaître les principes de prévention et dépistage des infections à HPV, frottis et vaccination

Points importants

- Ces infections génitales engagent exceptionnellement le pronostic vital, mais exposent à un risque de stérilité (essentiellement chez la femme)
- Les urétrites et les cervicites sont principalement dues au gonocoque et à *Chlamydia trachomatis*
- Les ulcérations génitales sont principalement dues à *Treponema pallidum* (syphilis primaire) et aux virus *Herpes simplex* 1 et 2. Il s'agit presque constamment d'IST.
- Prostatite, orchite et épidydimite sont rarement des IST ; il s'agit le plus souvent de formes particulières d'infection urinaire d'acquisition non sexuelle, et l'étiologie est alors dominée par *Escherichia coli*.
- Les salpingites et les endométrites sont le plus souvent des IST.
- Après les prélèvements, un traitement probabiliste immédiat est réalisé.
- Toute IST impose :
  · La recherche d'autres IST (en particulier dépistage systématique de l'infection par le VIH)
  · Le dépistage et traitement des partenaires sexuels
  · Des rapports protégés (préservatif) jusqu'à guérison
- Les infections des muqueuses par les HPV peuvent déclencher des condylomes, mais également des lésions précancéreuses puis de carcinome du col de l'utérus, qui doivent être recherchées par un frottis cervical régulier chez toutes les femmes après 25 ans. Les infections à HPV oncogènes peuvent être prévenues par une vaccination

CONSENSUS ET RECOMMANDATIONS

- Traitement antibiotique probabiliste des urétrites et cervicites non compliqué (AFSSAPS/ANSM, 2011)

1 Introduction

1. Généralités

- On utilise le terme d'infections sexuellement transmissibles (IST) plutôt que maladies sexuellement transmissibles (MST) du fait de la prévalence élevée des formes asymptomatiques, qui entretiennent la transmission.
- Les IST peuvent engager le pronostic fonctionnel (stérilité) ou vital (infection par le VIH, exceptionnelle gonococcémie).
- Les IST peuvent être séparées selon leurs manifestations, leurs particularités liées au sexe, leur sphère d'expression :
  · **Manifestations :** infections à l'origine d'ulcérations cutanéo-muqueuses (syphilis, HSV, chancre mou), et infections à l'origine d'inflammation et d'écoulement (urétrite, prostatite, orchite, cervicite, salpingite, … impliquant principalement *Neisseria gonorrhoeae* et *Chlamydia trachomatis*) ;
  · **particularités liées au sexe :** infections propres aux organes masculins ou féminins, et infections communes aux deux sexes ;
  · **sphère d'expression :** infections à expression essentiellement génitale (infections à gonocoque, *Chlamydia*, herpès génital…), ou essentiellement extra-génitale (infection par le VIH, le VHB…), la syphilis étant un cas particulier sur ce plan (expression génitale et extra-génitale).
- L'infection par les HPV muqueux occupe une place à part : très fréquente, rarement symptomatique, cette IST peut selon les sérotypes viraux se manifester par des condylomes ou par des lésions précancéreuses puis de carcinome. Cette carcinogénicité explique l'intérêt d'un frottis cervical de dépistage régulier systématique chez la femme, et d'un dépistage des cancers anorectaux chez les homosexuels masculins.
- Certaines infections génitales ne sont pas sexuellement transmissibles (candidose vaginale, orchite à entérobactérie, …)
- L'existence d'une IST augmente la transmission sexuelle de l'infection à VIH.
- L'infection par le virus de l'hépatite B est une IST ; elle est traitée dans l'item UE6-163.

2. Épidémiologie

- Les plus fréquentes des IST sont l'herpès génital, les infections à *Chlamydia* et gonocoque, la syphilis et la trichomonose ; la plupart des IST voient actuellement leur fréquence augmenter.
- **La syphilis** est plus particulièrement en augmentation importante dans la population des homosexuels masculins (86 % des cas).
- L'infection par le **gonocoque** est également en augmentation, à la fois chez les hétérosexuel(le)s et chez les homosexuels masculins, de manière plus marquée chez ces derniers.
- L'infection par *Chlamydia* est en augmentation, avec deux situations :

155 - Pilly ECN - ©CMIT

UE6 – N°158 • Infections sexuellement transmissibles (IST) : gonococcies, chlamydioses, syphilis, papillomavirus humains (HPV), trichomonose

TUE6-158-1 : Principaux agents infectieux des IST (en dehors du VIH et du VHB)

Agent infectieux	Classification	Tableau	Traitement de 1ère intention
Treponema pallidum	Bactérie	Chancre d'inoculation Autre : Cf. texte	Pénicilline G
Neisseria gonorrhoeae	Bactérie	Ecoulement, inflammation (urétrite, cervicite, rectite)	Ceftriaxone
Chlamydia trachomatis	Bactérie intracellulaire		Azithromycine, doxycycline
HSV	Virus	Ulcération	Valaciclovir, famciclovir
HPV	Virus	Condylome Carcinome	Absence d'antiviral efficace
Trichomonas vaginalis	Protozoaire	Vaginose, cervicite, urétrite (essentiellement féminine)	Métronidazole

· Les cervicites et les urétrites sont en augmentation dans la population générale, en particulier les cervicites des femmes de moins de 25 ans.
· La lymphogranulomatose vénérienne est également en augmentation, essentiellement chez les homosexuels masculins (rectite).

3. Microbiologie (tableau UE6-158-1)

4. Particularités chez l'homme

▪ Chez l'homme, les infections des voies génito-urinaires peuvent être isolées ou associées, et toucher :
· l'urètre (urétrite)
· l'épididyme et le testicule (orchi-épididymite)
· la prostate (prostatite)
· le gland (ulcération)
▪ Les ulcérations génitales d'origine infectieuse peuvent siéger sur la muqueuse balano-préputiale, mais aussi sur le reste du pénis et les testicules ; les infections en cause peuvent également provoquer des ulcérations de la marge anale et des rectites.

5. Particularités chez la femme

▪ On trouve dans la cavité vaginale chez la femme une flore physiologique dite de Döderlein, et une flore plus transitoire d'origine digestive ou oro-pharyngée.
▪ La cavité endocervicale, par contre, ne possède pas de bactéries commensales à l'état physiologique. Elle constitue une barrière entre le vagin et l'utérus.
▪ Les infections génitales de la femme peuvent être séparées entre infections vaginales (vaginite ou vaginose), infections cervicales (cervicites) et infections dites hautes (endométrite, salpingite) ; seules les cervicites et les infections hautes sont des IST.

2 Clinique

1. Ulcérations génitales

Définition : perte de substance muqueuse et/ou cutanée, unique ou multiple, localisée aux organes génitaux.

■ **Diagnostic positif**
▪ Il est clinique.
▪ Il peut être difficile en cas de siège profond (vagin, canal anal).

■ **Étiologies infectieuses**
▪ Les plus fréquentes en France métropolitaine :
· Infection à *Herpes simplex* virus 2 (et HSV-1 dans 1/3 des cas)
· Syphilis (Infection à *Treponema pallidum*)
· Lymphogranulomatose vénérienne (LGV), dite aussi maladie de Nicolas et Favre (*Chlamydia trachomatis* des sérotypes L1-2-3)
· Plus rarement (acquisition souvent tropicale) :
· Chancre mou (infection à *Haemophilus ducreyi*)
· Donovanose (infection à *Klebsiella granulomatis*)

■ **Étiologies non infectieuses**
▪ Caustique, mécanique, physique.
▪ Localisation génitale d'une toxidermie (syndrome de Stevens-Johnson, syndrome de Lyell).
▪ Localisation génitale de dermatoses bulleuses, érythème polymorphe, entéropathies inflammatoires.
▪ Aphtose génitale (évocatrice de maladie de Behçet, surtout si associée à une aphtose buccale).
▪ Carcinome.

■ **Diagnostic clinique**

Herpès génital (Cf. item UE6-164) :
▪ La primo-infection provoque des lésions plus étendues et plus durables que les récurrences
▪ Diagnostic évoqué sur : notion d'épisodes antérieurs identiques, présence de vésicules groupées en bouquet (5 à 6) évoluant vers des ulcérations douloureuses.

Syphilis primaire (chancre syphilitique) :
▪ incubation longue (en moyenne 3 semaines)
▪ ulcération génitale superficielle, propre, indolore, indurée.
▪ Adénopathie inguinale.

Chancre mou :
▪ devenu rare
▪ incubation courte (3 à 7 jours)
▪ adénopathie inguinale inflammatoire (bubon), fluctuante, se fistulisant à la peau en un seul pertuis ; ulcérations possibles à distance du chancre.

Donovanose :
- très rare (en voie d'éradication)
- séjour en pays d'endémie (Brésil en particulier)
- ulcération unique en plateau.

Lymphogranulomatose vénérienne (LGV) :
- touche particulièrement les homosexuels masculins multipartenaires
- tableau le plus fréquent : rectite subaiguë associée à des adénopathies inguinales.

2. Autres infections génitales de l'homme : urétrite, orchite, prostatite

Urétrite
- Typiquement : écoulement méatique spontané en dehors des mictions, plus ou moins louche, et brûlures mictionnelles (PUE6-158-1)
- Symptômes souvent moins francs (écoulement seulement matinal, prurit canalaire sans brulure) ou tableau incomplet.
- Signes généraux généralement absents (pas de fièvre)
- L'opposition classique entre urétrite à gonocoque et urétrite à bactéries intracellulaires n'est pas pragmatique
  - Classiquement : *N. gonorrhoeae* est responsable d'urétrite aiguë d'incubation courte, tandis que *Chlamydia trachomatis* et *Mycoplasma genitalium* produisent des infections subaiguës d'incubation plus longue. *Trichomonas vaginalis* est rarement en cause.
  - En fait, la distinction est cliniquement difficile, et l'association de ces deux types d'agents infectieux est fréquente (10-50 %).

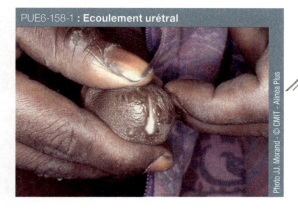

PUE6-158-1 : Ecoulement urétral

Orchi-épididymite
- Fièvre progressive ou de début brutal, d'intensité variable selon le pathogène.
- Signes locaux d'intensité variable :
  - douleurs scrotales intenses irradiant le long du cordon.
  - induration douloureuse de tout ou partie de l'épididyme
  - risque d'évolution vers l'abcédation, l'ischémie testiculaire, l'infertilité.
- Diagnostic différentiel : torsion testiculaire (généralement sans fièvre), à éliminer par l'échographie Doppler en cas de doute.
- Deux tableaux s'opposent typiquement :
  - *Forme du sujet jeune* : d'origine **vénérienne** (gonocoque, voire *Chlamydia*), souvent associée à une urétrite.
  - *Forme du sujet plus âgé* : d'origine **urinaire** : agents infectieux issus de la flore digestive, essentiellement des entérobactéries, parfois liée à une pathologie du bas appareil (rétrécissement urétral, adénome prostatique, prostatite chronique) ou à une manœuvre instrumentale ou chirurgicale.

Prostatites : Cf. item UE6-157
- Comme les orchites, les prostatites peuvent (rarement) être des IST (en particulier chez le sujet jeune), ou (beaucoup plus fréquemment) des infections urinaires.

3. Autres infections génitales de la femme : infection vaginale, cervicite, endométrite, salpingite

- L'infection peut être révélée par un examen systématique, des leucorrhées, des douleurs pelviennes, ou des manifestations extra-génitales (Cf. tableau UE6-158-2) : périhépatite (syndrome de Fitz-Hugh-Curtis), arthrite réactionnelle (ex-syndrome de Fiessinger-Leroy-Reiter).
- Les leucorrhées sont des pertes non sanglantes de l'appareil génital féminin. On distingue :
  - Les leucorrhées physiologiques : elles proviennent de la desquamation vaginale et de la glaire cervicale, et sont d'abondance variable au cours du cycle menstruel.
  - Les leucorrhées pathologiques : altération de la couleur, de l'abondance, de l'aspect ou de l'odeur des leucorrhées physiologiques habituelles.
- Les leucorrhées pathologiques peuvent résulter d'infections non sexuellement transmissibles (candidose, vaginose bactérienne…) et d'IST :
  - infection génitale basse (vulvo-vaginite, cervicite)
  - infection génitale haute (salpingite le plus souvent, endométrite)
- Les leucorrhées pathologiques peuvent également résulter de causes non infectieuses, notamment d'une néoplasie de l'appareil génital.

Infections basses : vaginites et cercivites
- Signes fonctionnels dépendant de la localisation : leucorrhées, prurit vulvaire, œdème vulvaire, brûlures vaginales, dyspareunie, dysurie-pollakiurie
- Cervicite : souvent peu symptomatique, voire asymptomatique (c'est le cas dans 50 % des infections à gonocoque et 70 % des infections à *Chlamydia*).
- Pas de fièvre, sauf si complications (infection haute).
- L'examen au spéculum montre une éventuelle inflammation vaginale et/ou de l'endocol.
  - En cas d'inflammation uniquement vaginale, il s'agit probablement d'une vaginose (qui n'est pas une IST), d'origine bactérienne, fungique (*Candida*) ou parasitaire (*Trichomonas vaginalis*).
  - En cas d'inflammation cervicale (cervicite), le diagnostic d'IST est plus probable.

Infections hautes

Les infections génitales hautes
- Touchent essentiellement les femmes en âge de procréer.
- Facteurs favorisants : multiplicité des partenaires sexuels, toute manœuvre endo-utérine, faible niveau socio-économique. *La pose* de stérilet est un facteur

UE6 – N°158 • Infections sexuellement transmissibles (IST) : gonococcies, chlamydioses, syphilis, papillomavirus humains (HPV), trichomonose

Notes

de risque (très transitoire), mais *le port* d'un stérilet en lui-même n'est pas associé à une fréquence plus élevée d'infection génitale haute.
- Agents infectieux concernés : ceux des IST (gonocoque, *Chlamydia*) surtout, et ceux de la flore vaginale et périnéale (streptocoques, anaérobies, entérobactéries).

Salpingites :

Signes évocateurs :
- · Fièvre inconstante
- · douleurs pelviennes parfois mal systématisées, bilatérales dans la majorité des cas
- · métrorragies, leucorrhées pathologiques
- · aspect inflammatoire de l'endocol à l'examen au spéculum
- · douleur et/ou masse latérale au toucher vaginal (TV).

Complications à court terme
- · Abcès tubo-ovarien, pelvi-péritonite, bactériémie.

Endométrite
- Fièvre, souvent élevée, et douleur pelvienne spontanée, augmentée par la mobilisation utérine au TV.
- Écoulement plus ou moins louche au niveau du col utérin.

4. Manifestations extra-génitales des IST
- Certaines IST ont une importante expression extra-génitale (syphilis en particulier).
- Les IST à expression essentiellement génitale (*Chlamydia*, gonocoque) peuvent avoir des manifestations extra-génitales (Cf. TUE6-158-2)

TUE6-158-2 : Principales localisations extragénitales des IST (hors syphilis et infections par le VIH et le VHB)

Localisation, lésion	Agent infectieux
Œil	
Conjonctivite ; ulcération cornéenne	*Neisseria gonorrhoeae, Chlamydia trachomatis,* HSV
Bouche, lèvres, pharynx	
Pharyngite	*N. gonorrhoeae*
Peau	
Éruption pustuleuse	*N. gonorrhoeae*
Érythème polymorphe	HSV
Périhépatite	
Syndrome de Fitz-Hugh-Curtis (exceptionnel chez l'homme)	*C. trachomatis*
Articulations	
Arthrite septique	*N. gonorrhoeae*
Arthrite réactionnelle (ex-Syndrome de Fiessinger-Leroy-Reiter)	*C. trachomatis*

3 | Diagnostic paraclinique

- Pour les ulcérations génitales, le diagnostic s'effectue sur des prélèvements locaux et/ou par sérologie.
- Pour les autres infections (hors HPV), le diagnostic s'effectue sur un prélèvement d'écoulement urétral ou les urines (dans les 2 sexes) et sur un prélèvement vaginal, cervical ou tubaire (chez la femme, en fonction de l'orientation diagnostique).
  - · Le diagnostic des infections à **gonocoque** s'effectue par examen direct et culture, et/ou PCR, sur ces prélèvements, ou dans un site extra-génital en cas de forme disséminée (hémocultures, ponction articulaire)
  - · Le diagnostic des infections à *Chlamydia* s'effectue par PCR sur ces prélèvements ; **la sérologie n'est pas utile** car peu sensible et peu spécifique.

1. Ulcérations génitales
- Les prélèvements dépendent de l'orientation diagnostique. La recherche sérologique d'une syphilis est systématique.
- Herpès : PCR ou immuno-fluorescence sur prélèvement de l'ulcération (si diagnostic cliniquement douteux).
- Syphilis : sérologie
- Chancre mou : examen direct et culture d'un prélèvement de l'ulcération.
- Donovanose : examen direct, voire culture.
- LGV (*Chlamydia*) : PCR.

2. Urétrites

Prélèvement
- Prélèvement de l'écoulement urétral (si présent).
- Prélèvement des parois urétrales en introduisant un écouvillon sur les premiers millimètres de l'urètre (si présence de signes canalaires francs mais absence d'écoulement).
- Recueil du 1er jet urinaire.

Examen cytologique (présence de PNN) et microbiologique
- Examen direct (pour gonocoque et *T. vaginalis*).
- Culture (pour gonocoque).
- PCR (pour gonocoque, *Chlamydia trachomatis* et *Mycoplasma genitalium*).

3. Orchites

Le diagnostic étiologique est guidé par l'anamnèse
- Âge (IST moins fréquente chez le sujet âgé).
- Notion de contage et/ou d'écoulement urétral (en faveur d'une IST).
- Antécédents urologiques (en faveur d'une acquisition non sexuelle).

Examens microbiologiques
- Hémocultures, rarement positives (essentiellement en cas d'infection à entérobactérie).
- ECBU ; PCR *Chlamydia* et gonocoque sur le 1er jet urinaire.

Pilly ECN - ©CMIT - 158

Infections sexuellement transmissibles (IST) : gonococcies, chlamydioses, syphilis, papillomavirus humains (HPV), trichomonose • UE6 – N°158

- Prélèvement d'un éventuel écoulement urétral ou (si signes locaux) prélèvement des parois urétrales (recherche de *Chlamydia* et gonocoque).
- Recherches particulières : *M. tuberculosis* si évolution traînante et contexte épidémiologique évocateur; sérologie ourlienne ou *Brucella* si contextes épidémiologique et clinique évocateurs.

4. Prostatites : Cf. Item UE6-157

5. Infections basses de la femme

- Le site de prélèvement dépend de la symptomatologie et des agents infectieux suspectés.
- En cas de cervicite, prélèvement vaginal, de l'exocol, ou de l'endocol :
  · bactériologie standard (examen direct et culture), recherche de *Chlamydia* (PCR) et de gonocoque (PCR, culture), voire de *Mycoplasma* (PCR) (si recherche de gonocoque et *Chlamydia* négative)
  · recherche de levures et de *Trichomonas vaginalis*
  · recherche de *clue-cells* évocatrices de vaginose à *Gardnerella vaginalis*.

6. Infections hautes de la femme

- L'échographie pelvienne doit être systématique.
- Hyperleucocytose à polynucléaires et syndrome inflammatoire (CRP élevée) inconstants.
- Prélèvements microbiologiques :
  · prélèvements génitaux comme lors des infections basses
  · hémocultures
  · des ponctions spécifiques (ponction par voie vaginale si abcès du cul-de-sac de Douglas...) peuvent être réalisées.
- La cœlioscopie diagnostique est réservée aux suspicions de complications, ou en cas d'échec de l'antibiothérapie probabiliste. Elle permet de réaliser des prélèvements, notamment tubaires.

7. Prélèvements extra-génitaux

- Des manifestations évocatrices de rectite (douleurs, écoulements, signes canalaires...) sont des indications d'écouvillonnage pour recherche de *Chlamydia* et gonocoque.
- En fonction de l'exposition et des pratiques sexuelles, il peut être nécessaire de réaliser des prélèvements anaux et pharyngés pour rechercher un portage asymptomatique à *Chlamydia* et/ou gonocoque.

8. Résumé des explorations (TUE6-158-3)

4 | Traitement

1. Mesures générales

- Le traitement s'accompagne de **recommandations d'abstinence sexuelle ou de rapports protégés** (préservatif) jusqu'à disparition de la contagiosité
- Les **partenaires sexuels** sont **systématiquement dépistés, puis traités** :
  · Infection à gonocoque et *Chlamydia* : traitement d'emblée sans attendre les résultats du dépistage.
  · Syphilis : traitement d'emblée si le dernier rapport sexuel date de moins de 6 semaines, traitement selon les résultats de la sérologie s'il date de plus de 6 semaines.
  · Infection à HPV : pas de dépistage en dehors du frottis cervical (voire rectal) régulier (indépendamment d'un rapport à risque récent)
- Contrôle de la **guérison**
  · Des infections à gonocoque et *Chlamydia* : par contrôle microbiologique sur le même prélèvement que celui qui a permis le diagnostic.
  · D'une syphilis : sur la décroissance du VDRL.

TUE6-158-3 : Résumé des explorations

Signes cliniques	Ulcération	Ecoulement, irritation (urétrite, cervicite)	Rectite
Agents infectieux potentiels	*Treponema pallidum*· HSV-1 et -2 *Haemophilus ducreyi* *Klebsiella granulomatis*	*Chlamydia trachomatis* *Neisseria gonorrhoeae* *Trichomonas vaginalis* (chez la femme)	*Chlamydia trachomatis* surtout HSV-1 et -2 *Neisseria gonorrhoeae*
Explorations paracliniques	· TPHA-VDRL · Recherche d'HSV par PCR si douteux · Recherche au direct et culture d'*H. ducreyi* et/ou *K. granulomatis* si clinique et épidémiologie compatibles	Prélèvement de l'écoulement (homme) ou écouvillonnage (vaginal chez la femme, urétral chez l'homme) pour recherche de *Chlamydia* (PCR) et de gonocoque (direct et culture, et/ou PCR) PCR gonocoque et *Chlamydia* dans les urines (1er jet) chez l'homme	Ecouvillonnage rectal pour recherche de *Chlamydia* (PCR) et de gonocoque (direct et culture, et/ou PCR), voire d'HSV (PCR)
Dans tous les cas	· Interrogatoire et examen physique portant sur l'ensemble des muqueuses (génitales, rectale, buccale) · Sérologies VIH et TPHA - VDRL. · Si diagnostic d'une infection par gonocoque, *Chlamydia* ou syphilis, dépistage systématique des 2 autres. · Déclaration anonyme (non obligatoire mais importante) de ces 3 infections auprès de l'InVS		

UE6 – N°158 • Infections sexuellement transmissibles (IST) : gonococcies, chlamydioses, syphilis, papillomavirus humains (HPV), trichomonose

TUE6-158-4 : Antibiotiques indiqués dans les urétrites et cervicites selon l'étiologie

Agent	Traitement	
	Première intention	*Deuxième intention[1]*
Gonocoque	Ceftriaxone IM dose unique	par ordre décroissant : · Spectinomycine[2] IM dose unique · Cefixime[3] PO dose unique · Ciprofloxacine PO (uniquement si l'on dispose d'un antibiogramme montrant une sensibilité) dose unique
Chlamydia trachomatis Mycoplasma genitalium[4]	Azithromycine PO dose unique	Doxycycline PO au moins 7 j
Trichomonas vaginalis	Métronidazole, Tinidazole ou Secnidazole PO dose unique	

[1] Ces traitements ne doivent pas être utilisés en cas de localisation oropharyngée et/ou anale.
[2] À proposer si contre-indication aux ß-lactamines. Ne diffuse pas dans l'oropharynx et ne peut pas être un recours pour les gonococcies pharyngées.
[3] L'épidémiologie (CMI de plus en plus élevées), les propriétés pharmacologiques (moindre bactéricidie, mauvaise biodisponibilité) et les résultats cliniques ne sont pas en faveur du céfixime comparativement à la ceftriaxone. Le céfixime peut être indiqué pour un patient refusant un traitement injectable.
[4] *M. genitalium* ne répond pas aux cyclines.

2. Ulcérations génitales

- Syphilis : Cf. infra
- Herpès : Cf. Item UE6-164
- Chancre mou : ceftriaxone (IM) ou azithromycine (PO) en administration unique ; érythromycine pendant 7 jours ; ciprofloxacine pendant 3 jours.
- LGV : doxycycline pendant 3 semaines.

3. Infections à gonocoque, à *Chlamydia*, à mycoplasme (TUE6-158-4)

- Devant un tableau de cervicite ou d'urétrite franche, un traitement probabiliste est prescrit d'emblée après réalisation des prélèvements.
- S'il s'agit d'un dépistage chez un sujet asymptomatique et sans contexte d'IST chez le partenaire, le traitement éventuel est guidé par les résultats des prélèvements.

■ Traitement probabiliste

- Chez les patients symptomatiques
- Association systématique pour traiter à la fois le gonocoque et *Chlamydia*
  · **Ceftriaxone** IM en dose unique (pour le gonocoque).
  · **Azithromycine** en dose unique ou **doxycycline** pendant 7 jours, *per os* (pour *Chlamydia*).
- Les traitements de seconde intention du gonocoque sont moins efficaces :
  · spectinomycine, 1 injection IM, si allergie aux céphalosporines de 3ème génération (moins efficace sur les localisations pharyngées).
  · céfixime en dose orale unique en cas de refus ou d'impossibilité de traitement parentéral (la CMI devra être vérifiée a posteriori sur l'antibiogramme : risque d'échec si trop élevée, concerne 3 % des souches).
  · Les fluoroquinolones ne doivent pas être utilisées en probabiliste du fait de la fréquence élevée de résistance (> 40 %)
- Dans tous les cas, traiter les partenaires, après recherche d'une infection symptomatique ou non.

■ Traitement sur documentation (TUE6-158-4)

Il repose sur les mêmes molécules, en fonction du pathogène isolé.

4. Cas des orchites

- S'il ne s'agit pas d'une IST, le choix antibiotique rejoint celui des prostatites (Cf. Item UE6-157) : le traitement probabiliste cible les entérobactéries et repose sur une céphalosporine de 3ème génération injectable ou une fluoroquinolone ; après documentation, privilégier en cas de souche sensible une fluoroquinolone (ofloxacine, ciprofoxacine) ou le cotrimoxazole. La durée de traitement est celle des infections urinaires masculines (14 jours en général).
- Repos au lit, port d'un suspensoir (ou à défaut d'un slip serré), antalgiques.
- Chirurgie rarement nécessaire : drainage d'un éventuel abcès, exérèse d'une zone nécrosée.

5. Cas des autres infections cervico-vaginales de la femme

- En cas de vaginite sans cervicite et en l'absence de facteur de risque évident d'IST, un traitement actif sur les vaginoses (dont la trichomonose) et *Gardnerella vaginalis* est débuté par métronidazole, éventuellement associé à un ovule antifongique en cas d'argument pour une candidose (antécédent de traitement antibiotique, aspect blanchâtre et grumeleux des leucorrhées, prurit). Il sera adapté aux résultats des prélèvements microbiologiques systématiques

6. Cas des infections hautes de la femme

- L'antibiothérapie probabiliste cible à la fois les agents infectieux responsables d'IST (gonocoque, *Chlamydia*), les entérobactéries et les bactéries anaérobies : association doxycycline – métronidazole pendant 14 jours, plus ceftriaxone une dose en cas de forme non compliquée.
- Un traitement chirurgical est indiqué si complication : pyosalpinx, abcès du Douglas, pelvi-péritonite.

5 Prévention

- **Conseil** et éducation quant à la prise de risques et à leur réduction, au dépistage régulier en cas d'exposition répétée, aux signes d'alerte qui doivent amener à consulter
- Utilisation des **préservatifs** masculin et féminin
- **Vaccination** anti-papillomavirus
- **Vaccination** anti-VHB
- **Vaccination** anti-VHA (à proposer systématiquement aux homosexuels masculins)

6 Syphilis (infection par *Treponema pallidum*)

1. Épidémiologie

- Incidence actuellement en augmentation, en particulier chez les homosexuels masculins ; fréquente **co-infection par le VIH** (découverte dans 10 % des diagnostics de syphilis).
- Transmissible essentiellement par voie muqueuse (génitale, anale, buccale) et par voie transplacentaire.
- Gravité liée d'une part au risque de syphilis congénitale, et d'autre part à certaines localisations (système nerveux central, œil, …)

2. Clinique

- L'infection peut être classée
  - soit selon ses manifestations (primaire, secondaire, tertiaire),
  - soit selon le temps écoulé depuis la contamination lorsqu'elle peut être estimée (précoce si moins d'un an, tardive si plus d'un an)
- La syphilis non symptomatique (précoce ou tardive) est qualifiée de «latente»

Syphilis primaire : chancre (PUE6-158-2)

- Témoigne de la réplication du tréponème au niveau de la porte d'entrée
- Débute en moyenne 3 semaines après le contage
- Ulcération classiquement indolore et à fond induré et propre, pouvant siéger sur les organes génitaux (peau ou muqueuse, y compris col de l'utérus), la muqueuse anale voire la muqueuse buccale
- Associé à une ou plusieurs adénopathie(s), le plus souvent inguinale(s) (selon le siège du chancre), non inflammatoire(s).
- Le chancre et l'adénopathie disparaissent spontanément.

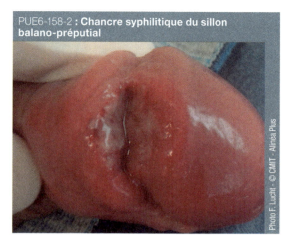

PUE6-158-2 : Chancre syphilitique du sillon balano-préputial

Syphilis secondaire

- Témoigne de la dissémination hématogène du tréponème
- Débute en général 6 semaines après le chancre, mais peut être observée jusqu'à 1 an après la contamination
- Les manifestations cutanées et muqueuses sont les plus fréquentes :
  - Précocement : roséole (éruption maculeuse rose pâle débutant et prédominant au tronc, disparaissant en 1 à 2 mois, PUE6-158-3)
  - Plus tardive : syphilides (papules sombres squameuses classiquement palmo-plantaires mais pouvant toucher tous les téguments, contagieuses si elles sont ulcérées, guérissant en quelques mois, PUE6-158-4)
  - Plaques muqueuses (lésions en relief, plus ou moins érosives, de la bouche, des organes génitaux, contagieuses)
  - L'alopécie est rare
- Neuro-syphilis (méningite, atteinte des paires crâniennes, notamment surdité)
- Uvéite, kératite, conjonctivite
- Polyadénopathie superficielle
- Tous les autres organes peuvent être touchés (arthrite, hépatite…) : la syphilis a été qualifiée de «grande simulatrice» du fait des nombreuses manifestations qu'elle entraine, et doit être évoquée systématiquement.

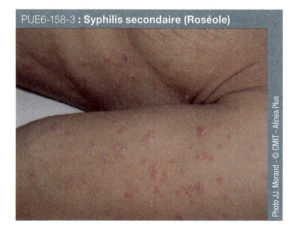

PUE6-158-3 : Syphilis secondaire (Roséole)

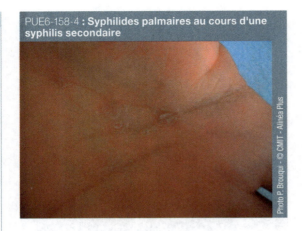

PUE6-158-4 : Syphilides palmaires au cours d'une syphilis secondaire

- **Syphilis tertiaire**
- Rarissime actuellement
- Granulomatose avec lésions du système nerveux central (ex : tabes, démence), vasculaires (aortite), osseuses (périostite), cutanéo-muqueuses (gommes)…

- **Neurosyphilis : ce terme peut désigner :**
- Soit les atteintes susmentionnées au cours de la phase secondaire : méningite, atteinte des paires crâniennes, atteinte oculaire
- Soit les atteintes susmentionnées au cours de la phase tertiaire

- **Syphilis congénitale (Cf. item UE2-26)**
- Observée en cas de syphilis secondaire (en général asymptomatique) ou latente chez la mère.
- Plus fréquente en cas de syphilis précoce que tardive

3. Diagnostic

- Clinique évocatrice : chancre typique, syphilides, plaque(s) muqueuse(s)…
- Examen direct sur microscope à fond noir : classique mais actuellement presque abandonné.
- Sérologie : c'est le principal outil diagnostique ; positivité en général 10 jours après apparition du chancre (FTA, puis TPHA, puis VDRL)
  - TPHA : témoigne de l'infection par le tréponème, mais non de l'activité de cette infection. Très spécifique, mais sans intérêt pour le suivi (reste positif après guérison)
  - VDRL : non spécifique, mais variations liées à l'activité de l'infection (positif en cas de syphilis non traitée, se négative en cas de guérison)
  - FTA-abs : essentiellement intéressant pour la mise en évidence d'IgM, et pour sa précocité
- Utilisation des sérologies (un VDRL est considéré comme + si > 1/4) :
  - TPHA + et VDRL + : syphilis non guérie ; la clinique permet de déterminer le stade de l'infection.
  - TPHA +, VDRL - : syphilis guérie («cicatrice sérologique»), ou récente (3-4 semaines).
  - TPHA -, VDRL + : faux positif du VDRL (peut s'observer au cours du syndrome des antiphospholipides ou dans certaines maladies auto-immunes).
  - TPHA -, VDRL - : pas de syphilis, ou sérologie trop précoce ; effectuer un FTA-abs, ou répéter la sérologie après 1 à 2 semaine(s)

4. Traitement

- Il repose sur la pénicilline G sous forme retard (benzathine-benzylpénicilline) parentérale
  - Syphilis précoce : 1 injection intramusculaire
  - Syphilis tardive : 3 injections intramusculaires à 1 semaine d'intervalle
  - Neurosyphilis : pénicilline G (non retard) intraveineuse pendant 2 semaines
- En cas d'allergie aux pénicillines :
  - doxycycline 14 jours
  - Si neurosyphilis ou syphilis de la femme enceinte, une désensibilisation est classiquement recommandée afin d'utiliser la pénicilline G chez les sujets allergiques (avis spécialisé indispensable)
- Suivi thérapeutique : le succès est affirmé sur la décroissance du VDRL
  - Divisé par 4 après 3 à 6 mois
  - Négativé à 1 an (syphilis précoce) ou 2 ans (syphilis tardive)

7 Infection par les papillomavirus humains (HPV)

- Les infections à HPV n'occasionnent **pas de manifestations inflammatoires** (leucorrhées, douleurs, inflammation). Le pouvoir pathogène du virus est surtout lié à sa capacité à modifier le cycle cellulaire des épithéliums, à l'origine pour certains sérotypes de proliférations bénignes (condylomes), et pour d'autres (en particuliers sérotypes 16 et 18) de proliférations malignes (lésions pré-cancéreuses, carcinomes).

1. Épidémiologie

- Infection très fréquente (80 % des femmes, et probablement des hommes, présenteront une infection à HPV), liée à l'activité sexuelle
- Après acquisition, l'infection est généralement éliminée en quelques semaines ou mois ; certains sérotypes peuvent persister plus longtemps et entrainer des condylomes ou des proliférations malignes.

2. Manifestations cliniques

- Infection asymptomatique la plupart du temps.
- Condylomes (proliférations bénignes cutanées ou muqueuses) ; préjudice essentiellement esthétique
- Les proliférations malignes (carcinomes du col) devraient être diagnostiquées au stade infra-clinique sur le frottis cervical.

3. Diagnostic

- La recherche d'HPV est superflue devant des condylomes, qui sont toujours dus aux HPV.
- Le dépistage systématique et régulier de lésions muqueuses précancéreuses (liées à l'HPV) par le frottis cervical est par contre indispensable, afin de pouvoir effectuer des traitements d'autant plus efficaces et

Infections sexuellement transmissibles (IST) : gonococcies, chlamydioses, syphilis, papillomavirus humains (HPV), trichomonose • UE6 – N°158

Notes

moins agressifs que les lésions seront précocement diagnostiquées.

- De même, le dépistage de lésions de la muqueuse anorectale doit également être régulièrement réalisé chez l'homosexuel masculin (examen proctologique).

4. Traitement

- Le traitement des condylomes repose, selon leur taille et leur localisation, sur l'utilisation du laser, de traitements locaux (en particulier l'imiquimod et la podophyllotoxine) ou la chirurgie.
- Si le frottis cervical systématique montre une lésion pré-néoplasique ou néoplasique, une colposcopie sera réalisée afin de guider des biopsies, en particulier en cas de néoplasie intraépithéliale de haut grade. Un traitement adapté (laser ou conisation) sera réalisé selon les résultats de la biopsie.

5. Prévention (Cf. item UE6-143)

- Deux vaccins (l'un tétravalent 6, 11, 16 et 18, l'autre bivalent 16 et 18) existent.
  · Ils empêchent l'infection par les principaux HPV oncogènes.
  · Leur but est de diminuer le nombre de cancers liés aux HPV.
  · La vaccination est actuellement recommandée en France chez les filles entre 11 et 14 ans, avec un rattrapage possible jusqu'à 19 ans.
- L'infection génitale par les HPV muqueux est à la fois fréquente et transmissible même en cas d'utilisation d'un préservatif. L'existence d'une infection, voire de condylomes ou de néoplasie, n'est donc pas une indication d'abstinence ou d'utilisation du préservatif.

Pour en savoir plus
- Diagnostic sérologique de la syphilis (InVS)

Notes

UE6 N°159	Coqueluche

Pour la partie pédiatrie, consulter le référentiel du Collège de Pédiatrie

Objectifs

- Diagnostiquer une coqueluche
- Connaître l'attitude thérapeutique et planifier le suivi du patient
- Connaître les recommandations en termes de prévention de la coqueluche

Les 10 points importants

- 1. *Bordetella pertussis*
- 2. Maladie toxinique aiguë des voies respiratoires
- 3. Symptôme cardinal : la toux
- 4. En France, le réservoir de la maladie est chez les adultes
- 5. Maladie grave chez le nourrisson
- 6. Technique d'identification de référence : PCR
- 7. Les macrolides sont la base de l'antibiothérapie curative et de l'antibioprophylaxie
- 8. Règles d'éviction
- 9. La prévention primaire individuelle et collective par la vaccination est essentielle
- 10. Notification de cas groupés ≥ 2 cas

1 Bases pour comprendre

Bactériologie

- *Bordetella pertussis* = agent de la coqueluche, bacille Gram négatif.
- Sécrétion de plusieurs toxines de la classe des adhésines et des toxines entraînant la nécrose de la muqueuse respiratoire.
- Accessoirement *Bordetella parapertussis* (minoritaire < 5 %) donnant des formes cliniques moins graves (appelées para-coqueluche).
- Difficilement cultivable = la culture n'est pas la technique de détection de référence. On privilégie la PCR, plus sensible.

Épidémiologie

- Transmission strictement interhumaine, par voie **aérienne** (gouttelettes ou aérosol).
- Taux d'attaque élevé (75 %) en cas de contact proche et répété.
- Transmission essentiellement intrafamiliale et intracollectivités.
- Maladie cosmopolite :
  - Dans les pays en développement, **la couverture vaccinale est faible :** importantes épidémies de coqueluche sur un fond d'endémie. Les enfants sont le réservoir de contamination. Les adultes sont périodiquement naturellement ré-immunisés par ces enfants. La mortalité infantile est élevée (malnutrition, complications respiratoires).
  - Dans les pays industrialisés, **la couverture vaccinale est élevée** (en France > 90 % chez l'enfant). Mais, les adultes et les personnes âgées sont le réservoir (diminution progressive de la protection vaccinale avec le temps sans rappel vaccinal ou naturel) d'où résurgence des cas de coqueluche chez les jeunes nourrissons non vaccinés contaminés par les adultes.

2 Physiopathologie

La coqueluche est une **toxi-infection.**

La bactérie produit de nombreux **facteurs de virulence** exerçant leur pouvoir pathogène le long de l'épithélium trachéo-bronchique (figure FUE6-159-1).

Ces facteurs de virulence spécifiques appartiennent au groupe des **adhésines** et/ou des **toxines,** dont :

- toxine pertussique (hyperlymphocytose, hypersensibilité à l'histamine),
- hémagglutinine filamenteuse (adhésine impliquée dans l'interaction avec les cellules de l'hôte).

UE6 – N°159 • Coqueluche

FUE6 159-1 : Schéma de synthèse de la coqueluche

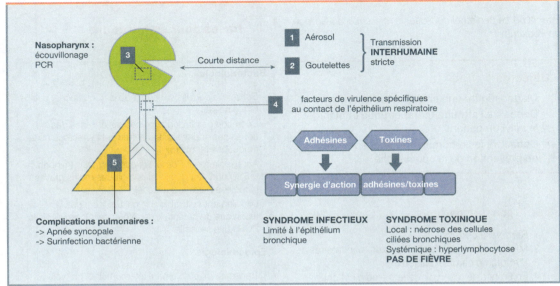

Retenir :
- **Point 1** : la coqueluche est une maladie bactérienne aiguë contagieuse des voies aériennes qui est grave, jusqu'à être potentiellement létale, chez le nourrisson de moins de 6 mois.
- **Point 2** : la coqueluche et la vaccination anticoquelucheuse n'induisent qu'une immunité naturelle temporaire : 10 à 15 ans après la coqueluche, 5 à 10 ans après vaccination.
- **Point 3** : les anticorps maternels ne protègent pas le nourrisson de la maladie (pas d'immunité materno-fœtale passive).
- Tenant compte de ces 3 points, les recommandations émanant des instances de santé publique en France vis-à-vis de la coqueluche ont pour objectif principal de **protéger les nourrissons non immuns de la possibilité d'être en contact avec une/des personne(s) atteinte(s) de coqueluche, qu'il s'agisse d'un environnement familial ou professionnel.**

D'où :
- le diagnostic microbiologique de la coqueluche fait l'objet de recommandations spécifiques,
- des mesures de prise en charge bien codifiées de la coqueluche (antibiothérapie, règles d'éviction),
- des mesures de prévention précises (antibioprophylaxie, notification de cas groupés, recommandations vaccinales).

3 Diagnostiquer une coqueluche

1. Clinique (FUE6-159-2)

Incubation : 7-10 jours
La **TOUX** est le maitre symptôme. **La fièvre est ABSENTE.** Contrairement à la forme clinique bien caractérisée du nourrisson (chant du coq), la forme de l'adulte est atypique, volontiers atténuée par une immunité résiduelle.

Retenir qu'une toux prolongée ≥ 1 semaine chez l'enfant anciennement vacciné ou l'adulte doit faire rechercher une coqueluche

Phase 1 : catarrhe

7-15 jours
Phase de **contagiosité maximale**.
Signes d'invasion classiques, non spécifiques :
- rhinite,
- éternuements,
- apparition d'une toux spasmodique.

Phase 2 : quintes

4-6 semaines
La contagiosité s'atténue jusqu'à disparaitre au cours de cette phase.
Principal symptôme = **TOUX** :
- organisée en quintes paroxystiques avec difficulté de reprise inspiratoire ou toux chronique spasmodique,
- prédominance nocturne,
- le caractère émétisant est moins marqué chez l'adulte,
- sans fièvre.

Particularité du **nourrisson** : forme **grave** de la **coqueluche maligne** = (i) quintes asphyxiantes organisées en toux expiratoire longue puis reprise inspiratoire difficile en crescendo «chant du coq» ; (ii) surinfections bactériennes ; (iii) détresse respiratoire aigue.

Phase 3 : *convalescence*

Diminution progressive de la fréquence et de la sévérité des quintes

Hyperréactivité bronchique résiduelle de quelques semaines à quelques mois (moyenne 6 mois).

Alors que l'évolution stéréotypée en 3 phases est fréquente chez le nourrisson non vacciné, elle n'est pas toujours identifiable en dehors de ce cadre classique.

2. Diagnostic microbiologique (FUE6-159-3)

> Retenir que devant une suspicion clinique de coqueluche, une confirmation est requise, et de façon impérative si une personne à risque a été exposée.
> Elle doit être biologique (si les délais sont compatibles avec un prélèvement discriminant) ou épidémiologique (cas confirmé au sein de l'entourage).

Indications de prélèvement :
- patient symptomatique depuis moins de 21 jours ;
- ou un individu contact d'un cas index symptomatique depuis plus de 21 jours.

Prélèvement par :
- aspiration ou écouvillonnage nasopharyngé ;
- ou recueil de mucus de quinte.

Méthodes d'identification :
- référence = **PCR** *Bordetella* (bonnes sensibilité et spécificité) ;
- alternative = **culture** sur milieux spécifiques (Bordet-Gengou ou Regan Lowe)
  - Uniquement à réaliser dans les 15 premiers jours de la maladie car négative au-delà ;
  - Résultat en 5 à 7 jours ;
  - Spécificité 100 %, mais faible sensibilité (60 % en phase catarrhale, 10 % en phase de quintes) ;
- Indirecte : la sérologie *Bordetella* n'a **PLUS** sa place dans la stratégie diagnostique de la coqueluche en pratique courante et n'est plus remboursée en France.

3. Autres examens paracliniques

NFS = hyperlymphocytose souvent > 10 G/L, évocatrice, mais inconstante.

Pas de syndrome inflammatoire.

Radiographie thoracique : surtout utile au diagnostic différentiel :
- Souvent normale,
- Plus rarement, syndrome interstitiel uni- ou bilatéral,
- Parfois distension thoracique, atélectasie, pneumothorax, condensation parenchymateuse liée à une surinfection.

4. Diagnostic différentiel

Etiologies de toux subaiguë non fébriles:
- Toux infectieuse dans les suites d'une infection virale ou bactérienne à *Mycoplasma pneumoniae* ou *Chlamydophila pneumoniae*, grippe, tuberculose, sinusite chronique avec rhinorrhée postérieure.
- Toux pneumo-allergologique : allergie, asthme, pneumopathie interstitielle diffuse.
- Toux mécanique : reflux gastro-oesophagien, tumeur, compression trachéale, corps étranger (sujet âgé).
- Toux iatrogène : inhibiteurs de l'enzyme de conversion de l'angiotensine, bêtabloquants.
- Toux psychogène

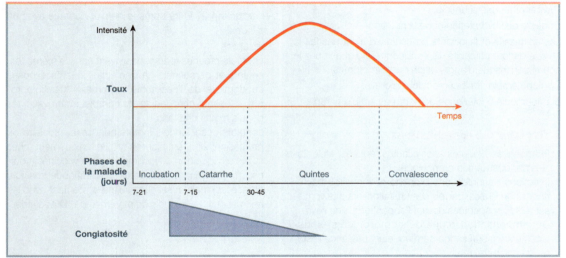

FUE6-159-2 : Schéma de synthèse de l'évolution de la coqueluche

FUE6-159-3 : orientation clinico-diagnostique devant une suspicion de coqueluche

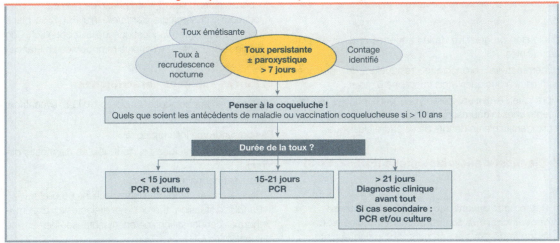

4 Traiter une coqueluche et planifier le suivi du patient

1. Traitement antibiotique curatif

But double :
- Réduire la contagiosité.
- Ecourter la symptomatologie : possible seulement si administration précoce à la phase catarrhale. Inefficacité sur les symptômes quand prescrite à la phase des quintes.

1ère intention = **MACROLIDES**
- Clarithromycine 7 jours
- Azithromycine 3 jours

Alternative si contre-indication macrolides = Cotrimoxazole 14 jours
Les beta-lactamines sont inefficaces

Cas particulier de la femme enceinte : l'azithromycine et la clarithromycine peuvent être utilisés pendant la grossesse quel qu'en soit le terme, ainsi qu'en phase d'allaitement.

2. Traitements symptomatiques et/ou adjuvants

Oxygénothérapie si besoin.
Contrôle de l'hydratation et de la nutrition.
Les antitussifs et fluidifiants bronchiques n'ont pas fait la preuve de leur efficacité. Ils sont contre-indiqués chez le nourrisson (risque d'aggravation des symptômes).
Corticothérapie : uniquement forme grave.
Si pneumonie bactérienne démontrée : antibiothérapie.

3. Dépister les complications

- Pulmonaires : quintes asphyxiantes, apnées, atélectasies par obstruction bronchique.
- Infections : surinfections broncho-pulmonaires bactériennes ou virales (parfois sur inhalation lors des vomissements), suspectées devant l'apparition d'une fièvre.
- Décompensation d'une/de comorbidité(s) sous-jacente(s) : insuffisance cardiaque, insuffisance respiratoire, diabète, etc...
- Mécaniques liées à la toux : prolapsus, hernies, fractures costales, pneumothorax...
- Dénutrition et déshydratation, secondaires aux vomissements et aux difficultés alimentaires (facteur déclenchant des quintes), surtout chez le sujet âgé institutionnalisé.

5 Connaître les recommandations en termes de prévention de la coqueluche

C'est un aspect **ESSENTIEL** du traitement de la coqueluche.

1. Règles d'éviction de l'entourage et/ou collectivité (FUE6-159-4)

2. Antibioprophylaxie

Idem antibiotique schéma curatif.
La plus précoce possible après le contage.
Au maximum 21 jours après le dernier contage avec un cas index.
2 situations :
- contacts proches (personnes vivant sous le même toit, enfants et personnels de la crèche, enfants exposés au domicile de l'assistante maternelle) : antibioprophylaxie, sauf chez les sujets complètement vaccinés depuis moins de 5 ans.
- contacts occasionnels (notamment milieu scolaire ou professionnel) : antibioprophylaxie uniquement chez sujets à risque non ou incomplètement vaccinés (nourrisson, insuffisant respiratoire, immunodépression, grossesse) mais aussi chez sujets en contact avec les nourrissons (personnels de maternité ou de pédiatrie).

FUE6-159-4 : Règles d'éviction de l'entourage et/ou collectivité

Patient à domicile	Patient hospitalisé
Pas d'antibiothérapie = 21 jours Sous azithromycine = 3 jours Sous clarithromycine ou cotrimoxazole = 5 jours	Chambre individuelle Précautions complémentaires gouttelettes (masque chirurgical) Durées d'isolement : idem domicile

Sujets contacts asymptomatiques

Cas suspect(s) ou membre(s) symptomatique(s) de la famille d'un cas confirmé

Cas index

☐ Pas d'eviction ■ Eviction

3. Vaccination

La vaccination contre la coqueluche est pratiquée avec le vaccin **coqueluche acellulaire** combiné à d'autres valences (Cf. item TUE6-143).

Ca : valence vaccinale coqueluche acellulaire **pleine dose** d'antigènes coquelucheux.

ca : valence vaccinale coqueluche acellulaire à **dose réduite** d'antigènes coquelucheux.

- **Pour la vaccination contre la coqueluche, le calendrier vaccinal comporte 3 volets :**

Enfant et jeune adulte (TUE6-159-1)

Stratégie du «cocooning»

Consiste en une vérification et au besoin un rattrapage vaccinal au sein de catégories d'individus à risque d'être en contact étroit avec un/des futur(s) nourrisson(s) :
- chez les adultes ayant un projet parental ;
- au cours de la grossesse pour : les enfants de la fratrie ainsi que le conjoint,
- les personnes susceptibles d'être en contact étroit et durable avec le futur nourrisson au cours de ses 6 premiers mois (ceci peut concerner les grands-parents, les baby-sitters…) ;

- en post-partum immédiat pour : la mère, qu'il conviendrait idéalement de vacciner avant la sortie de la maternité, même si elle allaite ;
- les personnes susceptibles d'être en contact étroit et durable avec le futur nourrisson au cours de ses 6 premiers mois si la mise à jour de la vaccination n'a pas été faite antérieurement.

En milieu professionnel

La stratégie est la même, avec la vaccination contre la coqueluche recommandée pour :
- les personnels soignants dans leur ensemble, y compris dans les EHPAD;
- les personnes travaillant en contact étroit et répété avec les nourrissons âgés de moins de 6 mois (maternité, service de néonatalogie et de pédiatrie) devraient être vaccinées en priorité ;
- les étudiants des filières médicales et paramédicales ;
- les professionnels chargés de la petite enfance ;
- les assistants maternels, les personnes effectuant régulièrement du baby-sitting.

4. Notification des cas

Notification des :
- cas groupés (≥ 2) survenant dans les collectivités (écoles, internats, crèches, …) au médecin inspecteur de santé publique de l'ARS.
- Cas nosocomiaux (≥ 2) en maternité, hôpital, EHPAD : en aviser le CLIN outre la notification des cas groupés au médecin inspecteur de santé publique de l'ARS.

Pas de déclaration obligatoire.

Pour en savoir plus

1. Calendrier vaccinal annuel. http://www.sante.gouv.fr/calendrier-vaccinal.html
2. Avis du Haut conseil de la Santé publique relatif aux tests de diagnostic de la coqueluche (5 septembre 2008). http://www.hcsp.fr/explore.cgi/avisrapportsdomaine?clefr=37
3. Rapport du Haut conseil de la Santé publique relatif à la conduite à tenir devant un ou plusieurs cas de coqueluche (10 juillet 2014). http://www.hcsp.fr/explore.cgi/avisrapportsdomaine?clefr=461
4. Hewlett EL, Burns DL, Cotter PA, Harvill TE, Merkel TJ, Quinn CP, Stibitz PE. Pertussis pathogenesis-what we know and what we don't know. The Journal of Infectious Diseases 2014; 209: 982–985.
5. Centre National de Référence (CNR) de la coqueluche et autres bordetelloses. Institut Pasteur, Paris. cnr-bordetella-coqueluche@pasteur.fr

TUE6-159-1 : Enfant et jeune adulte

	Naissance	2 mois	4 mois	11 mois	6 ans	11-13 ans	25 ans
Coqueluche		Ca	Ca	Ca	Ca	ca/Ca*	ca

Notes

UE6 N°161	Oreillons

Objectifs

- **Connaître les arguments en faveur du diagnostic d'oreillons et de leurs différentes complications**

Points importants

- Maladie devenue rare en France depuis la généralisation de la vaccination ROR.
- La parotidite ourlienne est la manifestation la plus fréquente. Des atteintes glandulaires extra-salivaires (orchite, pancréatite) et neurologiques sont également possibles (méningite, cérébellite).
- Le diagnostic est essentiellement clinique, mais peut être conforté par la biologie moléculaire.
- Il n'existe pas de traitement spécifique et la prévention repose sur la vaccination des enfants avant l'âge de 2 ans.

1 | Bases pour comprendre

Infection virale aiguë, contagieuse, le plus souvent bénigne.

1. Microbiologie

- Virus ourlien (virus à ARN de la famille des *Paramyxoviridae*).

2. Physiopathologie

- Virus à **tropisme** :
  - **glandulaire** (parotidite, orchite, pancréatite)
  - **neurologique** (méningite, encéphalite rarement).
- **Réservoir strictement humain**
- **Transmission interhumaine directe** :
  - contamination par inhalation de gouttelettes de salive émises par une personne malade ou par contact direct avec la salive d'un sujet infecté.
  - contagiosité : de 2 jours avant à 4 jours après les premiers symptômes.
- Immunisation durable après la maladie.
- Protection vaccinale efficace.

3. Épidémiologie

- Répartition géographique
  - Infection endémique dans le monde.
  - Épidémiologie des oreillons en France transformée depuis l'introduction de la vaccination anti-ourlienne combinée à celle contre la rougeole et la rubéole (ROR) : chute de l'incidence.
  - Couverture vaccinale en France encore insuffisante pour espérer une éradication.
  - Majorité des cas à l'école, mais survenue tardive de plus en plus fréquente (après la puberté).
- Fréquence des formes asymptomatiques (un cas sur trois).

2 | Diagnostic

1. Diagnostic positif

- **Clinique**
- **Le diagnostic est essentiellement clinique** et doit être évoqué en cas de contage récent et/ou d'absence de vaccination ou de vaccination incomplète.
- **Incubation** : longue, 15-24 jours (19 jours en moyenne).
- **Invasion** : brève, 24 h-48 h marquée par : fièvre modérée, otalgie et gêne à la mastication.
- **Phase d'état** : **parotidite ourlienne dans 70 % des cas**
  - Parotide tuméfiée et douloureuse, **atteinte d'abord unilatérale puis bilatérale** qui refoule le lobule de l'oreille en haut et en dehors, comble le sillon rétro-maxillaire et peut donner au visage un aspect en forme de poire.
  - À l'examen :
    - turgescence de l'orifice du canal de Sténon
    - glandes parotides douloureuses
    - signes généraux peu marqués chez l'enfant, plus marqués chez l'adolescent et l'adulte.
  - Peuvent être associées : pharyngite, adénopathies prétragiennes et sous-angulo-maxillaires, atteinte des glandes sous-maxillaires et sublinguales, céphalées.
- **Guérison spontanée** en 8 à 10 jours.

- **Les autres formes cliniques et complications**

Il s'agit de localisations glandulaires extra-salivaires ou de localisations extra-glandulaires. Elles peuvent apparaître avant la parotidite ourlienne ou accompagner la parotidite ourlienne ou être isolées.

Orchite et/ou épididymite ourlienne

- Chez le sujet pubère, 4-8 jours après la parotidite.
- Recrudescence fébrile, douleurs testiculaires à irradiation abdominale.
- Tuméfaction très douloureuse du testicule lui-même, accompagnée d'une réaction inflammatoire de la vaginale (transillumination), du scrotum voire du cordon spermatique.
- Unilatérale le plus souvent.
- Évolution favorable en 1 à 2 semaines.
- Atrophie testiculaire séquellaire dans 50 % des cas, stérilité rare.

Pancréatite ourlienne

- Atteinte rare (4 % des cas)
- Elle peut être isolée ou succéder à la parotidite ourlienne
- Le plus souvent asymptomatique ou peu sévère (tableau de pancréatite aiguë)
- Imagerie : pancréatite œdémateuse
- Guérison spontanée sans séquelles.

171 - Pilly ECN - ©CMIT

UE6 – N°161 • Oreillons

Autres atteintes glandulaires exceptionnelles : ovarite, mastite

Elles sont possibles en période post-pubertaire.

Localisations neuroméningées

- **Les plus fréquentes des localisations extra-glandulaires.**
- Méningite lymphocytaire
  - Fréquente, souvent infra-clinique
  - Avant ou après la parotidite, sans atteinte glandulaire dans un cas sur deux
  - Évolution favorable sans séquelles.
- Encéphalite
  - Rare (1 % des cas), décès dans 1-5 % des cas.
  - Tableau d'encéphalite parfois prolongé (trouble de la vigilance, signes déficitaires, crises convulsives). Atteinte spécifique du contingent auditif de la 8ème paire crânienne se traduisant par une surdité parfois définitive.
- Possibilité de myélite et de polyradiculonévrite aiguë.

2. Diagnostic paraclinique

Les examens complémentaires ne sont utiles qu'en cas de doute diagnostique ou de localisation extra-parotidienne isolée.

- Orientation diagnostique
  - Absence d'hyperleucocytose
  - Hyperamylasémie (en cas de parotidite ou de pancréatite).
- Confirmation diagnostique
  - Détection du virus par RT-PCR à partir d'un échantillon de sang, de salive ou de liquide cérébro-spinal dans les 4 premiers jours suivant le début des symptômes.

Les oreillons, c'est
- une maladie bénigne, contagieuse, à réservoir humain
- une parotidite bilatérale, le plus souvent
- une méningite, parfois
- une orchite unilatérale, moins souvent.
- Le diagnostic est clinique.

---

3 | Traitement

Traitement uniquement symptomatique : repos, paracétamol, port de suspensoir si orchite.

Quand un cas se déclare dans une collectivité (ex. : école), l'éviction du cas n'est pas obligatoire et il n'y a pas de mesure spécifique à prendre vis-à-vis des sujets contacts si ce n'est l'information de l'existence d'un cas dans la collectivité.

4 | Prévention

La prévention repose sur la vaccination. Le vaccin trivalent rougeole-oreillons-rubéole est recommandé (non obligatoire) dès l'âge de 12 mois. La seconde dose doit être réalisée entre 16 et 18 mois (Cf. item UE6-143). Il n'existe pas de vaccin monovalent en France.

Pour en savoir plus

- www.invs.sante.fr/dossiers-thematiques/maladies-infectieuses/maladies-a-prevention-vaccinale/oreillons
- Calendrier des vaccinations et les recommandations vaccinales. *www.sante.gouv.fr › Vaccinations / Vaccins / Politique vaccinale*
- Guide du Haut Conseil de la Santé publique. Survenue de maladies infectieuses dans une collectivité d'enfants ou d'adultes – Conduite à tenir. 2012.

UE6 N°162 — Grippe

Objectifs

- Diagnostiquer une grippe et les signes de complication
- Connaître les principes de prise en charge thérapeutique
- Connaître les modalités de prévention de la grippe
- Connaître les sources d'information en cas d'épidémie ou de pandémie
- Identifier les situations d'urgence et planifier leur prise en charge

Les 10 points importants

1. *Myxovirus influenzae*
2. Epidémicité : rythme saisonnier automne-hiver
3. Très contagieuse, transmission interhumaine, gouttelettes > manuportage
4. Infection virale aiguë des voies respiratoires
5. Diagnostic clinique
6. Technique d'identification de référence : PCR
7. Complications fréquentes sur certains terrains = impact sanitaire
8. Traitement essentiellement symptomatique
9. Traitement antiviral sur indications
10. La prévention primaire individuelle et collective par la vaccination est essentielle

1. Bases pour comprendre

Virologie	Épidémiologie

· Famille *Orthomyxoviridae* : *Myxovirus influenzae*
· 3 types : A (majoritaire), B, C en fonction des glycoprotéines de l'enveloppe : hémagglutinine (HA), neuraminidase (NA) (figure 162-1)
· Réservoir naturel Influenza A = oiseaux
· PAS d'immunité croisée inter-types.
· Intracellulaire obligatoire : multiplication dans les cellules épithéliales.
· Génome viral = 8 brins indépendants d'ARN simple brin → encodage de 10 à 11 protéines.
	· Transmission strictement interhumaine :
	  · **Directe** par voie aérienne via les **gouttelettes**.
	  · Accessoirement, transmission indirecte croisée par **manuportage**.
	· Taux d'attaque élevé en cas de contact proche et répété.
	· Transmission essentiellement intrafamiliale et dans les collectivités.
	· Maladie circulant selon 2 modes :
	  · endémo-épidémique saisonnière,
	  · pandémique.
	· Au cours d'une saison épidémique, environ 10 % de la population mondiale (5 % des adultes et 20 % des enfants) est infectée par le virus de la grippe, contre ≥ 30 % au cours d'une pandémie.
	· Les enfants jouent un rôle majeur dans la dissémination d'une épidémie.

FUE6-162-1 : Structure schématique d'un virus grippal

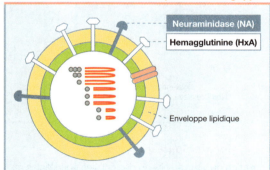

Sous-types selon les différences antigéniques des 2 protéines de surface HA et NA. Codification de la nomenclature virale :
- Origine (réservoir animal ou lieu géographique d'origine si virus humain)
- Type
- HxNy

Exemples:
- Swine/A/H1N1
- Hong Kong/A/H3N2

UE6 – N°162 • Grippe

1. Quelle est la différence entre une épidémie grippale saisonnière et une pandémie grippale ?

La grippe est une maladie hautement transmsissible car :
- la transmission interhumaine est facile via des récepteurs du virus présents au niveau des voies aériennes supérieures (taux d'attaque élevé si contact proche) ;
- la phase de contagiosité dure plusieurs jours ;

La proportion de sujets peu ou non immuns permettant la propagation du virus au sein de la population détermine l'ampleur des épidémies.

Les virus grippaux sont caractérisés par leur **grande plasticité génétique** (ARN codant effectuant beaucoup d'erreurs d'incorporation) au sein des réservoirs hôtes mammifères (homme, oiseaux, porcs domestiques essentiellement).

On distingue 2 types de modifications génotypiques déterminant une modification plus ou moins importante de l'hémagglutinine (HA) (FUE6-162-2) :
- **le(s) glissement(s) antigénique(s)** correspondant à des mutations ponctuelles aléatoires responsables d'un ou plusieurs changement(s) de la composition de l'HA. Ces mutations produisent un(des) sous-type(s) responsable(s) des épidémies saisonnières grippales. Ces évolutions sont détectables par les réseaux mondiaux de surveillance qui recensent les sous-types circulants afin d'adapter la composition du vaccin annuel.
- **le(s) réassortiment(s) antigénique(s)** correspond(ent) à une modification complète de certains segments génétiques viraux, en général à la faveur de la co-infection avec 2 souches au sein d'un réservoir hôte «incubateur», aboutissant à la production d'une HA nouvelle. Un virus original est alors introduit dans la population humaine vis-à-vis duquel elle est immunitairement "naïve", ceci étant la première condition pour le déclenchement d'une pandémie. Outre l'absence de pression immunitaire pré-existante due à la nouvelle HA, la capacité de transmission interhumaine et/ou l'expression d'un ou de plusieurs facteur(s) viral(ux) de pathogénicité déterminent la diffusion et l'intensité de la pandémie. Cette évolution virale est non prédictible et la mise au point d'un procédé vaccinal ne peut être effectuée qu'*a posteriori*.

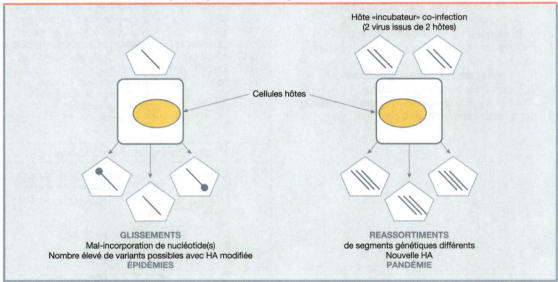

FUE6-162-2 : **Illustration schématique des phénomènes de glissements et réassortiments viraux**

2. Physiopathologie

- Fixation du virus au niveau des cellules épithéliales respiratoires grâce à l'hémagglutinine (HA).
- Pénétration intracellulaire et réplication.
- La neuraminidase (NA) permet la libération, et donc la dissémination, des nouveaux virions.
- Les lésions sont dues en partie à la nécrose cellulaire (cellules ciliées et productrices de mucus surtout), mais également à une intense réaction inflammatoire sous-muqueuse avec exposition de la matrice extracellulaire (FUE6-162-3).
- Possible fixation et multiplication sur la matrice extracellulaire de bactéries commensales des voies aériennes supérieures ou d'entérobactéries (*Streptococus pneumoniae, Staphylococcus aureus, Haemophilus influenzae, Escherichia coli, Klebsiella pneumoniae*).

La grippe décompense facilement un état pathologique sous-jacent (FUE6-162-3).

FUE6-162-3 : **Schéma de synthèse de la grippe humaine**

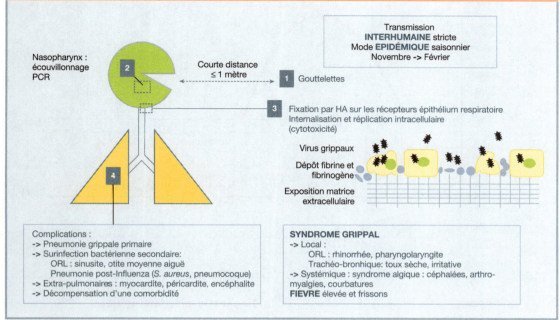

2 Diagnostiquer une grippe et les signes de complications

L'apparition brutale d'une toux fébrile de novembre à février en Europe lors d'une épidémie de grippe ou après un contact avec une personne atteinte de la grippe est une grippe jusqu'à preuve du contraire.
Il convient toutefois de rester attentif aux diagnostics différentiels.

1. Clinique (FUE6-162-4)

Incubation : 1 à 3 jours
Contagiosité 1 jour avant les symptômes et jusqu'à 6 jours après.

Phase 1 : invasion

Début brutal
Malaise général fébrile : frissons, fièvre élevée, myalgies, céphalée.

Phase 2 : état

Retenir : intensité inversement proportionnelle des signes généraux et fonctionnels (importants) et des signes physiques (pauvres).
- Fièvre élevée (39-40° C), frissons, asthénie, anorexie, abattement.
- Syndrome fonctionnel respiratoire : congestion nasale, rhinorrhée, douleurs pharyngo-laryngées, dysphagie, dysphonie, toux sèche et douloureuse (brûlures rétro-sternales axiales) correspondant à une bronchite.
- Syndrome algique diffus : céphalées frontales et rétro-orbitaires, arthro-myalgies, lombalgies, courbatures.
- Signes physiques : énanthème pharyngé, râles sous-crépitants.

Phase 3 : guérison

Fréquentes asthénie et toux résiduelles (plusieurs semaines) (FUE6-162-4).

2. Signes de complications

Respiratoires

Surinfection bactérienne facilitée par les lésions épithéliales :
- Otite moyenne aiguë
- Sinusite aiguë
- Pneumonie aiguë : connaître 2 entités bien distinctes :
  · **Grippe maligne primaire** : rare, grave. Tableau de pneumopathie alvéolo-interstitielle hypoxémiante rapidement évolutive vers un SDRA évoluant d'un seul tenant après la déclaration de la grippe, nécessitant une hospitalisation en réanimation.
  · **Pneumonie bactérienne secondaire post-influenza** : électivement chez le sujet âgé. Survenant en moyenne entre J5 et J7 (peut survenir entre J4 et jusqu'à J14) de la phase d'état, souvent après une amélioration initiale des symptômes grippaux. Réapparition de symptômes fonctionnels respiratoires à type de toux productive muco-purulente ou hémoptoïque, dyspnée et douleur thoracique associées à une récurrence fébrile. La radiographie thoracique sera utile dans cette situation. *Staphylococcus aureus* et le pneumocoque sont les 2 principales bactéries incriminées, justifiant les recommandations de traitement probabiliste par amoxicilline-acide clavulanique des pneumonies en contexte d'épidémie grippale.

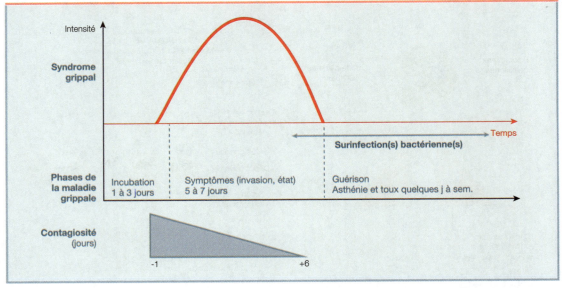
FUE6-162-4 : **Schéma de synthèse de l'évolution de la grippe humaine**

Extra-respiratoires
- Myocardite, péricardite
- Encéphalite
- Troubles digestifs (diarrhée) avec déshydratation
- Rhabdomyolyse
- Syndrome de Reye : association rarissime et particulière à l'enfant caractérisée par la survenue d'une grippe, principalement due à un type B, traitée par aspirine causant une encéphalite aigue, une hépatite aigue fulminante. Mortalité élevée (50 %).

Être particulièrement vigilant à l'association grippe + certains terrains qui sont **à risque de grippe grave et/ou de complication(s) :**

-> Immunodéprimés : en particulier cancers, hémopathies malignes (transplantés de cellules souches hématopoïétiques), immunodépression cellulaire (transplantés d'organe solide, VIH), drépanocytose.

-> Grossesse :
- risque maternel : surmortalité chez la femme enceinte (défaillance cardio-respiratoire).
- risque fœtal : avortement, prématurité, malformations congénitales neurologiques.

-> Nourrisson < 6 mois.
-> Sujet âgé.
-> La triade des insuffisances: cardiaque, respiratoire, rénale qui peuvent décompenser.
-> Diabète.
-> Obésité.

3. Diagnostic microbiologique

Les examens microbiologiques n'ont aucune indication lors d'une grippe non compliquée

Indications de prélèvement :
- à visée étiologique, chez un patient hospitalisé avec complication(s) respiratoire(s) ou extra-respiratoire(s) pour guider les précautions complémentaires d'hygiène et le traitement ;
- à visée épidémiologique (réseaux de médecins sentinelles).

Prélèvement par :
- **écouvillonnage nasopharyngé** profond (technique adaptée) ;
- ou prélèvements respiratoires profonds.

Technique d'identification :
- référence = **PCR *Influenza***
- alternative : détection directe d'antigènes viraux par test de diagnostic rapide (ELISA, immunofluorescence) mais sensibilité médiocre.
- Sérologie : pas d'intérêt.

4. Autres examens paracliniques

Un syndrome inflammatoire (CRP élevée) peut apparaître en cas de surinfection bactérienne (non spécifique).

Radiographie thoracique : surtout utile au diagnostic différentiel ou en cas de complication.
- Peut être normale,
- Pneumonie grippale primaire : syndrome alvéolo-interstitiel en règle bilatéral
- Pneumonie bactérienne secondaire : condensation(s) parenchymateuse(s).

5. Diagnostic différentiel

Étiologies de toux aiguë :

-> Bronchites virales/pneumonies virales ou bactériennes : virus respiratoire syncitial, coronavirus, adénovirus, coqueluche (*Bordetella*), *Mycoplasma pneumoniae*, *Chlamydophila pneumoniae*.

-> Toux pneumo-allergologique : allergie, asthme.

-> Toux mécanique avec surinfection : tumeur, compression trachéale, corps étranger (sujet âgé).

---

3 | Identifier les situations d'urgence et planifier leur prise en charge

1. Grippe saisonnière

Les situations listées ci-dessous sont des situations **requérant en général une hospitalisation :**

1. Grippe maligne ou grippe avec signes de gravité
2. Grippe avec pneumonie secondaire post-*influenza*
3. Grippe avec complication extra-respiratoire significative : myocardite/péricardite, méningo-encéphalite.
4. Grippe avec décompensation d'une maladie sous-jacente (diabète, insuffisance cardiaque, insuffisance respiratoire, insuffisance rénale)
5. Grippe sur terrains «fragiles», à haut risque de grippe grave et/ou de complications :
   · -> Sujets âgés,
   · -> Grossesse,
   · -> Immunodéprimés,
   · -> Nourrissons.

2. Grippe pandémique

- Mesure institutionnelle de plan blanc décidé par les autorités sanitaires en fonction de la situation.
- Appliquer les mesures de confinement/isolement et d'hygiène au domicile.
- Traitement antiviral par inhibiteur de la neuraminidase selon les recommandations (évolutives en fonction de l'évolution de la pandémie)
- Seuls les patients atteints de forme grave et/ou compliquée sont hospitalisés.

---

4 | Connaître les principes de prise en charge thérapeutique

1. Traitement symptomatique

- **Arrêt de travail** pour éviter la transmission de l'infection.
- **Repos** à domicile.
- Contrôle de l'hydratation et de la nutrition.
- Antalgiques, antipyrétiques si fièvre mal tolérée (paracétamol). *NB : proscrire AINS et corticoïdes. Inefficacité antitussifs et fluidifiants bronchiques.*

- Si surinfection pulmonaire bactérienne caractérisée : antibiothérapie ciblant *Streptococus pneumoniae, Staphylococcus aureus, Haemophilus influenzae.* On utilise alors en 1ère intention l'amoxicilline-acide clavulanique, 7 jours.

2. Traitement antigrippal spécifique

Le traitement antigrippal repose sur l'utilisation **d'inhibiteurs de la neuraminidase** (INA, TUE6-162-1) :

- Oseltamivir, voie orale
- Zanamivir, voie inhalée

Principales données sur les INA qui guident leur utilisation :

Efficacité (TUE6-162-2) :

- En cas de grippe confirmée :
  · leur utilisation doit être précoce (dans les 48 premières heures suivant le début des symptômes),
  · réduction de la durée (1 jour) et de l'intensité des symptômes,
  · réduction du risque d'hospitalisation chez les patients à haut risque de complications.
- En prophylaxie pré- et post-exposition : efficacité sur la survenue de grippe chez les contacts, démontrée uniquement chez l'immunocompétent.

Résistance :

il existe un risque faible d'acquisition de la résistance aux INA chez les patients traités, surtout les immunodéprimés ou les enfants.

Tolérance :

évènements indésirables fréquents, mineurs de type digestif et réaction d'hypersensibilité pour la voie orale. Possibilité de bronchospasme pour la voie inhalée.

TUE6-162-1 : **INA disponibles chez l'adulte**

Oseltamivir	Zanamivir
Voie orale Curatif : 5 jours Prophylaxie : 10 jours	Voie inhalée Curatif : 5 jours Prophylaxie : 10 jours

UE6 – N°162 • Grippe

TUE6-162-2 : Indications des INA en période de circulation des virus de la grippe saisonnière

Règle : efficacité corrélée à la précocité d'administration = démarrer le plus tôt possible, au mieux sous 48 heures (suivant le début des symptômes, en curatif ; suivant le contage, en préventif)

Traitement curatif de personnes symptomatiques	Traitement préemptif curatif = contact étroit avéré + pas de symptômes + haut risque de complications	Traitement prophylactique post-exposition
· Personnes > 1 an à risque de complications, y compris femmes enceintes (= personnes relevant d'une indication vaccinale) · Grippe grave d'emblée · Grippe requérant une hospitalisation.	· Patients avec comorbidité(s) · Immunodéprimés	· Personnes > 1 an à risque de complications, y compris femmes enceintes · Collectivités de personnes à risque (personnes âgées institutionnalisées)

5 Connaître les modalités de prévention de la grippe

C'est un aspect essentiel du traitement de la grippe.

1. Prévention de la transmission individuelle et collective

TUE6-162-3 : Prévention de la transmission

Patient ambulatoire	Patient hospitalisé
· Arrêt de travail · Repos à domicile · Hygiène (se couvrir la bouche, le nez, lors de la toux et des éternuements, mouchoirs à usage unique dans poubelle fermée, lavages mains)	· Chambre individuelle · Précautions complémentaires **gouttelettes** (masque chirurgical) · Hygiène (se couvrir la bouche, le nez, lors de la toux et des éternuements, mouchoirs à usage unique dans poubelle fermée, lavages mains)

Dans certaines situations, particulièrement la survenue de cas groupés en établissement hébergeant des personnes âgées, un traitement prophylactique post-exposition peut être proposé (Cf. TUE6-162-2).

2. Vaccination (Cf. item UE6-143)

Elle est **ESSENTIELLE.**

La vaccination contre la grippe est pratiquée chez l'adulte avec le **vaccin viral inactivé,** 1 injection intra-musculaire.

Composition différente tous les ans en fonction des souches dominantes (mélange de souches A et B, en general trivalent).

Vacciner tous les ans à l'automne.

But : réduction des complications et de la contagiosité.

Efficacité :

- Prévient 70 % des grippes chez l'adulte sain
- Diminue le nombre d'hospitalisations, de pneumonies post-*influenza*, de décès.

Moins efficace chez le sujet âgé et l'immunodéprimé mais permet de réduire l'incidence des complications.

Contre-indication :

allergie à l'ovalbumine (proteine de l'oeuf).

Recommandations générales :

- Population générale = **adulte de plus de 65 ans**
- **Professionnels de santé** ou personnels en contact régulier et étroit avec personnes à risque de grippe sévère.
- Personnel navigant des bateaux de croisière et des avions et personnel de l'industrie des voyages accompagnant les groupes de voyageurs (guides).

Recommandations particulières :

- **les femmes enceintes,** quel que soit le trimestre de la grossesse ;
- les personnes, y compris les enfants à partir de l'âge de 6 mois, atteintes des pathologies suivantes :
  - affections broncho-pulmonaires chroniques quelle que soit leur gravité, y compris asthme et bronchite chronique.
  - cardiopathies et insuffisances cardiaques graves, valvulopathies graves ;
  - troubles du rythme graves justifiant un traitement au long cours ;
  - maladies des coronaires ;
  - antécédents d'accident vasculaire cérébral ;
  - formes graves des affections neurologiques et musculaires;
  - paraplégies et tétraplégies avec atteinte diaphragmatique ;
  - néphropathies chroniques graves et syndromes néphrotiques ;
  - diabètes de type 1 et de type 2 ;
  - déficits immunitaires primitifs ou acquis, excepté les personnes qui reçoivent un traitement régulier par immunoglobulines; drépanocytoses ; personnes infectées par le VIH ;
  - maladie hépatique chronique avec ou sans cirrhose ;
- les personnes **obèses** ;
- les personnes séjournant dans un établissement de **soins de suite** ainsi que dans un **établissement médico-social d'hébergement.**
- **l'entourage des nourrissons de moins de 6 mois** présentant des facteurs de risque de grippe grave ainsi définis : **prématurés,** notamment ceux porteurs de séquelles à type de broncho-dysplasie, et **enfants** atteints de cardiopathie congénitale, de déficit immunitaire congénital, de pathologie pulmonaire, neurologique ou neuromusculaire ou d'une affection de longue durée.

Pilly ECN - ©CMIT - 178

6 | Connaître les sources d'information en cas d'épidémie ou de pandémie

En période automno-hivernale (octobre à mars), différents réseaux nationaux surveillent les cas de grippe. Ces informations permettent notamment à chaque médecin d'adapter son attitude diagnostique et thérapeutique devant un tableau respiratoire fébrile aigu.

1. Institut de veille sanitaire (InVS)

http://www.invs.sante.fr/Dossiers-thematiques/Maladies-infectieuses/Maladies-a-prevention-vaccinale/Grippe/

L'InVS fait une synthèse des données internationales et publie les données nationales de consultation aux urgences pour syndrome grippal, ainsi que le nombre de cas groupés. Les cellules interrégionales d'épidémiologie (CIRE) font de même au niveau régional.

2. Réseau Sentinelles

http://websenti.u707.jussieu.fr/sentiweb/

Le réseau Sentinelles est un réseau de 1300 médecins généralistes libéraux français répartis sur le territoire permettant un suivi épidémiologique de terrain des maladies transmissibles, dont la grippe.

3. Informations en cas de pandémie

Outre l'INVS, le site du ministère de la santé (www.sante.gouv.fr) contient des informations sur les alertes en cours et le plan national de prévention et de lutte «Pandémie grippale» 2011, www.sante.gouv.fr/plan-national-de-prevention-et-de-lutte-pandemie-grippale-2011

Pour en savoir plus

1. Calendrier vaccinal annuel. http://www.sante.gouv.fr/calendrier-vaccinal.html

2. Traitement par INA : avis Haut conseil de la santé publique de France relatif à l'utilisation des antiviraux chez les patients en extrahospitalier pour le traitement en curatif et le traitement en post-exposition en période de circulation des virus de la grippe saisonnière (9 novembre 2012). http://www.hcsp.fr/explore.cgi/avisrapportsdomaine?clefr=298

UE6 – N°162 • Grippe

Notes

UE6 N°163 — Hépatites virales

Objectifs

- **Connaître les modes de transmission des différentes hépatites virales et les modalités de leur prévention**
- **Prescrire et interpréter les examens sérologiques utiles au diagnostic**
- **Connaître les grands principes du traitement et de la surveillance des hépatites chroniques B et C**
- **Connaître les modalités de prévention**
- **Identifier les situations d'urgence et planifier leur prise en charge**

Points importants

- Les hépatites A et E sont principalement à transmission orale tandis que les hépatites B et C sont principalement à transmission parentérale et sexuelle.
- Devant une hépatite aiguë, les principaux diagnostics à évoquer sont le VHA et le VHB. Le VHC et le VHE seront évoqués en seconde intention ou en cas de facteurs de risque ou de situation à risque.
- Le principal risque de l'hépatite aiguë est l'évolution vers l'hépatite fulminante qui est rare mais grave et peut nécessiter une transplantation hépatique en urgence.
- Le VHB et le VHC sont à risque d'évolution vers une hépatite chronique avec risque de cirrhose et de carcinome hépatocellulaire. Ces infections chroniques doivent être dépistées chez les sujets à risque.
- L'hépatite chronique B nécessite le plus souvent des traitements antiviraux très prolongés.
- De nouvelles stratégies thérapeutiques utilisant des antiviraux directs sont développées pour le traitement de l'hépatite chronique C et permettent l'éradication virale chez la grande majorité des sujets traités

1 | Bases pour comprendre

1. Microbiologie

- Infections systémiques avec tropisme hépatique exclusif ou prédominant.
- Virus hépatotropes responsables de :
  - lésions hépatiques en rapport avec 1) l'effet cytopathogène induit par l'infection de l'hépatocyte et/ou 2) la réaction immunitaire antivirale de l'hôte,
  - et pour certains (VHB, VHC, VHE) de manifestations extra-hépatiques dues à la réaction immune de l'hôte.
- Cinq virus responsables d'hépatite virale sont identifiés :
  - VHA ; VHB (avec éventuelle surinfection à VHD) ; VHC ; VHE.
- D'autres virus potentiellement hépatotropes peuvent être impliqués :
  - HSV, VZV, EBV, CMV, virus de la dengue, virus des fièvres hémorragiques, VIH au cours de la primo-infection.

Seront traitées ci-après les hépatites A, B, C, D et E. Les hépatites liées aux autres virus potentiellement hépatotropes seront traitées dans les chapitres correspondant à chacune de ces infections.

2. Épidémiologie

TUE6-163-1 : Modes de transmission des virus des hépatites

	Transmission oro-fécale	Transmission parentérale	Transmission sexuelle	Transmission maternofœtale
VHA	+++	+	+[1]	0
VHB	0	+++	+++	+++
VHC	0	+++	+[2]	+[3]
VHD	0	+++	++	+
VHE	+++[4]	+	0	0

VHA : virus de l'hépatite A – VHB : virus de l'hépatite B – VHC : virus de l'hépatite C - VHD : virus de l'hépatite Delta – VHE : virus de l'hépatite E
[1] Lors de rapports oro-anaux
[2] Risque augmenté si rapports sexuels traumatiques, VIH+, IST
[3] Risque augmenté si VIH+
[4] Transmission alimentaire également possible à partir d'un réservoir animal (gibier, viande de porc mal cuite)

Prévalence mondiale

- VHB : 350 millions de porteurs chroniques de l'Ag HBs ; 2 milliards de personnes avec marqueurs d'infection passée ou présente par le VHB ; pays de forte et moyenne endémicité (prévalence > 2 %) : DROM-COM (Départements et Régions d'Outre-Mer - Collectivités d'Outre-Mer), Asie, Afrique, Amérique du Sud, Europe de l'Est.

UE6 – N°163 • Hépatites virales

- VHC : 170 millions de porteurs chroniques. Zones d'endémie avec gradient Nord-Sud : Europe occidentale-Amérique du Nord < Europe Centrale, de l'Est-pourtour méditerranéen < Afrique-Asie.

Prévalence en France
(infection chronique) faible, plus importante chez sujets originaires de zones d'endémie ; VHB : 0,65 %, VHC : 0,84 %, VHD très rare (< 2 % des sujets infectés par le VHB).

Incidence des nouvelles infections en France
- VHA : 1,6/100 000 personnes-années, principalement au retour d'un pays d'endémie (Maghreb dans 50 % des cas) ou dans l'entourage d'un sujet infecté
- VHB : 3,6/100 000 personnes-années
- VHC : 9/100 personnes-années chez usagers de drogue, 5/100 personnes-années chez homosexuels masculins VIH+.

Risque évolutif
- Hépatite aiguë d'intensité variable (VHA > VHE > VHB > VHC), possiblement sévère (hépatite fulminante).
- Évolution chronique avec risque de fibrose, cirrhose et carcinome hépatocellulaire (CHC).
  · Chronicité : 5-10 % pour VHB, 60-70 % pour VHC, jamais pour le VHA, exceptionnel pour VHE
  · Cirrhose : 10-20 % pour VHB et VHC
  · CHC : 3-5 % par an pour VHB et VHC, risque de CHC même en l'absence de cirrhose pour le VHB.

3. Histoire naturelle

▪ VHA
- Virus à ARN non cytopathogène, lésions hépatiques secondaires à la réaction immunologique de l'hôte contre les cellules infectées.
- Guérison dans 100 % des cas (pas d'hépatite chronique), mais risque d'hépatite fulminante dans 5 cas pour 1 000 infections, en particulier si hépatopathie préexistante.
- Rechutes rares mais possibles.

▪ VHB
- Virus à ADN peu cytopathogène, réponse immune de 4 types :
  · réponse forte : élimination des virus circulants et des hépatocytes infectés : tableau d'hépatite aiguë, ou suraiguë avec nécrose hépatocellulaire massive (hépatite fulminante : 1 % des cas)
  · réponse faible et adaptée : infection asymptomatique, évolution vers la guérison
  · réponse faible et inadaptée : tolérance partielle avec réplication persistante et atteinte hépatique chronique : hépatite chronique
  · réponse nulle : portage chronique asymptomatique avec réplication virale.

Guérison après infection aiguë dans 90 à 95 % des cas si infection à l'âge adulte, mais seulement dans 5 % des cas si contamination à la naissance ou pendant la petite enfance.

- Évolution vers une forme chronique dans 5 à 10 % des cas à l'âge adulte :
  · Définition de l'hépatite B chronique : Ag HBs+ persistant après 6 mois
  · On distingue 3 phases principales lors de l'évolution chronique de l'infection VHB (Cf. FUE6-163-1) :
    – Immunotolérance : Ag HBe+, ADN-VHB plasmatique très élevé, transaminases normales, fibrose nulle ou faible. Caractérise les patients infectés par voie materno-foetale ou dans la petite enfance. Contagiosité importante. Le traitement n'est pas recommandé à ce stade.
    – Rupture de l'immunotolérance : réaction immune responsable des lésions hépatiques (hépatite chronique). ADN-VHB plasmatique modérément élevé, transaminases fluctuantes, fibrose modérée à sévère évoluant vers la cirrhose. Fait suite à la phase d'immunotolérance ou caractérise les personnes infectées à l'âge adulte. C'est à ce stade que le traitement antiviral est le plus utile. A ce stade, la séroconversion HBe (disparition de l'Ag, apparition des Ac) peut témoigner soit d'une interruption de la

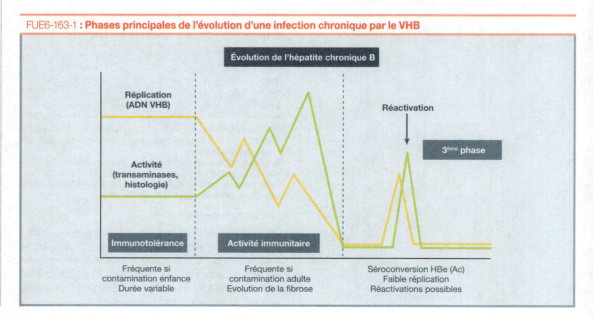

FUE6-163-1 : Phases principales de l'évolution d'une infection chronique par le VHB réplication, soit d'une mutation dite pré-core auquel cas l'activité persiste plus longtemps.

- Portage inactif : Ag HBe-, Ac anti-HBe+, transaminases normales, ADN-VHB plasmatique très faible ou nul. Fait suite à la phase de réaction immune. Taux de négativation de l'Ag HBs : 1 à 3 % par an. Tant que l'Ac anti-HBs n'est pas présent, risque de réactivation en cas d'immunodépression (hépatite occulte).

Le VHB est oncogène et l'infection chronique peut entraîner un CHC même en l'absence de cirrhose.

■ VHC

- Virus à ARN directement cytopathogène pour le foie
- Guérison spontanée après une infection aiguë dans 15 à 30 % des cas (clairance spontanée du virus, absence de réplication virale).
- Évolution vers la chronicité dans 70 à 85 % des cas :
  - risque d'évolution vers une fibrose avec cirrhose puis un CHC, majoré par la co-infection VIH, l'alcool, le surpoids, l'âge et certains facteurs génétiques.

■ VHD

- Virus défectif à ARN utilisant l'enveloppe du VHB pour se répliquer, ne peut donc infecter qu'un patient déjà infecté par le VHB (surinfection), ou un patient s'infectant dans le même temps par le VHB (co-infection).
- Guérison spontanée possible en cas d'infection simultanée avec le VHB (co-infection), mais évolution chronique prédominante si infection postérieure à celle du VHB (surinfection)
- Majoration du risque d'hépatite fulminante (x 10 - 20) et d'évolution vers la cirrhose et/ou le CHC.

■ VHE

- Virus à ARN
- Guérison spontanée chez les patients non immunodéprimés, risque d'hépatite aiguë sévère chez les femmes enceintes
- Risque d'évolution chronique chez les patients immunodéprimés (chimiothérapie, immunosuppresseurs après greffe d'organes, sida, biothérapies), avec hépatite grave d'évolution rapide.

2 Diagnostic positif et étiologique

Diagnostic évoqué sur l'élévation des transaminases associée ou non à des signes cliniques (peu spécifiques)

Variable selon le type de virus et la phase de l'infection (aiguë, chronique, niveau d'activité) ; en général, ALAT > ASAT. Association inconstante avec une cholestase ictérique (élévation des phosphatases alcalines, des gammaGT et de la bilirubine conjuguée).

1. Présentation clinique (TUE6-163-2)

- Les hépatites aiguës, lorsqu'elles sont symptomatiques, se manifestent par une asthénie parfois très marquée, une anorexie, une hépatalgie. Un syndrome pseudogrippal peut précéder l'ictère qui est inconstant, accompagné d'urines foncées et de selles décolorées. L'évolution clinique et biologique est favorable en moins de 2 semaines dans la plupart des cas.

TUE6-163-2 : Présentation clinique et profil évolutif des hépatites virales

| Virus | Incubation (jours) | Infection aiguë | | | Évolution vers l'infection chronique |
		Phase d'invasion	Phase d'état	Forme fulminante	
VHA	15-45	Syndrome pseudo-grippal chez l'adulte Asymptomatique chez l'enfant	Ictère fébrile, hépatalgie, asthénie Formes prolongées cholestatiques exceptionnelles Rechutes possibles mais rares	< 5 ‰	Jamais
VHB	30-120	Asymptomatique	Le plus souvent asymptomatique, ictère et asthénie parfois	1 %	De 5-10 % (adultes) à 90 % (nouveaux-nés)
VHC	15-90	Asymptomatique	Le plus souvent asymptomatique, ictère et asthénie parfois	Exceptionnel	70-85 %
VHD	30-45	Asymptomatique	Le plus souvent asymptomatique	5%	Évolution parallèle à celle du VHB
VHE	10-40	Syndrome pseudo-grippal chez l'adulte	Ictère fébrile, hépatalgie Potentiellement grave chez enfants et femmes enceintes (mort *in utero*)	< 5 ‰[1]	Exceptionnelle[2]

[1] Sauf 3e trimestre grossesse (environ 20 %)
[2] Survient uniquement si immunodépression

- Les hépatites chroniques sont souvent asymptomatiques. Des signes cliniques peuvent cependant être présents :
  · Une asthénie est fréquente au cours de l'hépatite chronique C.
  · Au stade de cirrhose, manifestations d'insuffisance hépato-cellulaire et d'hypertension portale non spécifiques
  · Manifestations extrahépatiques :
    · hépatite C : cryoglobulinémie, vascularite, syndrome sec, hépatite auto-immune, glomérulonéphrite membrano-proliférative, porphyrie cutanée tardive
    · hépatite B : périartérite noueuse, glomérulonéphrite extra-membraneuse

L'hépatite A et l'hépatite <u>aiguë</u> B sont des maladies à **déclaration obligatoire**.

2. Diagnostic étiologique (TUE6-163-3 et TUE6-163-4)

■ CAT devant une hépatite aiguë

À la phase aiguë, le diagnostic repose sur des marqueurs sérologiques et virologiques. Ils doivent être demandés devant tout **tableau fébrile aigu accompagné ou suivi d'un ictère ou d'une hypertransaminasémie.**

En 1ère intention, il faut rechercher systématiquement :
- une hépatite A, elle est diagnostiquée par la présence d'IgM anti-VHA.
- une hépatite B (sauf en cas de vaccination efficace documentée par un Ac anti-HBs positif), elle est diagnostiquée par la présence de l'Ag HBs et des IgM anti-HBc.

Dans certaines situations, il convient d'ajouter la recherche d'autres virus. Cette recherche est également nécessaire quand la recherche d'hépatite A et B est négative :
- une hépatite C en cas de conduite à risque (usage de drogues, hommes ayant des relations sexuelles avec des hommes); le diagnostic repose sur la recherche d'ARN VHC dans le plasma (effectuée en présence d'IgG anti-VHC).
- une hépatite E en cas de consommation de certains produits animaux (porc) ou de séjour en zone tropicale ; le diagnostic repose sur la sérologie (IgM). Cet examen se positive tardivement (2 à 6 semaines) et a une faible sensibilité. En cas d'hépatite inexpliquée, le diagnostic d'hépatite E peut se faire par la mise en évidence du virus dans le plasma ou les selles, examen qui n'est pas disponible en routine.
- syndrome mononucléosique : rechercher EBV, CMV, VIH (Cf. tableau TUE6-163-3)
- retour de zone tropicale : dengue, autres arboviroses

Les diagnostics différentiels sont les hépatites toxiques (médicaments, alcool, champignons…) et la leptospirose.

■ Circonstances et modalités diagnostiques d'une hépatite virale chronique :

Après la résolution d'une hépatite virale aiguë B ou C, il est indispensable de rechercher un passage à la chronicité :
- en cas d'hépatite B, elle est définie par la persistance de l'Ag HBs à six mois d'évolution
- en cas d'hépatite C, elle est définie par la persistance de l'ARN VHC à six mois d'évolution

La recherche d'une hépatite chronique B ou C est nécessaire dans l'exploration d'une hypertransaminasémie. Les diagnostics différentiels sont nombreux (hépatites toxiques, de surcharge, auto-immunes, stéatose hépatique…).

La recherche d'une infection chronique par un virus hépatotrope est recommandée en cas de facteur ou situation à risque :
- VHB : origine de zone d'endémie, entourage proche et partenaires sexuels d'une personne porteuse du VHB, usagers de drogues par voie intraveineuse ou intranasale, personnes séropositives pour le VIH, le VHC ou ayant une infection sexuellement transmissible (IST) en cours ou récente.
- VHC : origine de zone d'endémie, personnes ayant reçu des produits sanguins ou une greffe de tissu, de cellules ou d'organe avant 1992, usagers de drogues par voie intraveineuse ou intranasale, personnes hémodialysées, personnes séropositives pour le VIH, hommes ayant des relations sexuelles avec des hommes.

TUE6-163-3 : Virus responsables de cytolyse hépatique aiguë ou chronique et principaux marqueurs virologiques utiles au diagnostic

Virus	Marqueurs
VHA	IgM anti-VHA (infection aiguë)
VHB	· Ag HBs · Anticorps anti-HBs, Anticorps anti-HBc dont IgM anti-HBc (infection aiguë ou réactivation) · Ag HBe · Anticorps anti-HBe · ADN VHB plasmatique (charge virale)
VHC	IgG anti-VHC ARN VHC plasmatique
VHD	IgM et IgG anti-VHD et PCR plasmatique
VHE	IgM et IgG anti-VHE, PCR sur plasma ou sur selles
EBV	IgM anti-VCA (phase aiguë)
CMV	IgM anti-CMV, PCR sur plasma
Autres virus	
VIH	Agp24, Tests Elisa de 4ème génération
Arboviroses	Diagnostic sérologique, PCR
Fièvres hémorragiques	Diagnostic sérologique, PCR

VHA : virus de l'hépatite A – VHB : virus de l'hépatite B – VHC : virus de l'hépatite C VHD : virus de l'hépatite Delta – VHE : virus de l'hépatite E – EBV : Epstein-Barr virus ; CMV : cytomégalovirus.

Hépatites virales • UE6 – N°163

TUE6-163-4 : Éléments du diagnostic étiologique et du suivi biologique des infections par les virus des hépatites

Virus	Phase aiguë	Phase chronique	Guérison
VHA	· Transaminases 20 à 40 N avec cholestase ictérique d'intensité variable · Marqueurs sérologicues : IgM anti-VHA	Le VHA n'est pas pourvoyeur d'hépatite chronique	· Normalisation des transaminases · Les IgG anti-VHA persistent après l'hépatite aiguë (ou résultent d'une vaccination).
VHB	· Transaminases 5 à 20 N · Marqueurs antigéniques et sérologiques (Ag HBs +, Ac anti-HBc +, IgM anti-HBc +, Ac anti-HBs -) · Réplication virale élevée (PCR ADN VHB + dans le plasma)	· Hypertransaminasémie persistante d'intensité variable, voire normalisation des transaminases · Marqueurs antigéniques et sérologiques (Ag HBs+ > 6 mois, Ac anti-HBs-) · Réplication virale d'intensité variable (PCR ADN VHB + dans le plasma)	· Normalisation des transaminases · Séroconversion anti-HBs
		Les IgG anti-HBc apparaissent après la primo-infection quelle que soit l'évolution (guérison ou infection chronique). Elles peuvent persister de manière isolée en cas de contact très ancien (fréquente disparition des Ac anti-HBs à ce stade). Un profil de séropositivité isolée anti-HBs témoigne d'une vaccination (efficace si taux > 10 UI/L)	
VHC	· Hypertransaminasémie · Sérologie (test ELISA de troisième génération) : IgG anti-VHC+ · Réplication virale : PCR ARN VHC + dans le plasma	· Hypertransaminasémie persistante (1,5 à 3,5 N > 6 mois) voire fluctuante ou absente · Réplication virale : PCR ARN VHC + dans le plasma · Génotypage si PCR + et si indication de traitement (génotype : détermine les modalités du traitement ; prédictif des chances de succès thérapeutique)	· Normalisation des transaminases · PCR ARN VHC - dans le plasma
		Les IgG anti-VHC apparaissent pendant ou après la primo-infection quelle que soit l'évolution (guérison ou infection chronique)	
VHD	· Hypertransaminasémie (< 10 N) chez un patient déjà porteur d'une infection VHB (sauf si co-infection simultanée VHB + VHD) · Sérologie : IgM anti-VHD + PCR ARN VHD + dans le plasma	· Hypertransaminasémie persistante d'intensité variable · IgM anti-VHD pouvant persister ; IgG anti-VHD + · PCR ARN VHD + dans le plasma	· Quasi-systématique si co-infection VHD-VHB simultanée · Rare si surinfection VHD après VHB · IgG anti-VHD + · PCR ARN VHD - dans le plasma
VHE	· Hypertransaminasémie aiguë d'intensité variable · Sérologie : IgM anti-VHE + · PCR ARN VHE + sang et selles	Chronicisation possible uniquement si immunodépression · Hypertransaminasémie modérée persistante 2-3 N · PCR ARN VHE + sang et selles	· Normalisation des transaminases · PCR ARN VHE
		Les IgG anti-VHE persistent après l'hépatite aiguë quelle que soit l'évolution	

Notes

185 - Pilly ECN - ©CMIT

UE6 – N°163 • Hépatites virales

TUE6-163-5 : Interprétation des marqueurs sérologiques de l'infection par le VHB

Ag HBs	Ac anti HBc	Ac anti HBs	Interprétation
-	-	+	Sujet vacciné
-	+	+	Infection guérie
+	+	-	· Infection évolutive, dont le caractère aigu ou chronique est déterminé par la clinique, la présence d'IgM anti-HBc (en faveur d'une infection aiguë) et l'évolution à 6 mois. · En cas d'infection chronique (> 6 mois), le dosage des marqueurs HBe et de l'ADN VHB participent à guider la prise en charge.
-	+	-	Infection guérie (cas le plus fréquent). Ou infection chronique inactive avant séroconversion HBs ; dans ce cas, il existe un risque de réactivation en cas d'immunodépression.

3 Prise en charge d'une hépatite virale aiguë

- La prise en charge est d'abord symptomatique. Le seul traitement est le repos. Il convient d'éviter la prise de médicaments hépatotoxiques (paracétamol, AINS) ou d'alcool. Une surveillance biologique hebdomadaire (transaminases, bilirubine, TP) est nécessaire tant que la bilirubine est élevée.
- C'est à cette phase aiguë que peut se rencontrer (très rarement) **la seule situation d'urgence :** l'hépatite fulminante, qui se manifeste par un syndrome hémorragique et des signes d'encéphalopathie hépatique témoignant d'une insuffisance hépatocellulaire aiguë : confusion, inversion du rythme nycthéméral, somnolence, astérixis. Le risque est maximal lors de la 2ème semaine de l'ictère. Ces manifestations, ainsi qu'une diminution du TP (< 50 %), sont une indication à une surveillance rapprochée en milieu hospitalier spécialisé en vue de poser l'indication d'une éventuelle transplantation hépatique. En cas d'hépatite grave (TP < 50 % ou ictère prolongé) ou fulminante liée au VHB, un traitement antiviral (par ténofovir ou entécavir) est nécessaire.
- L'hépatite aiguë C justifie d'un traitement antiviral. Les modalités de celui-ci sont débattues ; la prise en charge doit donc se faire en milieu spécialisé.

4 Traitement et surveillance des hépatites chroniques B et C

L'objectif du traitement est de freiner l'évolution vers la cirrhose et le carcinome hépatocellulaire. Le traitement n'est donc indiqué que chez les patients à risque d'une telle évolution.

L'évaluation et la prise en charge doivent être réalisés en collaboration avec un spécialiste.

1. Éléments communs de prise en charge

Surveillance clinique régulière pour détecter les signes cliniques de cirrhose.

L'abstinence alcoolique est indispensable.

En cas de surpoids, d'obésité ou de syndrome métabolique, une prise en charge nutritionnelle est souhaitable pour limiter le risque d'aggravation de la fibrose lié à une stéato-hépatite.

Les règles de prévention de la transmission à l'entourage doivent être expliquées au patient (Cf. infra).

■ Bilan biologique initial
- NFS-plaquettes.
- Transaminases, gammaGT, phosphatases alcalines, bilirubinémie, albuminémie.
- TP et facteur V si TP < 70 %, INR si cirrhose pour calculer le score MELD *(Model for end-stage liver disease)*.
- Pour établir le diagnostic différentiel et/ou rechercher des hépatopathies associées : bilan ferrique, bilan d'auto-immunité, cuprémie / cuprurie, alpha1-antitrypsine. Le dépistage des autres hépatites virales est nécessaire ; en l'absence d'immunité contre le VHA, la vaccination est recommandée de même que la vaccination VHB chez les patients porteurs chroniques du VHC non immunisés (+ vaccinations grippe et pneumocoque).
- La recherche d'une co-infection VIH, fréquente et susceptible de modifier la prise en charge, est systématique en début de prise en charge et au cours du suivi si la situation à risque persiste.

■ Évaluation de l'atteinte histologique hépatique
- Utilité uniquement dans les infections chroniques
- Nécessaire uniquement si elle modifie l'indication du traitement (VHC surtout) ; inutile en cas de cirrhose évidente cliniquement ou biologiquement
- Évaluation directe : ponction biopsie hépatique (PBH) : score METAVIR précisant l'intensité de l'inflammation [A0-A4] et de la fibrose [F0-F4 ; F4 = cirrhose].

Pilly ECN - ©CMIT - 186

- **Évaluation indirecte :** par scores biochimiques composites (à partir de dosages plasmatiques) ou élastométrie impulsionnelle (fibroscanner) validés uniquement dans l'hépatite chronique C.

■ Imagerie pour recherche de carcinome hépatocellulaire
- Échographie abdominale pour le dépistage, IRM hépatique pour la confirmation. L'imagerie doit être répétée au moins une fois par an en cas de cirrhose et tous les deux ans chez les porteurs de l'Ag HBs n'ayant pas de cirrhose.

■ Fibroscopie œsophagienne et gastrique
- Recherche de varices œsophagiennes ou cardiales en cas de cirrhose.

2. Traitement de l'hépatite chronique B

- Objectif principal du traitement : contrôler la réplication virale, dans le but de freiner l'inflammation et donc la fibrose
- Objectif secondaire : obtenir une séroconversion HBs (perte de l'Ag et obtention de l'Ac), mais cette éventualité est rare avec les traitements actuels.
- L'éradication virale est impossible car le virus reste intégré dans le noyau cellulaire.

■ Évaluation pré-thérapeutique
- Le diagnostic d'hépatite chronique B repose sur la présence de l'Ag HBs pendant plus de six mois.
- Tout porteur chronique du VHB doit être évalué en milieu spécialisé en vue d'un éventuel traitement spécifique.
- La décision de traiter repose sur les transaminases, les marqueurs virologiques, principalement l'Ag HBe (Cf. tableau 163-4) et sur le degré de fibrose.
- Si une décision d'abstention est prise, une surveillance régulière des transaminases et de l'ADN VHB est indispensable.

■ Indications du traitement (pour information, hors programme)
- Hépatite chronique active définie par des ALAT > 2N et un ADN VHB > 20 000 UI/ml ; dans ce cas, l'évaluation de l'histologie hépatique n'est pas nécessaire.
- Si ALAT > 2N et ADN VHB entre 2000 et 20 000 UI/ml, l'indication dépend de l'évaluation de la fibrose et de l'activité, de préférence par biopsie hépatique.
- Portage inactif : le traitement n'est indiqué que si survient une immunodépression (chimiothérapie, biothérapie…).
- Immunotolérance : pas d'indication ; après l'âge de 30 ans, l'indication peut cependant exister selon l'évaluation de la fibrose et de l'activité par biopsie hépatique.
- En cas de cirrhose avec ADN VHB détectable, un traitement est indiqué, il est urgent si la cirrhose est décompensée.
- Manifestations extra-hépatiques.

■ Molécules disponibles
- Interférons pégylés α2a et α2b par voie sous-cutanée 1 fois par semaine :

- Action immunomodulatrice
- Possibilité de traitement de durée limitée, pas de risque de résistance
- Tolérance médiocre : asthénie invalidante, amaigrissement, syndrome pseudo-grippal, dysthyroïdie, syndrome dépressif avec risque suicidaire, cytopénies (neutropénie, thrombopénie).
- Analogues nucléosidique (entécavir) ou nucléotidique (ténofovir) par voie orale :
  - Nécessité de traitement prolongé jusqu'à douze mois après obtention d'une séroconversion HBe voire jusqu'à obtention de la séroconversion HBs
  - Risque de résistance faible.
  - Bonne tolérance, surveiller la fonction rénale sous ténofovir et le risque de toxicité musculaire sous entécavir.

■ Schémas thérapeutiques (pour information hors programme)
Ils dépendent de la présence de l'Ag HBe.
- Si Ag HBe +, tenter un traitement par monothérapie d'interféron pegylé pendant au moins 48 semaines, ce traitement est associé à des négativations prolongées de l'Ag HBs dans 20 % des cas, permettant d'arrêter tout traitement. Les chances d'obtenir une réponse sont d'autant plus élevées que l'ADN VHB est bas et les ALAT élevées. Si l'ADN VHB reste positif à 48 semaines, relais par ténofovir ou entécavir.
- Si Ag HBe -, les chances de guérison sous interféron pégylé sont très faibles. Le traitement privilégie le ténofovir ou l'entécavir, sans limitation de durée.

3. Traitement de l'hépatite chronique C

L'objectif du traitement est d'éviter la progression vers la cirrhose. L'étude de l'histoire naturelle de l'hépatite C montre que ce risque n'est significatif que si la fibrose est ≥ F2.

L'obtention d'une négativation de l'ARN VHC puis la persistance de cette négativation 12 semaines après l'arrêt du traitement définit la réponse virologique soutenue (RVS) qui signe l'éradication virale et donc la guérison. La cirrhose peut régresser après RVS. Avec les nouveaux schémas thérapeutiques, les taux de RVS sont très élevés, > 90 % dans la plupart des situations.

■ Evaluation pré-thérapeutique
- Le diagnostic d'infection chronique par le VHC est défini par la persistance de l'ARN VHC plus de 6 mois.
- C'est l'évaluation de la fibrose hépatique, préférentiellement par mesure indirecte, qui détermine l'indication du traitement.
- En cas d'indication thérapeutique, il est nécessaire de compléter les explorations par la caractérisation du génotype viral pour déterminer les modalités du traitement.

■ Indications du traitement
- Fibrose ≥ F2
- Manifestations extra-hépatiques.

■ Molécules disponibles
L'arsenal thérapeutique est actuellement en plein renou-

vellement du fait de la mise à disposition des antiviraux d'action directe.

- Interférons pégylés α2a et α2b par voie sous-cutanée : action immunomodulatrice, tolérance médiocre (Cf. supra)
- Ribavirine
  · son mode d'action n'est pas connu
  · la tolérance est médiocre : anémie, sécheresse cutanéo-muqueuse
- Antiviraux d'action directe : ils ciblent directement les protéines virales, ils doivent être utilisés en association pour prévenir la sélection de résistance, leur tolérance est bonne. Leur activité varie en fonction du génotype viral. De nombreuses molécules sont en voie de commercialisation.
  · Inhibiteurs de la protéase NS3A : siméprévir, paritaprévir
  · Inhibiteurs de la polymérase NS5B : sofosbuvir, dasabuvir
  · Inhibiteurs du complexe NS5A : daclatasvir, lédipasvir, ombutasvir

■ Schémas thérapeutiques

Ils privilégient dorénavant des associations d'antiviraux d'action directe, le plus souvent sans interféron et pour des durées courtes (8 à 24 semaines). Les taux de RVS sont très élevés (75-100 %).

5 | Prévention

Elle repose sur des règles d'hygiène et sur la vaccination pour le VHA et le VHB.

Règles d'hygiène

- lutte contre le péril fécal (VHA, VHE)
- cuisson à cœur des aliments à base de porc ou de sanglier (VHE)
- rapports sexuels protégés (VHB, VHC)
- matériel d'injection à usage unique pour les usagers de drogues intraveineux (VHB, VHC, VHD)
- dépistage des dons du sang (transaminases, marqueurs virologiques du VHB et du VHC)

Vaccination contre le VHA (Cf. item UE6-143)

Deux injections à 6 à 12 mois d'intervalle assurent une protection durable chez 95 % des sujets.

Principales indications:

- voyage en pays de haute endémicité
- sujets atteints d'hépatopathie chronique
- hommes ayant des relations sexuelles avec des hommes
- professionnels exposés ou à risque, notamment en restauration
- autour d'un cas : la vaccination dans l'entourage familial est recommandée dans un délai maximal de 14 jours suivant l'apparition des premiers signes chez le cas index
- la sérologie préalable à la vaccination n'est pas nécessaire sauf cas particuliers.

Vaccination contre le VHB (Cf. item UE6-143)

- Le schéma vaccinal comporte trois doses, chez le nourrisson à 2, 4 et 16-18 mois, chez l'enfant et l'adulte à J0, M1 et M6. Dans l'entourage d'un cas d'hépatite B, on propose 3 injections rapprochées (J0, J7, J21 ou J0, M1, M2) suivies d'un rappel à 12 mois.
- Chez l'adolescent, on peut proposer un schéma simplifié à deux doses avec un délai de 6 mois entre les injections, sauf en cas de risque élevé d'infection par le virus de l'hépatite B dans cet intervalle.
- Principales indications :
  · en association avec les immunoglobulines : prévention de la transmission de la mère à l'enfant, exposition accidentelle (Cf. item UE11-362).
  · la vaccination est recommandée pour tous les enfants avant l'âge de 16 ans, en privilégiant la vaccination des nourrissons (dès l'âge de 2 mois) et pour toutes les personnes à risque accru d'hépatite B (professionnels de santé, voyageurs, partenaires sexuels multiples, toxicomanes utilisant des drogues injectables, sujets atteints d'hépatopathie chronique, entourage d'un sujet infecté).

Pour en savoir plus

- Prise en charge des personnes infectées par les virus de l'hépatite B ou de l'hépatite C. Rapport de recommandations 2014. Sous la direction du Pr Daniel Dhumeaux et sous l'égide de l'ANRS et de l'AFEF. En ligne : www.sante.gouv.fr/IMG/pdf/Rapport_Prise_en_charge_Hepatites_2014.pdf
- Calendrier vaccinal 2014.

| UE6 N°164 | Infections à herpès virus du sujet immunocompétent |

Objectifs

- Diagnostiquer un herpès cutané et muqueux, une varicelle, un zona chez le sujet immunocompétent
- Connaître la conduite à tenir devant un herpès cutané et muqueux, une varicelle, un zona et leurs complications les plus fréquentes
- Connaître les risques en cas d'infection chez la femme enceinte, le nouveau-né, le sujet atopique

Points importants

- Infections très fréquentes
- Transmission aérienne, salivaire, et par voie muqueuse
- Principales situations en pathologie humaine :
  - HSV-1 et 2 : primo-infections et réactivations muqueuses ; méningo-encéphalite ; infection néonatale si infection génitale maternelle lors de l'accouchement
  - VZV : varicelle et zona ; risque de transmission fœtale si varicelle pendant la grossesse (en particulier dernière semaine de grossesse)
  - CMV : primo-infection chez l'immunocompétent, primo-infection et réactivation chez l'immunodéprimé, infection fœtale si primo-infection pendant la grossesse
  - EBV : primo-infection parfois symptomatique : mononucléose infectieuse
- Diagnostic essentiellement clinique pour HSV (hors méningo-encéphalite) et VZV
- Traitements disponibles : (val)aciclovir (certaines infections à HSV, certaines varicelles, certains zonas) ; (val)ganciclovir et foscavir (infections à CMV de l'immunodéprimé).

CONSENSUS ET RECOMMANDATIONS

- **Conférence de consensus sur le traitement des infections à VZV :** www.infectiologie.com/site/medias/_documents/consensus/vzv98.pdf
- **Conférence de consensus sur le traitement des infections à HSV :** www.infectiologie.com/site/medias/_documents/consensus/herpes-2001.pdf

1 | Bases pour comprendre

1. Généralités

- Les virus du groupe Herpès (*Herpes simplex virus* (HSV-1, HSV-2), virus varicelle-zona (VZV), cytomégalovirus (CMV), virus d'Epstein-Barr (EBV), *Human herpes virus* (HHV) -6, -7 et -8) sont des virus enveloppés, à ADN.
- Après l'infection initiale (primo-infection), une infection latente persiste à vie au niveau de certaines populations cellulaires ; cette latence virale est à l'origine de possibles réactivations ou récurrences.
- L'infection est contrôlée par l'immunité à médiation cellulaire, ce qui explique la gravité de ces infections chez les patients immunodéprimés cellulaires (greffés, infection par le VIH au stade sida, traitement immunosuppresseur…).
- Particularités pour HSV et VZV : tropisme neurocutané, d'où réactivations à partir des neurones des ganglions sensitifs.
- On ne dispose d'un vaccin que pour l'infection par le VZV.

2. Traitements anti-virus du groupe herpès

- La principale molécule anti-HSV et anti-VZV est l'aciclovir
  - L'aciclovir est essentiellement utilisé par voie IV
  - Le valaciclovir est une prodrogue de l'aciclovir, avec l'avantage d'être beaucoup mieux absorbée par voie orale
  - Action : Inhibition de la réplication virale en s'insérant dans l'ADN à la place d'une base normale
  - Toxicités principales : rénale (tubulopathie par cristallurie) ; encéphalopathie
  - Résistance possible, essentiellement observée lors de traitement prolongé chez l'immunodéprimé.
- Indications (TUE6-164-1)
- Le traitement des infections à CMV repose sur le ganciclovir IV (et sa prodrogue orale le valganciclovir), le foscarnet IV et le cidofovir.
- Les antiviraux n'ont pas d'intérêt dans les maladies associées à l'EBV du fait de leur physiopathologie.
- Tous les traitements anti-virus du groupe *herpes* permettent de contrôler une primo-infection ou une réactivation symptomatique ; ils n'empêchent pas l'établissement ou la poursuite de l'infection latente, et donc le risque de récidive à l'arrêt (récurrences herpétiques, zona après une varicelle…)

2 | Diagnostiquer et traiter une poussée d'herpès cutané et muqueux

Ces infections sont dues aux virus *Herpes simplex* 1 et 2 (HSV-1 et HSV-2)

189 - Pilly ECN - ©CMIT

UE6 – N°164 • Infections à herpès virus du sujet immunocompétent

TUE6-164-1 : Principales indications de l'aciclovir IV et PO et du valaciclovir PO

	Patient immunocompétent	Patient immunodéprimé
Aciclovir IV	HSV : atteintes viscérales graves : méningoencéphalite, herpès oculaire sévère (kératite profonde, uvéite ou nécrose rétinienne) ; gingivostomatite herpétique sévère	HSV : primo-infection et réactivations
	VZV : atteintes viscérales graves : encéphalite, pneumopathie	VZV : varicelle, zona
Aciclovir PO	HSV : gingivostomatite herpétique sévère	
Valaciclovir PO	HSV : herpès génital ou cutanéomuqueux (primo-infection et récurrences) ; herpès oculaire non sévère ; prévention des récurrences herpétiques génitales ou orofaciales	
	VZV : zona ophtalmique, zona à risque d'algies post-zostériennes	

1. Introduction

Transmission/physiopathologie

- Transmission par contact direct cutanéomuqueux (baiser, relation sexuelle, *per-partum* lors du passage de l'enfant dans la filière génitale ; rôle de la salive et des lésions cutanées), passage transplacentaire, allaitement maternel (très rare).
- Transmission et expression clinique classiquement au niveau des muqueuses bucco-pharyngées (HSV-1) ou génitales (HSV-2).
- Tropisme principalement cutanéomuqueux : réplication intense lors de la primo-infection et effet cytopathogène, provoquant des vésicules inflammatoires. Dissémination par voie hématogène possible mais rare (infection systémique virale du nouveau-né).
- Diffusion le long des voies nerveuses sensitives vers leurs sites de latence : les ganglions sensitifs crâniens (HSV-1), spinaux ou sacrés (HSV-2).
- Récurrences : causes multiples : stress, soleil, fatigue, règles, fièvre, infection, baisse de l'immunité à médiation cellulaire.

Épidémiologie

- L'homme est le seul réservoir de virus.
- L'infection à HSV-1 survient au cours des premières années de la vie (80 % des enfants, 90 % des adultes ont des Ac).
- L'infection à HSV-2 est une IST dont la séroprévalence est de 15-20 % chez l'adulte en France et de 90 % en cas de sexualité à risque : VIH, prostitution.

2. Diagnostiquer une poussée d'herpès cutanéomuqueux

Infections à HSV-1

Herpès oral

Primo-infection

- Dans l'enfance (entre 1 et 4 ans).
- Asymptomatique le plus souvent
- Le tableau peut être celui d'une gingivostomatite aiguë : ulcérations diffuses de toute la cavité buccale pouvant déborder sur les lèvres et le menton. Elles peuvent être responsables de dysphagie parfois majeure.
La gingivostomatite s'accompagne d'une fièvre élevée à 39°C et d'adénopathies régionales volumineuses.
- HSV-2 est possiblement en cause chez l'adulte (transmission génito-orale).

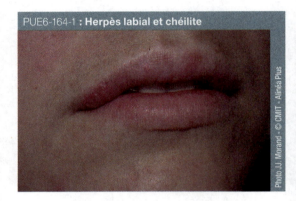

PUE6-164-1 : Herpès labial et chéilite

Récurrences

- Bouquet de vésicules, unilatéral, à la jonction cutanéomuqueuse des lèvres (narines, menton).
- Classique «bouton de fièvre» (PUE6-164-1).

Manifestations ophtalmologiques

- Primo-infection ou, le plus souvent, récurrence.
- Kératite le plus souvent unilatérale, révélée par : douleurs, hyperhémie conjonctivale, photophobie, larmoiement, adénopathie prétragienne, parfois quelques vésicules palpébrales ou conjonctivales.

Infections à HSV-2 : essentiellement l'herpès génital

Primo-infection génitale

- Incubation de 2 à 7 jours.
- Formes symptomatiques : 1/3 des cas, souvent prononcées.
- Lésions génitales érythémato-vésiculeuses douloureuses, rapidement ulcérées et recouvertes d'un exsudat blanchâtre (PUE6-164-2).
- Localisations extragénitales possibles : périnée, fesses.
- Plus rarement : fièvre, malaise général, adénopathies inguinales bilatérales sensibles, dysurie, rétention d'urines, réaction méningée (pléiocytose méningée), radiculomyélite.
- La cicatrisation peut prendre plusieurs semaines.
- HSV-1 est parfois en cause (15 à 30 % des cas).

Infections à herpès virus du sujet immunocompétent • UE6 – N°164

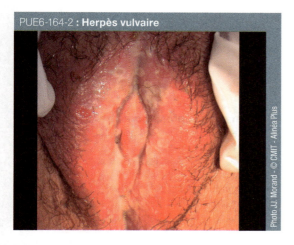

PUE6-164-2 : Herpès vulvaire

Récurrences

Phase prodromique
- Douleurs, brûlures, prurit, picotements, durant quelques heures.

Phase lésionnelle
- Vésicules localisées le plus souvent au site de la primo-infection.
- Guérison : 7-10 jours.
- Fréquence des porteurs asymptomatiques mais contagieux.

Examens complémentaires (rarement indiqués)
- Une recherche directe de virus *herpes* est indiquée lorsque le tableau est atypique, sur prélèvement du contenu de vésicules récentes par :
  - Détection d'ADN viral par PCR : principal moyen actuel.
  - Isolement viral par culture, immunodiagnostic direct : plus rarement utilisés
- Sérologie : sans intérêt ; réactions croisées HSV-1 et HSV-2.

3. Savoir traiter

Savoir traiter une gingivostomatite aiguë
- Évolution spontanément favorable en une quinzaine de jours ; possibilité d'utiliser le valaciclovir en cas de tableau marqué.
- Maintenir (en particulier chez les enfants) une réhydratation régulière par voie orale ; bains de bouche, aliments froids semi-liquides.
- Dans les formes empêchant l'ingestion de liquides, hospitalisation pour réhydratation IV et aciclovir par voie parentérale.

Savoir traiter une manifestation ophtalmologique
- L'herpès oculaire (dont une kératite) nécessite une prise en charge spécialisée par un ophtalmologue :
  - aciclovir pommade ophtalmique 5 fois par jour pendant 5 à 10 jours
  - associé à aciclovir IV si kératite profonde, uvéite ou nécrose rétinienne.
- Il constitue une contre-indication absolue à la corticothérapie (risque d'aggravation pouvant aller jusqu'à la perforation de cornée) et aux anesthésiques locaux (risque de masquer une évolution défavorable).

Savoir traiter un herpès génital
- Valaciclovir 10 jours si primo-infection ; 5 jours si récurrence.
- Ce traitement ne prévient pas les récidives.

Traitement préventif
- Par valaciclovir quotidien au long cours (durée 6-12 mois).
- Indiqué si plus de 6 récurrences annuelles d'herpès génital ou orofacial.
- Traitement purement suspensif : réduit voire supprime les poussées d'herpès pendant la durée du traitement, mais ne permet pas l'éradication du virus (risque de récidives à l'arrêt).

3 Diagnostiquer et traiter une varicelle et en connaître les complications

1. Introduction
- La varicelle est la primo-infection par le Virus Varicelle-Zona (VZV).
- La plus contagieuse des maladies éruptives. La transmission est aérienne et contact, de 1 à 2 jours avant le début de l'éruption à 5 à 7 jours après (fin de la contagion lorsque toutes les lésions cutanées sont à la phase croûteuse).
- 90 % des cas de varicelle surviennent chez l'enfant entre 1 et 14 ans.
- Maladie plus grave chez l'adulte, et encore plus grave chez l'immunodéprimé et la femme enceinte.
- Un vaccin vivant atténué est disponible (Cf. item UE6-143).

2. Diagnostiquer une varicelle

Forme habituelle
- Incubation moyenne : 14 jours.
- Invasion : fébricule (38°C), malaise général.
- Phase d'état caractérisée par l'éruption
  - Type : maculo-papules inconstantes puis vésicules disséminées, très prurigineuses ; érosion et pseudo-ombilication, apparition de croûtes brunâtres à J4, et cicatrisation à J10 (PUE6-164-3 et -4)
  - Évolution : en plusieurs poussées successives
  - Topographie : cuir chevelu, face, thorax. Respecte paumes des mains et plantes des pieds
  - Énanthème buccal avec lésions érosives associées
  - Fièvre modérée, aux alentours de 38°C
  - Micropolyadénopathies (cervicales), rare splénomégalie.
- Évolution spontanée favorable en 10-15 jours.

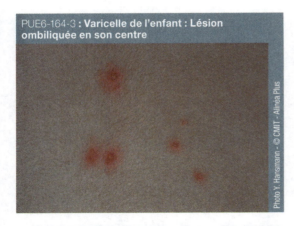

PUE6-164-3 : **Varicelle de l'enfant : Lésion ombiliquée en son centre**

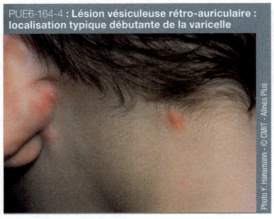

PUE6-164-4 : **Lésion vésiculeuse rétro-auriculaire : localisation typique débutante de la varicelle**

- **Complications**
  - Complications cutanées
    · Surinfection cutanée bactérienne : surtout à *Staphylococcus aureus* et *Streptococcus pyogenes*. Fréquente chez l'enfant du fait du grattage, favorisée par l'absence de soins locaux.
  - Autres complications
    · Terrains favorisants : immunodépression de type cellulaire (leucémie, lymphome, corticothérapie…), adulte, femme enceinte, nouveau-né
    · État infectieux sévère, éruption profuse souvent nécrotique et hémorragique
    · Atteinte respiratoire : pneumonie interstitielle.
    · Atteinte neurologique : convulsions, ataxie cérébelleuse (rare 1/4 000, guérit spontanément en une quinzaine de jours), plus rarement polyradiculonévrite, myélite, méningite, encéphalite, rétinite.
    · Purpura thrombopénique aigu d'évolution bénigne.

- **Diagnostic : avant tout clinique**

Biologique
- Inutile dans les formes typiques de varicelle
- Mise en évidence directe du virus
  · Culture virale : examen de référence
  · Détection par PCR = moyen de plus en plus utilisé
  · Plus rarement immunofluorescence
  · Sur un écouvillonnage du contenu vésiculaire ; sur des liquides biologiques (LCS dans les encéphalites, …)
- Sérologie : intérêt épidémiologique, diagnostic rétrospectif uniquement, ou en vue d'une vaccination.

Diagnostic différentiel
- Prurigo strophulus (réaction aux piqûres d'insectes de literie ou du milieu extérieur), zona généralisé (immunodéprimé), variole.

3. Traiter une varicelle

- **Traitement symptomatique, traitement local**
  - Aspirine et AINS contre-indiqués chez l'enfant (risque de syndrome de Reye).
  - Antihistaminiques sédatifs : hydroxyzine, dexochlorphéniramine.
  - Ongles propres et coupés courts.
  - Douches ou bains quotidiens avec savon doux.
  - **Chlorhexidine en solution aqueuse en cas de surinfection.**
  - Antibiotiques en topique : inutiles ; autres topiques (anesthésiques, talc, crèmes diverses) contre-indiqués : risquent de masquer (voire de provoquer) une surinfection.

- **Antibiothérapie**

Uniquement en cas de surinfection cutanée avérée, par voie générale (Cf. item UE6-152).

- **Traitement antiviral**

Réservé aux formes graves et/ou compliquées :
- Varicelle de forme grave par son extension ou ses localisations, comme la forme respiratoire de l'adulte par exemple
- Varicelle de l'immunodéprimé
- Aciclovir IV pendant 10 jours.

- **Traitement préventif**

L'éviction scolaire
Elle n'est plus recommandée, quoique les recommandations stipulent que «la fréquentation scolaire à la phase aigüe de la maladie n'est pas souhaitable»
- Éviter contact avec les immunodéprimés et femmes enceintes non immuns

Vaccination par virus vivant atténué (Cf. item UE6-143)
- Objectif de la vaccination : protéger les jeunes adultes non immuns :
  · adolescents de 12 à 18 ans n'ayant pas d'antécédent clinique de varicelle ou dont l'histoire est douteuse (un contrôle sérologique peut éventuellement être pratiqué)
  · femmes en âge de procréer, sans antécédent clinique de varicelle, avant toute grossesse ou dans les suites d'une première grossesse
  · candidats à une greffe d'organe non immuns
  · toute personne en contact étroit avec des personnes immunodéprimées, et qui n'a pas d'antécédent de varicelle, ou dont l'histoire est douteuse et dont la sérologie est négative.
- **Test de grossesse avant** l'administration chez la femme en âge de procréer, et contraception efficace un mois après chaque injection
- Indications de la vaccination :
  · Pas de recommandation de vaccination généralisée chez l'enfant (la circulation de la maladie infantile,

généralement bénigne, est suffisante pour assurer une immunité de la population à l'âge adulte).
- adolescent ou femme en âge de procréer non immunisé(e)
- les personnes (sans antécédent de varicelle et avec sérologie négative) au contact de sujets à risque (immunodéprimés)
- les professionnels au contact de la petite enfance ou exerçant dans des services à risque de varicelle grave
- les adultes de plus de 18 ans exposés à un cas de varicelle (si contage < 3 jours).

4. Diagnostiquer et traiter un zona dans ses différentes localisations

1. Introduction
- Expression clinique de la réactivation du VZV, atteint 20 % de la population.
- Nette prédominance au-delà de 50 ans ; témoin d'une immunodépression cellulaire.
- Gravité : liée
  - aux douleurs post-zostériennes (DPZ)
  - à certaines localisations (zona ophtalmique)
  - aux formes de l'immunodéprimé.
- Vaccin disponible (Cf. infra)

2. Diagnostiquer un zona

Caractéristiques générales de l'éruption

Phase prodromique
- Douleurs précèdant l'éruption
- Paresthésies à type de brûlures et troubles objectifs de la sensibilité dans le territoire concerné.

Phase d'état
- Éruption caractéristique (PUE6-164-5)
  - Éléments d'abord érythémateux roses vifs, puis vésiculeux groupés en «bouquet», lésions érosives à J5, croûteuses à J7, puis cicatrices dépigmentées rosées puis blanchâtres très souvent indélébiles vers J10
  - Topographie : essentiellement sur le torse (en hémi-ceinture), parfois au visage ou sur un membre
  - Distribution : généralement **unilatérale,** monométamérique (limitée au territoire d'une racine nerveuse). Néanmoins, l'éruption peut déborder sur un ou plusieurs métamères contigus, sans dépasser (ou rarement) la ligne médiane.
- Fébricule

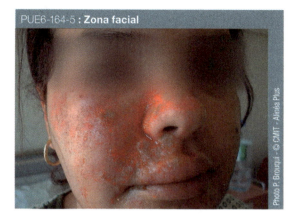

PUE6-164-5 : **Zona facial**

Évolution
- Sur 2 à 3 semaines, souvent par poussées successives. Les douleurs peuvent persister plusieurs mois

Les formes topographiques

Zona intercostal, cervical, abdominal, lombo-abdominal, sacré

Zona céphalique : plus rare, volontiers très douloureux

Zona ophtalmique (dermatome de la 1ère branche (V1) du nerf trijumeau)
- Plus fréquent chez les sujets âgés. L'éruption peut siéger dans l'une des trois branches du nerf ophtalmique :
  - frontale : partie médiane de la paupière supérieure, front et cuir chevelu jusqu'au vertex
  - lacrymale : partie externe des paupières (→ larmoiement abondant)
  - nasale
    - externe : racine et dos du nez, angle interne de l'œil
    - interne : lobule du nez et muqueuse pituitaire (entraînant douleurs locales et rhinorrhée).
- Complications oculaires fréquentes, notamment si atteinte de la branche nasale externe du trijumeau (sensibilité cornéenne) : risque de kératite ; dépistage systématique par un examen ophtalmique (kératite et iridocyclite apparaissent souvent deux à trois semaines après la fin de l'éruption zostérienne).
- Les paralysies oculomotrices sont fréquentes, généralement régressives.
- DPZ fréquentes et intenses.
- Séquelles possibles : perte anatomique de l'œil, atteinte définitive de la vision.

Zona du ganglion géniculé
- La douleur et l'éruption sont auriculaires et siègent dans la zone de Ramsay-Hunt (tympan, conduit auditif externe et conque du pavillon de l'oreille).
- Elle s'accompagne d'une paralysie faciale périphérique, d'une éruption des 2/3 antérieurs de l'hémilangue homolatérale. Des troubles cochléo-vestibulaires sont parfois associés.

Zona bucco-pharyngé
- Ulcérations pseudo-membraneuses avec vésicules unilatérales.

Les complications

Douleurs post-zostériennes (DPZ) : principale complication neurologique

- Définition : douleurs persistant après la cicatrisation ou plus d'un mois après la survenue d'un zona.
- Facteurs de risque : âge > 50 ans, localisations céphaliques, douleurs intenses à la phase aiguë.
- Disparaissent habituellement en 6 mois, mais peuvent être définitives et très invalidantes.

Autres complications neurologiques (exceptionnelles)

- Paralysie oculomotrice (lors du zona ophtalmique).
- Atteinte motrice dans le territoire du zona.
- Myélite et encéphalite, parfois en l'absence d'éruption cutanée.

Surinfections bactériennes

Provoquées par le grattage.

Diagnostic

- Diagnostic essentiellement clinique.
- Le recours aux examens complémentaires est exceptionnellement indiqué, en cas d'éruption atypique (prélèvement vésiculaire : PCR, ou examen en immunofluorescence).

3. Traiter un zona

Traitement symptomatique

Traitement local

- Douches ou bains quotidiens à l'eau tiède et savon doux.
- Chlorhexidine en solution aqueuse en cas de surinfection.
- Autres topiques inutiles (antibiotiques locaux) ou contre-indiqués (crème, anesthésiques...) : peuvent masquer voire favoriser une surinfection bactérienne

Prise en charge de la douleur

Adaptation des traitements au mieux à l'aide d'une échelle visuelle analogique.

- Les corticoïdes sont inutiles (et contre-indiqués à la phase aiguë : risquent de favoriser l'extension de l'infection).
- Phase aiguë : antalgiques.
- Les DPZ doivent faire l'objet d'une prise en charge spécialisée.

Antibiothérapie

- Uniquement en cas de surinfection cutanée avérée.
- Par voie générale (Cf. item UE6-152).

Traitement antiviral du sujet immunocompétent

- Indications :
  · prévention des DPZ : traitement si âge > 50 ans, douleurs intenses à la phase aiguë, zona étendu
  · zona ophtalmique
- Modalités : valaciclovir *per os* pendant 7 jours.
- Traitement précoce impératif (dans les 72 heures après le début de l'éruption).

4. Prévenir un zona : vaccination

- But : éviter une réactivation liée à la diminution de l'immunité anti-VZV chez le sujet âgé.

- Vaccin vivant atténué (même souche que le vaccin anti-varicelle, mais le vaccin anti-zona est plus dosé).
- Vaccination recommandée en France entre 65 et 74 ans (avis du HCSP d'octobre 2014).

---

5 | Préciser les complications chez la femme enceinte, le nouveau-né et l'atopique

1. infection par HSV-1 et HSV-2

Introduction

- Pour le nouveau-né : l'herpès néonatal concerne 1 à 3 nouveau-nés pour 100 000 naissances, soit environ 20 cas annuels en France. Le virus HSV-2 est principalement en cause.
  · Gravité : mortalité très élevée et séquelles très lourdes en cas de survie.
  · Transmission le plus souvent par contact direct lors du passage dans la filière génitale.
  · Une contamination post-natale est par ailleurs possible.
- Pour la femme enceinte :
  · Risque (rare) de forme grave dans le dernier trimestre de la grossesse : dissémination par voie hématogène (risque d'hépatite fulminante)
  · Risque principal : maladie chez le nouveau-né.
  · L'infection maternelle peut être
    · Cliniquement patente : herpès génital typique (avec cervicite dans 30 % des cas) surtout dans le dernier mois, avec un risque majeur de transmission à l'enfant, évalué à 75 % en cas de primo-infection et à 5 % en cas de récurrence.
    · Cliniquement latente : avec excrétion génitale asymptomatique d'HSV-2 de fréquence estimée de 3 à 16 % au cours de la grossesse.

Complications de la maladie herpétique chez le nouveau-né (Cf. item UE2-26)

Contamination anténatale

La transmission s'effectue très rarement par voie transplacentaire.

Contamination périnatale ou néonatale : la plus fréquente

- Forme disséminée, polyviscérale
  · Le risque de décès est de plus de 50 %.
- Méningo-encéphalite isolée
  · Séquelles lourdes dans 50 % des cas.
- Forme cutanéomuqueuse
  · Le diagnostic précoce et le traitement antiviral permettent une guérison dans 90 % des cas.

Contamination postnatale

- HSV-1 est habituellement en cause : liée à une récurrence maternelle (orale ou mammaire), de l'entourage ou à une transmission nosocomiale.
- Responsable de 5 à 10 % des herpès néonataux.

Prévention

- Traitement maternel en cas de primo-infection génitale survenant pendant la grossesse
- Césarienne en cas de lésions génitales en fin de grossesse (primo-infection ou récurrence)
  - La césarienne n'a pas d'intérêt en cas de rupture de la poche des eaux supérieure à 6 heures.

■ Complications de la maladie herpétique chez l'atopique

La survenue d'une infection par HSV-1 ou -2 chez un sujet porteur d'un eczéma expose à une complication grave appelée pustulose varioliforme de Kaposi-Juliusberg :

- Plus fréquente chez l'enfant dans les 3 premières années.
- Localisations les plus fréquentes : tête, cou, partie supérieure du tronc.
- Le tableau clinique associe :
  - fièvre, malaise, adénopathies
  - éruption faite de lésions vésiculeuses, pustuleuses, croûteuses, ombiliquées, initialement regroupées.
- Mortalité en l'absence de traitement liée à une surinfection bactérienne et aux atteintes viscérales virales.
- Traitement par aciclovir IV ± antibiothérapie dirigée contre *Streptococcus pyogenes* et *Staphylococcus aureus*.

2. Infection par le virus varicelle-zona

- La survenue d'une varicelle chez la femme enceinte expose à un risque de forme grave chez la mère, et (selon le terme) de transmission congénitale ou périnatale (Cf. item UE2-26).
- Les immunodéprimés sont à risque de forme grave de varicelle ou de zona (Cf. «formes graves»)

■ Risque pour la femme enceinte
- Risque de forme viscérale

■ Risque pour l'enfant *in utero* et à la naissance
- Varicelle congénitale (exceptionnelle) :
  - risque lorsque la varicelle survient avant la 20ème semaine d'aménorrhée.
- Varicelle néonatale
  - risque maximal si éruption varicelleuse chez la mère dans les 5 jours précédant ou les 2 jours suivant l'accouchement
  - grave, avec une mortalité qui peut atteindre 30 %.

Pour en savoir plus

- Avis de la Commission de Transparence sur l'utilisation du valaciclovir : www.has-sante.fr/portail/upload/docs/application/pdf/ct-4685_zelitrex.pdf

Notes

Notes

UE6 N°165	Infection à VIH

Objectifs

- Informer et conseiller en matière de prévention de la transmission du VIH
- Connaître les situations justifiant la prescription d'une sérologie VIH
- Interpréter les résultats d'une sérologie VIH et en annoncer le résultat
- Reconnaître une primo-infection par le VIH
- Prévenir et reconnaître les principales complications infectieuses associées au VIH
- Connaître et savoir dépister les principales complications non infectieuses associées au VIH
- Connaître les grands principes du traitement antirétroviral, de son suivi et de son observance
- Dépister une infection à VIH au cours de la grossesse et en organiser la prise en charge

Points importants

- Connaître les modes de prévention.
- Sérologie avec accord du patient, annonce par un médecin lors d'une consultation. Respect de la confidentialité.
- Pas d'urgence à instaurer une trithérapie antirétrovirale (sauf dans le cadre des accidents d'exposition au risque viral -AEV). Patient informé et ayant compris la nécessité d'une observance parfaite.
- Traitement antirétroviral indiqué pour toute personne infectée par le VIH, quel que soit le taux de lymphocytes T CD4.
- Prophylaxies primaires des infections opportunistes.
- 5 classes principales d'antirétroviraux, 4 cibles principales : corécepteur CCR5, transcriptase inverse, intégrase, protéase.
- La prescription des antirétroviraux répond à des règles qu'il convient de respecter au risque de voir un échec virologique.
- Éducation thérapeutique et aide à l'observance assurées par une équipe multiprofessionnelle médicosociale.
- Déclaration obligatoire anonyme de la séropositivité VIH.

1 | Bases pour comprendre

1. Le VIH

■ Virus

- Membre de la famille des **rétrovirus.**
- Grande variabilité génomique :
  types VIH-1 (le plus répandu) et VIH-2 (essentiellement en Afrique de l'Ouest).

■ Cycle de réplication (FUE6-165-1)

1ère étape

- Reconnaissance spécifique de la protéine d'enveloppe virale gp120 par le **récepteur primaire CD4** de la cellule hôte, entraînant une modification conformationnelle de la gp120 capable alors de se fixer aux **corécepteurs membranaires CXCR4 ou CCR5**
- Puis adsorption et pénétration du virus dans la cellule cible (cellules porteuses des récepteurs membranaires nécessaires à l'entrée du virus).

2ème étape

Rétrotranscription de l'ARN viral en ADN bicaténaire grâce à la **transcriptase inverse virale** qui est responsable d'erreurs fréquentes à l'origine de la variabilité génétique du VIH, puis **intégration** au sein du génome de la cellule cible grâce à l'**intégrase virale.**

Étapes suivantes : production de nouvelles particules virales avec successivement :

- transcription de l'ADN proviral en ARN messager viral
- traduction des ARN messagers en protéines virales
- clivage, puis assemblage des protéines virales après intervention de la **protéase virale**
- formation de nouvelles particules virales libérées dans le secteur extracellulaire et pouvant infecter d'autres cellules. La cellule cible meurt.

La réplication du virus est intense : environ 1 à 10 milliards de virions sont produits chaque jour par une personne infectée non traitée.

2. Physiopathologie de l'infection à VIH

- Infection virale chronique évoluant sur plusieurs années.
- Cellules cibles du VIH = cellules porteuses des récepteurs membranaires nécessaires à l'entrée du virus : lymphocytes T CD4, monocytes/macrophages, cellules dendritiques, cellules de Langerhans, cellules de la microglie cérébrale.
- Dès la contamination :
  · réplication active du virus avec diffusion dans l'organisme, établissement rapide de **réservoirs viraux** (ganglions, tissu lymphoïde du tube digestif, système nerveux central) avec intégration du VIH dans le génome des cellules hôtes.
  · induction de réponses immunes spécifiques humorales et cellulaires entraînant, dans un premier temps, une réduction et un contrôle de la production virale.

UE6 – N°165 • Infection à VIH

FUE6-165-1 : Cycle de réplication du VIH avec sites d'action des différents antirétroviraux

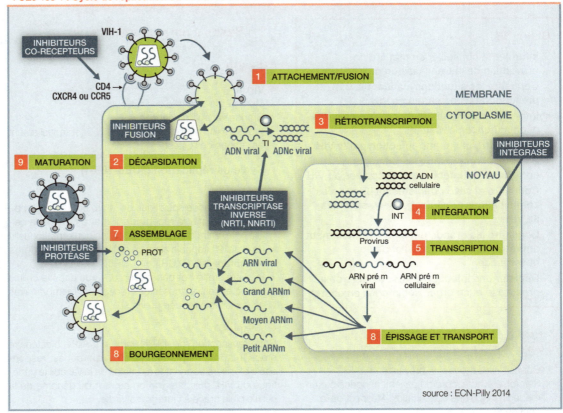

source : ECN-Pilly 2014

- Dans un second temps, destruction progressive du système immunitaire : directement par infection des lymphocytes T CD4 dont le nombre va diminuer progressivement (de 50 à 100/mm³ par an), et indirectement du fait d'une activation immunitaire contribuant à la perte des lymphocytes T CD4 et responsable d'une inflammation délétère pour l'organisme.
- Conséquence = **Syndrome d'Immunodéficience Acquise** ou **Sida,** défini par la survenue de pathologies opportunistes liées à une immunodépression cellulaire avancée, en général lorsque le taux de lymphocytes T CD4 est inférieur à 200/mm³.
- La médiane d'évolution entre primo-infection et Sida est de 10 ans mais il existe une grande variabilité inter-individuelle entre les patients dits «progresseurs rapides» (Sida en 2 à 3 ans) et ceux appelés «non-progresseurs».
- On ne guérit pas du VIH à l'heure actuelle.

3. Les antirétroviraux

Ce sont des substances produites par synthèse, capables d'inhiber la réplication virale du VIH et regroupées en classes selon leur cible.

Les 4 cibles des antirétroviraux :
- Les co-récepteurs (CXCR4 ou CCR5)
- La transcriptase inverse virale
- L'intégrase virale
- La protéase virale

Les paramètres biologiques permettant d'apprécier le stade de l'infection VIH sont :
- 1. le taux de lymphocytes T CD4 qui reflète le capital immunitaire
- 2. la charge virale plasmatique VIH qui mesure l'intensité de la réplication virale.

2 Informer et conseiller en matière de prévention de la transmission du VIH

1. Épidémiologie de l'infection par le VIH en France (données 2013)

- 150 000 personnes infectées par le VIH en France, environ 6 200 nouvelles contaminations par an. La proportion d'hommes parmi les personnes découvrant leur séropositivité augmente.
- 60 % des personnes découvrant leur séropositivité ont été contaminées par rapports hétérosexuels, un peu plus d'un tiers par rapports homosexuels.
- les personnes de 25 à 49 ans représentent la majorité des découvertes de séropositivité.
- un tiers des personnes est diagnostiqué au stade Sida ou avec moins de 200 CD4/mm³.

2. Transmission du VIH

Trois liquides biologiques peuvent contenir de grandes quantités de virus : le sang, le sperme, les sécrétions vaginales.

■ Transmission sexuelle

- Tout rapport sexuel avec une personne infectée par le VIH est à risque potentiel de transmission du VIH : rapports hétérosexuels, homosexuels, oro-génitaux. Un seul contact peut suffire à transmettre la maladie.
- Facteurs augmentant le risque de transmission : rapport anal, lésion génitale, saignement, co-existence d'une infection sexuellement transmissible, quantité de virus importante dans les sécrétions génitales corrélée à une charge virale plasmatique élevée.
- La transmission sexuelle du VIH est considérablement réduite si l'infection du partenaire est contrôlée par un traitement antirétroviral, le risque infectieux étant corrélé à la charge virale. Cependant, un patient reste contagieux même en cas de charge virale indétectable (le traitement antirétroviral permet alors une diminution du risque de transmission de l'ordre de 92 %).

■ Transmission par le sang et ses dérivés

- Transfusion sanguine, transplantation : risque quasi nul depuis les sérologies obligatoires et l'utilisation des tests moléculaires pour le dépistage lors des dons du sang et d'organes.
- Partage de matériel d'injection contaminé par du sang : baisse très importante de l'infection par le VIH chez les usagers de drogues intraveineuses suite aux mesures de prévention (mise à disposition de matériel à usage unique).
- Accident professionnel d'exposition au sang (AES) : risque faible mais variable selon le stade clinique de la personne source et de sa charge virale plasmatique, la sévérité de l'exposition au sang, le port ou non de gants (Cf. item UE11-362).

■ Transmission mère-enfant (TME)

- Essentiellement dans la période périnatale (accouchement et allaitement) ou en cas de primo-infection pendant la grossesse.
- Facteurs augmentant le risque de TME : infection VIH stade Sida, charge virale plasmatique élevée chez la mère.

3. Prévention combinée

La prévention combinée repose sur la combinaison de méthodes de prévention comportementales avec le dépistage et le traitement antirétroviral des personnes vivant avec le VIH.

■ Les méthodes visant à modifier les comportements

- Campagnes d'information collectives, multiplication des sources d'information individuelle (Internet, centre de dépistage anonyme et gratuit, planning familial, associations).
- Promotion de l'utilisation du préservatif masculin et féminin
  - · Limites : usage non systématique, mésusage, rupture, glissement
  - · Avantages : participe à la prévention de la plupart des IST.

- Mise à disposition et promotion de l'utilisation de matériel stérile à usage unique et des traitements de substitution des drogues opiacées chez les usagers de drogues intraveineuses y compris dans les lieux de privation de liberté (prison).
- Mesures de précaution universelles vis-à-vis du risque d'AES (port de gants, technique, réservoirs spéciaux pour aiguilles usagées…).

■ Le dépistage : situations justifiant la prescription d'une sérologie VIH

Dépister un patient infecté par le VIH implique une prise en charge adaptée permettant à la fois un bénéfice personnel et un bénéfice en terme de santé publique.

Dépistage ciblant les populations à risque

Hommes ayant des relations sexuelles avec des hommes, migrants d'Afrique subsaharienne, population des départements français d'Amérique et des autres Caraïbes, usagers de drogues intraveineuses, population en situation de précarité, prostitution.

Dépistage ciblé selon les circonstances :

- Devant toute situation à risque ou tout symptôme clinique et/ou biologique évocateur de primo-infection ou d'infection VIH avancée
- Suspicion ou diagnostic d'IST ou d'hépatite C
- Suspicion ou diagnostic de tuberculose
- Projet de grossesse et grossesse
- Interruption volontaire de grossesse
- Première prescription d'une contraception
- Viol
- Entrée en détention ou en cours d'incarcération
- Dons de sang et d'organes

Le dépistage peut aussi être proposé dans un parcours de soins, coordonné par le médecin référent ou réalisé à l'initiative du patient dans un centre d'information et de dépistage anonyme et gratuit (CDAG).

> Le dépistage doit être proposé largement et ce d'autant plus qu'il existe des situations à risque.

4. Les moyens de prévention à base d'antirétroviraux

■ Traitement des personnes atteintes (TasP, pour «*Treat as Prevention*»).

Le traitement antirétroviral efficace –i.e. permettant de rendre la charge virale indétectable- des personnes vivant avec le VIH réduit nettement le risque de transmission du VIH à leur(s) partenaire(s).

■ Traitement post-exposition (TPE) pour réduire le risque d'infection par le VIH après un risque significatif (Cf. item UE11-362).

■ Prévention de la transmission mère-enfant (PTME, Cf. item UE2-26)

- Traitement antirétroviral efficace chez la mère : réduction considérable du risque de transmission en cas d'indétectabilité de la charge virale VIH lors du dernier trimestre de grossesse. Le risque de transmission passe de 20-25 % en l'absence de traitement à 0,3 % lorsque la charge virale plasmatique est indétectable à l'accouchement.

- Proposer une sérologie VIH à toute femme enceinte au 1er trimestre de la grossesse et au 6ème mois en cas de prise de risque pendant la grossesse.
- Prise en charge spécialisée, à la fois du point de vue obstétrical et du point de vue infectieux.
- Traitement prophylactique systématique de l'enfant pendant les 4 premières semaines de vie.
- Proscrire l'allaitement lorsque cela est possible (pays développés).

3 | Histoire naturelle de l'infection VIH

L'évolution spontanée (en l'absence de traitement) de l'infection VIH peut être divisée en 3 phases : la phase aiguë ou primo-infection, la phase chronique asymptomatique et la phase finale, symptomatique. Durant ces trois phases, le VIH se réplique activement entraînant progressivement une diminution du nombre de lymphocytes T CD4 (seuil critique d'immunodépression : $\leq 200/mm^3$).

1. La primo-infection

Dix à 15 jours après la contamination (extrêmes : 5-30 jours), un peu plus de la moitié des sujets présentent un tableau souvent fébrile, polymorphe, appelé primo-infection.
- durée médiane de 2 semaines
- phase de réplication virale intense.
- grande variabilité de la présentation clinique (TUE6-165-1) :

Diagnostics différentiels : les autres causes de fièvre aiguë et de syndromes mononucléosiques (Cf. item UE7-213).

> Tout tableau fébrile inexpliqué doit conduire à la proposition puis à la réalisation d'un dépistage du VIH.

2. La phase chronique

- Peut durer plusieurs années.
- Risque de contamination du ou des partenaire(s) car réplication virale active.
- Événements cliniques mineurs :
  - manifestations cutanéo-muqueuses (dermite séborrhéique, prurigo, folliculite, zona, verrues, condylomes, *molluscum contagiosum,* candidose buccale (PUE6-165-1) ou génitale récidivante, leucoplasie chevelue de la langue) ;
  - manifestations générales (altération de l'état général, fébricule, sueurs nocturnes abondantes) ;
  - diarrhée chronique.
- Signes biologiques inconstants :
  - Leuco-neutropénie, thrombopénie, anémie, hypergammaglobulinémie polyclonale.

3. Le stade Sida (syndrome d'immunodépression acquise)

- Le stade Sida est défini par l'ensemble des pathologies opportunistes majeures (infections et tumeurs) liées à l'immunodépression induite par le VIH. Ces pathologies sont d'autant plus fréquentes que le taux de lymphocytes T CD4 est inférieur à $200/mm^3$.
- Dans tous les cas, la restauration immunitaire (la remontée du taux de lymphocytes T CD4), passant par un traitement antirétroviral efficace, est fondamentale pour le contrôle de ces maladies.
- Un patient qui a eu une infection opportuniste classant Sida (TUE6-165-2) restera définitivement au stade Sida même si le taux de lymphocytes T CD4 remonte sous traitement antirétroviral efficace. Cela traduit le fait, qu'en dépit d'une augmentation du nombre de lymphocytes T CD4, les fonctions immunitaires de ces cellules sont définitivement altérées.

TUE6-165-1 : Primo-infection VIH : quand y penser ?

Signes cliniques présents dans **75% des cas, peu spécifiques**	Symptômes par ordre décroissant de fréquence :
	· Fièvre (90 %)
	· Syndrome pseudo-grippal persistant plus de 7 jours
	· Asthénie
	· Polyadénopathies
	· Pharyngite
	· Eruption maculopapuleuse ± généralisée
	· Ulcérations génitales ou buccales
	· Candidose orale
	· Signes digestifs : diarrhée aiguë, nausées/vomissements, douleurs abdominales
	· Manifestations plus sévères et plus rares :
	  · neurologiques : syndrome méningé avec méningite lymphocytaire, troubles encéphalitiques, mononévrite (paralysie faciale) ou polyradiculonévrite
	  · pulmonaire : pneumopathie interstitielle

Signes biologiques aspécifiques	· Thrombopénie (75 %) · Leucopénie (50 %) · Lymphopénie ou hyperlymphocytose avec syndrome mononucléosique · Cytolyse hépatique

TUE6-165-2 : **Principales pathologies opportunistes selon le taux de lymphocytes T CD4**

Taux de lymphocytes T CD4 (/mm³)	Manifestations possibles
De 500 à 200	· Candidose orale · Tuberculose · Maladie de Kaposi (PUE6-165-2) · Lymphome
De 200 à 100	· Les affections sus-citées + · Candidose oesophagienne · Pneumocystose
Moins de 100	· Toutes les affections sus-citées + · Toxoplasmose cérébrale · Infection à CMV · Cryptococcose neuroméningée · Infection à mycobactéries atypiques · Leucoencéphalopathie multifocale progressive à JC virus

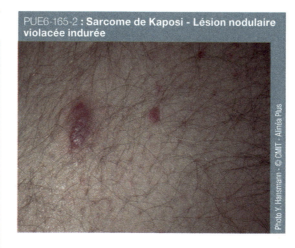

PUE6-165-2 : **Sarcome de Kaposi - Lésion nodulaire violacée indurée**

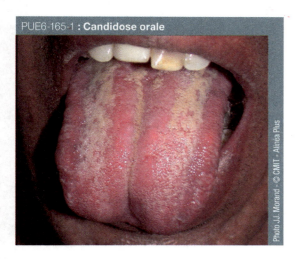

PUE6-165-1 : **Candidose orale**

4 Interpréter les résultats d'une sérologie VIH et annoncer le résultat

Le polymorphisme clinique des manifestations et leur absence de spécificité dans la plupart des cas doit conduire à rechercher très largement une infection VIH. Ce diagnostic repose principalement sur la mise en évidence d'anticorps anti-VIH.

1. Les marqueurs virologiques plasmatiques

Trois types de marqueurs virologiques plasmatiques peuvent être utilisés (cités par ordre d'apparition, FUE6-165-2) :
- l'ARN-VIH = mise en évidence du virus dans le plasma sanguin par détection moléculaire. Il est détectable dès le 10ème jour après la contamination. La quantification de l'ARN-VIH plasmatique est appelée charge virale.
- l'antigène p24 du VIH-1, détectable environ 15 jours après la contamination, au moment de la primo-infection et persistant 1 à 2 semaines avant de se «négativer» (mise en place de la réponse anticorps).

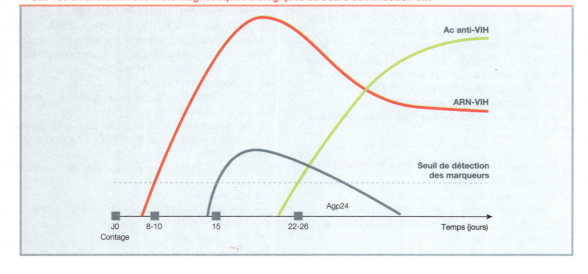

FUE6-165-2 : **Évolution des tests diagnostiques biologiques au cours de l'infection VIH**

les anticorps anti-VIH, détectables en moyenne 22 à 26 jours après la contamination.

2. Les outils virologiques

▪ Tests de dépistage

- Tests de référence : méthodes immuno-enzymatiques de type ELISA à lecture objective de détection combinée (mise en évidence des Ac anti-VIH-1 et -2 et de l'Ag p24).
- Tests rapides (mise en évidence des Ac anti-VIH-1 et -2). Ils sont moins sensibles que les tests ELISA au cours de la primo-infection. Ils constituent un recours pour les situations d'urgence (comme les accidents d'exposition au sang et sexuels) ou pour promouvoir de nouvelles stratégies de dépistage.

▪ Tests sérologiques de confirmation

- Technique de référence : Western-Blot. révélation par une réaction immuno-enzymatique de la présence d'anticorps dirigés contre différentes protéines du VIH.

▪ Quantification de la virémie plasmatique par mesure de l'ARN viral (charge virale)

- Principe = amplification génomique (PCR), avec seuil de détection de 20 à 50 copies/mL.
- Avantage : positivité plus précoce que les sérologies, valeur pronostique.
- Limite : «fenêtre virologique» = laps de temps entre contamination et détection du virus dans le sang (8-10 jours).

3. Stratégie diagnostique de l'infection VIH

▪ Cas général de l'adulte

- Dépistage par un test ELISA à lecture objective de détection combinée :
  - résultat négatif : absence de séroconversion vis-à-vis du VIH et donc absence d'infection VIH, sauf dans le cas d'une exposition datant de moins de 6 semaines. Dans ce cas, il faut répéter le test de dépistage 6 semaines plus tard.
  - résultat positif : test de confirmation (Western Blot) à l'initiative du biologiste sur le même échantillon sanguin.
- Confirmation par Western Blot d'un test Elisa positif :
  - Western-Blot positif : il est obligatoire de valider la positivité du test de dépistage sur un second prélèvement avant de poser le diagnostic d'infection VIH. Ce deuxième prélèvement permet d'éliminer une éventuelle erreur d'identité. L'infection VIH n'est établie que lorsque le résultat de l'analyse de confirmation est positif et que des résultats concordants sont obtenus sur un second prélèvement sanguin.
  - Western-Blot négatif : le diagnostic d'infection VIH est exclu.

4. Annoncer les résultats d'une sérologie VIH

- Traumatisme pour le patient :
  - toujours ressenti comme un choc,
  - parfois aggravé par un sentiment de culpabilité.
- Importance de l'information avant et après le test et de l'écoute prolongée.
- Annonce faite par le médecin qui a prescrit le test.

▪ Consultation pré-test

- La demande d'une sérologie VIH doit toujours être accompagnée d'une information claire :
  - le motif de la demande : signes d'appel cliniques ou biologiques ; facteurs de risque de contamination,
  - la signification d'une éventuelle séropositivité et ses conséquences :
    - possibilités thérapeutiques pour le patient
    - mesures prophylactiques pour le(s) partenaire(s) sexuel(s).
  - l'absence d'information préalable au test va à l'encontre d'une politique de prévention : si le test est négatif, aucun discours de prévention n'aura été fait et il est trop tard pour qu'il soit entendu quand le résultat est négatif.
- L'accord verbal du patient est à recueillir systématiquement sauf urgence à diagnostiquer le VIH (ex : accidents d'exposition au sang et sexuelle, suspicion de pathologies opportunistes) et patient ne pouvant donner son consentement (ex : coma).

▪ Consultation post-test

- Le rendu du résultat du test doit être fait lors d'une consultation dédiée.
- Un test négatif doit faire idéalement l'objet d'un rendu médicalisé, être l'occasion d'un dialogue et d'une information sur les conduites de prévention.
- Le résultat d'un premier test positif doit être donné sous réserve de sa vérification sur un deuxième prélèvement.
- Le deuxième test permet :
  - d'éviter d'éventuelles (mais rares) erreurs
  - de revoir le patient après quelques jours pour :
    - délivrer des messages personnalisés
    - répondre aux questions du patient.
- L'annonce doit être franche et sincère, sans brutalité ni "moralisme".
- Aborder diverses questions portant sur :
  - la situation du patient dans l'histoire naturelle de l'infection
  - le suivi, les perspectives de traitement, le pronostic sous traitement
  - la transmission, les mesures de prévention
  - les éventuelles conséquences dans la vie familiale, professionnelle, les projets de procréation
  - l'annonce du résultat du test. Attention au maintien du secret médical : tout faire pour convaincre le patient d'annoncer sa pathologie à son (ses) partenaire(s) afin d'organiser le dépistage de celui (ceux)-ci
  - le dépistage de l'entourage
  - la déclaration d'affection de longue durée (ALD) avec prise en charge à 100 %
  - la déclaration obligatoire anonymisée : déclaration obligatoire d'infection par le VIH et déclaration obligatoire de Sida.
- Identifier les différentes personnes-ressources, selon les cas :
  - médecin référent
  - médecin spécialisé dans la prise en charge de l'infection VIH
  - assistant(e) social(e)
  - psychologue (ou psychiatre)

Infection à VIH • UE6 – N°165

- · diététicien(ne)
- · consultant en éducation thérapeutique
- · personne de confiance.
- ▪ Ne pas prétendre à l'exhaustivité «en un temps» mais plutôt proposer de revoir le patient autant de fois que nécessaire.
- ▪ Assurer la confidentialité.
- ▪ Ne pas prescrire d'antirétroviraux tant que le patient n'y est pas préparé.

5 Complications infectieuses associées au VIH (connaître et prévenir)

Il existe 2 types d'infections associées au VIH :
- ▪ les infections «non opportunistes» pouvant survenir en l'absence d'immunodépression : infections communautaires classiques, qui peuvent être plus fréquentes du fait de l'immunodépression,
- ▪ les infections opportunistes liées à l'immunodépression (CD4 < 200/mm³) dues à des agents infectieux dont la pathogénicité est largement majorée par l'immunodépression.

1. Infections «non opportunistes»

Elles sont présentées dans le tableau TUE6-165-3.

TUE6-165-3 : **Les principales infections non opportunistes : agents infectieux, diagnostic et prévention**

	Agents infectieux	Diagnostic	Prévention
Pneumonies bactériennes	· N°1 *Streptococcus pneumoniae* · N°2 *Haemophilus influenzae*	Cf. item UE6-151	Vaccination antipneumococcique
Infections digestives	· *Salmonella* non typhiques · *Campylobacter spp*	Cf. item UE6-172	Pas de prévention spécifique en dehors des règles d'hygiène alimentaire
Grippe saisonnière		Cf. item UE6-162 Manifestations cliniques prolongées Risque accru de complications	Vaccin anti-grippal et, le cas échéant, traitement prophylactique post-exposition et traitement curatif par les inhibiteurs de la neuraminidase
IST	· Syphilis · Gonococcies · Lymphogranulomatose vénérienne rectale (*Chlamydia trachomatis*) · Condylomatoses anogénitales (Human papillomavirus, HPV)	Cf. item UE6-158	· Utilisation du préservatif · Dépistage (dépistage sérologique par TPHA-VDRL recommandé au décours de toute exposition sexuelle à risque et de façon annuelle chez les personnes ayant des partenaires multiples) et dépistage et traitement du/des partenaires · Vérifier les statuts vis-à-vis des autres IST, des hépatites A, B et C en tenant compte des délais de séroconversion · Vaccinations antiVHA et antiVHB chez les hommes homosexuels
Co-infections par les virus des hépatites B et C		Cf. item UE6-163	Chez tous les patients : renforcer les messages de prévention, rechercher systématiquement une infection par le VHC et le VHB lors de la découverte d'une infection VIH, maintenir une surveillance sérologique annuelle chez les sujets dont l'exposition au risque persiste
	Hépatite B	· 7 % des patients · l'infection VIH aggrave l'histoire naturelle et le pronostic de l'hépatite B	· vaccination antiVHA si sérologie VHA négative · vaccination antiVHB si sérologie VHB négative (schéma renforcé double dose) · recherche des anticorps anti-Delta chez tout porteur de l'Ag HBs
	Hépatite C	· 20 % des patients · l'infection VIH aggrave l'histoire naturelle et le pronostic de l'hépatite C	· vaccination antiVHA si sérologie VHA négative · vaccination antiVHB si sérologie VHB négative (schéma renforcé double dose)

203 - Pilly ECN - ©CMIT

UE6 – N°165 • Infection à VIH

Notes

TUE6-165-4 : Principales infections opportunistes (IO)

Infection opportuniste	Seuil de CD4 à risque (/mm³)	Agent responsable	Présentation clinique
Tuberculose (Cf. item UE6-155)	Pas de seuil	*Mycobacterium tuberculosis* (bactérie)	· Atteinte extra-pulmonaire fréquente : ganglionnaire, pleurale, osseuse, méningée surtout chez les patients qui ont un nombre de CD4 bas · Proportion élevée de patients qui ont une radiographie de thorax normale quand les CD4 sont bas.
Candidose œsophagienne	< 200	*Candida spp* (champignon)	· Candidose orale associée à dysphagie ± douleurs rétrosternales
Pneumocystose pulmonaire	< 200	*Pneumocystis jirovecii* (champignon)	· Toux sèche et fièvre puis dyspnée et anomalies auscultatoires (installation sur plusieurs semaines) · Pas d'atteinte extrapulmonaire · Souvent révélée comme une pneumopathie interstitielle ne répondant pas à une antibiothérapie "classique" · Dissociation clinico-biologique : hypoxémie plus importante que ne le laisse supposer le tableau clinique
Toxoplasmose cérébrale	< 200	*Toxoplasma gondii* (réactivation endogène de kystes latents, parasites)	· Déficit neurologique focal dans environ la moitié des cas · Tout tableau neurologique central dans ce contexte d'immunodépression doit faire évoquer le diagnostic (épilepsie, céphalées tenaces, …) · Fièvre inconstante · Quelques rares formes extra-cérébrales, notamment oculaires
Cryptococcose	< 100	*Cryptococcus neoformans* (champignon)	· Méningite ou méningo-encéphalite d'installation progressive · Céphalées, fièvre inconstante, syndrome méningé, syndrome d'hypertension intracranienne · Parfois, atteinte disséminée (pulmonaire, urinaire, cutanée)
Leuco-encéphalopathie multifocale progressive (LEMP)	< 100	Polyomavirus : Virus JC (virus)	· Affection démyélinisante de la substance blanche · Troubles neurologiques d'apparition progressive, selon les localisations cérébrales des lésions : · Déficit moteur/sensitif · Troubles du comportement, troubles cognitifs · Syndrome cérébelleux · Classiquement, ni céphalée ni hypertension intracranienne, ni fièvre
Infections à CMV	< 50	Cytomégalovirus (virus)	RETINITE A CMV · nécrose hémorragique de la rétine : troubles visuels dépendant de l'extension et de la localisation des lésions (cécité si atteinte de la macula) AUTRES LOCALISATIONS · digestives : œsophagite, gastroduodénite, colite, cholangite · neurologiques : encéphalite, ventriculite, myéloradiculite, névrite, méningite
Mycobactérioses atypiques	< 50	*Mycobacterium avium intracellulare* (bactérie)	· Le plus souvent infection disséminée · Fièvre, altération de l'état général, sueurs nocturnes · Cytopénies · Localisations : ganglionnaire, moelle osseuse, hépatique, splénique, digestive, pulmonaire, cutanée

ARV : antirétroviral - IGRA : IFN-Gamma Release Assay - CV : charge virale - LCS : liquide cérébro-spinal - CI : contre-indication

Diagnostic	Prévention	
	Primaire	Secondaire

· Mise en évidence du bacille de Koch (expectorations, tubages gastriques, LBA, prélèvements tissulaires) :
  · à l'examen microscopique (mise en évidence de bacilles-alcoolo-acido-résistants)
  · en culture
· Examen anatomopathologique : granulome épithélioïde gigantocellulaire, particulièrement évocateur de *Mycobacterium tuberculosis* en présence de nécrose caséeuse
	Dépistage systématique de l'infection tuberculeuse latente (ITL) par test immunologique (de préférence, tests IGRA) Traitement des ITL le cas échéant	Non indiquée

Le diagnostic clinique suffit le plus souvent. En cas de doute : · Prélèvements (oraux, œsophagiens) · Aspects endoscopiques évocateurs (dépôts blanchâtres, muqueuse érythémateuse)	Non recommandée	Non recommandée
· Mise en évidence de *Pneumocystis jirovecii* dans prélèvements respiratoires (liquide de lavage bronchiolo-alvéolaire, expectorations induites) · Radiographie du thorax : syndrome interstitiel ou alvéolo-interstitiel bilatéral diffus (PUE6-165-3)	Si CD4 < 200/mm³ (et/ou < 15 % des lymphocytes totaux) : Cotrimoxazole	Cotrimoxazole jusqu'à ce que : · CD4 > 200/mm³ et > 15 % à 2 reprises à au moins 3 mois d'intervalle · ou CV indétectable + ARV depuis plus de 3 mois + CD4 entre 100 et 200/mm³

· TDM ou IRM cérébrale sans et avec injection en urgence :
· abcès cérébraux souvent multiples
· aspect typique en cocarde après injection de produit de contraste, entouré d'un halo hypodense d'œdème (diagnostic présomptif)
· Sérologie toxoplasmique :
  · si négatif = diagnostic peu probable
  · si positif = non contributif
· PCR dans le LCS (en l'absence de CI à la PL) : peu sensible mais très spécifique.
· Test thérapeutique : en l'absence d'amélioration clinique ou radiologique après 15 jours de traitement : biopsie cérébrale stéréotaxique (*diagnostic de certitude*)
	· IgG anti-*Toxoplasma* + et CD4<100/mm³ : Cotrimoxazole
	
	· IgG anti-*Toxoplasma* : règles hygiéno-diététiques + contrôle annuel de la sérologie.
		Mêmes molécules que le traitement curatif mais à mi-dose, à poursuivre jusqu'à ce que CD4 > 200/mm³ pendant ≥ 6 mois sous ARV efficaces

LCS : · Cellularité faible, hyperprotéinorachie et hypoglycorachie inconstantes · Coloration à l'encre de Chine pour mise en évidence du champignon à l'examen direct puis culture Antigène cryptococcique dans le sang et le LCS IRM cérébrale le plus souvent normale	Non recommandée	Fluconazole per os de durée prolongée
IRM cérébrale : · Lésions multiples de la substance blanche · Hypo-intenses en T1 · Hyper-intenses en T2 · Pas d'œdème ni effet de masse · Pas de prise de contraste Détection du virus JC par PCR dans le LCS Biopsie cérébrale si doute diagnostique	Non	Non
· Mise en évidence d'une réplication CMV dans le sang par PCR chez les patients avec sérologie CMV positive en IgG · Rétinite : fond d'œil ± angiographie en cas de doute diagnostique · Localisations digestives : endoscopies avec présence de lésions inflammatoires ulcérées macroscopiquement, présence de cellules à inclusions virales intranucléaires évocatrices de CMV en histologie · Atteinte neurologique : mise en évidence du CMV dans le LCS par PCR	Si sérologie CMV IgG+ et CD4 < 100/mm³ : surveillance PCR CMV régulièrement et surveillance fond d'œil si PCR CMV+	RETINITE A CMV : maintien du valganciclovir jusqu'à ce que les lymphocytes T CD4 soient supérieurs à 100 /mm³ pendant au moins 3 mois
Isolement de la mycobactérie : · Hémocultures sur milieu spécifique (lyse-centrifugation), · Prélèvement biologique (moelle) Granulomatose à l'examen anatomopathologique d'une biopsie tissulaire	Surveillance clinique et ARV	Pas de prévention secondaire

2. Les infections opportunistes (IO)

Les IO surviennent en cas de prise en charge tardive de l'infection VIH ou chez des patients déjà suivis, lors d'une rupture d'observance.

Les plus fréquentes : pneumocystose pulmonaire, tuberculose, infections à CMV, candidose oesophagienne, toxoplasmose cérébrale.

Pour certaines d'entre elles, il existe des moyens efficaces de prévention primaire et/ou secondaire.

Caractéristiques cliniques, diagnostiques et préventives des principales infections opportunistes observées en France métropolitaine : Cf. TUE6-165-4.

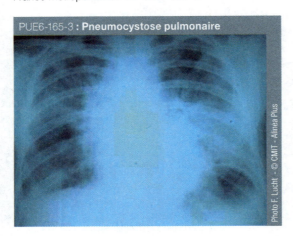

PUE6-165-3 : Pneumocystose pulmonaire

6 Complications non infectieuses associées au VIH (connaître et savoir dépister)

1. Cancers classant Sida (TUE6-165-5)

■ Lymphomes malins non Hodgkiniens
- à un stade précoce de la maladie (CD4 > 200/mm³), ils sont de type Burkitt et associés à l'EBV dans 30-40 % des cas. Ils sont principalement ganglionnaires.
- à un stade avancé (CD4 < 100/mm³), ils sont le plus souvent immunoblastiques et presque toujours liés à l'EBV (infection des lymphocytes B par EBV). Ils sont surtout extra-ganglionnaires, touchant le tube digestif et le cerveau.

■ Maladie de Kaposi
- chez les homosexuels masculins dans la population caucasienne ; chez les hétérosexuels et les enfants en Afrique
- liée au pouvoir oncogène vasculaire du virus HHV-8
- lésions cutanées infiltrées, violacées, nodulaires ou en plaques
- lésions muqueuses (palais), fréquentes
- extension cutanée et diffusion viscérale (poumon, tube digestif) favorisée par le déficit immunitaire
- diagnostic clinique et histologique (prolifération angiomateuse et fibroblastique).

■ Cancer du col utérin
- la dysplasie du col de l'utérus est fréquente chez les femmes vivant avec le VIH qu'elles reçoivent ou non un traitement antirétroviral ;
- frottis cervical annuel et colposcopie à la moindre anomalie décelée.

2. Cancers non classant Sida (TUE6-165-5)

- Fréquence plus élevée que dans la population générale : maladie de Hodgkin, cancer bronchique, cancer du canal anal, hépatocarcinome chez les patients co-

TUE6-165-5 : Les principales complications non infectieuses associées au VIH

	Type de cancer	Diagnostic	Dépistage
Cancers classant Sida	Lymphome malin non hodgkinien	Altération de l'état général fébrile Syndrome tumoral	Examen clinique régulier Pas de dépistage spécifique
	Maladie de Kaposi	Nodules infiltrés, violacés Lésions cutanéo-muqueuses sont les plus fréquentes	Examen clinique régulier Pas de dépistage spécifique
	Cancer du col de l'utérus		Frottis cervical annuel et colposcopie à la moindre anomalie décelée.
Cancer non classant sida (Liste non exhaustive)	Cancer du canal anal		Examen proctologique annuel chez les patients homosexuels masculins ou tout patient avec antécédent de condylomes ano-génitaux et les femmes avec dysplasie ou cancer du col de l'utérus
	Hépatocarcinome	Co-infection par VHC ou VHB Cirrhose	Echographie hépatique semestrielle associé à un dosage de l'alpha foetoprotéine

FUE6-165-3 : Association d'antirétroviraux préférentiellement

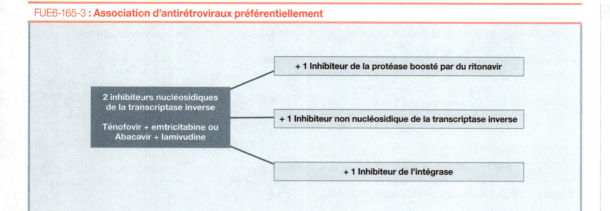

infectés par le VHB et/ou le VHC. Il existe un dépistage pour certains d'entre eux uniquement
- Présentation initiale plus agressive et évolution clinique péjorative
- Rôle des cofacteurs viraux et/ou d'exposition (ex. HPV, tabac).

7 Connaitre les grands principes du traitement antiretroviral

1. Principes du traitement antirétroviral

Objectif
- Restaurer et maintenir un taux de lymphocytes T CD4 > 500/mm³ en rendant la charge virale VIH plasmatique indétectable (< 50 copies/mL)
  Ainsi la mortalité et la morbidité (fréquence des infections opportunistes) diminuent. Les patients en succès thérapeutique (charge virale indétectable et taux de lymphocytes T CD4 > 500/mm³) ont une espérance de vie qui s'approche de celle de la population générale.
- À noter que le traitement ne permet pas l'éradication du VIH. Tout arrêt des antirétroviraux conduit à la reprise de la réplication virale et à la baisse parfois rapide du taux de lymphocytes T CD4.

Qui et quand ? (indications)
- Dans tous les cas, l'instauration d'un traitement antirétroviral doit être préparée pour optimiser l'adhésion au traitement : rôle de l'équipe multidisciplinaire d'éducation thérapeutique et d'éducation à la santé (médecins, pharmaciens, infirmières, consultation d'éducation thérapeutique et d'aide à l'observance, travailleurs sociaux, psychologues, entourage familial, associations de patients). Le traitement doit être bien compris et accepté du patient.
- Il n'y a pas d'urgence à initier un traitement antirétroviral dans le cadre d'une infection VIH. Mieux vaut différer l'initiation d'un traitement antirétroviral que de prendre le risque qu'il soit mal pris et qu'il conduise à la sélection de virus résistants (À différencier de la situation des accidents d'exposition au sang où les antirétroviraux doivent être commencés dans les 48 heures pour prévenir l'infection VIH chez la personne exposée. Cf. item UE11-362).
- **Tous les patients vivant avec le VIH ont une indication de traitement antirétroviral quel que soit le taux de lymphocytes T CD4**

Comment ?
- De nombreux antirétroviraux sont disponibles dans 5 classes différentes (Cf. infra)
- Il est recommandé de réaliser un **test génotypique de résistance** lors du diagnostic de l'infection par le VIH. Ce test recherche la présence de mutations qui sont associées à une résistance aux antirétroviraux au niveau du gène de la transcriptase inverse, de la protéase et du gène de l'intégrase.
- Les combinaisons de trois molécules antirétrovirales, appelées **trithérapies,** permettent d'obtenir une efficacité antirétrovirale durable et limitent le risque de sélection de résistances.
- En première intention (FUE6-165-3), on privilégie une trithérapie simple en 1 prise par jour, comportant 2 inhibiteurs nucléosidiques de la transcriptase inverse (INTI) associés à, soit 1 inhibiteur non nucléosidique de la transcriptase inverse (INNTI), soit 1 inhibiteur de protéase (IP), soit 1 inhibiteur d'intégrase (II). Il existe des **formes combinées** qui favorisent l'observance et qui permettent une seule prise/jour.
- Le traitement antirétroviral doit être maintenu à vie.

Points importants
- **Prescription initiale par un médecin hospitalier,** puis suivi conjoint par le spécialiste et le généraliste.
- La plupart des antirétroviraux sont disponibles en pharmacie de ville.
- Importance du respect des posologies, des horaires de prise par rapport aux repas, pour assurer des concentrations sériques optimales.
- Attention aux interactions médicamenteuses.

UE6 – N°165 • Infection à VIH

Notes

Le traitement antirétroviral en résumé :
- unique moyen de contrôle de la charge virale plasmatique VIH donc, indirectement, de la restauration immunitaire
- à vie
- pour tous les patients vivant avec le VIH, quel que soit le taux de lymphocytes T CD4.

2. Les 5 classes d'antirétroviraux disponibles et leurs principaux effets indésirables (molécules, effets secondaires/précautions d'emploi et interactions médicamenteuses)

■ Les inhibiteurs de la transcriptase inverse

Les inhibiteurs nucléosidiques/nucléotidiques de la transcriptase inverse (INTI)

TUE6-165-6 : **INTI**

Molécules commercialisées et utilisées en 2015*	Précautions d'emploi
Zidovudine	Cytopénie (surveillance de l'hémogramme)
Lamivudine ou Emtricitabine	Adaptation posologique à la fonction rénale
Abacavir	Syndrome d'hypersensibilité à l'abacavir associé à l'allèle HLA-B*5701. D'où : · dépistage de l'allèle HLA-B*5701 avant toute prescription d'abacavir. · contre-indication définitive de toute prescription d'abacavir chez les patients présentant ce groupe tissulaire
Ténofovir	Néphrotoxicité (insuffisance rénale et /ou tubulopathie proximale). D'où : protéinurie, clairance de la créatinine, phosphorémie avant l'instauration du traitement puis régulièrement

* Dénomination commune internationale

Effets secondaires à court terme de la classe des inhibiteurs nucléosidiques/nucléotidiques de la transcriptase inverse
Troubles digestifs

Interactions médicamenteuses
Il n'y a pas d'interaction médicamenteuse spécifique

Inhibiteurs non nucléosidiques de la transcriptase inverse (INNTI)

Molécules commercialisées et utilisées en 2015

TUE6-165-7 : **INNTI**

Molécules*	Précautions d'emploi
Névirapine	Hépatite cytolytique médicamenteuse. D'où surveillance des transaminases x 2 par semaine pendant 2 mois, puis une fois au 3ème mois, puis régulièrement
Efavirenz	Troubles neuropsychologiques plus marqués à l'initiation Contre-indication chez la femme enceinte pendant le 1er trimestre
Etravirine	
Rilpivirine	A prendre au cours d'un repas Interaction avec les inhibiteurs de la pompe à protons qui sont donc contre-indiqués en cas de traitement par rilpivirine

* Dénomination commune internationale

Effet secondaires à court terme de la classe des inhibiteurs non nucléosidiques de la transcriptase inverse
Rash cutané plus ou moins sévère, dans les 6 premières semaines de traitement. Plus fréquent avec la névirapine qu'avec les autres molécules de la classe. S'il existe des signes de sévérité (fièvre élevée, atteinte des muqueuses, atteinte cutanée extensive), le traitement doit être immédiatement arrêté et est définitivement contre-indiqué.

Interactions médicamenteuses nombreuses
Les INNTI sont inhibiteurs ou inducteurs du cytochrome P450 et il existe donc des interactions médicamenteuses avec les autres médicaments utilisant cette voie de métabolisme (ex. : rifampicine, œstroprogestatifs, inhibiteurs de la protéase).

■ Les inhibiteurs de la protéase (IP)

Molécules commercialisées et utilisées en 2015

TUE6-165-8 : **IP**

Molécules*	Précautions d'emploi
Atazanavir/ritonavir**	Hyperbilirubinémie libre, réversible à arrêt du traitement Lithiase rénale Interaction avec les inhibiteurs de la pompe à protons qui sont donc contre-indiqués en cas de traitement par atazanavir
Darunavir/ritonavir**	Rash cutané
Lopinavir/ritonavir**	

* Dénomination commune internationale
** Afin d'obtenir des concentrations d'IP suffisantes au site de l'infection, il est indispensable d'ajouter du ritonavir qui joue le rôle de potentialisateur pharmacologique («boost») en inhibant le cytochrome P450, voie du métabolisme des IP

Effets secondaires à court terme de la classe des inhibiteurs de la protéase

- Troubles digestifs (douleurs abdominales, accélération du transit)
- Troubles métaboliques
- Hépatite médicamenteuse

Interactions médicamenteuses nombreuses

Induction ou inhibition enzymatique (CYP P450 en particulier CYP3A4) –> interactions médicamenteuses +++ (rifampicine, œstroprogestatifs oraux, …)

▪ Les inhibiteurs de l'intégrase (INI)

Molécules commercialisées et utilisées en 2015

TUE6-165-9 : **INI**

Molécules*	Précautions d'emploi
Raltégravir	
Dolutégravir	aucune
Elvitégravir**	

* Dénomination commune internationale
** Molécule commercialisée seulement dans un comprimé unique associant ténofovir, emtricitabine et cobicistat.

Effets secondaires de la classe

Les INI offrent un excellent profil de tolérance en particulier sur le plan métabolique. Des cas de troubles digestifs sont rapportés.

Interactions médicamenteuses

Les INI ont un faible métabolisme hépatique et de ce fait sont peu souvent responsables d'interaction médicamenteuse.

Ils peuvent en revanche subir des interactions médicamenteuses par des molécules inductrices comme la rifampicine.

▪ Les inhibiteurs du corécepteur CCR5

À l'heure actuelle, cette classe contient un seul médicament : le maraviroc

Effets secondaires (TUE6-165-10)

Interactions médicamenteuses nombreuses

Les interactions médicamenteuses sont nombreuses, notamment avec les autres antirétroviraux. Il est donc nécessaire d'adapter les posologies de maraviroc et des autres antirétroviraux de l'association et de surveiller les concentrations plasmatiques résiduelles des antirétroviraux.

3. Toxicité à long terme des antirétroviraux

Les traitements antirétroviraux eux-mêmes exposent à une morbidité propre, notamment à moyen et long terme

Il s'agit principalement de :
- lipodystrophie – cytopathie mitochondriale
- toxicité cardiovasculaire
- toxicité rénale
- toxicité osseuse (ostéoporose)
- toxicité métabolique.

8 Prise en charge initiale d'un patient vivant avec le VIH

1. Objectifs

La prise en charge initiale doit être globale :
- établir une relation de confiance facilitant le suivi ultérieur et l'adhésion aux propositions thérapeutiques
- prendre en compte les problèmes d'insertion, de couverture sociale et les problèmes psychologiques avec mise en place de mesures de soutien et d'accompagnement
- évaluer le statut immunovirologique de l'infection VIH : dosage des lymphocytes T CD4 et mesure de la charge virale plasmatique
- rechercher des comorbidités et des complications de l'infection VIH, notamment infectieuses et tumorales, pouvant nécessiter un traitement
- débuter un traitement préventif des infections opportunistes le cas échéant.

2. Données à recueillir et explorations initiales (TUE6-165-11)

3. Attitude thérapeutique

Selon l'évaluation clinique, immunologique et virologique, plusieurs traitements peuvent être proposés à un patient infecté par le VIH, par ordre d'urgence :
- **Le traitement curatif des infections opportunistes,** en cas d'infection(s) opportuniste(s) évolutive(s) (TUE6-165-4)
- **Le traitement préventif/prophylactique primaire des infections opportunistes,** en cas de risque réel de survenue de certaines infections opportunistes (TUE6-165-4)
- **Le traitement antirétroviral.**

TUE6-165-10 : **Inhibiteurs du CCR5**

Molécules*	Effets secondaires spécifiques	Précautions d'emploi
Maraviroc	Tolérance globalement bonne	Détermination préalable du tropisme de la souche virale pour le corécepteur CCR5 (génotropisme)

* Dénomination commune internationale

UE6 – N°165 • Infection à VIH

Notes

TUE6-165-11 : Données cliniques et paracliniques à recueillir à la prise en charge d'un patient infecté par le VIH

Données de l'interrogatoire	· Contexte de vie : historique de la contamination, vie familiale et relationnelle, statut virologique du (des) partenaire(s), désir d'enfant, activité professionnelle, conditions de ressources et de logement, couverture sociale · Antécédents médicaux (en particulier événements potentiellement liés au VIH, infections sexuellement transmissibles) et chirurgicaux · Facteurs de risque cardiovasculaire, alcool, substances illicites, traitements de substitution · Statut vaccinal
Examen clinique	Examen clinique complet, notamment : · poids · périmètre ombilical · tour de hanches · examen cutané et des muqueuses
Bilan biologique	Évaluer le statut immunovirologique · Typage lymphocytaire CD4/CD8 · ARN VIH plasmatique quantitatif (charge virale) Dépister les co-infections et IST · Marqueurs de l'hépatite virale B : Ag HBs, Ac anti-HBs et Ac anti-HBc · Sérologie de l'hépatite virale C · Sérologie de l'hépatite virale A · Sérologie de la syphilis (TPHA, VDRL) · Consultation gynécologique avec réalisation d'un frottis cervico-vaginal *si absence de bilan récent* · Examen proctologique *chez les personnes ayant des antécédents de condylomes ou des pratiques sexuelles anales* Dépister les IO pour lesquelles il existe une prévention primaire · Sérologie de la toxoplasmose · Sérologie du CMV Diagnostiquer les IO *si immunodépression profonde (CD4 < 200/mm³)* Dépister la tuberculose latente *si antécédent de tuberculose ou exposition tuberculeuse et/ou taux de lymphocytes T CD4 < 200/mm³* · radiographie thoracique · test IGRA Réaliser le bilan préthérapeutique · Hémogramme avec plaquettes · Transaminases, gamma-GT, phosphatases alcalines · Créatininémie · Glycémie à jeun · Bilan lipidique à jeun : cholestérol total, HDL, LDL, triglycérides · Recherche d'une protéinurie (bandelette urinaire) · Électrocardiogramme *si facteurs de risque cardiovasculaire ou si l'âge est supérieur à 50 ans* · Génotypage VIH (mutations de résistance, sous-type viral) · HLA B57*01 · Ostéodensitométrie *si facteurs de risque d'ostéoporose*

9 Suivi au long cours d'un patient vivant avec le VIH

1. Planifier le suivi du patient

Le spécialiste et le généraliste assurent conjointement le suivi. Une synthèse annuelle hospitalière par le spécialiste est recommandée.

En cas de problème ou de modification thérapeutique, le généraliste contactera le spécialiste.

2. Prise en charge régulière (TUE6-165-12)

- Maintien de l'efficacité virologique
- Observance thérapeutique
- Dépistage des IST et co-infections le cas échéant

- Prévention des IO, le cas échéant, ou arrêt prévention primaire ou secondaire des IO en fonction du taux de lymphocytes T CD4
- Prévention de la transmission du VIH
- Prévention des complications (mesures hygiéno-diététiques)
- Lutte contre les addictions
- Lutte contre le tabagisme

3. Fréquence et contenu des évaluations pour les patients sous traitement antirétroviral

- **Fréquence : dans un délai de 2 à 4 semaines après l'initiation du traitement, puis tous les 3 à 6 mois selon l'évolution clinique et biologique.**

Infection à VIH • UE6 – N°165

- **Trois critères majeurs : efficacité, observance et tolérance**
- Évaluation de l'efficacité : contrôle immunologique et virologique
  - une fois acquise, l'indétectabilité de la charge virale VIH se maintient aussi longtemps que le traitement est correctement pris, en l'absence d'interactions pharmacologiques liées à des médicaments associés
  - le bilan est alors réalisé tous les 3 à 4 mois, tous les 6 mois si les CD4 sont > 500/mm³ :
    - lymphocytes T CD4 et charge virale
    - paramètres biologiques (NFS, transaminases, glycémie, créatininémie, bilan lipidique...) variant en fonction des traitements prescrits.
  - si réplication persistante ou rebond virologique : avis spécialisé auprès du médecin référent, dans un délai bref.
- Évaluation régulière de l'observance du traitement antirétroviral, élément déterminant du succès thérapeutique.
- Évaluation de la tolérance du traitement antirétroviral à court et moyen termes.

Surveillance clinique
  - Recherche d'éventuels effets indésirables selon les molécules : digestifs, neuropsychiques, cutanés, métaboliques, allergiques, lypodystrophie (lipoatrophie ou lipohypertrophie)

Surveillance biologique
  - numération-formule sanguine, plaquettes, transaminases
  - cholestérol, triglycérides, glycémie
  - selon les cas : créatinine, calcémie, phosphorémie, bilan urinaire (protéinurie/créatininurie)

4. Vaccinations (Cf. item UE6-143)

- **Qui et quand ? (indications)**
- Diminution de l'immunogénicité des vaccins liée à l'immunodépression
- Vacciner de préférence lorsque la charge virale VIH est indétectable et, si possible, quand les CD4 > 200/mm³
- BCG contre-indiqué quel que soit le statut immunitaire
- Tous les vaccins vivants atténués sont contre-indiqués si CD4 < 200/mm³

- **Comment ?**
- **Vaccination antitétanique et antidiphtérique :** chez tous les patients selon le calendrier vaccinal.
- **Vaccination anti-hépatite B :** chez tous les patients sans marqueur sérologique d'infection par le VHB (le plus souvent par schéma vaccinal renforcé).

TUE6-165-12 : Suivi d'un traitement antirétroviral

Examens	Fréquence	Objectifs
Clinique	J15, M1, ± M2, M3, puis au minimum tous les 3 à 6 mois	Tolérance du traitement Observance Détection manifestations cliniques VIH, syndrome de reconstitution immunitaire
Charge virale	M1, M3, M6, puis selon évolution	Charge virale inférieure au seuil de détection au 6e mois
Lymphocytes T CD4	M3, M6, puis selon évolution	Restauration immunitaire > 500 CD4/mm³
NFS, plaquettes	À chaque bilan	Toxicité hématologique
Transaminases	À chaque bilan	Toxicité hépatique (tous les ARV)
Créatinine + clairance créatinine estimée	À chaque bilan	Toxicité rénale
Autres paramètres biologiques de tolérance : lipase, CPK, phosphore, lactates, etc.	Selon antériorité et traitement en cours et clinique	Toxicité
Lipides, glycémie à jeun	Au moins 1 fois par an	Impact métabolique des ARV
Sérologie syphilis	1 fois par an ou selon contexte clinico-épidémiologique	Nécessité traitement spécifique
Sérologies Hépatites A, B, C	1 fois par an si antérieurement négative chez les sujets dont l'exposition au risque persiste	Contamination récente
Frottis cervico-vaginal	1 fois par an si antérieurement normal, bi-annuel + colposcopie si antérieurement anormal ou CD4 < 200/mm3	Infection HPV ? Dépistage cancer du col
Anuscopie + cytologie anale	1 fois par an chez homosexuels et bisexuels masculins	Infection HPV ? Dépistage cancer anal

UE6 – N°165 • Infection à VIH

Notes

- **Vaccination anti-hépatite A :**
  - · chez les patients à risque d'exposition au VHA (homosexuels masculins, usager de drogues intraveineuses, voyage en zone d'endémie)
  - · en cas de co-infectés par le VHB ou le VHC,
  - · en cas d'hépatopathie chronique.
- **Vaccination anti-pneumococcique :** chez tous les patients (1 dose de vaccin conjugué 13-valent suivie, au moins 2 mois plus tard, d'une dose de vaccin polyosidique 23-valent)
- **Vaccination annuelle contre la grippe saisonnière :** chez tous les patients.
- **Vaccination anti-amarile** (fièvre jaune) : chez les patients voyageant en zone d'endémie, si CD4 > 200/mm^3 et > 15 % des lymphocytes (vaccin vivant atténué, contre-indiqué si CD4 < 200/mm^3).

Pour en savoir plus

- Prise en charge médicale des personnes vivant avec le VIH – recommandations du groupe d'experts. Rapport 2013. Edition La documentation française. www.sante.gouv.fr/IMG/pdf/Rapport_Morlat_2013_mise_en_ligne.pdf

| UE6 N°166 | Paludisme |

Objectifs

- Connaître les circonstances imposant la recherche d'un paludisme et les examens complémentaires permettant de confirmer le diagnostic et d'évaluer le retentissement.
- Connaître les critères de gravité, les principes de l'hospitalisation.
- Connaître le traitement et les principes de la surveillance d'un accès palustre.
- Connaître les principes de la prévention antivectorielle et de la protection médicamenteuse.
- Accéder aux sources d'information permettant la mise en œuvre des mesures de prophylaxie adaptées.
- Identifier les situations d'urgence et planifier leur prise en charge.

Points importants

- Toujours évoquer un paludisme en présence d'une fièvre au retour d'une zone d'endémie palustre.
- Toute suspicion de paludisme est une urgence diagnostique et thérapeutique.
- Le diagnostic repose sur le frottis sanguin + goutte épaisse (détermine l'espèce en cause et la parasitémie) et sur les tests de détection rapide.
- Seules les espèces *Plasmodium falciparum* (> 90 % des accès palustres diagnostiqués en France) et *P. knowlesi* (< 1 % des cas diagnostiqués en France) peuvent causer des accès palustres graves.
- La présence de signe(s) de gravité impose le transfert en réanimation.
- L'artésunate IV est le traitement de référence du paludisme grave, la quinine étant utilisée uniquement si l'artésunate n'est pas immédiatement disponible.
- Les mesures de protection antivectorielles doivent être expliquées à tout voyageur se rendant en zone d'endémie palustre.
- En France, le Haut Conseil de la Santé Publique (HCSP) publie chaque année des recommandations sanitaires pour les voyageurs à l'attention des professionnels de santé (http://www.invs.sante.fr), source fiable d'informations pour adapter la chimioprophylaxie du paludisme aux conditions du voyage et aux caractéristiques du voyageur.

CONSENSUS ET RECOMMANDATIONS

- Prise en charge et prévention du paludisme d'importation à Plasmodium falciparum - Recommandations pour la pratique clinique (révision de la conférence de consensus 11669 ; Société de Pathologie Infectieuse de Langue Française (disponible en ligne : www.infectiologie.com/site/medias/_documents/consensus/2007-paludisme-court.pdf)

- Haut Conseil de la Santé Publique – Recommandations sanitaires pour les voyageurs, 2014 (à l'attention des professionnels de santé). Bulletin Epidémiologique Hebdomadaire (disponible en ligne : http://www.invs.sante.fr)

Notes

1 Bases pour comprendre

1. Généralités

- Paludisme = protozoose due à un hématozoaire du genre *Plasmodium*.
- Cinq espèces plasmodiales : *P. falciparum, P. vivax, P. ovale, P. malariae, P. knowlesi*.
- Réservoir strictement humain (sauf *P. knowlesi*).
- Vecteur : anophèle femelle à activité hématophage nocturne. Ce moustique ne fait pas de bruit et sa piqûre est indolore.
- Incubation - latence clinique :
  · minimale : 7 jours pour *P. falciparum* ; 10 à 15 jours pour les autres espèces.
  · maximale : 3 mois pour *P. falciparum* dans 95 % des cas ; 3 ans pour *P. vivax* et *P. ovale* ; > 10 ans pour *P. malariae*.

2. Cycle complexe (FUE6-166-1)

La schizogonie hépatique est asymptomatique. Les manifestations du paludisme sont dues à la **schizogonie érythrocytaire**. Leur gravité dépend de l'espèce de *Plasmodium*, de la parasitémie et de l'immunité de l'hôte.

Pour *P. falciparum*, la schizogonie érythrocytaire s'effectue presque exclusivement dans les capillaires viscéraux, notamment cérébraux. Cette espèce plasmodiale est donc responsable des formes graves de paludisme. La parasitémie peut être élevée, car cette espèce parasite toutes les hématies, quel que soit leur âge.

213 - Pilly ECN - ©CMIT

UE6 – N°166 • Paludisme

FUE6-166-1 : **Cycle du paludisme**

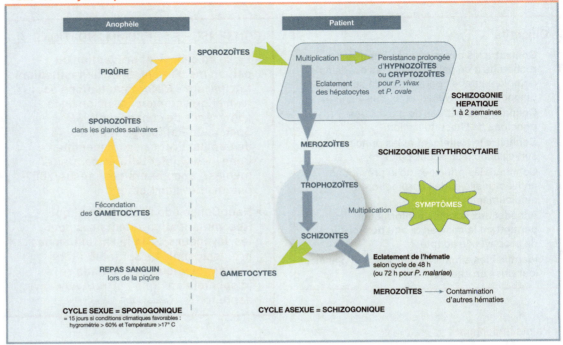

3. Manifestations cliniques

Les manifestations cliniques du paludisme sont essentiellement celles d'une **anémie hémolytique** :

- **Fièvre, frissons** (l'hémolyse libère une substance pyrogène), évoluant par accès, entrecoupés de périodes de rémission clinique. L'éclatement des schizontes est en général synchrone ; la fièvre est donc intermittente, tierce ou quarte selon la périodicité de la schizogonie (48 ou 72 heures).
- **Ictère**
- **Splénomégalie** au bout d'un certain temps d'évolution, due à l'hémolyse et à la phagocytose d'hématies parasitées

4. Épidémiologie

- **Régions endémiques**

Zones intertropicales (FUE6-166-2). L'Afrique subsaharienne est source de 90 % des cas mondiaux, majoritairement dus à *P. falciparum*.

- **Situation en France**

Environ 4 000 cas de paludisme d'importation par an, contractés dans 95 % des cas en Afrique subsaharienne ; *P. falciparum* en cause dans 90 % des cas ; 10-20 décès/an.

- **Sujets réceptifs :**
  - surtout jeunes enfants vivant en zone endémique
  - à tout âge en cas d'exposition temporaire : migrants retournant en zone d'endémie, touristes et expatriés.

2 | Savoir diagnostiquer un paludisme

Toute fièvre au décours d'un séjour en zone d'endémie palustre doit faire évoquer le diagnostic de paludisme, et toute fièvre doit faire rechercher un antécédent de séjour en zone d'endémie.

La chimioprophylaxie antipalustre, même correctement prise, n'élimine pas totalement le risque.

De nombreuses présentations du paludisme sont trompeuses (piège diagnostique).

La suspicion du diagnostic impose une recherche URGENTE du parasite, car un accès simple peut rapidement évoluer vers un paludisme grave et entraîner le décès du patient.

1. Savoir diagnostiquer un paludisme non compliqué

- **Diagnostic positif**

Signes cliniques

- Fièvre. Elle évolue par accès, avec frissons, sueurs, sensation de froid, pendant quelques heures, entrecoupées de phases quasi-asymptomatiques. Elle est classiquement périodique : tierce (J1-J3-J5, etc.) pour *P. falciparum*, *P. vivax*, et *P. ovale*, ou quarte (J1-J4-J7, etc.) pour *P. malariae*.
- Céphalées, myalgies.
- Troubles digestifs : nausées, vomissements, diarrhée.
- Splénomégalie inconstante.

Signes biologiques

Signes d'orientation

- NFS + plaquettes :
  - **thrombopénie** quasi-constante

- numération leucocytaire normale ou leucopénie
- absence d'hyperéosinophilie
- anémie
- syndrome inflammatoire (CRP souvent > 100 mg/L)
- **hémolyse** : hyperbilirubinémie libre, élévation des LDH, haptoglobine basse
- **cytolyse hépatique** prédominant sur les ALAT, < 10 N

Confirmation :
- Mise en évidence de l'hématozoaire par frottis sanguin - goutte épaisse

Techniques de référence, mais qui nécessitent une certaine expertise. Ces examens doivent être réalisés en urgence, **sans attendre un pic fébrile**. Ils permettent la mise en évidence des parasites. On en attend :
- le diagnostic positif de paludisme
- le diagnostic d'espèce
- la parasitémie (densité parasitaire exprimée en nombre d'hématies parasitées/µL ou en pourcentage).
- Tests immunologiques de diagnostic rapide sur bandelettes antigéniques (protéines spécifiques) :
  - les antigènes recherchés sont des protéines (*HRP-2, pLDH*) et détectent les espèces pathogènes pour l'homme
  - leur sensibilité peut atteindre 95 % mais est corrélée à la parasitémie (faux négatif possible si parasitémie très faible)
  - le test utilisant l'antigène *HRP-2* peut rester positif 2 à 3 semaines après un paludisme. Il ne pourra pas être utilisé pour le diagnostic d'une rechute après traitement
  - permettent un diagnostic rapide sur sang total
  - **ne nécessitent pas d'expertise particulière**

Le diagnostic requiert une étroite collaboration entre clinicien et biologiste
- Le médecin doit avertir le biologiste du diagnostic suspecté
- Le biologiste doit rendre le résultat dans un délai < 2 heures.

Retentissement :

Tout paludisme doit bénéficier d'une évaluation clinique et biologique à la recherche des signes de gravité (TUE6-166-1)

Diagnostics différentiels

Fièvre au retour d'un pays d'endémie palustre = paludisme jusqu'à preuve du contraire.

Les diagnostics différentiels sont les autres causes de fièvre au retour d'un voyage en zone tropicale (Cf. item UE6-171) et les étiologies habituelles de fièvre aigue (Cf. item UE6-144)

2. Savoir reconnaître un paludisme grave

Complication rare du paludisme mais toujours évitable ! Tout accès palustre à *P. falciparum* peut évoluer vers une forme grave et entraîner le décès du patient. Un retard diagnostique et/ou un traitement inadapté sont toujours en cause.

Points essentiels
- *P. falciparum* est responsable de la quasi-totalité des accès palustres graves (beaucoup plus rarement, *P. knowlesi*)
- Toute forme clinique de paludisme à *P. falciparum* peut évoluer vers un paludisme grave.
- Terrains à risque : enfant, femme enceinte, sujet âgé, splénectomisé, immunodéprimé, sujet avec comorbidité(s).

Critères de gravité

La présence d'un seul des critères de gravité listés dans le TUE6-166-1 justifie l'hospitalisation en urgence et l'avis immédiat d'un réanimateur.

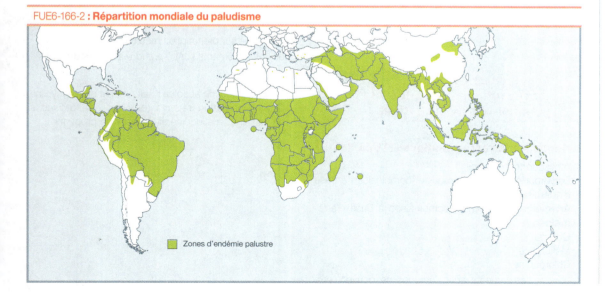

FUE6-166-2 : Répartition mondiale du paludisme

UE6 – N°166 • Paludisme

Notes

TUE6-166-1 : Critères de gravité du paludisme à *P. falciparum*

Pronostic péjoratif	Critères cliniques ou biologiques	Fréquence
+++	Toute défaillance neurologique incluant : · obnubilation, confusion, somnolence, prostration · coma avec score de Glasgow < 11	+++
+++	Toute défaillance respiratoire incluant : · si ventilation mécanique : $PaO_2/FiO_2 < 300$ mmHg · si non ventilé : $PaO_2 < 60$ mmHg et/ou $SpO_2 < 90$ % en air ambiant et/ou polypnée > 32/min · signes radiologiques : images interstitielles et/ou alvéolaires	+
+++	Toute défaillance cardiocirculatoire incluant : · pression artérielle systolique < 80 mmHg (< 60 mmHg avant l'âge de 5 ans) en présence de signes périphériques d'insuffisance circulatoire · patient recevant des médicaments vasoactifs quel que soit le chiffre de pression artérielle · signes périphériques d'insuffisance circulatoire sans hypotension	++
++	Convulsions répétées : au moins 2 par 24 h	+
++	Hémorragie (définition clinique)	+
+	Ictère : clinique ou bilirubine totale > 50 µmol/L	+++
+	Hémoglobinurie macroscopique	+
+	Anémie profonde : hémoglobine < 7 g/dL, hématocrite < 20 %	+
+	Hypoglycémie : glycémie < 2,2 mmol/L	+
+++	Acidose : · bicarbonates plasmatiques < 15 mmol/L · ou acidémie avec pH < 7,35	++
+++	Toute hyperlactatémie : · dès que la limite supérieure de la normale est dépassée · *a fortiori* si lactate plasmatique > 5 mmol/L	++
+	Hyperparasitémie : dès que parasitémie > 4 %, notamment chez le sujet non-immun (selon les contextes, les seuils de gravité varient de 4 à 20 %)	+++
++	Insuffisance rénale : · créatininémie chez l'adulte > 265 µmol/L ou urée sanguine > 17 mmol/L · diurèse < 400 mL/24 h (< 12 mL/kg/24 h chez l'enfant) malgré réhydratation	+++

N.B. : La thrombopénie n'est pas un signe de gravité.

---

3 Argumenter l'attitude thérapeutique (FUE6-166-4) et planifier le suivi du patient

1. Connaître les anti-paludiques (TUE6-166-2)

- Atovaquone-proguanil
- Dihydroartémisinine-pipéraquine (combinaison à base d'artémisine)
- Artéméther-luméfantrine (combinaison à base d'artémisine)
- Quinine
- Méfloquine
- Chloroquine

Tous les médicaments antipaludiques ne peuvent être délivrés que sur prescription médicale.

Tous ces traitements sont à prendre au cours du repas.

Grossesse :

- Contre-indication absolue : halofantrine et doxycycline
- Contre-indication relative (peuvent être utilisés si nécessaire) : méfloquine et atovaquone-proguanil.

FUE6-166-4 : Algorithme de prise en charge d'une fièvre au retour d'une zone d'endémie palustre

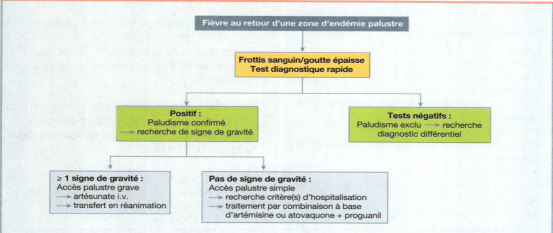

TUE6-166-2 : Principales molécules anti-paludiques

Molécules	Voie	Précautions	Effets secondaires
Quinine	**Per os ou IV** Jamais IM (nécrose) 1/2 vie courte Action rapide	Diminuer la posologie si insuffisance rénale **Index thérapeutique étroit :** surveiller les taux sériques	Acouphènes et vertiges fréquents Rarement : **hypoglycémie,** veinite Surdosage : toxicité **cardio-vasculaire** (hypotension, troubles de conduction)
Artésunate	IV	Aucune	Anémie hémolytique retardée
Chloroquine (Amino-4-quinoléine)	Per os		Rares et bénins Rétinopathie si forte dose cumulée
Proguanil	Per os		Rares et bénins Aphtose buccale
Chloroquine + Proguanil	Per os		Ceux des constituants
Méfloquine (Amino-alcool)	Per os 1/2 vie longue 1ère prise au moins 10 jours avant le départ (tester la tolérance du produit)	**Contre-indications :** allaitement, enfant < 15 ans/ 5 kg (prophylaxie/curatif), antécédents de convulsions ou troubles psychiatriques, valproate de sodium Déconseillé si pratique de la plongée	Assez fréquents surtout en curatif. **Digestifs :** nausées/vomissements, douleurs abdominales, diarrhée. **Neuro-psy :** cauchemars, sensations ébrieuses, dépression, vertiges, céphalées, insomnie
Atovaquone + proguanil	Per os		Effets secondaires digestifs
Doxycycline	Per os	Contre-indication : enfant < 8 ans, grossesse	**Phototoxicité,** ulcérations œsophagiennes, troubles digestifs
Artéméther-luméfantrine	Per os	Contre-indication: grossesse, allongement du QT	Rares
Dihydro-artémisinine-pipéraquine	Per os	Contre-indication: grossesse, allongement du QT	Rares

UE6 – N°166 • Paludisme

2. Identifier les situations devant conduire à une hospitalisation

■ Critères d'hospitalisation

- Critères cliniques/paracliniques :
  - Tout signe de gravité
  - Plaquettes < 50 000/mm³, hémoglobine < 10 g/dL, créatininémie > 150 μmol/L, **parasitémie > 2 %.**
  - Décompensation de comorbidité, grossesse, enfant, splénectomie.
- Critère diagnostique :
  - Impossibilité d'avoir un diagnostic parasitologique fiable et rapide.
- Critère thérapeutique :
  - Troubles digestifs compromettant la prise d'un traitement *per os*.
  - Impossibilité de traitement ambulatoire :
    - Facteurs socioculturels compromettant la bonne observance du traitement.
    - Personne vivant seule.
    - Éloignement d'un centre hospitalier.
    - Impossibilité de suivi.
    - Absence de médicaments immédiatement disponibles en pharmacie.
  - Échec d'un premier traitement.

EN PRATIQUE :

- Ne pas confondre les critères d'hospitalisation avec les signes de gravité.
- Les conditions permettant un traitement totalement ambulatoire sont rarement remplies : hospitaliser en cas de doute.

■ Critères d'hospitalisation en réanimation

- Pour tout patient présentant un paludisme à *P. falciparum,* la présence d'au moins un des critères du TUE6-166-1 impose l'avis immédiat d'un réanimateur.

3. Traitement des accès palustres à *P. falciparum*

Le choix et les modalités de traitements dépendent 1) de l'espèce, 2) de la présence de signes de gravité, 3) de l'existence d'une éventuelle contre-indication aux médicaments, 4) de la présence de vomissements empêchant un traitement *per os*.

■ Indications et modalités d'administration des antipaludiques selon les formes cliniques du paludisme à *Plasmodium falciparum* chez l'adulte : TUE6-166-3

Le traitement d'un paludisme à *P. falciparum* est une **urgence,** car l'évolution vers une forme grave peut être rapide.

Le traitement de référence du paludisme non grave à *P. falciparum* repose en première intention sur une bithérapie comprenant un dérivé de l'artémisine ou l'association atovaquone + proguanil.

Le traitement de référence du paludisme grave à *P. falciparum* est l'artésunate IV, la quinine IV restant indiquée en cas de non disponibilité immédiate de l'artésunate IV.

■ Particularités chez l'enfant

- 1ère intention : arthéméter-luméfantrine, dihydroartémisinine-pipéraquine, méfloquine, ou atovaquone-proguanil
- 2e intention : quinine.
- Paludisme grave : artésunate IV.

■ Femme enceinte

- Paludisme non compliqué : quinine, atovaquone-proguanil ou méfloquine en l'absence d'autre possibilité.
- Paludisme grave : artésunate IV.

TUE6-166-3 : Indications et modalités d'administration des antipaludiques selon les formes cliniques du paludisme à *Plasmodium falciparum* chez l'adulte

Forme non compliquée sans vomissements	Forme non compliquée avec vomissements
· <u>En première intention :</u> Dihydroartémisinine-pipéraquine PO ou artéméther-luméfantrine PO ou atovaquone-proguanil PO · <u>En deuxième intention :</u> méfloquine PO ou quinine PO	· Quinine en perfusion IV lente (> 4 h) ou IVSE dans sérum glucosé à 5 %. Dès l'arrêt des vomissements, relais PO par quinine ou par un des 3 antipaludiques de 1ère ligne PO · Alternative possible : quinine IV, associée à la clindamycine IV pendant 3 jours

Paludisme grave
Prise en charge en réanimation   · Artésunate IV à H0, H12, H24, puis toutes les 24 heures.   · 7 jours maximum   · Un relais par voie orale peut être envisagé après 3 doses minimum d'artésunate   · Les médicaments antipaludiques pouvant être utilisés pour ce relais sont de préférence des bithérapies comprenant un dérivé de l'artémisinine (artémether-luméfantrine ou dihydroartémisinine-pipéraquine)
Alternative : quinine IV (idem forme non compliquée avec vomissements, mais avec dose de charge)
Traitements associés :   · d'une hypoglycémie (surtout si traitement par quinine)   · apports hydroélectrolytiques modérés (risque d'oedème aigu pulmonaire)   · transfusion de concentrés globulaires si Hb < 7 g/dL ou selon le terrain   · traitement antibiotique en cas d'acidose, de sepsis grave ou choc (co-infections fréquentes)   · oxygénothérapie, assistance ventilatoire, épuration extrarénale si nécessaire

Paludisme • UE6 – N°166

- **Suivi**
- Clinique (température, troubles digestifs).
- Hématologique, biochimique et parasitologique (Frottis-Goutte épaisse à J3, J7, J28).
- Surveillance hématologique (hémolyse) pendant un mois après traitement par artésunate IV (hémolyse retardée non rare).

- **Mesures complémentaires**

Déclaration obligatoire des cas de paludisme autochtone en métropole, à La Réunion et aux Antilles.

4. Traitement des accès palustres à *P. vivax*, *P. ovale*, ou *P. malariae*

- En l'absence de vomissements :
  - chloroquine PO sur 3 jours
  - atovaquone-proguanil, artéméther-luméfantrine et dihydroartémisinine-pipéraquine semblent efficaces.
- En cas de vomissements : traitement par quinine IV.
- Dès le premier accès de paludisme à *P. vivax* ou à *P. ovale*, indication d'un traitement par primaquine délivré sur ATU, en l'absence de contre-indication (déficit en G6PD). Objectif : éradication des hypnozoïtes hépatiques, prévenant ainsi les récidives.

5. Traitement des accès palustres à *P. knowlesi*

- Un accès palustre à *P. knowlesi* se traite comme un accès palustre à *P. falciparum* :
  - PO avec une combinaison à base d'artéméther en l'absence de signe de gravité
  - artésunate IV avec possibilité de relais PO en cas d'accès palustre grave

Une fois l'accès palustre traité, il n'est pas nécessaire de poursuivre la chimioprophylaxie anti-palustre.

4 | Mettre en œuvre les mesures de prophylaxie adaptées

- La prophylaxie individuelle concerne les voyageurs (touristes, professionnels, migrants retournant en zone d'endémie) et les expatriés.
- Elle comporte
  - protection contre les piqûres d'anophèles
  - prévention médicamenteuse : chimioprophylaxie
  - information sur la conduite à tenir en cas de symptômes sur place et au retour.

1. Protection contre les piqûres d'anophèles

- Principale mesure préventive.
- Doit être appliquée strictement dès la tombée du jour et pour toute la durée de la nuit.
- Les différents moyens :
  - Port de vêtements amples et couvrants
  - Répulsifs
  - Moustiquaires, imprégnées de répulsif rémanent (perméthrine)
  - Insecticides domestiques.

2. Chimioprophylaxie

- **Médicaments disponibles**
- Chloroquine.
- Association proguanil + chloroquine.
- Association proguanil + atovaquone.
- Méfloquine.
- Doxycycline.

La plupart des antimalariques (chloroquine, méfloquine, doxycycline) n'agissent que sur les formes érythrocytaires. Pour couvrir l'incubation des sporozoïtes et des schizontes hépatiques, le traitement prophylactique doit donc être prolongé après le retour de la zone d'endémie palustre. Seule l'association atovaquone + proguanil agit sur les formes hépatiques de *Plasmodium falciparum*, ce qui permet de diminuer la durée du traitement préventif.

- **Indications**

Le choix de l'antipaludique doit tenir compte :
- des zones visitées, selon les résistances aux médicaments antipaludiques ;
- de l'intensité de la transmission ;
- des conditions, de la durée et de la période du séjour ;
- de l'âge et du poids du voyageur ;
- de ses antécédents pathologiques ;
- d'une possible interaction avec d'autres médicaments ;
- d'une précédente intolérance à un antipaludique ;
- d'une grossesse en cours ou envisagée ;
- de l'évaluation de l'observance en fonction des modalités de prise ;
- des capacités financières du voyageur.

- **Prescription**
- Elle doit s'accompagner d'une information claire sur le paludisme, sur les modalités des mesures préventives et l'observance. Expliquer qu'une chimioprophylaxie, même bien conduite, ne protège pas à 100 %

3. Information sur la conduite à tenir en cas de symptômes

- **Éducation sanitaire**
- Principaux symptômes du paludisme.
- Nécessité d'une recherche de paludisme en urgence en cas de fièvre lors du voyage et dans les mois qui suivent le retour.

- **Traitement de réserve : prescription exceptionnelle**
- Un traitement curatif de réserve peut être exceptionnellement prescrit avant le départ dans certaines circonstances : absence de possibilité de prise en charge médicale sur place dans les 12 heures et voyageur informé de la nécessité de consulter un médecin dès que possible au décours du traitement d'épreuve. Ce traitement ne doit jamais être pris au retour en France.
- Médicaments utilisables dans cette indication :
  - atovaquone-proguanil
  - artéméther-luméfantrine
  - dihydroartémisinine-pipéraquine.

Notes

TUE6-166-4 : Chimioprophylaxie antipaludique

Choix de l'antipaludique	Périodicité des prises	Durée
Chloroquine	Quotidienne	Séjour + 4 semaines
Chloroquine-proguanil	Quotidienne	Séjour + 4 semaines
Atovaquone-proguanil	Quotidienne	Séjour + 1 semaine
Doxycycline	Quotidienne	Séjour + 4 semaines
Méfloquine	Hebdomadaire	10 jours avant + séjour + 3 semaines

■ **Cas particuliers**

▪ En cas de séjours courts (< 7 jours) et/ou de séjours répétés, il est acceptable de ne pas prescrire de chimioprophylaxie sous réserve d'une consultation médicale rapide en cas de fièvre, en précisant le(s) séjour(s) en zone(s) d'endémie palustre.

▪ En cas de séjour > 3 mois, il est habituel de prescrire une chimioprophylaxie les 6 premiers mois, ce qui laisse au patient le temps de mieux connaître les recours médicaux sur place en cas de fièvre, et peut-être d'acquérir un peu d'immunité.

▪ Tout séjour en zone d'endémie palustre est déconseillé pendant une grossesse compte-tenu de la susceptibilité particulière de la femme enceinte et de son fœtus au paludisme, et des risques associés aux antipaludiques. Atovaquone-proguanil ou méfloquine peuvent néanmoins être proposés lorsque la décision du voyage est maintenue.

Pour en savoir plus

- Haut Conseil de la Santé Publique – Direction Générale de la Santé – Place de l'artésunate injectable dans le traitement du paludisme grave de l'adulte et de l'enfant. Mars 2013 (disponible en ligne : http://www.hcsp.fr/explore.cgi/avisrapportsdomaine?clefr=310)
- e-Pilly TROP, édition 2012. Ouvrage majeur de médecine tropicale disponible gratuitement en ligne : http://www.infectiologie.com/site/medias/enseignement/ePillyTROP/ePillyTROP.pdf

| UE6 N°167 | Gale et pédiculose |

Objectifs

- Diagnostiquer et traiter une gale et une pédiculose.
- Connaître la conduite à tenir devant un cas contact et en cas d'épidémie.

Points importants

- La gale et la pédiculose sont des ectoparasitoses humaines strictes très contagieuses
- Ces infections sont associées à un prurit majeur.
- La promiscuité a un rôle important dans la transmission
- La gale et la pédiculose du pubis sont des infections sexuellement transmissibles
- L'ivermectine est aujourd'hui utilisée en première intention dans le traitement de la gale.

CONSENSUS ET RECOMMANDATIONS

- Haut Conseil de la Santé Publique. Avis relatif à l'actualisation des recommandations sur la conduite à tenir devant un ou plusieurs cas de gale. 2012. http://www.hcsp.fr/explore.cgi/avisrapportsdomaine?clefr=312

- Haut Conseil de la Santé Publique. Avis du Conseil Supérieur d'Hygiène Publique de France relatif à la conduite à tenir devant un sujet atteint de pédiculose du cuir chevelu. 2003. http://www.hcsp.fr/Explore.cgi/avisrapports3?clef=33&clefr=88

GALE

1 Bases pour comprendre

1. Définitions

Ectoparasitose humaine responsable d'une dermatose fréquente.

2. Microbiologie

Infection liée à *Sarcoptes scabei hominis*. **La contagiosité** interhumaine est **directe** et importante (un seul contact peut suffire). Une transmission indirecte est très rare.

3. Physiopathologie

La femelle sarcopte creuse un tunnel dans la couche cornée de la peau et y pond ses œufs. Le prurit est lié à une réaction urticarienne. Il existe un risque de surinfection bactérienne liée au grattage.

4. Épidémiologie

Maladie endémo-épidémique mondiale en recrudescence. L'Homme est le seul réservoir.

2 Diagnostiquer une gale

1. Clinique

Incubation : 5 jours à 1 mois
Le prurit est le signe dominant voire unique.

- **Prurit très évocateur si**
- Notion de contage
- Collectif ou familial.
- À recrudescence nocturne.
- Localisations caractéristiques : espaces interdigitaux, poignets, face antérieure des avant-bras, plis des coudes, aisselles, seins, région ombilicale, verge, et face interne des cuisses. Le dos et le visage sont épargnés.

- **À l'examen physique**

Lésions typiques
- **Sillons** épidermiques dans les zones de prurit (PUE6-167-1).
- **Vésicules perlées** (PUE6-167-2).
- **Nodules scabieux :** organes génitaux (PUE6-167-3)
- **Lésions de grattage** dans les zones touchées

Lésions moins typiques
- Lésions impétiginisées (surinfections streptococciques ou staphylococciques).

UE6 – N°167 • Gale et pédiculose

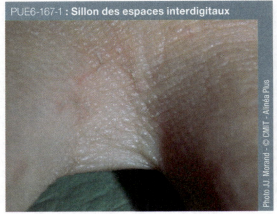

PUE6-167-1 : Sillon des espaces interdigitaux

PUE6-167-3 : Nodules scabieux

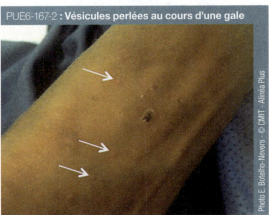

PUE6-167-2 : Vésicules perlées au cours d'une gale

PUE6-167-4 : Gale hyperkératosique

- Gale eczématisée.
- Gale hyperkératosique (autrefois appelée norvégienne, sujets avec comorbidités ou immunodéprimés) : contagiosité extrême, lésions diffuses (PUE6-167-4).
- Gale du nourrisson : atteinte du visage et sillons palmoplantaires.

■ **Diagnostic différentiel clinique**

Dermatite atopique, prurigo, dermite de contact, acarophobie.

2. Diagnostic biologique :

- **Parasitologique**
  - Visualisation du parasite au dermoscope.
  - Diagnostic parasitologique direct par grattage des lésions cutanées (manque de sensibilité dans les formes frustes).
- Non spécifique : présence possible d'une hyperéosinophilie modérée sur la numération formule sanguine
- Penser à faire un **bilan biologique des autres IST** en cas de transmission sexuelle

3 | Traitement d'une gale

Le traitement doit être :
- **Individuel** : soulager et guérir le patient, traiter les complications éventuelles
- **ET collectif** : traiter les cas secondaires et rompre la transmission.

Quel que soit le traitement, il faut traiter le **cas et les contacts de façon concomitante.**

1. Traitement antiparasitaire

■ **Ivermectine (remboursé par la Sécurité Sociale)**
- Médicament antiparasitaire utilisé dans le traitement de certains nématodes et arthropodes
- Traitement de 1ère intention
- Pour les adultes ou les enfants de plus de 15 kg
- Une prise, par voie orale, à renouveler à 7 jours d'intervalle (en raison de l'inactivité sur les œufs).
- Doses selon le poids du patient
- Dans les gales profuses, il est nécessaire d'associer un traitement local à ce traitement par voie générale.

■ **Scabicides classiques (non remboursés par la Sécurité Sociale)**
- Benzoate de benzyle
- Traitement local
- Un badigeon sur tout le corps (sauf le visage) appliqué

- 24 h à renouveler 24 h plus tard
- Contre-indiqué chez le nourrisson (toxicité neurologique)

2. Traitements associés

- **Traiter linge et literie : lavage à 60 °C en machine (cycle long),** sinon enfermer le linge dans un sac plastique pendant au moins 72 heures à température ambiante.
- **Précautions complémentaires type contact en cas d'hospitalisation**
- **Traiter une surinfection bactérienne le cas échéant** (Cf. item UE6-152).

3. Éviction des collectivités

Jusqu'à 3 jours après le début du traitement.

4. Conduite à tenir devant un cas contact et en cas d'épidémie de gale

Cas contact

- Il faut impérativement traiter **en même temps** les contacts proches (personnes vivant sous le même toit, partenaires sexuels) et le cas index, même si les contacts sont asymptomatiques
- Le traitement est le même que pour le cas index, **l'ivermectine** étant privilégiée.

Épidémie

Des épidémies survenant en collectivités (EHPAD…) sont fréquentes. Il faut impérativement traiter **TOUS les membres de la collectivité (y compris les soignants) en même temps** (y compris si absence de signes cliniques). L'ivermectine est utilisée en 1ère intention pour des raisons d'observance. Un traitement de l'environnement est également nécessaire (bien que la transmission indirecte soit faible) afin d'éviter une recontamination.

PÉDICULOSE

1 Bases pour comprendre

1. Définitions

Ectoparasitose strictement humaine. Il y a trois types de pédiculose humaine.

2. Microbiologie

Trois types de poux, insectes hématophages, parasites stricts de l'homme, de transmission directe ou indirecte :
- *Pediculus humanus corporis :* pou de corps (PUE6-167-5)
- *Pediculus humanus capitis :* pou du cuir chevelu
- *Phtirus pubis (P. inguinalis) :* pou du pubis ou morpion

Les poux de corps sont également vecteurs de certaines infections (typhus épidémique à *Rickettsia prowazekii*, fièvre des tranchées à *Bartonella quintana*, fièvre récurrente à poux due à *Borrelia recurrentis*).

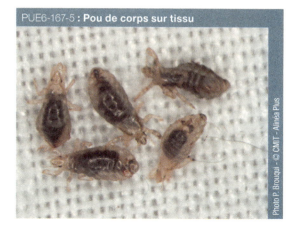
PUE6-167-5 : **Pou de corps sur tissu**

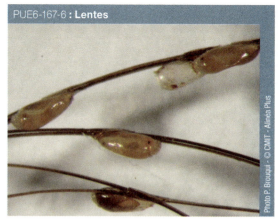
PUE6-167-6 : **Lentes**

3. Physiopathologie

Les poux ne viennent sur la peau que pour se nourrir. Leur piqûre et les fèces sont prurigineux.

4. Épidémiologie

Les pédiculoses sont ubiquitaires.
La pédiculose corporelle est un marqueur de **précarité**, avec une contagiosité importante. Transmission liée au manque d'hygiène et au froid : camps de réfugiés, prisons, sans domicile fixe dans les pays «développés»
La pédiculose du cuir chevelu est liée à une transmission dans les collectivités **d'enfants.** Pas de notion de précarité, tous les milieux sociaux sont touchés.
La phtirose pubienne est une **infection sexuellement transmissible.**

2 Diagnostiquer une pédiculose : diagnostic clinique

1. Pédiculose corporelle

- Prurit intense
- Excoriations, éruption maculopapuleuse **du dos et du thorax,** prédominant sur les épaules (**localisations très différentes de la gale**) (PUE6-167-7).
- Leucomélanodermie (infestation chronique).
- Observation des lentes sur les fils, les coutures ou plis des vêtements ; poux dans les coutures ou plis des vêtements (ceintures, col, ...) rarement visibles sur la peau.

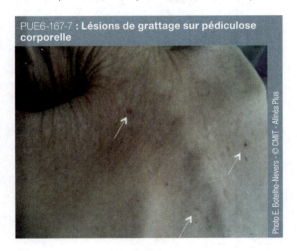

PUE6-167-7 : **Lésions de grattage sur pédiculose corporelle**

2. Pédiculose du cuir chevelu

Prurit diurne et nocturne, localisé au **cuir chevelu.**
Lésions de grattage, impétiginisation du cou, adénopathies occipitales.
Lentes visibles à la base des cheveux (PUE6-167-6).
Poux adultes bruns, allongés, mobiles, parfois visibles sur le cuir chevelu.

3. Phtirose pubienne

Prurit pubien
Lésions de grattage du pubis, de l'hypogastre, éventuellement surinfectées (adénopathies inguinales).
Visualisation (loupe) des lentes grisâtres de petite taille et de poux immobiles à la base des poils (PUE6-167-8).
Attention il faut systématiquement rechercher les signes cliniques des **autres IST** éventuellement associées.

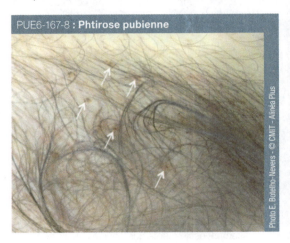

PUE6-167-8 : **Phtirose pubienne**

3 Traiter une pédiculose

Le traitement doit être à but **individuel** (soulager et guérir le patient, traiter les complications éventuelles) **et collectif** (traiter les cas de l'entourage et interrompre la transmission).

1. Pédiculose corporelle

Hygiène corporelle, douche avec savon.
Pédiculicides (pyréthrinoïdes) particulièrement au niveau des zones poilues (barbe, cheveux, pubis).
Changement de vêtements+++
Traiter linge et literie : lavage à 60 °C en machine (cycle long) ou sac plastique pendant 7 jours (pour tuer les lentes).
Le traitement par ivermectine a été proposé mais est inefficace au long cours du fait d'une réinfection liée au mode de vie (SDF, camps de réfugiés)

2. Pédiculose du cuir chevelu

- **Insecticide : Malathion** plutôt que pyréthrines en première intention ; solution préférable au shampooing.
- **Traitement physique par dimeticone lotion** plutôt qu'insecticide (moins toxique). Après le temps de contact (précisé par le fabricant), éliminer le produit par shampooing doux, puis peigner avec un peigne fin pour éliminer les lentes.

Il est nécessaire de faire un 2ème traitement 7 à 10 jours plus tard si utilisation d'insecticides (non lenticides)

Gale et pédiculose • UE6 – N°167

- **Décontamination** de la literie, poupées, peluches, accessoires de coiffure, avec une poudre pédiculicide ; le linge est décontaminé par lavage à 60 °C.
- Le traitement par ivermectine est également efficace, notamment en cas d'échec du Malathion.

3. Phtirose pubienne

- Une seule pulvérisation de pyréthrinoïde de synthèse suivie 30 minutes après d'un savonnage. L'utilisation de shampoing est aussi possible.
- Il faut refaire un 2ème traitement 7 à 10 jours plus tard (inactif sur les lentes).
- Dépistage des partenaires sexuels.
- Dépister et traiter d'éventuelles IST associées+++

4. Conduite à tenir devant un cas contact et en cas d'épidémie (pédiculose)

Cas contact
- Seules les **pédiculoses actives** justifient un traitement. Il est donc primordial de bien examiner les cas contacts. Le traitement est identique à celui du cas index.

Épidémie
- Pédiculose du cuir chevelu : en milieu scolaire, dépistage et traitement large des cas de pédiculose active et traitement du linge (couvertures de sieste…)
- Pédiculose corporelle : en foyer d'hébergement de SDF, dépistage des individus infectés (Cf. mesures du cas index), traitement du linge (couvertures…)

Notes

UE6 – N°167 • Gale et pédiculose

Notes

| UE6 N°168 | Parasitoses digestives : giardiose, amœbose, téniasis, ascaridiose, oxyurose |

Objectifs

- Diagnostiquer et connaître les principes du traitement d'un téniasis, d'une ascaridiose, d'une oxyurose, d'une giardiose, d'une amoebose intestinale aiguë et d'un abcès amibien du foie.

Points importants

- En dehors de l'oxyurose et de la giardiose qui peuvent se transmettre en France (collectivités d'enfants, personnes vivant sous le même toit), les autres parasitoses intestinales sont le plus souvent importées par les voyageurs ou les migrants
- L'albendazole est le médicament de référence des helminthoses (téniasis, oxyurose, ascaridiose)
- Le métronidazole est le médicament de référence des protozooses intestinales (giardiose et amœbose)
- L'abcès amibien du foie est une cause de fièvre au retour de zone tropicale : en règle, hépatalgie fébrile avec polynucléose neutrophile, volumineux abcès unique à l'échographie et sérologie fortement positive
- **Les parasitoses digestives sont essentiellement liées au péril fécal (transmission féco-orale) –> La prévention repose sur un renforcement des mesures d'hygiène individuelle et collective. Aucun vaccin n'est disponible.**

1 | Diagnostic et principes du traitement d'une giardiose

- Agent causal : *Giardia duodenalis* (anciennement *Giardia lamblia* ou *intestinalis*)
- Physiopathologie :
  - formes végétatives très mobiles, se multipliant par scissiparité à la surface de la muqueuse duodéno-jéjunale.
  - formes kystiques dans la lumière digestive, éliminées dans le milieu extérieur.
  - contamination indirecte par l'alimentation ou l'eau, ou directe par les mains souillées.
- Épidémiologie : infection cosmopolite, assez répandue en France surtout chez les enfants (crèches), dans les collectivités, chez les homosexuels masculins ; plus fréquente en régions tropicales.

1. Diagnostiquer

■ Signes cliniques
- Souvent asymptomatique
- Dyspepsie.
- Diarrhée chronique, fluctuante, transmissible, surtout chez l'enfant (avec parfois malnutrition) et le sujet immunodéprimé.

■ Diagnostic
- Examens parasitologiques des selles (EPS) ; 3 à quelques jours d'intervalle, acheminement rapide au laboratoire car parasites parfois fragiles: formes végétatives ou formes kystiques (examen microscopique).

Notes

TUE6-168-1 : **Rappel** : classification des parasites pathogènes pour l'homme

PROTOZOAIRES : parasites unicellulaires
· *Entamœba histolytica* (**amœbose**) et *Giardia duodenalis* : flagellés (**giardiose**)   · 2 formes : **kystes** (immobiles, résistants) = forme de dissémination et **trophozoïtes** (mobiles, formes végétatives) = responsables de la maladie
Autres protozoaires (non concernés par cet item) : *Trypanosoma sp., Leishmania sp., Trichomonas vaginalis, Plasmodium sp., Isospora belli, Cryptosporidium parvum, Toxoplasma gondii*

HELMINTHES : parasites pluricellulaires / Œuf -> larve -> ver adulte					
PLATHELMINTHES = vers plats				NEMATHELMINTHES = vers ronds	
TREMATODES (non segmentés) = douves		CESTODES (segmentés) = taenias		NEMATODES = vers ronds non segmentés	
Digestives *Fasciola hepatica* (grande douve du foie)	Tissulaires *Schistosoma sp.* (schistoscmoses)	Intestin : **téniasis** *Taenia saginata* *Taenia solium*	Tissus *T. solium* (**cysticercose**) *Echinococcus granulosus* (**hydatidose**)	Intestin *Ascaris lumbricoides* (**ascaridiose**) *Enterobius vermicularis* (**oxyurose**) *Ankylostoma duodenale* et *Necator americanus* (**ankylostomose**) *Strongyloides stercoralis* (**anguillulose**)	Sang et tissus *Wuchereria bancrofti, Loa loa, Brugia malayi, Onchocercus volvulus, Dracunculus medinensis* (**filarioses**) *Trichinella spiralis* (**trichinose**) *Toxocara canis* (**toxocarose**)

UE6 – N°168 • Parasitoses digestives : giardiose, amœbose, téniasis, ascaridiose, oxyurose

Notes

- Biopsies jéjunales (bilan de malnutrition) ou dans le liquide duodénal : formes végétatives.

2. Principes du traitement

- Métronidazole PO (5 jours); alternative : albendazole. Retraitement à 15 jours pour certains auteurs (surtout en collectivités d'enfants).
- Contrôle par EPS à distance du traitement si persistance de la diarrhée.
- Traitement des sujets contacts symptomatiques si collectivité.
- Renforcement des mesures d'hygiène.

2 | Diagnostic et principes du traitement d'un *teniasis*

- Agent causal : *Taenia saginata, Taenia solium* (cestodes ou vers plats segmentés), plusieurs mètres de long.
- Physiopathologie :
  · tête ou scolex fixée au niveau de la muqueuse de l'intestin grêle.
  · anneaux dont les derniers se détachent et libèrent les œufs dans le milieu extérieur.
  · contamination humaine par ingestion de viande parasitée mal cuite ou crue (bœuf : *T. saginata* ; porc : *T. solium*).
  · la cysticercose (*T. solium*) est due à l'enkystement de larves dans les tissus (surtout muscles, œil et cerveau) après ingestion directe d'œufs (transmission féco-orale).
- Épidémiologie : cosmopolite, *T. saginata* peut être acquis (rarement) en France métropolitaine ; *T. solium* est un parasite d'importation, à partir d'un pays non musulman (Amérique latine, Afrique sub-saharienne). Il n'y a pas de cysticercose dans les pays de confession musulmane car il n'y a pas d'élevage de porcs dans ces pays.

1. Diagnostiquer

■ Signes cliniques
- Ténias adultes : asymptomatique le plus souvent ; troubles digestifs non spécifiques : douleurs abdominales, nausées, troubles de l'appétit ; urticaire.
- Cysticercose : rare mais possiblement grave si kystes cérébraux : cause fréquente de crises convulsives dans les pays en développement ; céphalées.

■ Diagnostic
- Hyperéosinophilie modérée et inconstante.
- Ténias adultes : anneaux plats blanchâtres retrouvés dans les selles, les sous-vêtements ou la literie (aspect de petites «tagliatelles») ; œufs à l'EPS.
- Cysticercose : épidémiologie (séjour en zone tropicale parfois plusieurs mois ou années avant), scanner et/ou IRM cérébrale (kyste(s) ± calcifications), calcifications musculaires (radiographies des parties molles), sérologie peu sensible, hyperéosinophilie inconstante.

TUE6-168-2 : Les téniasis

Taenia	*T. saginata*	*T. solium*
Hote principal Hote intermédiaire	Homme Bœuf	Homme Porc
Particularités du cycle	Les anneaux passent le sphincter anal de manière active	Anneaux émis passivement dans les selles
Répartition géographique	Cosmopolite (surtout pays à conditions d'hygiène précaires)	Pays à conditions d'hygiène précaires, de confession non musulmane
Diagnostic	Anneaux dans les selles et les vêtements	Anneaux dans les selles
Traitement curatif	Praziquantel	Praziquantel
Traitement préventif	Viande de bœuf bien cuite	Viande de porc bien cuite

2. Principes du traitement

- Téniasis intestinal : antihelminthiques : praziquantel PO ou niclosamide PO ou albendazole PO, parfois en plusieurs cures.
- Neurocysticercose : traitement indiqué en cas de forme symptomatique ; corticothérapie en début de traitement pour éviter une réaction à la lyse parasitaire ; albendazole pendant 1 à 4 semaines ou praziquantel pendant 2 à 4 semaines (contre-indiqué dans les cysticercoses oculaires). Traitement des convulsions.

3 | Diagnostic et principes du traitement de l'ascaridiose

- Agent causal : *Ascaris lumbricoides* (helminthe, nématode, ver rond), ≈ 10 à 20 cm de long.
- Physiopathologie :
  · contamination humaine par ingestion d'œufs présents dans l'eau ou des aliments souillés (péril fécal).
  · libération de larves dans l'intestin, passage au travers de la paroi intestinale puis migration tissulaire (foie, cœur droit, poumons, arbre respiratoire) puis déglutition et maturation dans l'intestin grêle. Les œufs émis dans le milieu extérieur sont infectants.
- Épidémiologie : rare en France métropolitaine, fréquent dans les pays en développement.

1. Diagnostiquer

■ Signes cliniques
- Phase d'invasion : asymptomatique le plus souvent ; parfois urticaire ; rarement, syndrome de Löffler (fébri-

cule, toux sèche, quinteuse, infiltrats pulmonaires radiologiques labiles).
- Phase d'état :
  · asymptomatique le plus souvent.
  · troubles digestifs non spécifiques : dyspepsie, nausées.
- Complications mécaniques en cas de charge parasitaire importante (enfants en zone tropicale), par mécanisme obstructif (vers adultes) : angiocholite, appendicite, occlusion.

■ Diagnostic
- Phase d'invasion : hyperéosinophilie inconstante. À ce stade les œufs ne sont pas encore éliminés dans les selles : diagnostic sérologique possible.
- Phase d'état : œufs à l'EPS ; rejet de vers adultes par l'anus.

2. Principes du traitement
- Antihelminthiques : albendazole PO ou flubendazole PO

4 | Diagnostic et principes du traitement de l'oxyurose

- Agent causal : *Enterobius vermicularis* (helminthe, nématode, ver rond), ≈ 1 cm de long
- Physiopathologie :
  · migration nocturne de la femelle au niveau de la marge anale (les oxyures adultes vivent dans la région iléo-cæcale) et ponte des œufs.
  · contamination directe inter-humaine par ingestion des œufs présents sur les mains, dans les sous-vêtements, la literie, le milieu extérieur.
  · auto-infestation par voie orale fréquente à la suite du grattage de la région anale.
- Épidémiologie : cosmopolite, toujours présente en France métropolitaine, fréquente chez les enfants en collectivité (crèche) et dans leur entourage familial.

1. Diagnostiquer

■ Signes cliniques
- Asymptomatique.
- Prurit anal vespéral et nocturne lié à la fixation du ver femelle (troubles du sommeil).
- Vulvovaginite chez la petite fille.

■ Diagnostic
- Vers adultes, visibles à l'œil nu, dans les selles ou sur la marge anale.
- Œufs au **scotch test** (scotch appliqué le matin avant la toilette au niveau de la marge de l'anus puis collé sur une lame de verre pour examen microscopique).

2. Principes du traitement
- Traitement toujours indiqué.
- Traiter l'individu et les sujets contacts (famille, collectivité).
  · Section courte des ongles + brossage ; changement et lavage systématiques des vêtements et du linge.

- Antihelminthiques : albendazole ou flubendazole. Une 2ème cure est nécessaire 2 semaines plus tard car traitement pas actif sur les oeufs.
- Contrôle par EPS à distance du traitement.

5 | Diagnostic et principes du traitement d'une amœbose

- Agent causal : *Entamoeba histolytica* (protozoaire).
- Il n'est pas possible à l'examen microscopique de différencier *E. histolytica* d'une autre amibe nettement plus fréquente et non pathogène : *E. dispar*.
- Physiopathologie :
  · Formes kystiques résistantes dans le milieu extérieur.
  · Transmission féco-orale (par l'eau et les aliments) ou manuportée.
  · **Amœbose infestation** (portage asymptomatique) : les formes végétatives (libérées par digestion des kystes ingérés) se multiplient dans la lumière digestive et s'éliminent sous forme kystique.
  · **Amœbose maladie :** amœbose intestinale aiguë et amœbose tissulaire dominée par l'abcès amibien du foie.
    · Les facteurs de passage de l'amœbose infestation à l'amœbose maladie sont mal connus.
    · Période d'incubation variable (quelques jours [amœbose intestinale aiguë] à quelques mois voire années [amœbose hépatique]).
    · Amœbose intestinale aiguë : invasion de la muqueuse colique donnant des ulcérations et des abcès «en bouton de chemise».
    · Amœbose hépatique (ou abcès amibien du foie) : passage des amibes dans le flux veineux portal, arrêtées par le filtre hépatique, induisant une nécrose hépatocytaire puis la formation d'un abcès ; possible extension pleuropulmonaire.
- Épidémiologie :
  · Cosmopolite, elle est endémique dans les régions chaudes et humides.
  · En France, l'amoebose est en général une pathologie du voyageur ou du migrant (FUE6-168-1).

1. Amœbose intestinale aiguë

■ Diagnostic clinique
- **Absence de fièvre**
- Forme aiguë avec syndrome **dysentérique**
- Forme subaiguë la plus habituelle: selles molles, peu nombreuses ou simple perte de la selle moulée quotidienne.
- Complications rares : colite nécrosante, pseudo-tumeur de la fosse iliaque droite (amœbome).

■ Examens complémentaires
- **EPS ;** 3 examens espacés de quelques jours ; acheminement rapide au laboratoire car parasite fragile.
- Sérologie rarement positive, sans intérêt en l'absence d'atteinte tissulaire.
- Rectoscopie (non systématique) :
  · ulcérations en coup d'ongle.

UE6 – N°168 • Parasitoses digestives : giardiose, amœbose, téniasis, ascaridiose, oxyurose

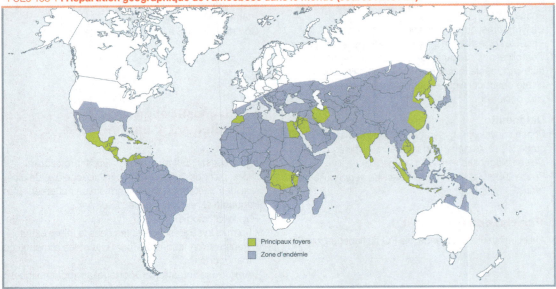

FUE6-168-1 : Répartition géographique de l'amoebose dans le Monde (source ANOFEL)

- biopsie : abcès en bouton de chemise avec présence d'amibes.
- Coloscopie, imagerie : devant une forme chronique, rebelle au traitement, pour éliminer une maladie inflammatoire chronique de l'intestin (MICI), une néoplasie, une tuberculose iléo-caecale…

Principes du traitement de l'amoebose intestinale aiguë

Amœbicide tissulaire
- Métronidazole, 7 jours.
- Inefficace sur les formes kystiques (complément par amoebicide de contact).

Amœbicide de contact
- Hydroxyquinoléine : tiliquinol 10 jours (non absorbé au niveau de l'intestin).

Contrôle par EPS à distance du traitement.

2. Amœbose hépatique

Diagnostic clinique : hépatalgie fébrile
- Fièvre.
- Douleur de l'hypochondre droit, irradiant à l'épaule droite, parfois toux sèche (irritation phrénique).
- Hépatomégalie.

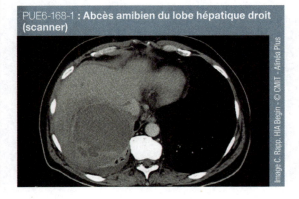

PUE6-168-1 : Abcès amibien du lobe hépatique droit (scanner)

Examens complémentaires d'orientation
- Examens biologiques
  - polynucléose neutrophile
  - élévation franche de la CRP.
- Imagerie
  - radiographie thoracique : surélévation de la coupole droite ± comblement du cul-de-sac costo-diaphragmatique droit.
  - échographie hépatique : aspect d'abcès unique, souvent de grande taille, plus rarement multiples.
  - tomodensitométrie hépatique : non indispensable quand l'échographie est contributive ; utile en cas d'abcès du dôme hépatique qui peut ne pas être visible en échographie (PUE6-168-1).

Examens de confirmation
- EPS : le plus souvent négatifs.
- Sérologie anticorps anti-amibiens (résultat en quelques heures)
  - fortement positive en règle générale ; faux négatifs possibles au cours de la première semaine d'évolution clinique.
- Ponction d'une collection si doute sur un abcès à pyogènes (dans l'amoebose hépatique : pus couleur chocolat, absence d'amibe sur le liquide de ponction, culture bactérienne stérile).

Traitement de l'amoebose hépatique
- **Amœbicide tissulaire** : métronidazole. Durée : 10 à 14 jours, suivi par une cure d'amœbicide de contact (tiliquinol) pour éviter les rechutes.
- **Ponction de l'abcès inutile dans la majorité des cas**, mais justifiée :
  - pour évacuer un abcès volumineux (≥ 10 cm), et/ou à risque de rupture
  - en cas d'évolution non favorable sous traitement par métronidazole pour éliminer un abcès à pyogène, une tumeur nécrosée…

TUE6-168-3 : Principaux antiparasitaires

Molécule et Modalité d'administration	Mode d'action	Spectre antiparasitaire et indications	Toxicité spécifique	Pharmacocinétique
Anti helminthiques				
Ivermectine PO : en dose unique, éventuellement à renouveler	Paralysie neuromusculaire du parasite	· <u>Nématodes</u> : anguillulose, filariose lymphatique et loase, onchocercose, larva migrans cutanée · <u>Arthropodes</u> : gale, pédiculose	Troubles digestifs Manifestations d'hypersensibilité Encéphalite en cas d'hyperinfestation à Loa Loa (prise en charge spécialisée indispensable)	Demi-vie longue
Praziquantel PO : modalités variables en fonction de la pathologie	Mode d'action incertain : vacuolisation, immobilisation des parasites	· <u>Plathelminthes</u> : schistosomose, cysticercose, téniasis, distomatoses pulmonaire et intestinal	· Bien toléré · Céphalées, troubles digestifs · CI : grossesse au premier trimestre	· Demi-vie courte · Métabolisation hépatique, · Elimination par voie rénale
Albendazole PO : modalités variables en fonction de la pathologie	Fixation sélective sur les microtubules parasitaires	· <u>Nématodes</u> : ankylostomose, anguillulose, oxyurose, ascaridiose, trichinose, filariose · <u>Plathelminthes</u> : téniasis, cysticercose, échinococcose alvéolaire, hydatidose	· Bonne tolérance · Troubles digestifs, · Céphalées, vertiges · Hépatite Surveillance bilan hépatique et NFS en début de traitement	· Absorption orale faible · Demi-vie longue · Elimination par voie biliaire
Flubendazole PO : à renouveler à J15 pour l'oxyurose	Blocage des mécanismes d'absorption nutritive des vers	· <u>Nématodes intestinaux</u> : oxyurose, ascaridiose, ankylostomose,	· Bonne tolérance · Troubles digestifs	· Absorption très faible · Elimination dans les selles pendant 3 jours suivant la prise
Niclosamide PO : traitement d'1 jour, à renouveler à J7		· <u>Plathelminthes</u> : Téniasis, Inactif sur les formes larvaires de *taenia solium* (cysticercose)	Troubles digestifs	
Anti protozoaires				
Metronidazole PO : modalités variables en fonction de la pathologie	Inhibition de la synthèse de l'ADN du parasite	Giardiose Trichomonose Amoebose	Troubles digestifs Effet antabuse Neuropathie périphérique dose-dépendante	Excellentes biodisponibilité et diffusion tissulaire

UE6 – N°168 • Parasitoses digestives : giardiose, amœbose, téniasis, ascaridiose, oxyurose

Notes

▪ Évolution sous traitement

- Fièvre et douleur régressent en moins de 3 jours.
- Baisse rapide de la CRP.
- L'échographie se normalise de façon plus lente et ne doit donc être contrôlée qu'en cas d'évolution clinique défavorable. Une image «cicatricielle» peut persister.
- Les rechutes sont rares.

Pour en savoir plus

- Haut Conseil de la Santé Publique – Recommandations sanitaires pour les voyageurs, 2014 (à l'attention des professionnels de santé). Bulletin Epidémiologique Hebdomadaire (disponible en ligne : http://www.invs.sante.fr)
- e-Pilly TROP, édition 2012. Ouvrage majeur de médecine tropicale disponible gratuitement en ligne : http://www.infectiologie.com/site/medias/enseignement/ePillyTROP/ePillyTROP.pdf

TUE6-168-4 : Recommandations de traitement des principales parasitoses

Parasitose	Première intention	Alternative
Helminthoses		
Plathelminthes (vers plats)		
· Téniasis à *T. saginata*	· Praziquantel	· Niclosamide
· Téniasis à *T. solium*	· Praziquantel	· Niclosamide (hors cysticercose)
· Schistosomose (bilharziose)	· Praziquantel	
· Echinococcose alvéolaire	· Traitement chirurgical si possible	· Albendazole
· Echinococcose hydatique	· Traitement chirurgical + albendazole	· Technique PAIR (ponction-aspiration-injection-réaspiration)
· Distomatose à *Fasciola hepatica* Distomatose intestinale	· Tricladendazole · Praziquantel	· Praziquantel
Némathelminthes (vers ronds)		
· Ascaridiose	· Albendazole	· Flubendazole
· Oxyurose	· Albendazole	· Flubendazole
· Anguillulose	· Ivermectine	· Albendazole
· Trichinose	· Albendazole	
· Filariose à Loa Loa	· di-éthylcarbamazine (DEC), précédée d'ivermectine selon la microfilarémie	· Albendazole
· Onchocercose	· Ivermectine	· Doxycycline
· Filariose lymphatique	· Ivermectine	· Albendazole, DEC
Protozooses		
· Paludisme simple	· Dérivés à base d'artémisine	· Quinine, atovaquone-proguanil
· Paludisme grave	· Artésunate	· Quinine
· Toxoplasmose de l'immunodéprimé	· Pyriméthamine + sulfadiazine	· Pyriméthamine + clindamycine
· Leishmaniose viscérale	· Amphotéricine B liposomale	· Dérivés de l'antimoine
· Leishmaniose cutanéo-muqueuse	· Traitement local en fonction du nombre de lésion, de la taille et du statut immunitaire du patient : cryothérapie, dérivé de l'antimoine intra lésionnel, paromomycine crème	· En cas d'échec du traitement local ou atteinte étendue : dérivé de l'antimoine, amphotéricine B, fluconazole, pentamidine
· Trypanosomose africaine	· Selon le stade de la maladie et le parasite : · Stade 1 : pentamidine ou suramine · Stade 2 : eflornithine + nifurtimox ou melarsoprol	
· Trypanosomose américaine	· Nifurtimox	· Benznidazole
· Amoebose tissulaire	· Métronidazole + tiliquinol	· Secnidazole ou tinidazole
· Giardiose	· Métronidazole	
· Trichomonose	· Métronidazole	

UE6 N°169 — Zoonoses

Objectifs

- Diagnostiquer et connaître les principes du traitement des principales zoonoses : brucellose, fièvre Q, leishmaniose, toxoplasmose, maladie de Lyme, maladie des griffes du chat, pasteurellose, rickettsioses, tularémie, échinococcoses (hydatidose).
- Connaître et expliquer les mesures préventives contre la rage.

Points importants

- Pour l'OMS, une zoonose (du grec *zôon*, animal et *nosos*, maladie), est une maladie transmissible naturellement de l'animal à l'homme.
- Ce chapitre abordant des maladies infectieuses très hétérogènes souligne l'importance du contage animalier en pathologie infectieuse et le rôle majeur du réservoir animal dans certaines maladies.
- En découlent les mesures individuelles et collectives à appliquer pour la prévention de ces maladies (contrôles vétérinaires, vaccinations des animaux, hygiène).

CONSENSUS ET RECOMMANDATIONS

- Borréliose de Lyme : Démarches préventives, diagnostiques, thérapeutiques. Société de Pathologie Infectieuse de Langue Française (SPILF), 2006. http://www.infectiologie.com/site/medias/_documents/consensus/2006-Lyme_court.pdf

- Fièvre Q recommandations de prise en charge. Haut Conseil de Santé Publique. 2013

- Vaccinations contre la rage et prophylaxie post-exposition Recommandations. Haut Conseil de Santé Publique. 2013. http://www.hcsp.fr/explore.cgi/avisrapportsdomaine?clefr=316

1 | Bases pour comprendre

1. Définitions

Les zoonoses sont des maladies infectieuses transmises de l'animal à l'homme soit directement par l'animal (brucellose, fièvre Q, toxoplasmose, pasteurellose, maladie des griffes du chat, tularémie, échinococcoses) soit indirectement via des vecteurs (phlébotome, tique, puce) (leishmaniose, maladie de Lyme, rickettsioses, tularémie.

Certaines zoonoses sont des pathologies d'inoculation car transmises à travers la peau et les muqueuses. C'est le cas de la maladie de Lyme, de la maladie des griffes du chat, de la pasteurellose, des rickettsioses, de la tularémie et de la leishmaniose.

2. Microbiologie

Les zoonoses peuvent avoir pour agent infectieux responsable :

- **une bactérie :** *Brucella spp* (différentes espèces) dans la brucellose, *Coxiella burnetii* dans la fièvre Q, *Borrelia burgdoferi* dans la maladie de Lyme, *Bartonella henselae* dans la maladie des griffes du chat, *Pasteurella multocida* dans la pasteurellose, *Rickettsia spp* dans les rickettsioses, *Francisella tularensis* dans la tularémie.
- **un parasite :** *Toxoplasma gondii*, un protozoaire responsable de la toxoplasmose, *Leishmania spp.* un autre protozoaire dans la leishmaniose, *Echinococcus granulosus* un helminthe dans l'hydatidose.
- **un virus** (rage, grippe aviaire, encéphalite à tique, West Nile virus…).

3. Physiopathologie

La physiopathologie de chaque infection sera brièvement décrite ci-après.

4. Épidémiologie

En France métropolitaine, les zoonoses les plus fréquentes sont la pasteurellose, la maladie des griffes du chat, la maladie de Lyme, la toxoplasmose. Chaque infection a une épidémiologie qui lui est propre.

2 | Diagnostic positif

Le tableau TUE6-169-4 en fin de chapitre résume le diagnostic positif et le traitement des zoonoses au programme.

1. Pasteurellose

▪ Physiopathologie

Inoculation de *Pasteurella multocida* après **morsure, griffure animale ou piqûre végétale,** à rechercher à l'interrogatoire. Le réservoir principal est animal (chat surtout) mais aussi le milieu extérieur.

Clinique

Apparition **extrêmement rapide** (3-6 heures) d'un aspect inflammatoire majeur autour de la plaie d'inoculation. Un écoulement peut-être présent. Cette rapidité d'incubation est caractéristique de la pasteurellose. Une lymphangite, des adénopathies sont souvent associés. Des complications sont possibles à type de cellulite, de phlegmon des gaines, d'arthrite… Sur terrain immunodéprimé, une bactériémie est possible.

Biologie

Les prélèvements bactériologiques au niveau de la plaie, de l'écoulement doivent être réalisés. La culture sera positive à *Pasteurella multocida*.

2. Maladie des griffes du chat

Physiopathologie

La contamination humaine se fait le plus souvent par **morsure ou griffure de chat,** plus rarement par léchage d'une plaie ou par **piqûre de puces de chat.**

Chez le chat, l'infection se caractérise par une bactériémie asymptomatique, prolongée, plus fréquente chez les **chatons** ou les **jeunes chats. La puce du chat** est le vecteur de la maladie chez le chat. Il semblerait que le chat contamine ses griffes lorsqu'il se gratte sur des zones excoriées; la bactérie passe dans la salive à l'occasion d'une parodontite. A partir de la lésion d'inoculation la bactérie va se multiplier dans un ganglion relais. Cette adénopathie est le siège d'une réaction inflammatoire avec **granulome** épithélioïde **sans nécrose caséeuse,** associée à une hyperplasie folliculaire et la présence de micro abcès.

Clinique

L'interrogatoire est important, recherchant le contage avec des chats (chatons++).

- **Forme typique dans 90 % des cas**
- Plus fréquente chez les **enfants et les jeunes adultes**
- **Incubation** de 2-3 semaines en moyenne
- Présentation **locorégionale** associant une ou des **adénopathies** et dans 50 % des cas une lésion primaire d'inoculation (morsure, griffure) dans le territoire drainé par l'adénopathie.
- **Les adénopathies** sont uniques dans 50 % des cas. Quand elles sont multiples, elles sont limitées à un seul site (cervical, axillaire > épitrochléen, inguinal) et unilatérales. Les adénopathies ont un caractère ferme, mobile, inflammatoire, souvent sensible, parfois en voie de fistulisation.
- **Signes généraux** discrets présents chez la moitié des patients : fébricule, asthénie, céphalées, douleurs abdominales

- Dans 10 % des cas une forme ophtalmique associant conjonctivite et adénopathie prétragienne (syndrome oculoglandulaire de Parinaud) est décrite, principalement chez les enfants.
- **Endocardite à hémocultures négatives** chez le valvulopathe

Biologie

La confirmation diagnostique est apportée par :

- **La sérologie** (*Bartonella henselae*) qui est le **test diagnostic de 1ère intention.** Elle est motivée par la présentation clinique associée à un contage avec les chats. Toutefois elle peut être négative dans > 20 % des cas ce qui n'élimine pas le diagnostic.
- En cas de **doute diagnostique,** une exérèse ou biopsie ganglionnaire sera réalisée avec PCR spécifique. La PCR peut aussi être faite sur le sang en cas de suspicion d'endocardite, en laboratoire spécialisé.
- Culture de *Bartonella henselae* (ganglion, sang) sur milieux spéciaux, dans des laboratoires spécialisés

3. Maladie de Lyme

Physiopathologie

Les tiques qui transmettent la borréliose de Lyme appartiennent au genre *Ixodes* (tiques des cervidés).

L'Homme se fait piquer lors de promenades en forêt, de la réalisation de travaux agricoles et forestiers…

Lors de la morsure de tique, celle-ci inocule au décours d'un repas sanguin par régurgitation la bactérie appartenant au genre *Borrelia*, famille des spirochètes. Le risque de transmission existe dès les premières heures d'attachement de la tique et s'accroît avec le temps ; le risque est maximal à partir de la 48ème heure.

A partir du point d'inoculation, la bactérie migre et se multiplie dans le derme (érythème migrant). Dans un 2ème temps, elle dissémine par voie sanguine et peut atteindre les articulations, le système nerveux central…

La bactérie est capable de persister de façon latente dans l'organisme, en échappant au système immunitaire.

L'immunité spécifique acquise n'évite pas les réinfections. La maladie évolue en 3 phases.

Trois principales espèces de *Borrelia* sont reconnues comme responsables de la maladie de Lyme : *B. burgdorferi, B. garinii, B. afzelii*. Ces espèces ont des répartitions géographiques différentes et sont responsable de formes cliniques distinctes.

Clinique (TUE6-169-1)

Les signes cliniques sont variables selon la phase de la maladie.

TUE6-169-1 : Maladie de Lyme : évolution en 3 phases

Phase	Incubation	Clinique	Physiopathologie
Primaire	3-30 jours	Erythème migrant ± signes généraux	Multiplication de la bactérie dans le derme ± dissémination hématogène précoce
Secondaire	Semaines à mois	Atteinte neurologique, cardiaque, articulaire	Dissémination par voie hématogène
Tertiaire	Mois à années	Manifestations chroniques cutanées, neurologiques ou articulaires	Mécanisme immunologique probable (dépôt de complexes immuns)

La maladie de Lyme a souvent une présentation multi-systémique.

Les manifestations de la phase secondaire ou tertiaire peuvent parfois révéler la maladie, l'érythème migrant pouvant manquer ou être passé inaperçu.

La maladie de Lyme n'est en général pas fébrile.

La phase primaire

Elle est caractérisée par l'érythème chronique migrant qui apparait habituellement 3 à 30 jours après l'inoculation.

> Atteinte cutanée : Erythème chronique migrant ou érythème migrant (PUE6-169-1)
> - Pathognomonique
> - Présent dans 40-80 % des cas.
> - Débute par une macule ou une papule érythémateuse **centrée par le point de piqûre de la tique.**
> - S'étend par une **bordure annulaire érythémateuse** centrifuge active avec un **centre plus clair.**
> - Classiquement indolore et non prurigineux.
> - Diamètre variable, en moyenne de 15 cm.
> - Touche les membres inférieurs dans la moitié des cas.
> - **Guérison spontanée** sans séquelles en 3-4 semaines.

- Des signes généraux peuvent parfois être présents (asthénie, céphalées, myalgies, arthralgies, fébricule, adénopathies régionales) traduisant la dissémination hématogène précoce de la bactérie. Des lésions multiples d'érythème migrant de petite taille sont très rarement observées en Europe.

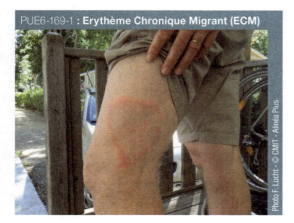

PUE6-169-1 : Erythème Chronique Migrant (ECM)

La phase secondaire (TUE6-169-2)

Quelques jours à mois après le contage.

La présence d'une de ces manifestations nécessite de rechercher de manière systématique toutes les autres localisations potentielles.

La phase tertiaire (TUE6-169-3)

Délai de survenue : > 6 mois après la piqûre.

Biologie

Le diagnostic biologique par culture n'est pas réalisé en routine (laboratoire spécialisé), la PCR (liquide articulaire...) est encore très peu utilisée.

Le diagnostic est donc essentiellement indirect par sérologie.

- Un **contexte épidémiologique** compatible est **indispensable au diagnostic.**
- Le diagnostic sérologique est un diagnostic indirect. Il repose sur la réalisation d'un test sérologique **sensible** (ELISA) qui doit être confirmé par un test **spécifique** (Western Blot) lorsqu'il est positif.
- **La sérologie Lyme est considérée comme positive uniquement si ces 2 tests sont positifs.**
- Les IgM apparaissent 2 à 4 semaines après le début de l'érythème migrant, pic à la 6-8ème semaine, puis décroissance progressive et les IgG apparaissent 6-8 semaines après le début de la maladie.
- Il existe des problèmes d'interprétation de la sérologie du fait de tests commercialisés mal standardisés donnant une variabilité des résultats.
- Dans certains groupes de sujets exposés, la sérologie peut-être positive dans 15-20 % des cas (cicatrice sérologique).
- **Face à un érythème chronique migrant,** il n'y a **pas d'indication à faire de sérologie** car le diagnostic est évident (lésion pathognomonique) et la sérologie peut être négative à ce stade.
- En cas de suspicion de **neuroborréliose,** il faut réaliser une recherche concomitante d'anticorps dans le LCR et dans le sang pour en faire un ratio qui permet d'évaluer la synthèse intrathécale.
- **En l'absence de symptômes évocateurs, il n'y a pas d'indication à traiter un patient ayant une sérologie positive.**
- **Situations au cours desquelles la sérologie n'a pas d'indication** :
  · Sujet asymptomatique
  · Dépistage systématique des sujets exposés
  · Piqûre de tique sans manifestations cliniques
  · Erythème migrant typique
  · Contrôle sérologique des patients traités
  · Manifestations cliniques non compatibles avec une maladie de Lyme (endocardite, fièvre aigue ou prolongée...).

EN PRATIQUE

On peut poser avec certitude le diagnostic de maladie de Lyme :
- -> En présence de **l'érythème migrant : diagnostic clinique**
- -> Par isolement direct de *Borrelia* (non fait en routine)

TUE6-169-2 : Atteintes possibles lors de la phase secondaire de la maladie de Lyme

Atteinte	Fréquence	Clinique
Neurologique	15 % des cas en Europe	
Méningoradiculite	80 % des cas	Douleurs neurogènes de topographie radiculaire (dermatome où a eu lieu la piqûre de la tique), associées de manière inconstante à des signes neurologiques moteurs ou **sensitifs.** Atteinte des paires crâniennes dans la moitié des cas (dont 90 % paralysie faciale périphérique uni- ou bilatérale). Cette radiculite est associée à une **méningite à liquide clair lymphocytaire, normoglycorachique, hyperprotéinorachique,** rarement symptomatique (céphalées et fébricule dans < 25 % des cas).
Méningite clinique isolée	5 %	Souvent limitée à des céphalées ± fébricule.
Encéphalite, myélite	< 5 % des cas	Rechercher méningite associée (PL)
Articulaire	60 % aux USA, rare en Europe (10-15 %)	Oligoarthrite intermittente asymétrique non destructrice touchant surtout les **grosses articulations** (genou). Evolution fréquente par poussées de plusieurs semaines séparées par des périodes de rémission.
Cardiaque	< 5 % des cas	Myocardite a *minima,* entraînant des troubles de conduction, fluctuants et intermittents, habituellement bénins et spontanément régressifs. Faire un ECG si signes cliniques (syncopes, malaises, dyspnée d'effort).
Cutanée	< 3 % Rare en Europe	**Lymphocytome borrélien :** nodules de 1-2 cm de diamètre, de couleur rouge ou violette. Non spécifique de la maladie de Lyme, mais se localise dans cette affection surtout au niveau du lobule de l'oreille, autour de l'aréole mammaire et sur le scrotum.
Ophtalmologique	1 %	Manifestations **oculaires** diverses.

TUE6-169-3 : Atteintes possibles lors de la phase tertiaire de la maladie de Lyme

Atteinte	Fréquence	Clinique
Cutanée	Europe < 5 %	**Acrodermatite chronique atrophiante.** Quasi-pathognomonique de la maladie de Lyme. Siège souvent aux membres inférieurs, en regard des convexités, coloration violine, lésions asymétriques d'évolution atrophique.
Neurologique	Europe 5 %	Encéphalomyélite chronique, avec méningite lymphocytaire biologique Polyneuropathie sensitive axonale
Articulaire	USA < 10 %	Mono- ou oligoarthrite chronique peu inflammatoire touchant surtout les grosses articulations (genou).

Dans les autres cas, le diagnostic repose sur un faisceau d'arguments :

- -> **Clinique :** manifestations évocatrices, cutanées, articulaires, neurologiques ou cardiaques
- -> **Epidémiologique :** exposition à une piqûre de tique dans une zone d'endémie
- -> **Sérologique :** tests ELISA ET Western Blot positifs (pas au stade d'érythème migrant)
- -> **Absence de diagnostic différentiel**

Il faut penser à la borréliose de Lyme devant des manifestations neurologiques, articulaires ou cardiaques mal expliquées, en particulier dans les zones d'endémie.

4. La Fièvre Q

■ Physiopathologie

La bactérie en cause, *Coxiella burnetii* est une bactérie intracellulaire qui va proliférer dans les placentas des animaux infectés (ruminants++). L'Homme va être contaminé soit par voie digestive (consommation de lait cru) soit par voie inhalée (inhalation d'aérosols à partir d'éléments contaminés par la bactérie : paille, fumier...). Les tiques peuvent éventuellement transmettre la bactérie. Il s'agit d'une maladie cosmopolite, plus fréquente en zone rurale. Après contact avec la bactérie, environ 60 % des patients resteront asymptomatiques, les autres seront symptomatiques : c'est le tableau de fièvre Q aigue. Certains patients pourront évoluer vers une forme chronique de l'infection.

■ Clinique

Forme aiguë

Trois formes principales de l'infection sont décrites, après une incubation d'environ 3 semaines, débutant par un syndrome pseudogrippal :

- **Hépatite fébrile** : mode de présentation le plus fréquent en France
- **Pneumopathie** : tableau de pneumopathie aigue interstitielle uni ou bilatérale, associée ou non à une hépatite
- **Fièvre isolée**

Forme chronique

Ces formes surviennent en priorité chez des patients immunodéprimés ou ayant des lésions valvulaires ou vasculaires. La présentation clinique est celle :
- **d'endocardite infectieuse à hémocultures négatives** survenant en général sur valvulopathie préexistante
- **d'infection vasculaire** (anévrisme, infection de prothèse vasculaire)

Fièvre Q chez la femme enceinte

Cette infection a des conséquences fœtales (fausses couches...) Cf. item UE2 N°26.

- **Biologie**

Thrombopénie, pouvant être associée à une leuconeutropénie.
Le diagnostic est sérologique (sérologie *Coxiella burnetii*).
Le type d'Ac identifiés par la sérologie permet de suspecter une forme chronique de la maladie.

5. Tularémie

- **Physiopathologie**

Francisella tularensis est une maladie d'inoculation. L'Homme est un hôte accidentel. La contamination se fait par contact direct avec les lagomorphes (lièvres, lapins) ou par piqûre de tique. La tularémie se rencontre principalement dans les zones boisées de l'hémisphère Nord.

- **Clinique**

Après une incubation de 4 jours en moyenne, apparait une fièvre élevée, associée à des adénopathies inflammatoires satellites d'une lésion d'inoculation (forme habituelle). L'infection peut être considérée comme une maladie professionnelle.

- **Biologie**

Le diagnostic repose sur la sérologie tularémie et la PCR (pus du ganglion).

6. Rickettsioses

- **Physiopathologie**

Ces infections sont des infections d'inoculation dues à des bactéries intracellulaires, les rickettsies, dont il existe plusieurs espèces. Ces bactéries sont réparties en rickettsies appartenant au groupe «boutonneux» avec pour principale espèce *Rickettsia conorii* agent de la fièvre boutonneuse méditerranéenne ; et celles appartenant au groupe «typhus» (*Rickettsia prowazekii*, typhus épidémique, transmis par les poux de corps).
Rickettsia conorii est transmise par les tiques du chien à l'Homme. L'infection est surtout présente dans le pourtour méditerranéen, avec des poussées épidémiques estivales. D'autres rickettsioses du groupe boutonneux peuvent être rencontrées ailleurs.

- **Clinique**

Fièvre boutonneuse méditerranéenne (*R. conorii*)

- Incubation d'une semaine. Syndrome pseudo-grippal initial, avec céphalées. Il existe habituellement une escarre d'inoculation («tache noire» au site de piqûre) à rechercher.
- Période d'état : TRIADE **fièvre** (constante), «**tache noire**» (dans 70 % des cas), **éruption maculopapuleuse** (dans 97 % des cas), généralisée, y compris palmoplantaire (PUE6-169-2).

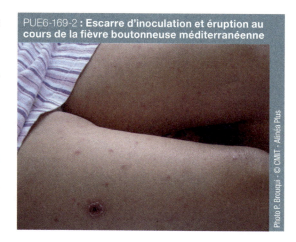

PUE6-169-2 : Escarre d'inoculation et éruption au cours de la fièvre boutonneuse méditerranéenne

Typhus épidémique

- En contexte de promiscuité (camps de réfugiés), les poux de corps peuvent transmettre la bactérie à l'Homme. Le tableau clinique associe une fièvre élevée et une éruption maculo-papuleuse pouvant évoluer vers une infection grave avec défaillance multi-viscérale et décès.

- **Biologique**

Le diagnostic est suspecté sur la clinique, le contexte épidémiologique et confirmé par la sérologie ou la PCR dans les 2 cas.

7. Brucellose

- **Physiopathologie**

Les ruminants et les porcins sont les réservoirs de la bactérie. L'Homme se contamine par voie cutanée, muqueuse, digestive ou aéroportée au contact des produits contaminés (placenta, produits d'avortements). En France, l'infection parmi les animaux est éradiquée du fait du contrôle vétérinaire. La plupart des infections en France (30 cas /an environ) est liée à des contaminations à l'étranger. Après infection, *Brucella spp* gagne le relais ganglionnaire lymphatique, s'y multiplie puis dissémine par voie lymphaticosanguine. La bactérie persiste en intracellulaire.

- **Clinique**

L'infection peut être asymptomatique.
- **Brucellose aiguë** : fièvre ondulante sudoro-algique, chaque ondulation durant 10-15 jours, arthromyalgies, adénopathies, hépatosplénomégalie.
- **Brucellose subaiguë ou chronique** : atteintes ostéo-articulaires, neurologiques, endocardite, hépatite, infection génitale.

UE6 – N°169 • Zoonoses

- **Biologie**
  - Phase aiguë : hémocultures ; sérologie avec séroagglutination de Wright ou Rose Bengale.
  - Phase subaiguë ou chronique : sérologie en immunofluorescence indirecte.

8. Toxoplasmose

- **Physiopathologie**

Zoonose cosmopolite. Le parasite *Toxoplasma gondii* (protozoaire) infecte différents animaux, le chat étant l'hôte définitif. L'Homme se contamine par les oocystes contenus dans les excréments de chat, dans l'alimentation (crudités contaminées par de la terre contenant ces oocystes). La consommation de viande crue ou mal cuite (porc, bœuf) contenant des kystes peut aussi être à l'origine de l'infection. Enfin une transmission transplacentaire est possible en cas d'infection au cours de la grossesse (Cf. item UE2-26). A partir du tube digestif, les parasites vont atteindre les ganglions mésentériques et les organes à distance. Une réactivation est possible chez les immunodéprimés avec altération de l'immunité cellulaire (SIDA, greffe d'organes ou de cellules souches hématopoïétiques...).

- **Clinique**

Toxoplasmose aiguë du sujet immunocompétent (primo-infestation)

Seulement 10 à 20 % de ces formes sont symptomatiques.

Le tableau clinique habituel associe **une asthénie, une fièvre modérée, une polyadénopathie** (cervicale et occipitale pouvant persister plusieurs semaines). Des céphalées, arthro-myalgies et une éruption maculo-papuleuse peuvent-être présentes. Une choriorétinite est présente dans 5 à 10 % des cas. L'évolution est bénigne spontanément sans traitement. Les formes graves sont exceptionnelles.

Toxoplasmose du sujet immunodéprimé

Il s'agit d'une primo-infestation chez un patient immunodéprimé (SIDA, greffé) ou bien le **plus souvent de la réactivation** de kystes tissulaires au niveau **cérébral ou oculaire** du fait de l'immunodépression (Cf. toxoplasmose au cours du SIDA, item UE6-165).

Toxoplasmose congénitale

Cf. item UE2-26. L'infection est d'autant plus grave qu'elle survient tôt dans la grossesse.

- **Biologie**
  - **Infection aigue,** il peut exister un syndrome mononucléosique modéré, une hyperéosinophilie modérée, une cytolyse hépatique. Le diagnostic spécifique se fera par **sérologie** (présence d'IgM et souvent déjà d'IgG).
  - **Réactivation : la sérologie sera positive** ce qui dans le contexte épidémiologique et clinique (abcès cérébraux par exemple chez un patient séropositif pour le VIH au stade SIDA) sera en faveur du diagnostic. Le diagnostic direct se fait par **PCR** (humeur aqueuse, biopsie cérébrale, liquide amniotique, LCS...).

9. Leishmaniose

- **Physiopathologie**

Deux formes de la maladie sont décrites: la forme cutanée ou la forme viscérale (kala azar). L'agent responsable est un protozoaire du genre *Leishmania*. Le réservoir est animal (chien, rongeurs) et la transmission à l'Homme se fait par un insecte piqueur nocturne (phlébotome). L'infection est présente dans les zones tropicales (+ pourtour méditerranéen).

Dans la forme viscérale, après piqûre, le parasite diffuse dans le système des phagocytes mononucléées (foie, rate, ganglions, moelle osseuse). Dans les formes cutanées, un granulome inflammatoire se produit et reste localisé avec évolution chronique.

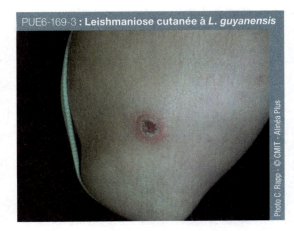

PUE6-169-3 : **Leishmaniose cutanée à *L. guyanensis***

- **Clinique**

Incubation de plusieurs semaines. En France (bassin méditerranéen) ou chez les voyageurs, les 2 formes peuvent se rencontrer.

Forme cutanée (PUE6-169-3)

Lésion cutanée sur zone découverte, initialement à type de papule carmin, infiltrée, avec ulcération secondaire et croûte, entourée d'un bourrelet rouge, indolore. L'évolution est chronique sur plusieurs mois. Des formes diffuses s'observent chez l'immunodéprimé.

Forme viscérale

A la phase d'état : fièvre hectique, anémie, amaigrissement, splénomégalie, hépatomégalie, adénopathies, mimant une hémopathie. Peut survenir chez l'enfant et chez les adultes immunodéprimés.

- **Biologie**

Dans la forme viscérale : anémie, leuconeutropénie, thrombopénie, voire pancytopénie ; hypergammaglobulinémie polyclonale.

Dans les 2 formes : le diagnostic de certitude est la **mise en évidence du parasite à l'examen direct** (prélèvements des bords de la lésion dans la forme cutanée, ou frottis sanguin dans la forme viscérale). **La culture** sur milieu spécial est aussi possible (hémoculture, myéloculture, lésion cutanée). On peut aussi réaliser une détection de l'ADN par **PCR** (sang ou moelle).

Enfin pour les formes viscérales, la **sérologie** peut être utilisée notamment chez l'immunocompétent (peu sensible chez l'immunodéprimé).

10. Echinococcose hydatique ou hydatidose ou kyste hydatique

▪ Physiopathologie

Parasitose cosmopolite, plus fréquente dans les régions d'élevage (Maghreb, sud de la France). Elle est due à la larve du taenia *Echinococcus granulosus* dont l'**Homme** est un **hôte accidentel** et constitue donc une impasse parasitaire. Le chien (hôte définitif) s'infecte en consommant des viscères de mouton. L'homme se contamine accidentellement en ingérant des œufs selon 2 modes : directement par contact avec le chien parasité, ou indirectement par l'intermédiaire d'eau, aliments ou objets souillés par des déjections canines. Les larves des taenias conduisent à des lésions tissulaires kystiques chez l'homme. Ces lésions se situent au niveau hépatique dans 60 % des cas, dans le poumon dans 30 % des cas et un autre organe dans 10 % des cas. La paroi du kyste peut se calcifier. Le parasite se multiplie en donnant des vésicules filles, qui restent généralement à l'intérieur du kyste. L'évolution se fait vers l'augmentation progressive de volume. Des complications sont possibles à type d'accidents anaphylactiques et d'échinococcose secondaire.

▪ Clinique

L'hydatidose est habituellement **asymptomatique**, il s'agit le plus souvent d'une *découverte fortuite* essentiellement lors d'une imagerie.

Des symptômes peuvent apparaitre en cas de complications : compression des structures de voisinage, fissuration, infection, rupture dans un organe creux. Le patient peut alors présenter de la fièvre, un ictère, des douleurs abdominales, en cas de localisation hépatique.

▪ Biologie-Imagerie

La sérologie permet le plus souvent de faire le diagnostic. Elle est positive dans > 95 % des hydatidoses hépatiques. Elle peut être faussement négative pour les autres localisations, et en cas de calcification ou d'infection du kyste. Une hyperéosinophilie peut être présente si fissuration.

Le diagnostic repose sur une imagerie (échographie ou scanner) compatible (kyste liquidien, unique ou multiple à paroi plus ou moins calcifiée) associée à une sérologie positive et un contexte épidémiologique.

En cas d'hydatidose pulmonaire : Radiographie = une ou plusieurs opacités arrondies opaques intra parenchymateuses ; en cas de complication (fissuration bronchique) : image hydro-aérique.

La ponction-biopsie du kyste est formellement contre-indiquée, car risque de dissémination.

3 | Traitement

1. Pasteurellose

Prévention par désinfection, nettoyage de la plaie d'inoculation, antibioprophylaxie post morsure (amoxicilline-acide clavulanique).

Traitement documenté par amoxicilline (si allergie : céphalosporine ou doxycycline). Les formes compliquées nécessitent un avis spécialisé.

2. Maladie des griffes du chat

En cas de forme typique de la maladie des griffes du chat chez l'immunocompétent, l'intérêt d'une antibiothérapie est discuté, car l'évolution est spontanément favorable. L'antibiothérapie de référence est l'**azithromycine pendant 5 jours.**

En cas de **suppuration** une aspiration du pus est possible voire une exérèse ganglionnaire.

Dans les **formes systémiques et viscérales** et chez l'**immunodéprimé**, l'antibiothérapie est systématique.

Les mesures **préventives** comprennent le traitement des chats contre les puces et l'éviction des contacts avec les chats chez l'immunodéprimé.

3. Maladie de Lyme

▪ Traitement curatif

Phase primaire : Traitement *per os* par amoxicilline pendant 14-21 jours ou doxycycline 14-21 jours.

Phase secondaire : Le traitement comprend soit la ceftriaxone 21 à 28 jours soit la doxycycline *per os* 28 j. En cas de trouble de la conduction cardiaque, un **traitement symptomatique** est nécessaire avec hospitalisation et prise en charge spécifique (électrostimulation temporaire + monitoring cardiaque continu en cas de BAV de haut degré).

Phase tertiaire : antibiothérapie = idem phase secondaire.

▪ Traitement préventif

La prévention est essentiellement **individuelle** : port de vêtements longs de couleur claire –pour repérer facilement les tiques–, serrés aux chevilles et aux manches, port d'un chapeau. Répulsifs cutanés et vestimentaires (efficacité limitée).

Prévention secondaire : au retour d'une promenade en forêt dans une zone d'endémie, vérifier l'absence de tique sur tout le revêtement cutané (sans oublier aisselles, plis du genou, région génitale, nombril, cuir chevelu). En cas de morsure de tique, ablation de celle-ci la plus précoce possible. **PAS d'antibioprophylaxie post piqure de tique** en France.

4. Fièvre Q

Dans la forme aigue, la **doxycycline** est le traitement de référence, pendant 2 semaines.

Pour les formes chroniques, le traitement associe la doxycycline associée à l'hydroxychloroquine, de façon très prolongée (18 à 24 mois).

5. Tularémie

Le traitement repose sur la doxycycline ou la ciprofloxacine.

6. Rickettsioses

Le traitement repose sur la doxycycline. Une dose unique de doxycycline est curative dans le typhus épidémique.

7. Brucellose

Une double antibiothérapie associant doxycycline à un autre antibiotique actif sur les bactéries intracellulaires (rifampicine, gentamicine) est recommandée. En cas de foyer osseux, plusieurs mois de traitement sont nécessaires.

8. Toxoplasmose

Il n'y a **pas d'indication de traitement** de la primo-infection chez **l'immunocompétent.** Chez l'immunodéprimé (forme cérébrale), on utilise en 1ère intention **pyrimethamine+ acide folinique + sulfadiazine** 6 semaines avec surveillance de la NFS, de la fonction rénale et de l'évolution clinique. Une prophylaxie secondaire sera nécessaire (mêmes molécules à demi dose) tant que le taux de lymphocytes CD4 sera < 200/mm³. Chez la **femme enceinte, la spiramycine est utilisée en 1ère intention.**

9. Leishmaniose

Forme cutanée : traitement le plus souvent local (antimoniés, cryothérapie…)
Forme viscérale : amphotéricine B liposomale.

10. Hydatidose

Traitement chirurgical

Un kyste hydatique reconnu doit être opéré ; la présence de calcifications n'est pas synonyme de la mort du parasite. Il faut éviter tout essaimage parasitaire au cours de l'intervention, donc enlever le kyste sans l'ouvrir.

Si l'exérèse complète est impossible, on peut proposer la technique **PAIR** = Ponction Aspiration Injection (d'éthanol) Réaspiration sous contrôle échographique.

Traitement médical

Il faut encadrer le geste chirurgical par **albendazole** (1 mois avant et jusqu'à 1 mois après) pour éviter l'essaimage. Lorsque la prise en charge chirurgicale ou par PAIR n'est pas possible un traitement par albendazole très prolongé (plusieurs mois) est envisageable. Une surveillance hépatique et des leucocytes est nécessaire (tolérance de l'albendazole).

La sérologie se négative en 1 à 2 ans ; la remontée des anticorps après exérèse chirurgicale doit faire évoquer une dissémination post-opératoire ou une intervention incomplète.

Traitement préventif

Traitement ténifuge régulièrement administré aux chiens domestiques, éradication des chiens errants, lavage des mains après avoir caressé un chien.

---

4 | Mesures préventives contre la rage

Le virus de la rage est un lyssavirus. Il s'agit d'un virus neurotrope, virus fragile, rapidement détruit dans le milieu extérieur. L'Homme se contamine par contact direct avec le virus (morsure, salive) à partir d'un animal infecté.
La France est indemne de rage des animaux terrestres. Au niveau mondial, la rage continue d'être présente chez les animaux et il est estimé que 55 000 décès surviennent chez l'Homme chaque année.
En France, le risque de rage existe donc en cas de morsure, griffure par un **animal importé** ou au cours d'un voyage en zone à risque, ou après **contact avec des chauve-souris** (rage des chiroptères).
D'un point de vue clinique, **l'incubation est longue,** de 10 jours à plus d'un an, ce qui explique la possibilité de prévenir le développement de la maladie en vaccinant. L'incubation est d'autant plus courte que la zone d'inoculation est richement innervée (face, mains) ou proche du système nerveux central (face). A la phase d'état, il s'agit d'un tableau d'encéphalite avec spasme hydrophobique pathognomonique (contractions paroxystiques du pharynx, empêchant la prise de boissons).
La rage est une **maladie constamment mortelle** chez l'Homme une fois les signes cliniques déclarés (mortelle également chez l'animal). Bien que le risque de contracter la maladie soit faible en France, il faut pouvoir **mettre en œuvre des mesures préventives en cas de situation à risque pour éviter ce risque.**

1. Savoir reconnaitre les situations à risque de rage (en France)

- type de contact : morsure, griffure, léchage sur peau lésée ou muqueuse
- **par** un animal pouvant transmettre la rage : **animal importé** d'une zone d'enzootie rabique, **morsure à l'étranger** chez un voyageur (zone d'enzootie rabique), animal errant ne pouvant pas être surveillé (chien +++, chat, furet), animal avec un comportement suspect, **chauve-souris**
- statut vaccinal de la victime vis-à-vis de la rage (vaccination à titre professionnel, chez le voyageur (séjour prolongé, zone à risque, isolée).

2. Prendre en charge la plaie

Toute morsure nécessite :
- lavage abondant, utilisation d'antiseptiques (virus fragile)
- exploration pour évaluer les lésions (neurologique, vasculaire…)
- parage avec excision des tissus nécrotiques

- avis chirurgical si nécessaire
- vérifier la vaccination antitétanique et appliquer les mesures nécessaires (Cf. UE6 N°156)
- selon le délai de la prise en charge, la profondeur de la plaie, l'impossibilité d'un parage satisfaisant, une antibioprophylaxie ou antibiothérapie préemptive sera instaurée : amoxicilline-acide clavulanique ou doxycycline + métronidazole pendant 5 jours
- Les plaies très délabrantes ou profondes nécessitent une surveillance à 24 heures. Si des sutures sont nécessaires, elles devront être lâches afin de laisser s'évacuer les hématomes, les sérosités…

3. Mettre en œuvre les mesures spécifiques anti-rabiques

En cas de risque de rage, il faut adresser le patient à un **centre anti-rabique** pour traitement préventif.

Les mesures spécifiques reposent sur une vaccination dite curative ± associée à une séroprophylaxie.

- À chaque fois que le **risque de rage est élevé**, il sera réalisé une **vaccination curative ET une sérothérapie** (immunoglobulines spécifiques), ceci afin d'assurer une immunité protectrice rapide (la durée d'incubation est alors courte, et la vaccination seule risque de ne pas être efficace à temps). Les situations sont : tout contact direct avec une **chauve-souris,** toute morsure, griffure, léchage sur peau lésée ou muqueuse en **zone d'enzootie rabique** ou par un animal importé ou si **animal porteur** de rage (diagnostic de certitude).
- Lorsque le **risque de rage est quasiment nul** (morsure en France, animal non importé, sans comportement suspect, à disposition, ayant un propriétaire et pouvant être mis en observation (chat, chien, furet) surveillé par le vétérinaire), **aucune mesure spécifique** n'est mise en place, sauf si l'animal développe des signes suspects de rage. La surveillance vétérinaire est obligatoire pour les chiens, chats, furets vivants pendant 14 jours, avec rédaction de 3 certificats à J0, J7 et J14. Si au terme de cette observation l'animal ne présente pas de signes de rage, sa morsure n'était pas infectante.
- Lorsque le **risque de rage n'est pas exclu,** du fait du pronostic de la maladie, une **vaccination curative** est entreprise. C'est le cas lorsque l'animal (sauf chauve-souris) n'est pas à disposition (fugue, disparition…) pour être mis en observation mais que la situation n'était pas à risque élevé de rage (morsure, griffure en France, animal non importé).
- Dans tous les cas, si l'animal meurt ou présente des signes de rage et est euthanasié, sa tête doit être envoyée pour analyse (immunofluorescence directe, PCR, culture), permettant un diagnostic de certitude.
- **Schéma de vaccination post-exposition** (vaccin inactivé) :

Chez les sujets non-immunisés ou ayant un statut immunitaire incertain

- Le protocole de «Essen» comprend cinq injections de vaccin aux jours 0, 3, 7, 14 et 28.
- Le protocole «2-1-1 de Zagreb» comprend deux injections de vaccin au jour 0, une dans chaque deltoïde, puis une injection aux jours 7 et 21.

Lorsqu'elles sont indiquées, les immunoglobulines anti-rabiques doivent être administrées en même temps que la première injection de vaccin (J0), en un site d'injection différent.

Chez les sujets complètement immunisés antérieurement, 2 doses de vaccin seront administrées, une au jour 0 et l'autre au jour 3. Pas d'immunoglobulines.

Enfin il existe des mesures de **lutte contre la rage animale** (vaccination par appâts pour les animaux sauvages, vaccination des animaux domestiques)

Une vaccination prophylactique peut également être réalisée (professions à risque, voyage en zone de forte endémie). Cette vaccination, contrairement à la vaccination curative, peut être réalisée par tout médecin.

Pour en savoir plus

- Robert-Gangneux et coll., Epidemiology of and diagnostic strategies for toxoplasmosis. *Clin Microbiol Rev* 2012, 25 (2) : 264-296
- Nelson Kotton C. Zoonoses. Section F p3999-4007 dans Mandell, Douglas and Bennett's Principles and practices of Infectious Diseases, seven edition.

TUE6-169-4 : Tableau récapitulatif des zoonoses au programme

Zoonose	Agent pathogène	Réservoir	Transmission	Diagnostic	Traitement
Brucellose	*Brucella melitensis* *B. abortis bovis* *B. abortis suis*	Ruminants domestiques (bovins, ovins, caprins) et porcins	Alimentaire (lait et produits dérivés) Percutanée (excoriations) après contact produits bétail	Hémocultures à la phase aiguë (fièvre ondulante sudoro-algique) Sérologie (Wright et ELISA)	Doxycycline + rifampicine, ou Doxycycline + aminoside
Fièvre Q	*Coxiella burnetii*	Principalement les ruminants (caprins, bovins, ovins)	Inhalation ++ Alimentaire Piqure de Tique	Sérologie PCR Culture au centre de référence	Doxycycline ± hydroxychloroquine (si chronique)
Leishmaniose	· Cutanée ou cutanéomuqueuse *Leishmania major, L. tropica, L. braziliensis* · Viscérale *L. donovani,* · *L. infantum*	Variable : · Canidés · Homme · Rongeurs	Vectorielle (piqûre de phlébotome)	Leishmanioses cutanées et muqueuses · examen direct, PCR Leishmanioses viscérales · examen direct (moelle), PCR, sérologie	Leishmanioses cutanées –> traitement local Leishmanioses muqueuses ou viscérales –> traitement systémique
Toxoplasmose	*Toxoplasma gondii*	Chat, ruminants domestiques (bovins, ovins), porcins	Alimentaire (viande mal cuite, végétaux souillés) Contact litière chats Transplacentaire (primo-infection maternelle)	Sérologie, PCR	Pyriméthamine-sulfadiazine chez l'immunodéprimé Spiramycine chez la femme enceinte si primo-infection
Maladie de Lyme	*Borrelia burgdorferi* *B. garinii, B. afzelii*	Nombreux mammifères, oiseaux, tiques	Tique (*Ixodes ricinus* en Europe)	Sérologie à partir de la phase secondaire PCR	Amoxicilline, doxycycline ou ceftriaxone
Maladie des griffes du chat	*Bartonella henselae*	Chats (surtout jeunes)	Contact avec chat (griffes) ou puces	Sérologie, PCR, Histologie (granulomes)	Azithromycine
Pasteurellose	*Pasteurella multocida*	Chat, chien, autres mammifères, oiseaux	Morsure ou griffure animale Piqure de végétal	Bactériologie standard (examen direct, culture)	Amoxicilline Alternative : Doxycycline
Rickettsiose	· Rickettsies du groupe «boutonneux»: principalement *Rickettsia conorii* (Fièvre boutonneuse méditerranéenne), *R. slovaca* (TIBOLA), *R. africae* (pathologie d'importation : fièvre à tique africaine) · *R. prowazekiii* (typhus épidemique) · *R. typhi* (typhus murin) · *Orientia tsutsugamushi* (typhus des broussailles)	Mal connue. Selon les espèces : · Tiques (certaines rickettsies du groupe boutonneux), · Homme (*R. prowazekiii*), · Rongeurs (*R. typhi,* *O. tsutsugamushi*)	Vecteurs divers · tiques · poux · puces · acariens (typhus des broussailles)	Sérologie, PCR Culture au centre de référence	Doxycycline
Tularémie	*Francisella tularensis*	Rongeurs lagomorphes (lièvre)	Contact animal percutané Tique	,Sérologie PCR Culture (niveau sécurité biologique 3)	Doxycycline + aminoside ou ciprofloxacine + aminoside
Hydatidose	*Echinococcus granulosus*	Chien, mouton	Contact chien parasité Aliments souillés	Sérologie Imagerie typique	Chirurgie + albendazole ou Ponction-Aspiration-Injection-Réaspiration (PAIR)
Rage	*Lyssavirus (Rhabdoviridae)*	Canidés, renard, chauve-souris	Morsure ou griffure	Isolement virus immuno-fluorescence	Aucun

Pilly ECN - ©CMIT - 242

| UE6 N°170 | Pathologie infectieuse chez les migrants adultes et enfants |

Pour la partie pédiatrie, consulter le référentiel du Collège de Pédiatrie

Objectifs

- Diagnostiquer les pathologies infectieuses les plus fréquentes rencontrées chez les migrants.
- Connaître les conseils d'hygiène et de prévention adaptés aux conditions de vie des migrants.

Points importants

- Les pathologies infectieuses des migrants sont soit des pathologies d'importation, soit des pathologies acquises sur le territoire français, souvent liées à des conditions de vie socio-économiques défavorables.
- L'origine géographique du patient est un facteur essentiel pour le dépistage et le diagnostic des maladies infectieuses chez les migrants.
- Les migrants qui retournent dans leur pays d'origine peuvent contracter une maladie infectieuse tropicale. Ils doivent bénéficier des conseils aux voyageurs avant leur départ et d'une consultation médicale à leur retour en cas de symptômes.
- Les prévalences de l'infection VIH, de la tuberculose et de l'hépatite B sont plus élevées dans les populations migrantes que dans la population générale.
- La prise en charge de ces pathologies nécessite une attention particulière aux conditions de vie socio économiques et à l'accès aux soins, en raison de la précarité dans laquelle vivent de nombreux migrants.

CONSENSUS ET RECOMMANDATIONS

- **Haut Conseil de la Santé Publique – Recommandations sanitaires pour les voyageurs, 2014 (à l'attention des professionnels de santé). Bulletin Epidémiologique Hebdomadaire (disponible en ligne : http://www.invs. sante.fr)**

1   Bases pour comprendre

- L'Institut national de la statistique et des études économiques (Insee) considère comme immigrée une **personne née étrangère à l'étranger et entrée en France en cette qualité, en vue de s'établir en territoire français de façon durable (installation depuis au moins un an).**
- Selon cette définition, la **France métropolitaine compte 5,3 millions de migrants** provenant essentiellement d'Afrique et d'Europe.
- Les migrants résident en majorité dans 3 régions :
  1. Île-de-France ;
  2. Rhône-Alpes ;
  3. Provence-Alpes-Côte d'Azur.
- Le statut des migrants est varié : travailleurs en situation régulière, clandestins, demandeurs d'asile, étudiants, enfants adoptés, touristes.
- **Les infections constatées sont de deux types (TUE6-170-1) :**
  - **Pathologies infectieuses d'importation,** c'est-à-dire contractées dans le pays d'origine
  - **Pathologies infectieuses acquises** en métropole.
- Les maladies sont favorisées par les conditions insalubres de logement, d'alimentation et de travail, la pauvreté, la précarité, la promiscuité et les difficultés d'adaptation sociale.
- Les prévalences de l'**infection par le VIH, de la tuberculose et de l'hépatite B sont plus élevées chez les migrants que dans la population générale.**

TUE6-170-1 : **Pathologies infectieuses importées versus pathologies acquises dans le pays d'accueil chez le migrant**

Pathologie infectieuse d'importation	Pathologie infectieuse acquise en métropole
Contractée dans le pays d'origine Concerne surtout les travailleurs migrants et leur famille venant d'arriver en France, les réfugiés politiques, les clandestins, les migrants retournant régulièrement dans leur pays d'origine.	Liée à la transplantation et aux conditions socio-économiques défavorables.
Tuberculose, VIH, hépatites virales B et C, parasitoses tropicales, mycoses (teignes)	Maladies infectieuses usuelles, souvent plus fréquentes et plus graves : Infections respiratoires, infections digestives, tuberculose, IST. Gravité particulière du pneumocoque chez les drépanocytaires.

UE6 – N°170 • Pathologie infectieuse chez les migrants adultes et enfants

Notes

2 | Diagnostiquer les pathologies infectieuses fréquentes dans les populations de migrants

1. Diagnostic positif

■ Arguments épidémiologiques

- Pays d'origine.
- Dates d'arrivée en France et des retours éventuels dans le pays d'origine.
- Conditions de vie.
- Contage (tuberculose).
- Vaccinations.

■ Arguments cliniques

- Recherche d'une fièvre, d'une altération de l'état général, d'une toux, d'une hématurie, d'une diarrhée.
- Palpation du foie, de la rate.

■ Examens complémentaires

Certains doivent être réalisés en première intention :

- hémogramme à la recherche d'une hyperéosinophilie, d'une anémie
- sérologies (VIH, VHB, VHC)
- radiographie thoracique.

D'autres dépendent du contexte :

- frottis sanguin-goutte épaisse, à la recherche de *Plasmodium* en cas de fièvre, si origine géographique et délai compatibles,
- 3 examens parasitologiques des selles si diarrhée,
- si séjour en zone d'endémie bilharzienne, bandelette urinaire –> si hématurie, examen parasitologique des urines,
- si facteur de risque de diabète, glycémie à jeun.

<u>Où pratiquer ce bilan de santé</u> ?
- Dans n'importe quel laboratoire sur prescription médicale si le patient bénéficie d'une protection maladie
- Les Centres d'Examens de Santé de la Sécurité Sociale proposent également à tous les bénéficiaires CMU / AME un bilan de santé gratuit (arrêté du 20 juillet 1992).

2. Diagnostic étiologique (TUE6-170-2 et TUE6-170-3)

■ Maladies infectieuses importées

Parasitoses

Paludisme. (Cf. Item UE6-166)

- À évoquer systématiquement devant toute fièvre avec antécédent d'un séjour en zone d'endémie.

Parasitoses intestinales ± tissulaires (Cf. Item UE6-168)

- **amœbose et giardiose :** diarrhée chronique, dysenterie. L'amœbose peut être colique (diarrhée non fébrile) ou hépatique (hépatomégalie douloureuse et fébrile, syndrome inflammatoire –> le diagnostic repose sur l'échographie et la sérologie)
- **ascaridiose** (asymptomatique),
- **ankylostomose** (anémie)
- **anguillulose,** dont le risque d'évolution vers une forme maligne impose un **déparasitage systématique par**

ivermectine en cas d'initiation d'une corticothérapie ou autre immunosuppresseur chez tout patient ayant vécu en zone tropicale même en l'absence de documentation d'une anguillulose (examen parasitologique des selles peu sensible)
- **hydatidose hépatique,** particulièrement fréquente en Afrique du Nord, et de découverte clinique (hépatomégalie), échographique ou radiologique fortuite (calcifications à projection hépatique), ou révélée par une complication (fissuration, rupture ou infection de kyste)
- **téniasis.** La cysticercose, due aux cysticerques de *T. solium* se rencontre chez des migrants originaires de régions d'élevage porcin : **la neurocysticercose est à évoquer systématiquement devant une comitialité chez un migrant venant d'une zone d'endémie** (aspect évocateur en TDM/IRM).

Filarioses

- **Loase**
  - Répartition géographique limitée (Afrique centrale)
  - Aspects cliniques : asymptomatique ou, œdèmes sous-cutanés transitoires, dits «de Calabar» (migration du ver), ou visualisation du passage d'un ver adulte sous la conjonctive oculaire
  - Hyperéosinophilie habituelle
  - Diagnostic : microfilarémie de périodicité diurne (midi)
- **Filarioses lymphatiques**
  - Répartition géographique large (Asie, Afrique, Amérique intertropicale)
  - Aspects cliniques : lymphangite aiguë précoce, puis œdèmes chroniques lymphatiques des membres inférieurs et du scrotum
  - Hyperéosinophilie habituelle
  - Diagnostic : microfilarémie de périodicité nocturne (minuit).
- **Onchocercose,** devenue rare

Schistosomoses (synonyme : bilharzioses)

- Phase d'état (la phase d'invasion ne se voit habituellement pas chez les migrants, en général infectés dans l'enfance)
- Le plus souvent asymptomatique
- Ou atteinte génito-urinaire : hématurie macroscopique, leucocyturie aseptique, hydronéphrose : bilharziose urogénitale (*Schistosoma haematobium*).
- Ou atteinte hépato-splénique et hépato-intestinale : anomalies biologiques hépatiques, hypertension portale : bilharziose hépatosplénique (*S. mansoni, S. japonicum, S. mekongi*).
- Diagnostic : mise en évidence des œufs (urines, selles, biopsies), sérologie.

Leishmanioses

- Cutanées : lésions ulcéro-crouteuses subaiguës ou chroniques chez un sujet venant d'Afrique du Nord ou d'Amérique latine : examen direct (frottis de grattage du pourtour d'une lésion ; biopsie ; PCR).
- Viscérales (Kala-azar), plus rares : fièvre, splénomégalie, pancytopénie. Diagnostic sur myélogramme et sérologie.

Trypanosomoses africaine (maladie du sommeil) et américaine (maladie de Chagas)

Gale (Cf. Item UE6-167)

Mycoses

- Essentiellement **dermatophyties** des phanères (teignes, favus, onyxis, kérion) et de la peau glabre (Cf. Item UE6-152).
- Parmi les mycoses profondes, les **histoplasmoses** africaines et américaines peuvent s'observer exceptionnellement chez les migrants.

Infections bactériennes

- **Tuberculose** (Cf. Item UE6-155)
  - Forte prévalence dans tous les pays en développement (95 % des cas mondiaux).
  - Son évolution peut s'accélérer après l'arrivée en France, du fait de la précarité et des mauvaises conditions de vie, en particulier chez les migrants clandestins. Le risque de survenue est maximal les 5 premières années après l'arrivée en Europe.
  - **Association fréquente avec le VIH.**
  - Importance du suivi médico-social, de la déclaration obligatoire, du rôle des centres de lutte antituberculeuse (CLAT), qui peuvent aider à l'observance.
- **Lèpre**
  - Devenue rare chez les migrants
  - Le plus souvent observée dans sa forme tuberculoïde, non contagieuse.

Infections virales

- **Infection VIH** (Cf. Item UE6-165)
  - prévalence élevée dans certains pays (Afrique australe).
  - **à rechercher systématiquement chez la plupart des migrants, d'autant plus en présence d'une tuberculose, d'une infection opportuniste, ou si migrant en provenance d'un pays à forte prévalence.**
- Infection par le virus HTLV-1
  - Chez les migrants venus de zone d'endémie (Caraïbes, Afrique Centrale, Japon).

- Responsable de complications tardives neurologiques (paraparésie spastique tropicale) ou hématologiques malignes (leucémie/lymphome T).
- Infection par le virus de l'hépatite B (Cf. Item UE6-163 et FUE6-170-1)
  - Hépatite chronique, cirrhose, cancer du foie.
  - Forte prévalence en Afrique, Amérique latine et Asie.
- Infection par le virus de l'hépatite C (Cf. Item UE6-163 et FUE6-170-2)
  - Hépatite chronique, cirrhose, cancer du foie
  - Forte prévalence en Egypte
  - À rechercher systématiquement si antécédent d'injection/perfusion dans des conditions non sécurisées.

■ Maladies infectieuses acquises en France

- Les maladies infectieuses sont plus fréquentes et souvent plus graves chez les migrants et leur famille.
- Il s'agit surtout de :
  - infections respiratoires et intestinales, bactériennes et virales,
  - la tuberculose
  - les IST
  - les infections pneumococciques et salmonelloses (non typhiques) chez le drépanocytaire.

■ Prise en charge pratique

- La prise en charge des pathologies des migrants passe par la facilitation de leur accès aux soins.
- Les travailleurs sociaux ont un rôle majeur dans la prise en charge et son succès en lien avec l'équipe médicale.

FUE6-170-1 : Pays à risque modéré ou élevé d'hépatite B dans le Monde (OMS 2008, d'après ePilly-TROP 2012)

Pays à risque modéré ou élevé d'hépatite B dans le monde (OMS 2008, d'après ePilly-Trop 2012)

UE6 – N°170 • Pathologie infectieuse chez les migrants adultes et enfants

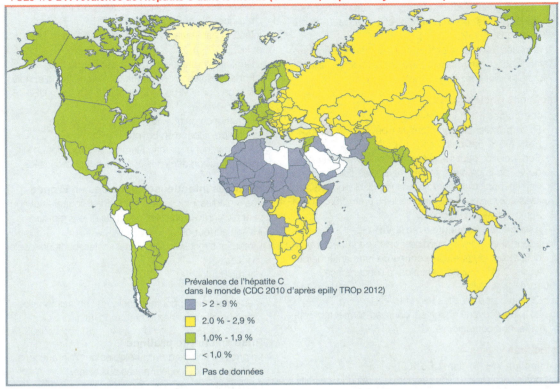

FUE6-170-2 : **Prévalence de l'hépatite C dans le Monde (CDC 2010, d'après ePilly-TROP 2012)**

3. Accès aux soins pour les migrants

1. Centres dans lesquels un migrant peut bénéficier de soins gratuits :

- PASS = Permanences d'Accès aux Soins de Santé de l'hôpital public
- CeGIDD = Centres Gratuits d'Information, de Dépistage et de Diagnostic
- Centres de vaccination
- PMI = Protection Maternelle et Infantile
- CPEF = Centres de Planification et d'Education Familiale
- Centres de lutte Anti-Tuberculeuse

Des renseignements sur l'offre locale de santé sont généralement disponibles auprès du Conseil Général (Direction des actions de santé).

2. Assistance sociale

- Assistantes sociales dans les mairies et les hôpitaux
- Associations

Plusieurs aspects :
- Protection maladie :
  - AME = Aide Médicale de l'Etat : présence en France depuis ≥ 3 mois + absence de titre de séjour valide + faibles ressources
  - CMU = Couverture Maladie Universelle : présence en France en situation régulière ≥ 3 mois ou demande d'asile
  - Dans les autres cas : dispositif «soins urgents» si pronostic vital engagé
- Titre de séjour
- Logement
- Ressources financières et travail éventuel

3. Assistance Juridique

Droit de séjour pour raison médicale, droit d'asile…

4. Assistance Psychologique

Gratuité des soins dans les CMP = Centres Médico-Psychologiques.

Nécessité fréquente d'un interprète pour toutes ces étapes, si possible professionnel, extérieur à l'entourage (neutralité et confidentialité)

NB : Pour plus de renseignements, un guide régulièrement actualisé est disponible sur le site Internet du COMEDE (Comité MEDical pour les Exilés) : www.comede.org

Pathologie infectieuse chez les migrants adultes et enfants • UE6 – N°170

TUE6-170-2 : Principales pathologies à dépister en fonction de la zone géographique d'origine

Pathogene	Afrique subsaharienne	Afrique du Nord	Asie du Sud-Est	Amérique latine (dont Guyane)	Antilles (dont Guadeloupe/ Martinique)
Bactéries					
Tuberculose					
Virus					
Hépatite B					
Hépatite C		Cas particulier de l'Egypte			
VIH					
Helminthoses					
Téniasis	*T. saginata* *T. solium*	*T. saginata*	*T. saginata* *T. solium*		
Helminthoses intestinales	Ascaridiose, oxyurose, anguillulose, ankylostomose (Cf. item UE6-168)				
Filarioses	Onchocercose Filariose lymphatique (*W. bancrofti*) Loase		Filarioses lymphatiques (*W. bancrofti, B. malayi*)	Filariose lymphatique (*W. bancrofti*) Onchocercose	Filariose lymphatique (*W. bancrofti*)
Bilharzioses	Urinaire (*S. haematobium*) Intestinale et Hépatique (*S. mansoni, S. intercalatum*)	Urinaire (petits foyers)	Intestinale et Hépatique (*S. japonicum*)	Intestinale et Hépatique	Intestinale et Hépatique
Protozooses					
Paludisme	Surtout *P. falciparum*		*P. falciparum* *P. vivax* *P. malariae*	*P. falciparum* *P. vivax* *P. malariae*	
Leishmaniose	Cutanée ou viscérale	Cutanée ou viscérale	Cutanée ou viscérale	Cutanée ou cutanéo-muqueuse	
Trypanosomose	Africaine			Maladie de Chagas	
Amoebose, giardiose	Cf. item UE6-168				
Hydatidose					
Gale					

Le sur-risque chez les migrants est symbolisé par des couleurs :

☐ Fond blanc = pas de sur-risque par rapport à la France métropolitaine

🟩 Fond vert = sur-risque modéré

🟨 Fond jaune-orangé = sur-risque majeur

UE6 – N°170 • Pathologie infectieuse chez les migrants adultes et enfants

Notes

TUE6-170-3 : Présentation, diagnostic et traitement des principales pathologies infectieuses à dépister chez le migrant

Pathologie	Présentation	Diagnostic	Intérêts du dépistage
Tuberculose-maladie	Altération de l'état général, toux, fièvre prolongée	Radiographie thoracique systématique chez le migrant, Prélèvements respiratoires si anomalie radiographie	Prévention de la transmission (PC précautions complémentaires «air») Traitement –> éradication
Infection tuberculeuse latente (ITL)	Asymptomatique	Tests immunologiques : · intra-dermo réaction à la tuberculine (IDR), et/ou · test interféron gamma	Seulement si le diagnostic d'ITL débouchera sur un traitement (immunodéprimés, enfants)
Infection VIH	Le plus souvent asymptomatique (Cf. item 165) Hypergammaglobulinémie Lymphopénie	Sérologie systématique	Prévention de la transmission (sexuelle, mère-enfant) / Traitement / Dépistage complications
Hépatite virale B	Le plus souvent asymptomatique (Cf. item 163) Cytolyse hépatique Cirrhose et complications	Sérologie systématique chez le migrant: Ag HBs Ac anti-HBs, Ac anti-HBc	Vaccination partenaire(s) et enfant(s), Séro-vaccination nouveau-né / Traitement / Dépistage complications
Hépatite virale C	Le plus souvent asymptomatique (Cf. item 163) Cytolyse hépatique Cirrhose et complications	Sérologie systématique chez le migrant: Ac anti VHC	Traitement –> éradication Dépistage complications
Parasitoses intestinales (ascaridiose, anguillulose, oxyurose, ankylostomose, amoebose, giardiose, téniasis)	Asymptomatique Diarrhée chronique Anémie Hyperéosinophilie	En cas de diarrhée, d'anémie ou d'hyperéosinophile (systématique pour certains auteurs, mais faible rentabilité en l'absence de diarrhée) Parasitologie des selles	Traitement –> éradication Cas particulier de l'anguillulose, à traiter systématiquement par ivermectine, même si non prouvée, chez les migrants qui vont recevoir un traitement immunosuppresseur
Filarioses	Oedèmes segmentaires, Migration filaire dans la conjonctive oculaire (loase) Lymphoedème, éléphantiasis (filariose lymphatique) Cataracte, prurit (onchocercose) Hyperéosinophilie (toutes)	En cas de signe clinique ou d'hyperéosinophilie Sérologie Recherche filarémie le midi (loase) ou la nuit (filarioses lymphatiques) Biopsie cutanée exsangue (onchocercose)	Traitement –> éradication
Bilharziose	Asymptomatique Hyperéosinophilie Hématurie Hypertension portale	En cas de forte exposition (séjour prolongé en zone endémique) et/ou d'hyperéosinophilie Sérologie Recherche œufs (urine, selles, biopsie rectale, vésicale, hépatique)	Traitement –> éradication (prévention cancers, hypertension portale)
Paludisme	Accès fébriles Splénomégalie Anémie	En cas de fièvre Frottis sanguin/Goutte épaisse	Traitement –> éradication

Pilly ECN - ©CMIT - 248

4 — Conseils d'hygiène et de prévention adaptés aux conditions de vie des migrants

1. Prévention des pathologies infectieuses

- **Dépistage** des pathologies par un examen médical du patient et de son entourage.

  Dépister et traiter l'entourage en cas de maladie contagieuse (tuberculose, IST, teigne, parasitoses intestinales). Vacciner l'entourage contre l'hépatite B en cas de positivité.

- **Education à l'hygiène alimentaire** : se laver les mains, cuire les aliments, boire de l'eau traitée… Expliquer les principaux risques encourus, leurs modes de transmission et la prévention.

- **Prévention des IST** (dont le VIH) :
  · Préservatif masculin ou féminin
  · Aide d'un interprète
  · Rôle des associations

- **Prophylaxie antipalustre** en cas de retour dans le pays d'origine. Expliquer le mode de transmission de la maladie.

- Remarques sur le paludisme :
  · Il est exceptionnel lors de la première venue du migrant en France, du fait de l'immunité acquise contre le parasite en zone d'endémie.
  · Mais il est fréquent lors des retours de vacances dans le pays d'origine, car l'immunité disparaît après 2 à 4 ans passés en France.

> Le paludisme est donc la première étiologie à évoquer devant une fièvre chez un migrant au retour d'une zone d'endémie

- Mettre à jour les **vaccinations** (Cf. UE6-143). Penser à :
  · Vacciner les drépanocytaires contre le pneumocoque et la grippe
  · Vacciner les aspléniques contre le pneumocoque, le méningocoque et l'Haemophilus, la grippe
  · Vacciner contre le méningocoque en cas de pèlerinage à la Mecque
  · Vacciner contre l'hépatite A, l'hépatite B, la typhoïde ± la fièvre jaune en cas de retour au pays.
  · Vacciner l'entourage familial d'un sujet atteint d'hépatite B et d'hépatite A

La plupart des vaccinations sont gratuites dans les centres de vaccination et les PMI.

Le suivi de ces mesures est lié aux conditions socio-économiques du migrant (coût des vaccins et des chimio-prophylaxies).

L'ouverture des droits pour le migrant et sa famille est l'élément indispensable à une bonne prise en charge.

2. Prévention des pathologies non infectieuses (pour information)

- **Psycho-traumatisme** :
  · Examen médical et bilan de santé car plaintes somatiques fréquentes
  · Psychothérapeute
  · Insertion socio-professionnelle, assistance sociale et juridique

- **Sexualité, procréation, contraception,** par exemple dans les CPEF (Centre de Planification et d'Education Familiale).

- **Nutrition** : l'obésité n'est souvent pas perçue comme un problème de santé, contrairement à la maigreur associée à des maladies graves (tuberculose, SIDA).

- **Santé bucco-dentaire** :
  · Diminuer la consommation de sucres rapides
  · Brossage des dents 2 fois/jour avec un dentrifice fluoré
  · Consultation annuelle chez un dentiste
  · Où bénéficier de soins dentaires ?
    · Protection maladie (CMU, AME) : dentiste libéral si soins simples, sinon centre médico-social ou services hospitaliers de stomatologie
    · Pas de protection maladie : PASS

3. Nécessité de consultation médicale lors de symptômes au retour, et surtout en cas de fièvre

Pour en savoir plus

- Santé et recours aux soins des migrants en France. BEH 2012 ; 2-3-4 : 13-51. Disponible sur http://www.invs.sante.fr/Publications-et-outils/BEH-Bulletin-epidemiologique-hebdomadaire/Archives/2012/BEH-n-2-3-4-2012 (consulté le 20/01/2015).
- Haut Conseil de la Santé Publique – Direction Générale de la Santé – Place de l'artésunate injectable dans le traitement du paludisme grave de l'adulte et de l'enfant. Mars 2013" (disponible en ligne : http://www.hcsp.fr/explore.cgi/avisrapportsdomaine?clefr=310)
- e-Pilly TROP, édition 2012. Ouvrage majeur de médecine tropicale disponible gratuitement en ligne : http://www.infectiologie.com/site/medias/enseignement/ePillyTROP/ePillyTROP.pdf

Notes

UE6 N°171	Voyage en pays tropical de l'adulte et de l'enfant : conseils avant le départ, pathologies du retour : fièvre, diarrhée, manifestations cutanées

Pour la partie pédiatrie, consulter le référentiel du Collège de Pédiatrie

Objectifs

- Connaître les conseils d'hygiène et de prévention adaptée, y compris la vaccination anti-amarile.
- Connaître les principales causes de fièvre, diarrhée et de manifestations cutanées au retour d'un pays tropical.
- Connaître les symptômes d'une dengue, d'une infection à Chikungunya.

Points importants

- Voyageurs les plus à risque :
  - les adultes jeunes, partant en voyage non organisé, dans certaines destinations (Afrique Sub-Saharienne, Inde), pour un séjour de plusieurs semaines,
  - les migrants effectuant un retour au pays.
- La traumatologie et les accidents cardiovasculaires sont les premières causes de rapatriement sanitaire ou de décès au cours d'un séjour en zone tropicale.
- **Les principales mesures préventives** avant un voyage concernent :
  - 1/ les **vaccins,** incluant la mise à jour du calendrier vaccinal et les vaccins recommandés pour le séjour, dont la fièvre jaune pour tous les pays d'endémie (Afrique inter-tropicale, Amérique du Sud en région Amazonienne, Cf. FUE6-171-1) ;
  - 2/ la **prévention du paludisme,** qui concerne surtout l'Afrique subsaharienne, où prédomine *P. falciparum.* La prévention de l'exposition (mesures de protection anti-vectorielle) et la chimioprophylaxie adaptée au risque en sont les piliers (Cf. FUE6-166-2).
  - 3/ la prévention de la turista et des maladies du péril fécal qui passe par **l'hygiène alimentaire.**
- **Au retour d'un séjour tropical, le paludisme à *P. falciparum* est le premier diagnostic à évoquer devant toute fièvre.**
- De nombreuses **arboviroses** (*arthropode-borne viruses* : virus transmis par un arthropode = moustique, tiques, etc.) sont émergentes (dengue, chikungunya, encéphalite japonaise ou West-Nile)

CONSENSUS ET RECOMMANDATIONS

- Haut Conseil de la Santé Publique – Recommandations sanitaires pour les voyageurs, 2015 (à l'attention des professionnels de santé). Bulletin Epidémiologique Hebdomadaire (disponible en ligne : http://www.invs.sante.fr)

1 Bases pour comprendre

- Le médecin généraliste a un rôle crucial, seule une minorité de voyageurs venant consulter dans un centre spécialisé en médecine des voyages.
- **Les pathologies digestives (diarrhée) sont au premier plan, suivies par les infections des voies aériennes supérieures, les dermatoses et les infections systémiques (paludisme).** Les pathologies non infectieuses ne doivent pas être négligées : traumatismes, pathologies cardio-vasculaires, mal aigu des montagnes.
- Le risque de décès par mois de voyage a été estimé à 1 pour 10^5 (1 pour 10^4 pour les personnes impliquées dans des opérations humanitaires). **Les causes de mortalité chez le voyageur sont cardiovasculaires dans la moitié des cas** environ, les autres causes de décès se partageant entre accident de la voie publique, noyade, homicide et suicide. **Les infections ne représentent que 1 à 3 % des décès.**
- Les causes de rapatriement sanitaire sont proches de celles de mortalité en voyage : traumatiques (accidents de la voie publique, pathologies des loisirs, agressions), vasculaires (cardiaques et neurologiques) et psychiatriques.
- **Les recommandations aux voyageurs sont susceptibles d'être modifiées en fonction de l'évolution de la situation internationale.** Pour être informé(e) de ces mises à jour, **il est conseillé de consulter les recommandations sanitaires pour les voyageurs, à l'attention des professionnels de santé,** émises par le Comité des maladies liées aux voyages et des maladies d'importation (CMVI) du Haut Conseil de la santé publique (HCSP), publiées dans le Bulletin Epidémiologique Hebdomadaire (BEH) et actualisées tous les ans (libres d'accès sur : http://www.invs.sante.fr)

2 Conseils d'hygiène et des mesures de prévention

1. Évaluer les risques du voyage avant le départ

■ Fréquence

Les risques varient selon les régions visitées, la durée et la période du séjour, les conditions d'hébergement et le mode de vie. Un séjour en hôtel confortable expose à moins de risque qu'un séjour en zone rurale avec un mode de vie local.

Certaines infections peuvent être contractées lors d'une exposition même ponctuelle : une piqûre d'anophèle pour le paludisme, une piqûre d'*Aedes* pour la fièvre jaune ou la dengue, un contact sexuel pour le VIH. À l'opposé, d'autres infections nécessitent une exposition prolongée (lèpre, filarioses).

■ Gravité

Certaines infections peuvent engager le pronostic vital, telles **le paludisme à** *Plasmodium falciparum* (Cf. item 166) les fièvres hémorragiques virales ou la trypanosomose africaine. D'autres peuvent entraîner de graves séquelles, comme les encéphalites.

■ L'évaluation des risques doit prendre en compte trois paramètres

- **La destination :** situation sanitaire et politique du pays, saison (sèche ou des pluies), zones visitées (urbaines, rurales).
- **Le voyage :** moyens de transport (avion, train, bus), voyage organisé ou aventureux, durée de séjour, conditions de logement (hôtel, chez l'habitant), activités prévues (montagne, plongée, baignades, randonnées).
- **Le voyageur :** âge, grossesse, statut immunitaire et vaccinal, pathologies sous-jacentes, sans oublier le budget puisque la chimioprophylaxie antipaludique, les vaccins et la trousse médicale sont à la charge des voyageurs.

Les voyageurs les plus à risque sont les adultes jeunes, partant en voyage non organisé, dans certaines destinations (Afrique sub-saharienne, Inde), pour un séjour de plusieurs semaines, avec un risque particulier pour les migrants revenant dans leur famille.

2. Mesures générales de prévention

- Les patients souffrant d'une **maladie chronique** (cardiovasculaire, neuropsychiatrique, rhumatologique, etc.) doivent faire l'objet d'une évaluation avant de partir, et si nécessaire d'un avis spécialisé.
- **La trousse médicale** (TUE6-171-1) doit se limiter au strict nécessaire pour la prévention et le traitement des affections courantes.
- **L'hygiène alimentaire** est à la base de la prévention des maladies à transmission féco-orale (turista, typhoïde, hépatites A et E, parasitoses intestinales, etc.) :
  - lavage des mains indispensable avant repas et après passage aux toilettes (solutions hydro-alcooliques si points d'eau non disponibles)
  - ne consommer que de l'eau en bouteille capsulée ou rendue potable (filtration, ébullition ou à défaut produit désinfectant) ; éviter glaçons et glaces ; ne consommer le lait que pasteurisé ou bouilli ;
  - bien cuire et consommer chauds viandes et poissons ; peler les fruits, éviter les crudités, coquillages, buffets froids et plats réchauffés ; se renseigner localement sur les risques de toxicité des gros poissons de mer (ciguatera).
- Le risque **d'infections transmises par voie sexuelle** doit être rappelé et l'utilisation du préservatif conseillée.

Si conduite sexuelle à risque, consultation systématique au retour.

- **Protection personnelle anti-vectorielle** adaptée aux risques de maladies vectorielles du voyage, incluant mesures physiques (vêtements longs, moustiquaire), **répulsifs et insecticides,** efficaces pour la prévention des maladies transmises par arthropodes : paludisme (anophèle, piquant la nuit) mais aussi arboviroses : dengue et chikungunya (*Aedes*, piquant le jour), West-Nile et encéphalite japonaise (*Culex*, piquant la nuit) ; rickettsioses, borrélioses, encéphalite à tiques.

Prévention des surinfections de piqûres d'arthropodes ou de plaies (*S. aureus*, *S. pyogenes*) : antisepsie précoce et soigneuse.

TUE6-171-1 : Trousse de pharmacie

Protection contre paludisme et maladies vectorielles :
- Répulsif contre les moustiques et autres arthropodes
- Antipaludique à usage préventif

Médicaments à usage systémique :
- Antalgiques et antipyrétiques (paracétamol)
- Antidiarrhéique anti-sécrétoire (racécadotril) à privilégier par rapport à un antidiarrhéique moteur (lopéramide)
- Antiémétique pour les sujets sensibles au mal des transports

Autres produits :
- Sérum physiologique (conditionnement monodose)
- Antiseptique cutané
- Gel ou solution hydroalcoolique pour l'hygiène des mains
- Produit pour désinfection de l'eau de boisson (dichloroisocyanurate de sodium)
- Crème solaire
- Thermomètre
- Pince à épiler
- Pansements stériles et sutures adhésives
- Bande de contention
- Set de matériel à usage unique (aiguilles, seringues, matériel à suture)
- Préservatifs

Traitement habituel (avec ordonnance en DCI)

■ Risques divers

- Liés à certaines **parasitoses** (selon les destinations) :
  - ne pas se baigner dans des eaux douces et stagnantes (schistosomoses)
  - ne pas marcher pieds nus en extérieur (anguillulose, ankylostomose, puces-chiques ou tungose, larva migrans cutanée)
  - ne pas s'allonger directement sur le sable de certaines plages, notamment des Antilles (*larva migrans* cutanée)
  - repasser avec un fer chaud le linge séché au soleil (myase africaine).
- **Rage :** ne pas approcher les animaux errants et les chiens.
- **Accidents** liés à certaines activités de loisir : altitude, plongée, baignades.
- **Envenimations** liées aux scorpions et aux serpents : secouer habits, draps, sacs de couchage et chaussures avant usage. En zone de végétation dense : chaussures fermées, pantalons longs.

Voyage en pays tropical de l'adulte et de l'enfant : conseils avant le départ, pathologies du retour : fièvre, diarrhée, manifestations cutanées • UE6 – N°171

▪ **Grippe aviaire** : éviter tout contact avec les volailles en Asie du Sud-Est.

3. Mesures spécifiques de prévention

Elles incluent la prise en charge de la diarrhée du voyageur ou turista, la chimioprophylaxie du paludisme et les vaccinations.

■ La diarrhée des voyageurs

La diarrhée du voyageur ou **turista est très fréquente mais rarement grave.**

Le plus souvent, elle survient dans la **1ère semaine du séjour** et guérit spontanément en trois à cinq jours. Elle est d'origine bactérienne dans plus de la moitié des cas (*Escherichia coli* entérotoxinogène [ETEC], au premier plan), virale dans 5 à 25 % des cas, et parasitaire (protozoaires) dans moins de 10 % des cas.

En règle générale, l'antibiothérapie préventive ou curative **n'est pas recommandée.**

En revanche, il faut expliquer au sujet les modalités du traitement :

▪ **réhydratation** dans tous les cas : solutés de réhydratation orale (SRO) pour les enfants
▪ **anti-diarrhéique si nécessaire, de préférence anti-sécrétoire (racécadotril)** plutôt que moteur (lopéramide, contre-indiqué avant 30 mois et en cas de diarrhée invasive)
▪ **antibiotique seulement si diarrhée invasive, ou si diarrhée cholériforme intense et persistant au-delà de 48 heures (Cf. item UE6-172).** Les molécules à privilégier sont les fluoroquinolones ou l'azithromycine (hors AMM). La durée du traitement varie de 1 jour (diarrhée cholériforme, non fébrile) à 5 jours (diarrhée aiguë fébrile), selon la sévérité.

■ Prévention du paludisme (Cf. item UE6-166)

Elle est basée sur :

▪ La protection contre les piqûres d'anophèle (répulsif cutané et vêtements longs imprégnés ; moustiquaires imprégnées de pyréthrinoïdes = perméthrine).
▪ La chimioprophylaxie : Voir le chapitre «Paludisme» (Item UE6-166).

■ Vaccinations (Cf. item UE6-143)

Le programme vaccinal du voyageur doit tenir compte :

▪ des risques encourus par le voyageur, qui varient selon :
  · contexte épidémiologique international ;
  · situation sanitaire et d'hygiène du pays de destination ;
  · conditions, durée et période de séjour ;
  · âge, grossesse, antécédents médicaux ;
  · statut immunitaire ;
  · statut vaccinal antérieur.
▪ Des obligations administratives de vaccination(s) pour entrer dans certains pays.
▪ Enfin, le budget est un paramètre décisionnel important puisque les vaccins du voyageur ne sont pas pris en charge par la sécurité sociale.

En pratique, doivent être envisagés les vaccins de routine, les vaccins obligatoires et les vaccins recommandés (Règle des 3 «R» anglo-saxons: «*Routine, Required, Recommended*»).

Vaccins de «routine»

▪ Le voyage est l'occasion de mettre à jour le calendrier vaccinal, notamment pour les vaccins diphtérie-tétanos-poliomyélite, coqueluche, rougeole et hépatite B.
▪ Chez l'enfant non encore vacciné, le BCG, le vaccin anti-rougeole (dès l'âge de 6 mois, avec un vaccin monovalent) et le vaccin anti-hépatite B sont recommandés en cas de séjour prolongé (> 1 mois) dans un pays de forte endémie.
▪ Le vaccin grippal est indiqué chez tous les voyageurs de plus de 65 ans, chez les sujets à risque et chez les personnels navigants et guides accompagnant les groupes de voyageurs. Toutefois, le vaccin adapté à l'hémisphère Sud n'est à ce jour disponible que sur ATU nominative.

Vaccins obligatoires

▪ **Le vaccin anti-amarile (fièvre jaune)** est un vaccin vivant atténué, obligatoire ou recommandé pour l'Afrique intertropicale et la région amazonienne (voir FUE6-171-1). Il est efficace (en cas de primo-vaccination) 10 jours après l'injection et pour une durée d'au moins 10 ans. Le vaccin amarile est possible dès l'âge de 9 mois (6 mois si risque d'exposition élevé), déconseillé pendant la grossesse (sauf si le séjour en zone endémique ne peut être reporté) et contre-indiqué en cas d'immunodépression. Chez les patients infectés par le VIH, il est réalisable si le taux de lymphocytes CD4 est supérieur à 200/mm^3. Chez les plus de 60 ans n'ayant jamais reçu ce vaccin, bien évaluer le rapport bénéfice/risque en raison de la survenue possible (rare) de complications post-vaccinales sévères en cas de primo-vaccination à cet âge. Selon un avis récent de l'OMS, ce vaccin protège à vie, mais les règlementations des pays n'ont pas encore intégré cette recommandation. De fait, un rappel tous les 10 ans reste nécessaire pour les pays où cette vaccination est obligatoire.
▪ Le **vaccin** anti-**méningococcique tétravalent** (A,C,Y,W135) **conjugué** est un vaccin obligatoire pour les pèlerinages en Arabie Saoudite, et recommandé en cas de séjour en zone épidémique, ou dans une zone endémique pendant la saison sèche en cas de contact étroit avec la population locale.
▪ Ces vaccins **obligatoires doivent être authentifiés** par un médecin d'un **Centre agréé de Vaccinations Internationales**, sur un carnet de vaccinations internationales.

Vaccins recommandés (TUE6-171-2)

Séjour dans des conditions d'hygiène précaire

▪ **Le vaccin de l'hépatite A** est un vaccin inactivé, indiqué à partir de l'âge de 1 an **pour tout séjour dans des zones à bas niveau d'hygiène, quelle que soit la durée.** Les enfants notamment, souvent asymptomatiques, représentent une source importante de contamination lors de leur retour dans un pays de faible endémie. Un dépistage sérologique (IgG anti-VHA) peut être proposé aux personnes nées en France avant 1945, ou ayant vécu dans un pays d'endémie, ou signalant un antécédent d'ictère, afin d'identifier les quelques patients qui n'auraient pas besoin d'être vaccinés car protégés par des anticorps développés lors d'une

Notes

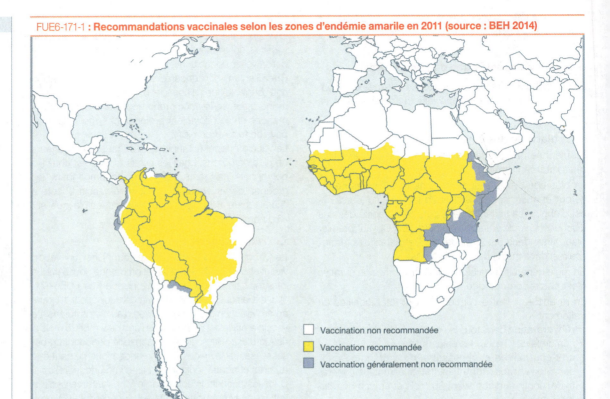

FUE6-171-1 : Recommandations vaccinales selon les zones d'endémie amarile en 2011 (source : BEH 2014)

☐ Vaccination non recommandée
■ Vaccination recommandée
■ Vaccination généralement non recommandée

hépatite A ancienne (maladie immunisante).
- **Le vaccin typhoïdique** est un vaccin polysaccharidique, réalisable dès l'âge de 2 ans. Ce vaccin bien toléré n'est que modérément efficace, et seulement vis-à-vis de *Salmonella enterica* sérotypes Typhi et Paratyphi C, pour une durée maximale de 3 ans. Il est surtout utile pour les voyageurs qui vont séjourner de façon prolongée dans des pays à bas niveau d'hygiène, notamment dans le **sous-continent indien**.
- **Le vaccin cholérique** buvable, inactivé, est réservé aux personnels de santé allant intervenir auprès de malades en situation d'épidémie.

Séjour prolongé ou aventureux et en situation d'isolement dans un pays à haut risque rabique (pays en développement)

La vaccination **rabique pré-exposition** (vaccin inactivé) peut être utile, car elle évite l'administration d'immunoglobulines humaines (pas toujours disponibles et/ou sécurisées) en cas de morsure par un animal errant.

La vaccination pré-exposition ne dispense pas d'une vaccination post-exposition simplifiée (deux injections de rappel) en cas de morsure à risque.

Particulièrement recommandée pour les **jeunes enfants séjournant pour une durée prolongée dans une zone à risque (vaccination dès l'âge de la marche).**

Séjour en zone endémo-épidémique de méningite à méningocoque

- Les méningites à méningocoque sont très rares chez le voyageur. La vaccination n'est recommandée que pour certains voyageurs :
  · Se rendant dans une zone **d'endémie** (ceinture de la méningite en Afrique), en saison sèche, ou dans toute zone où sévit une **épidémie**, dans des **conditions de contact étroit et prolongé avec la population locale**
  · Allant y exercer une activité de soin ou auprès de réfugiés.

Séjour prolongé, en zone rurale, dans une zone endémique pour l'encéphalite japonaise (du Pakistan à l'Est, aux Philippines à l'Ouest, FUE6-171-2)

Vaccin inactivé contre **l'encéphalite japonaise**.

Séjour dans certaines zones forestières d'Europe centrale, de l'Est et du Nord (FUE6-171-3), du printemps à l'automne

Un vaccin inactivé est disponible contre **l'encéphalite à tiques.** Il ne doit pas faire oublier les règles de prévention contre les morsures de tiques (vêtements couvrants, répulsifs, contrôler la présence de tiques de manière quotidienne) (Tableau TUE6-171-2).

4. Cas particuliers

Certains voyageurs doivent être considérés comme des sujets à risque particulier : femmes enceintes, nourrissons, personnes âgées, diabétiques, sujets atteints de cardiopathie, insuffisance rénale, immunodépression. Selon les cas, le voyage pourra être contre-indiqué ou faire l'objet de conseils adaptés. Dans ce cas, il est recommandé de partir avec ses documents médicaux (traduits en anglais si pays non francophone) et avec une assurance rapatriement

Voyage en pays tropical de l'adulte et de l'enfant : conseils avant le départ, pathologies du retour : fièvre, diarrhée, manifestations cutanées • UE6 – N°171

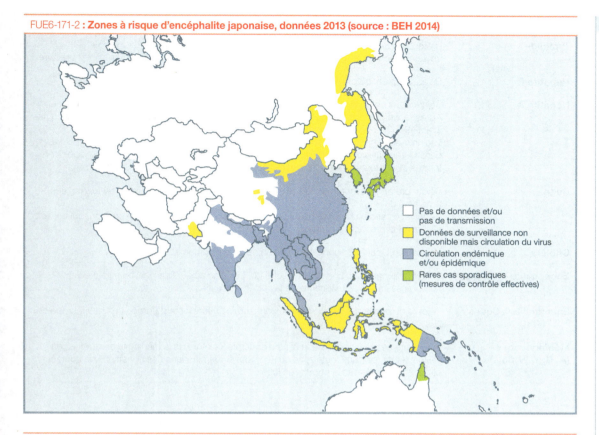

FUE6-171-2 : **Zones à risque d'encéphalite japonaise, données 2013 (source : BEH 2014)**

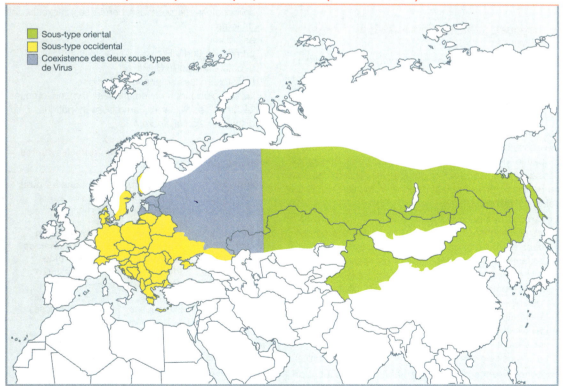

FUE6-171-3 : **Zones à risque d'encéphalites à tiques, données 2014 (source : BEH 2014)**

UE6 – N°171 • Voyage en pays tropical de l'adulte et de l'enfant : conseils avant le départ, pathologies du retour : fièvre, diarrhée, manifestations cutanées

Notes

TUE6-171-2 : Résumé des vaccins recommandés (en dehors de la fièvre jaune) selon la destination et le type de séjour

Typhoïde	Protège de *Salmonella enterica* sérotypes Typhi et Paratyphi C (efficacité 60 %) Voyage prolongé ou dans des mauvaises conditions dans un pays où l'hygiène est précaire.
Hépatite B	Séjour fréquent ou prolongé dans une zone d'endémie.
Hépatite A	Séjour dans un pays où l'hygiène est précaire, quelles que soient les conditions du séjour. Après recherche d'anticorps spécifiques IgG chez les sujets aux antécédents d'ictère ou nés avant 1945 ou ayant vécu en zone d'endémie. Vacciner également les enfants, surtout les plus jeunes, qui sont fréquemment en cause dans la transmission de l'infection. L'hépatite A est rarement diagnostiquée à cet âge car les formes asymptomatiques sont courantes, alors que l'enfant atteint est contagieux.
Rage	Séjour prolongé, aventureux, ou en situation d'isolement en zone à risque (Asie, Afrique, Amérique du Sud). Cette vaccination préventive ne dispense pas des injections en cas d'exposition, qui doivent être les plus précoces possibles.
Choléra	Pas d'intérêt, sauf personnel de santé en période d'épidémie.
Encéphalite japonaise	Séjour prolongé dans une zone à risque (du Pakistan aux Philippines) ou séjour avec nombreuses activités extérieures, à la saison des pluies.
Encéphalite à tiques	Séjours du printemps à l'automne en zone rurale ou forestière d'Europe centrale, Europe de l'Est et du Nord
Méningocoque (A, C, Y, W135)	Voyageurs se rendant dans une zone d'endémie (ceinture de la méningite en Afrique), en saison sèche, ou dans toute zone où sévit une épidémie, dans des conditions de contact étroit et prolongé avec la population locale

3 Fièvre, diarrhée, ou lesions cutanées au retour d'un pays tropical

1. Diagnostic d'une fièvre au retour d'un pays tropical

Le paludisme à *Plasmodium falciparum* est la cause la plus fréquente, potentiellement fatale, nécessitant une thérapeutique urgente (Cf. item 166). **Toute fièvre survenant dans les 2 mois suivant le retour d'une zone d'endémie palustre impose la recherche du paludisme.**

Les autres causes de fièvre se partagent entre les maladies cosmopolites — infectieuses (pyélonéphrite, pneumopathie, grippe, leptospirose, VIH, etc…) ou non infectieuses (maladies thromboemboliques, inflammatoires ou néoplasiques) — et les maladies tropicales, variables selon les régions visitées.

L'interrogatoire précise :
- Les conditions du séjour : pays, localités parcourues, **dates d'arrivée et de départ,** conditions de vie
- Les activités pouvant exposer à un risque : contacts avec des eaux douces, alimentation, contacts interhumains (notamment relations sexuelles), contacts avec des animaux
- Le statut vaccinal
- La chimioprophylaxie antipaludique suivie (si voyage en zone impaludée)
- La chronologie des symptômes (fièvre, signes associés).

La connaissance de la durée habituelle d'incubation peut orienter les recherches et le diagnostic :
- ≤ 7 jours :
  · diarrhée infectieuse : shigellose, choléra, salmonelloses non typhiques

  · dengue et la plupart des arboviroses
- 7 à 14 jours :
  · paludisme, fièvre typhoïde
  · spirochétoses (leptospirose, borrélioses) ; rickettsioses
- > 14 jours :
  · paludisme
  · primo-infection VIH
  · hépatites virales A, B, E
  · schistosomoses en phase d'invasion
  · jusqu'à plusieurs mois ou années : trypanosomoses, leishmaniose viscérale, amœbose hépatique, paludisme à *P. non falciparum*

TUE6-171-3 : Eléments d'orientation selon les durées d'incubation

Paludisme	*P. falciparum :* 1 semaine à 2 mois Autres espèces : 1 semaine à plusieurs mois (voire années)	
Incubation courte < 2 semaines	**Incubation < 7 jours** **Arboviroses (dengue, chikungunya)** Diarrhées infectieuses	**Incubation < 2 semaines** **Typhoïde** Spirochètes : borrélioses, leptospiroses Rickettsioses
Incubation longue > 2 semaines à plusieurs mois	Hépatites virales (A: 15-45 j; B: 30-120 j ; E: 10-40 j) Amœbose hépatique (incubation très variable) Primo-infection VIH (incubation 2 à 8 semaines) Schistosomose en phase d'invasion (incubation 2 à 6 semaines)	

Pilly ECN - ©CMIT - 256

L'analyse de la **courbe thermique** a une bonne valeur d'orientation quand elle montre une fièvre récurrente : **paludisme,** borréliose, nettement différentiée des fièvres en plateau de la typhoïde au 3ème septenaire, ou de la plupart des viroses (dengue, chikungunya, primo-infection VIH, etc.)

Devant une **fièvre avec signes hémorragiques** (présence d'hémorragies des voies digestives, des voies aériennes, des points de ponction), plusieurs causes doivent être évoquées : paludisme, hépatite fulminante, leptospirose ictéro-hémorragique, dengue ou autres arboviroses hémorragiques, fièvres hémorragiques virales.

Toute suspicion de fièvre hémorragique virale (Ebola, Marburg, Lassa, etc.) doit bénéficier de mesures d'isolement strict visant la protection des patients et du personnel soignant, guidées par l'expertise du Centre National de Référence (CNR) des Fièvres Hémorragiques Virales et de l'Institut de Veille Sanitaire (InVS).

Les principaux éléments du diagnostic des «fièvres tropicales» sont donnés dans le TUE6-171-4.

2. Diagnostic d'une diarrhée au retour d'un pays tropical (tableau TUE6-171-5)

Le plus souvent, la diarrhée du voyageur apparaît dans les premiers jours du séjour, est bénigne, et a disparu lors du retour. Parfois, la diarrhée persiste ou apparaît au retour.

- Si la diarrhée est **fébrile :**
  · le premier diagnostic à évoquer est le **paludisme,** surtout chez l'enfant
  · devant une diarrhée aiguë fébrile avec syndrome dysentérique (Cf. item UE6-172), on évoquera une shigellose ou une infection à salmonelle ou *Campylobacter sp.* : le diagnostic se fait sur la **coproculture.**
- Dans d'autres cas, la diarrhée évolue en **l'absence de fièvre,** de façon subaiguë sur plusieurs semaines, voire mois. L'origine en est **parasitaire :**
  · protozoose le plus souvent : giardiose, amœbose à *Entamoeba histolytica,* cyclosporose
  · le diagnostic repose sur **l'examen parasitologique des selles ;**
- la mise en évidence des parasites peut être difficile et justifier alors la prescription d'un traitement d'épreuve :

TUE6-171-4 : Principales maladies d'importation responsables de fièvre au retour des tropiques

Diagnostic	NFS – CRP Transaminases	Incubation	Éléments cliniques	Éléments de confirmation
Paludisme	Leucopénie + Thrombopénie ++ CRP élevée ALAT < 5 N	(*P. f.*)[1] < 2 mois dans 97 % des cas (*P. o, P. v.*)[2] < 3 ans	Troubles digestifs ou neurologiques, splénomégalie	Frottis/goutte épaisse Tests de diagnostic rapide
Dengue Autres arboviroses	Leucopénie ++ Thrombopénie ++ CRP basse ALAT < 5 N	< 7 jours	Myalgies Arthralgies Rash J3-J5	PCR (5 premiers jours de fièvre) Sérologie au-delà
Hépatites virales	Leucopénie CRP basse ALAT > 10 N	15-45 j (VHA) 30-120 j (VHB) 10-40 j (VHE)	Troubles digestifs Ictère suivant la fièvre Céphalées, urticaire	Sérologies
Fièvre typhoïde	Leucopénie CRP élevée ALAT < 5 N	7 à 14 jours	Céphalées ++ Insomnie Troubles digestifs Pouls dissocié Splénomégalie Fièvre en plateau (T = 40°C) au 3ème septenaire	Hémocultures (Coproculture)
Rickettsioses	Leucopénie Thrombopénie CRP élevée ALAT < 5 N	5 à 14 jours	Escarre d'inoculation Éruption Adénopathies Céphalées	Sérologies Biopsie cutanée (PCR)
Amœbose hépatique	Polynucléose neutrophile CRP élevée ALAT < 5 N	Variable : plusieurs mois, voire années	Hépatomégalie douloureuse Fièvre > 39°C	Échographie hépatique ± TDM Sérologie
Schistosomose en phase d'invasion	Hyperéosinophilie CRP élevée ALAT < 5 N	2 à 6 semaines	Prurit, éruption urticarienne Arthralgies Hépatomégalie Toux Fièvre en plateau	Sérologie en phase d'invasion (parfois retardée) Recherche d'œufs (selles ou urines) en phase d'état (> 2-3 mois)

[1] *Plasmodium falciparum* - [2] *P. ovale, P. vivax*

| Notes |

nitro-imidazolé en 1ère intention : **la giardiose est la plus fréquente cause de diarrhée prolongée non fébrile au retour des tropiques.** Si échec, avis spécialisé indispensable. Une coloscopie est parfois nécessaire.
- Ne pas méconnaître la possibilité d'une cause médicamenteuse : anti-inflammatoires, antipaludiques (atovaquone-proguanil, chloroquine-proguanil).
- Penser aussi au *Clostridium difficile* chez un patient qui aurait pris récemment des antibiotiques : diagnostic fait par recherche de la bactérie (test antigénique) et de ses toxines dans les selles.

TUE6-171-5 : **Principales étiologies des diarrhées infectieuses au retour d'un pays tropical**

Diarrhée fébrile	· Salmonelloses (dont typhoïde) · Shigelloses · *Campylobacter sp.* · *Clostridium difficile* · Hépatites virales · Paludisme · Primo-infection VIH
Diarrhée non fébrile	· Giardiose · Amœbose intestinale aiguë · Helminthoses intestinales · Choléra

3. Diagnostic de lésions cutanées au retour d'un pays tropical

- **les pyodermites** à *S. aureus* ou à *S. pyogenes* sont fréquentes et volontiers récidivantes. Elles peuvent entraîner des complications sévères locales (ecthyma) ou générales (bactériémies, abcès profonds).
- **un exanthème fébrile** au décours d'un séjour tropical doit faire évoquer une arbovirose (dengue, chikungunya), une leptospirose, une syphilis, une primo-infection VIH, une rickettsiose ou une allergie médicamenteuse
- **un escarre d'inoculation** doit faire évoquer une rickettsiose
- **des lésions urticariennes** doivent faire évoquer une schistosomose en phase d'invasion, une hépatite virale à la phase pré-ictérique, une rickettsiose ou une allergie médicamenteuse
- certaines lésions cutanées sont liées à une maladie tropicale localisée à la peau : leishmaniose cutanée, *larva migrans* cutanée ankylostomienne (PUE-171-1) (larbish), myiase (PUE-171-2 et PUE-171-3), prurigo après piqûre d'insecte. Le type de lésion élémentaire permet d'orienter le diagnostic (Cf. TUE6-171-6).

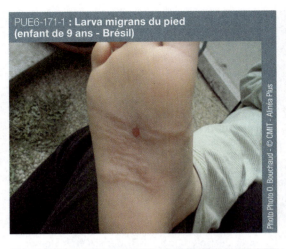

PUE6-171-1 : **Larva migrans du pied (enfant de 9 ans - Brésil)**

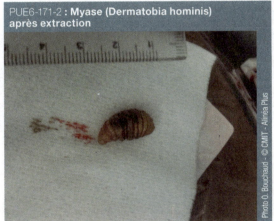

PUE6-171-2 : **Myase (Dermatobia hominis) après extraction**

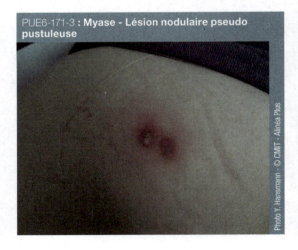

PUE6-171-3 : **Myase - Lésion nodulaire pseudo pustuleuse**

4. Pathologies tropicales à connaître

- **Paludisme (Cf. item UE6-166)**

- **Fièvre typhoïde**

> **FIEVRE TYPHOIDE.**
> - *Salmonella enterica* sérotypes Typhi et Paratyphi A, B ou C
> - **Déclaration obligatoire**
> - Réservoir strictement humain et transmission féco-orale
> - Zone tropicale, Afrique du Nord, Asie du Sud-Est
> - Les bactéries franchissent la muqueuse intestinale sans la léser, et atteignent la circulation sanguine via le système lymphatique. La lyse des bactéries libère une endotoxine qui peut donner des manifestations viscérales.
> - Incubation : 1-2 semaines
> - Phase d'invasion durant 1 semaine : fièvre progressivement croissante, céphalées, insomnie, asthénie, anorexie, troubles digestifs. Pouls dissocié, splénomégalie (30 % des cas).
> - Phase d'état : fièvre en plateau à 40°C, tuphos (= inversion du rythme nycthéméral, prostration, obnubilation), douleurs abdominales, diarrhée dans 2/3 des cas. Pouls dissocié, angine de Duguet dans 10 % des cas (= ulcérations superficielles de petite taille au niveau des piliers antérieurs et du voile du palais), splénomégalie inconstante, exanthème lenticulaire du tronc dans 1/3 des cas
> - Complications possibles : digestives (hémorragies, perforations), toxiniques (myocardite, encéphalite), localisations septiques secondaires.
> - Biologie : CRP élevée, leuconeutropénie
> - Confirmation diagnostique : **hémocultures** ± coprocultures
> - Traitement : probabiliste par C3G parentérale puis **précautions complémentaires** contact, antibiothérapie documentée guidée par l'antibiogramme (fluoroquinolones en l'absence de résistance, ou C3G parentérale, ou azithromycine)
> - Surveillance : clinique, paraclinique (NFS, coprocultures)
> - **Vaccin** polysaccharidique efficace à 60% contre *Salmonella enterica* sérotypes Typhi et *Paratyphi C.* Rappel tous les 3 ans.

- **Arboviroses (dont dengue et chikungunya) (FUE6-171-4, TUE6-171-5 et -7, PUE6-171-4 et -5)**

TUE6-171-6 : Principales dermatoses tropicales selon les lésions élémentaires

Lésion	Etiologies	Lésions	Etiologies
Œdème	Membres : · Inflammatoire et fébrile : dermo-hypodermite bactérienne (streptocoque du groupe A, *Staphylococcus aureus*) · pas de fièvre : loase, filarioses lymphatiques (œdèmes segmentaires de Calabar)	Exanthème	Urticarien : · invasions helminthiques (schistosomoses, syndrome de Loeffler) · hépatites virales (phase pré-ictérique) · rickettsioses · médicamenteux
	Face : · trichinellose · maladie de Chagas		Maculo-papuleux : · arboviroses, primo-infection VIH · rickettsioses, syphilis · trypanosomose d'invasion (trypanides) · virose éruptive (rougeole) · médicamenteux
Nodules	· Nécrotiques : furoncle (*S. aureus*) · Non nécrotiques : myase, tungose («puces-chiques»)		
Ulcération	· Douloureuses : ecthyma (streptocoque A, *S. aureus*) ; trypanome d'inoculation · Noirâtre, non douloureuse, avec vésiculopustules : charbon · Escarre noirâtre (site d'inoculation) : rickettsiose · Évolution chronique : leishmaniose	Prurit diffus ± prurigo	· Piqûres d'arthropode · Primo-infection VIH · Gale · Onchocercose · Dermatite des baigneurs (schistosomes animaux) · Ciguatera
Ulcération nodulaire	· Leishmanioses · *M. marinum, M. ulcerans* (ulcère de Buruli) · Sporotrichose	*Larva migrans* cutanée	· *Larva migrans* cutanée ankylostomienne (larbish) · *Larva currens* (anguillulose) · Gnathostomose (Asie du Sud-Est, Mexique)

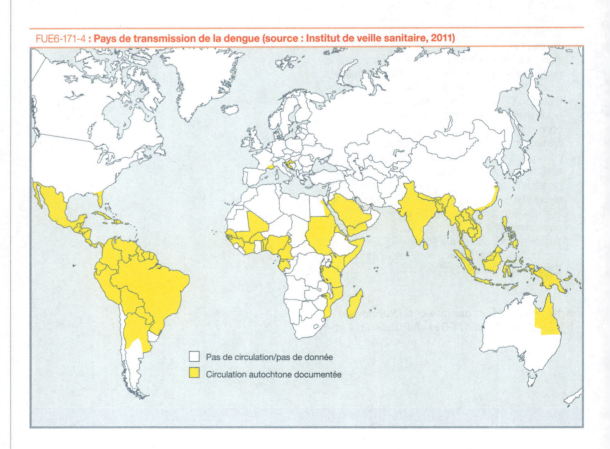

FUE6-171-4 : Pays de transmission de la dengue (source : Institut de veille sanitaire, 2011)

Voyage en pays tropical de l'adulte et de l'enfant : conseils avant le départ, pathologies du retour : fièvre, diarrhée, manifestations cutanées • UE6 – N°171

FUE6-171-5 : **Pays de transmission du chikungunya, données 2014 (source : Institut de veille sanitaire, 2014)**

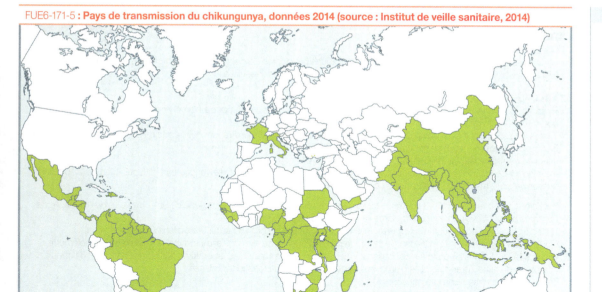

PUE6-171-4 : **Dengue : exanthème**

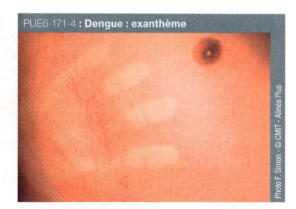

PUE6-171-5 : **Chikungunya : arthrite avec ténosynovite de la main**

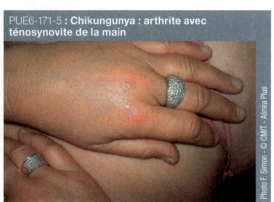

UE6 – N°171 • Voyage en pays tropical de l'adulte et de l'enfant : conseils avant le départ, pathologies du retour : fièvre, diarrhée, manifestations cutanées

Notes

TUE6-171-7 : Principales arboviroses

ARBOVIROSES
· Dues à de nombreux virus
· Un tableau commun se dégage, avec 3 variantes cliniques principales : la dengue et les syndromes apparentés (dont Chikungunya), certaines fièvres hémorragiques (fièvre jaune) et les encéphalites.

TABLEAU COMMUN
· Réservoir animal et transmission par un arthropode vecteur (arbovirus = *arthropode-borne-virus*), les arthropodes regroupant notamment les moustiques et les tiques
· Toutes les zones tropicales (possibilité surtout théorique de transmission en France métropolitaine pour certaines arboviroses)
· Incubation courte < 7 jours en général (max 15 jours)
· Infection asymptomatique fréquente
· Pour les infections symptomatiques, apparition brutale d'un syndrome grippal : fièvre, douleurs diffuses intenses (céphalées, arthromyalgies), malaise général, injection conjonctivale, exanthème

· Evolution : soit guérit au 7ème jour (avec fréquente asthénie persistante), soit se complique d'hémorragies et/ou d'encéphalite
· Les virus peuvent avoir en effet un tropisme vasculaire, hépatique ou cérébral.
· Biologie : leuconeutropénie, thrombopénie. Possible perturbation du bilan d'hémostase, bilan hépatique et rénal.
· Confirmation diagnostique : PCR dans le sang à la phase aigue (jusqu'à J5 des symptômes), puis **sérologie** ; isolement du virus réservé à des laboratoires spécialisés. Préciser le contexte clinique au laboratoire, car les résultats sont difficiles à interpréter du fait du grand nombre d'arbovirus et de la possibilité de réactions croisées.
· Traitement uniquement symptomatique.

DENGUE
· Pathologie émergente, **2ème cause tropicale de fièvre** au retour d'une zone d'endémie après le paludisme ; 50 millions de cas par an dans le monde ; 163 cas importés en France Métropolitaine en 2014
· 4 sérotypes de virus appartenant aux Flaviviridae
· Vecteurs = moustiques du genre Aedes, piquent le jour.
· Toute la zone tropicale (FUE6-171-4). La dengue s'étend actuellement au niveau géographique, et atteint les zones semi-tropicales.
· Généralement bénigne ; se complique dans 1 cas/1 000 d'hémorragies et/ou de choc (dengue hémorragique)
· **Déclaration obligatoire des cas diagnostiqués en France Métropolitaine** (surveillance du risque de cas autochtones, le vecteur, *Aedes*, étant répandu de mai à octobre dans le Sud-Est de la France).

CHIKUNGUNYA (syndrome «dengue-like», mais avec arthralgies intenses, pouvant persister plusieurs mois au décours de la phase aiguë)
· Concerne toute la zone tropicale.
· 443 cas importés en France Métropolitaine en 2014
· Vecteurs = moustiques du genre *Aedes*, piquent le jour
· **Déclaration obligatoire des cas diagnostiqués en France Métropolitaine** (surveillance du risque de cas autochtones, le vecteur, *Aedes*, étant répandu de mai à octobre dans le Sud-Est de la France)

FIEVRE JAUNE
· virus amaril, appartenant aux Flaviviridae
· Vecteurs = moustiques du genre *Aedes*, piquent le jour.
· réservoir animal = singes
· présente en Amérique et en Afrique, absente en Asie et Océanie
· insuffisance hépatocellulaire + rénale avec syndrome hémorragique
· évolution clinique biphasique : fièvre les 3 premiers jours, puis ictère et hémorragies
· mortalité de 20 %
NB. Les fièvres hémorragiques classiques (Ebola, Marburg, Lassa) ne sont pas transmises par des arthropodes, et ne sont donc pas des arboviroses

ENCEPHALITES
· Virus de l'encéphalite japonaise, virus de l'encéphalite à tiques, encéphalite par le virus West-Nile
· LCR : méningite lymphocytaire
· Evolution variable, séquelles fréquentes

Pour en savoir plus
- Haut Conseil de la Santé Publique – Direction Générale de la Santé – Place de l'artésunate injectable dans le traitement du paludisme grave de l'adulte et de l'enfant. Mars 2013" (disponible en ligne : http://www.hcsp.fr/explore.cgi/avisrapportsdomaine?clefr=310)
- e-Pilly TROP, édition 2012. Ouvrage majeur de médecine tropicale disponible gratuitement en ligne : http://www.infectiologie.com/site/medias/enseignement/ePillyTROP/ePillyTROP.pdf
- Site mesvaccins.net

| UE6 N°172 | Diarrhées infectieuses de l'adulte et de l'enfant |

Pour la partie pédiatrie, consulter le référentiel du Collège de Pédiatrie

Objectifs

- Connaître les principaux agents infectieux causes de diarrhées.
- Reconnaître les signes de gravité d'une diarrhée infectieuse.
- Connaître les indications et savoir interpréter les résultats d'un examen bactériologique, virologique et parasitologique des selles.
- Connaître les principes des traitements des diarrhées infectieuses.
- Connaître les principes de prévention de la toxi-infection alimentaire et savoir la diagnostiquer.
- Connaître les principes de la conduite à tenir en cas de toxi-infection alimentaire familiale ou collective

Item N° 175. Risques sanitaires liés à l'eau et à l'alimentation. Toxi-infections alimentaires

Objectifs

- Préciser les principaux risques liés à la consommation d'eau ou d'aliments (crudités, viandes et poissons ingérés crus ou insuffisamment cuits).

Points importants

- Diarrhée : élimination d'une quantité anormale de selles et d'eau (> 300 g/j).
- La majorité des diarrhées aiguës (évolution < 2 semaines) sont d'origine infectieuse.
- La grande majorité des diarrhées sont spontanément résolutives et ne nécessitent qu'un traitement symptomatique.
- Le but est de rechercher des signes de gravité et d'identifier les rares diarrhées qui nécessitent des examens complémentaires ± une antibiothérapie.
- 4 situations d'urgence à repérer : déshydratation aiguë (ou sujet à risque), sepsis grave, syndrome pseudo-occlusif, diarrhée fébrile au retour d'un pays d'endémie palustre.
- Contre-indication formelle du lopéramide (ralentisseur du transit) dans les diarrhées fébriles et/ou avant l'âge de 30 mois.
- La réalisation d'une coproculture est indiquée en cas de : diarrhée fébrile, immunodépression, signes de gravité, retour des tropiques.
- Toute diarrhée survenant pendant ou dans les suites d'un traitement antibiotique doit faire rechercher les toxines de *Clostridium difficile*.
- Le traitement repose toujours sur la réhydratation, sur les antibiotiques en cas de diarrhée fébrile persistante et/ou sur terrain à risque et/ou de diarrhée chotériforme grave (fluoroquinolone ou azithromycine).
- La prévention de la transmission croisée repose sur les mesures d'hygiène, notamment sur le lavage des mains.
- Une toxi-infection alimentaire collective (TIAC) se définit par l'apparition d'au moins 2 cas d'une symptomatologie, en général digestive, dont on peut rapporter la cause à une même origine alimentaire.
- Les 3 principales causes de TIAC sont : salmonelles, *S. aureus, C. perfringens*.
- La prévention des TIAC repose sur les règles d'hygiène des personnels et des installations à tous les niveaux de la chaîne alimentaire, de la production jusqu'à la consommation.
- Les TIAC, le choléra, le botulisme, font partie de la liste des maladies à déclaration obligatoire.

1 | Bases pour comprendre

1. Définitions

Diarrhée : élimination d'une quantité anormale de selles et d'eau (> 300 g/j).

Selon l'évolution de la diarrhée, on distingue :

- Diarrhée aiguë : évolution < 2 semaines

263 - Pilly ECN - ©CMIT

UE6 – N°172 • Diarrhées infectieuses de l'adulte et de l'enfant

Notes

- Diarrhée prolongée : 2 à 4 semaines d'évolution
- Diarrhée chronique : évolution > 4 semaines

2. Physiopathologie

Les étiologies infectieuses (virales, bactériennes, ou parasitaires) prédominent dans les diarrhées aiguës. Par contre, les parasitoses sont la cause infectieuse majoritaire en cas de diarrhée chronique, ainsi que de nombreuses autres causes non infectieuses :
- Causes fonctionnelles : colopathie fonctionnelle, fausse diarrhée du constipé, syndrome du côlon irritable au décours d'une turista.
- Causes médicamenteuses : AINS, laxatifs, antibiotiques…
- Causes toxiques : champignons, végétaux vénéneux, poissons (ciguatera…)
- Maladies Inflammatoires Chroniques de l'Intestin (MICI) : maladie de Crohn, rectocolite hémorragique
- Syndromes de malabsorption : maladie coeliaque
- Causes tumorales : cancer du côlon, tumeur du grêle, tumeur villeuse…
- Causes endocriniennes : hyperthyroïdie, diabète (neuropathie végétative), tumeurs carcinoïdes, syndrome de Zollinger-Ellison

- **Mécanismes de la diarrhée :**

Pour les étiologies infectieuses, 2 grands mécanismes sont décrits, selon les facteurs de virulence de l'agent infectieux :

Mécanisme toxinique (tableau de syndrome cholériforme)
- la toxine peut être pré-formée dans l'aliment avant son ingestion (toxi-infection à *Staphylococcus aureus*), ou sécrétée par l'agent infectieux une fois celui-ci fixé à la surface de l'épithélium digestif. Il n'y a ni invasion ni destruction de l'épithélium digestif : la toxine entraîne une sécrétion active d'électrolytes et d'eau par les cellules épithéliales de l'intestin grêle. Les agents infectieux sont essentiellement des virus (rotavirus, norovirus…), les *Escherichia coli* entérotoxinogènes (turista), *Staphylococcus aureus* (TIAC), *Vibrio cholerae* (contexte de catastrophe sanitaire).

Mécanisme entéro-invasif
- **Tableau de syndrome dysentérique (bactéries type *Shigella*) :** les bactéries envahissent les cellules épithéliales et s'y multiplient jusqu'à leur destruction. La réaction inflammatoire loco-régionale est intense, avec présence de sang, de glaires et de pus dans les selles, et généralement de fièvre. Les lésions siègent au niveau du côlon.
- **Tableau de syndrome gastroentéritique (bactéries de type *Salmonella* ou *Yersinia*) :** les bactéries traversent les entérocytes et la muqueuse sans les détruire, et pénètrent dans le tissu lymphoïde sous-muqueux et mésentérique où elles se multiplient au sein des macrophages en donnant une réaction inflammatoire. L'atteinte siège généralement au niveau de l'intestin grêle. La fièvre est fréquente. Il existe un risque de diffusion bactériémique, notamment chez l'immunodéprimé ou le drépanocytaire.

3. Étiologies infectieuses des diarrhées aiguës

Les étiologies microbiennes des diarrhées aiguës, ainsi que les principales caractéristiques cliniques sont résumées dans le Tableau TEU6-172-1 et la figure FEU6-172-1.

4. Mode de transmission

Dans la majorité des cas, la contamination se fait via l'eau ou des aliments contaminés, ou directement d'individu à individu via le manuportage.

TUE6-172-1 : Étiologies à suspecter selon le type de diarrhée aiguë

Syndrome cholériforme	Syndrome dysentérique	Autres diarrhées fébriles
Virus (norovirus, rotavirus) · Épidémies · Collectivités (crèches, écoles, Ehpad) · Fièvre modérée ou absente, transitoire · Évolution brève, bénigne sauf nourrissons et personnes âgées <u>avec comorbidités</u> (déshydratation)	**Shigelloses** · Contexte autochtone ou voyage · Fièvre	· **Salmonelloses «mineures»** (non typhi) · ***Campylobacter jejuni*** · ***Yersinia* sp.** · ***E. coli* entéropathogènes**
TIAC : *Staphylococcus aureus, Bacillus cereus, Clostridium perfringens*	***E. coli* entéro-hémorragiques et entéro-aggrégatifs** · Toxine shiga-like · Diarrhée hémorragique · Formes graves, notamment chez l'enfant : syndrome hémolytique et urémique	**TIAC** · Salmonelloses <u>non typhi</u>
Voyage · *E. coli* entérotoxinogène (turista) · Choléra (exceptionnel chez le voyageur, incubation de quelques heures, contexte de catastrophe sanitaire)	**Amoebose colique** · La forme dysentérique est rare · *Entamoeba histolytica* · Séjour en zone tropicale · Absence de fièvre	**Diarrhée post-antibiotique** · *Clostridium difficile*

Pilly ECN - ©CMIT - 264

FUE6-172-1 : Orientations diagnostiques devant une diarrhée du voyageur

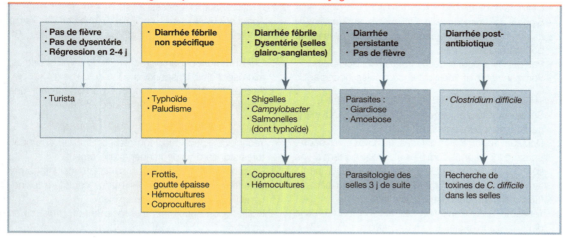

2. Repérer les situations d'urgence, critères d'hospitalisation

Les situations d'urgence sont au nombre de 4 :
- déshydratation aiguë (ou sujet à risque)
- sepsis grave
- syndrome pseudo-occlusif
- diarrhée fébrile au retour d'un pays d'endémie palustre

1. Diagnostiquer une déshydratation aiguë

Sujets à risque : nourrissons, personnes âgées dépendantes et polymédiquées (diurétiques notamment).
La déshydratation est d'autant plus rapide que la diarrhée est liquide et intense et que les vomissements empêchent la réhydratation orale.

2. Diagnostiquer un sepsis grave

Clinique : critères de sepsis grave, voire de choc septique.
Terrains à risque : immunodéprimés, drépanocytaires, neutropéniques, sujets âgés…

3. Syndrome pseudo-occlusif dans les suites d'une diarrhée

Définition : tableau d'occlusion du côlon, sans obstacle, d'origine végétative.
Contexte : Il peut découler d'une colite grave (*Salmonella sp., Shigella sp., Clostridium difficile*), d'une hypokaliémie, ou de la prise d'inhibiteurs de la motricité intestinale (**contre-indication au lopéramide**).
Ce tableau impose d'éliminer une urgence chirurgicale, par scanner abdominal si possible injecté : péritonite sur perforation, ou occlusion.

4. Diarrhée fébrile au retour d'un pays d'endémie palustre

Une diarrhée fébrile au retour d'un pays d'endémie palustre doit faire systématiquement éliminer :
- Paludisme : frottis sanguin + goutte épaisse en urgence,
- Typhoïde : hémocultures, coproculture.

5. Critères d'hospitalisation :

- Âge ≤ 3 mois,
- Décompensation d'une comorbidité,
- Vomissements rendant la réhydratation impossible,
- Déshydratation > 8 % du poids,
- Collapsus,
- Signes de sepsis grave,
- Troubles de la vigilance,
- Diarrhée fébrile au retour d'un pays d'endémie palustre,
- Isolement ou milieu social défavorisé,
- Colectasie.

3. Connaître les indications et savoir interpréter les résultats d'un examen bactériologique, virologique et parasitologique des selles

1. Éléments d'orientation

Les éléments qui vont guider la prescription ou pas d'examens complémentaires sont :
- La présentation clinique de la diarrhée
- Le contexte de survenue :
  · notion de contage, contexte épidémique,
  · ancienneté de la diarrhée,
  · cas groupés (suspicion de TIAC),
  · voyage,
  · prise récente d'antibiotiques (infection à *Clostridium difficile*)
  · co-morbidités (dont immunodépression), âge.

Syndrome cholériforme (mécanisme toxique)

· Diarrhée aqueuse, profuse, «eau de riz»,
· Signes de déshydratation fréquents sur terrains à risque (nourrissons, personnes âgées fragiles et/ou polymédiquées),
· Pas de fièvre (sauf si déshydratation intracellulaire),
· Vomissements et douleurs abdominales inconstants.

Syndrome dysentérique (mécanisme invasif)

· Selles nombreuses, afécales, glaireuses, sanglantes, parfois mucopurulentes,
· Douleurs abdominales diffuses, ou coliques en cadre,
· Epreinte (douleur abdominale s'accompagnant d'une contraction douloureuse et répétitive de la partie terminale du côlon et du rectum s'achevant par une fausse envie impérieuse d'aller à la selle)
· Ténesme anal (sensation de tension douloureuse dans la région anale) avec faux besoins,
· Fièvre le plus souvent (absente dans les amoeboses coliques).

Syndrome gastroentéritique

· Diarrhée banale, aspécifique (ni aqueuse, ni glairo-sanglante),
· Douleurs abdominales diffuses,
· Vomissements,
· ± Fièvre.

2. Examens complémentaires et indications

Les examens à discuter, selon les indications, sont :
- Les examens de selles,
- Les hémocultures, si fièvre,
- Le bilan du retentissement,
- Les examens endoscopiques.

- **Examens de selles : renseignements cliniques indispensables pour guider le biologiste**

Coprocultures

A réaliser avant antibiothérapie.
Indications :
- Diarrhée aiguë fébrile,
- TIAC fébrile,
- Retour des tropiques,
- Signes de gravité,
- Immunodéprimés (diarrhées aiguës et chroniques).

Permettent d'identifier :
- *Salmonella sp,*
- *Shigella sp,*
- *Yersinia sp,*
- *Campylobacter sp.*

Recherches de virus

- Méthodes de diagnostic rapide, immunochromatographiques, utiles pour recherche de rotavirus, norovirus, adénovirus, chez l'enfant,
- Pas disponibles en médecine de ville.
- **Indications :** épidémies en collectivité, diarrhée de l'immunodéprimé.

Parasitologie des selles

- À réaliser à trois reprises,
- Après séjour en zone d'endémie : recherche de *Giardia intestinalis, d'Entamoeba histolytica,* d'helminthes (Cf. item UE6-168).
- Chez l'immunodéprimé : recherche de cryptosporidies, microsporidies, isosporidies.
- Recherche de *Cryptosporidium parvum* devant une diarrhée aqueuse chez l'immunocompétent.

Recherche des toxines de *Clostridium difficile*

- Technique spécifique, non réalisée sur les coprocultures standard : à demander explicitement.
- Présence de la bactérie non suffisante (dépistage par détection de la GDH) ; confirmer le caractère toxinogène (PCR, ou détection de toxines).
- Indications : antibiothérapie récente (< 3 mois) ou en cours.

- **Hémocultures si fièvre**

- **Bilan du retentissement (en cas de déshydratation et/ou de sepsis grave) :**
- NFS, bilan électrolytique, créatinine, équilibre acido-basique.

- **Examens endoscopiques (rectosigmoïdoscopie, plus rarement colonoscopie)**

Permettent de visualiser des lésions évocatrices (pseudo-membranes en cas de colite à *Clostridium difficile*) et de réaliser des biopsies.
Les indications :
- Diarrhée persistante et absence de cause identifiée malgré réalisation du bilan décrit précédemment,
- Immunodépression + absence de cause identifiée.

---

4. Connaître les principes de traitement des diarrhées infectieuses

Diarrhée toxique : traitement dominé par la réhydratation hydroélectrolytique.

Diarrhée invasive : réhydratation + antibiothérapie le plus souvent.

1. Corriger ou prévenir la déshydratation (nourrissons, personnes âgées)

- **Voie orale**
- Le plus souvent possible,
- Apport hydrique associé à du glucose et des électrolytes (préparations adaptées dans le commerce pour les nourrissons = solutions de réhydratation orale, SRO).

- **Voie intraveineuse**
- Si : déshydratation ≥ 8 % du poids du corps, vomissements importants, signes de gravité.
- Adaptée au bilan biologique.
- 50 % des pertes volumiques sont perfusées sur les 6 premières heures, puis l'autre moitié les 18 heures restantes.

Diarrhées infectieuses de l'adulte et de l'enfant • UE6 – N°172

- Poursuite selon la correction des signes de déshydratation, l'évolution de la diarrhée, et les vomissements.

2. Réduire l'intensité de la diarrhée

- Poursuivre les apports alimentaires autant que possible, y compris le lait chez les nourrissons qui peut être repris après 6 heures de réhydratation orale par solutions de réhydratation.
- Antisécrétoires (racécadotril ou acétorphan) : possibles dans tous les cas, mais d'efficacité peu validée.

3. Antibiothérapie

- Absence d'indication si :
  · Origine virale évoquée sur le contexte épidémique, la clinique.
- Indications :
  · Mécanisme invasif, notamment si terrain à risque : âges extrêmes de la vie, déficit immunitaire, drépanocytose, prothèse cardiovasculaire, anévrysme de l'aorte.
  · Diarrhées cholériformes sévères : turista, choléra.

Traitement d'autant plus efficace qu'il est administré dans les 48 premières heures : le plus souvent probabiliste.
- Durée habituelle : 3 à 7 jours (hors bactériémie).
- Le traitement antibiotique probabiliste des diarrhées aiguës est résumé dans le **tableau TUE6-172-2.**
- Le traitement antibiotique des diarrhées bactériennes documentées est résumé dans le tableau TUE6-172-3.

4. Hygiène

- Hygiène des mains,
- Si hospitalisation : précautions complémentaires d'hygiène type contact.

5 | Toxi-infections alimentaires familiales ou collectives (TIAC)

1. Définition

Apparition d'au moins 2 cas d'une symptomatologie en général digestive, dont on peut rapporter la cause à une même origine alimentaire.

2. Sources et voies de transmission

- Consommation d'aliments contaminés par certaines bactéries ou leurs toxines, plus rarement par des virus ou des parasites.
- La toxinogénèse peut avoir lieu dans l'aliment (*Staphylococcus aureus*, toxine thermostable de *Bacillus cereus, Clostridium botulinum*) ou dans la lumière digestive (toxine thermolabile de *Bacillus cereus, Clostridium perfringens*).
- Les viandes de volaille et les aliments à base d'œufs sont les plus souvent incriminés.
- Principaux facteurs favorisants : non-respect de la chaîne du froid, erreurs dans le processus de préparation des aliments, délai trop important entre préparation et consommation.

TUE6-172-2 : **Traitement antibiotique probabiliste des diarrhées aiguës**

Diarrhée cholériforme T° < 38,5 °C		Diarrhée ± dysentérie T° ≥ 38,5 °C
Forme modérée	**Forme grave**	
Traitement symptomatique	Fluoroquinolone ou azithromycine + traitement symptomatique	Fluoroquinolone ou azithromycine
Si inefficace > 12-24 h, Fluoroquinolone ou azithromycine (1 j)		Antipéristaltiques contre-indiqués

TUE6-172-3 : **Traitement antibiotique des diarrhées bactériennes documentées**

Bactérie	Antibiotique (1ère intention)	Durée (jours)	Alternatives
Salmonella *Shigella*	Fluoroquinolone Ou C3G injectable*	3 à 5	Cotrimoxazole, Azithromycine
Campylobacter	Azithromycine	1 j (forte dose) ou 5 j	Fluoroquinolone (5 j)
Y. enterocolitica	Fluoroquinolone	7	Doxycycline Cotrimoxazole
Clostridium difficile	Metronidazole PO	10 j	Vancomycine PO Fidaxomicine
Vibrio cholerae	Doxycycline	1	Fluoroquinolone

* si traitement *per os* impossible, ou si résistance aux fluoroquinolones

267 - Pilly ECN - ©CMIT

UE6 – N°172 • Diarrhées infectieuses de l'adulte et de l'enfant

3. Manifestations cliniques

Les manifestations cliniques possibles en fonction de l'agent étiologique sont détaillées dans le tableau TUE6-172-4.

TUE6-172-4 : **Principales manifestations cliniques en fonction de l'agent étiologique**

Symptômes	Agents possibles
Nausées, vomissements	· Toxines thermostables diffusées dans l'alimentation par *S. aureus, Bacillus cereus* · Neurotoxines de dinoflagellés : coquillages, gros poissons tropicaux (ichtyosarcotoxine de la ciguatera) · Histamine (scombrotoxine) : thon, maquereau · Toxines de champignons · Produits chimiques, métaux lourds
Diarrhée cholériforme	· *C. perfringens, B. cereus, E. coli* entérotoxinogène · Virus : norovirus
Diarrhée, dysentérie, fièvre	· *Salmonella sp, Campylobacter jejuni, Vibrio parahaemolyticus, E. coli* entéro-invasif, *Yersinia enterocolitica, Shigella sp*
Hépatite aiguë	· Virus Hépatite A, Hépatite E
Troubles neurologiques moteurs ou sensitifs, sans troubles digestifs	· *Clostridium botulinum* · Neurotoxines des dinoflagellés (coquillages) · Histamine (scombrotoxine) : thon, maquereau… · Produits chimiques

■ TIAC d'expression digestive

La majorité des TIAC sont d'expression digestive. Les principales causes sont regroupées dans le tableau TUE6-172-5.

Confirmation microbiologique :

- Coproculture :
  - · Négative si une toxine préformée est impliquée
  - · Rentable en cas de diarrhée fébrile

- Recherche de l'entérotoxine ou du micro-organisme dans les aliments suspects.

■ TIAC d'expression neurologique (TUE6-172-6)

4. Principes de prévention de la TIAC

■ Règles d'hygiène

- Hygiène sur les lieux d'abattage, de pêche, de récolte.
- Hygiène des transports et strict respect de la chaîne du froid.
- Hygiène des cuisines et strict respect du principe de la «marche en avant» : le circuit est organisé de façon à ce qu'il ne puisse y avoir aucun contact entre le secteur propre (préparation des repas) et le secteur souillé.
- Éducation sanitaire du personnel de la chaîne alimentaire.

■ Surveillance et contrôles

- Surveillance médicale du personnel : éviction des sujets présentant une infection cutanée, pharyngée ou digestive
- Contrôles systématiques par analyse microbiologique d'échantillons des aliments servis en restauration collective par :
  - · Agence Régionale de Santé (ARS)
  - · Directions des Services Vétérinaires (DSV)
  - · Directions de la Consommation, de la Concurrence et de la Répression des Fraudes (DCCRF)

5. Diagnostiquer une TIAC

■ Pour le praticien prenant en charge le ou les cas suspects

L'ensemble des mesures à mettre en œuvre est exposé dans le tableau TUE6-172-7.

TUE6-172-5 : **Principales causes de TIAC à symptomatologie digestive et aliments en cause**

Agent responsable	Durée d'incubation	Signes cliniques	Facteurs de contamination
Salmonella enterica sérotypes non typhi (*enteritidis, typhimurium*)	12-24 h	· Diarrhée aiguë fébrile	Aliments peu ou pas cuits : · Viandes · Volailles · Fruits de mer Restauration familiale ou collective.
Staphylococcus aureus	2-4 h	· Vomissements · Douleurs abdominales · Diarrhée · Pas de fièvre	· Laits et dérivés · Plats cuisinés la veille · Réfrigération insuffisante · Porteurs asymptomatiques ou staphylococcie cutanée
Clostridium perfringens	8-24 h	· Diarrhée isolée sans fièvre	· Plats cuisinés la veille · Réfrigération insuffisante · Restauration collective

Pilly ECN - ©CMIT - 268

Diarrhées infectieuses de l'adulte et de l'enfant • UE6 – N°172

TUE6-172-6 : Principales TIAC d'expression neurologique, manifestations cliniques, aliments en cause, diagnostic et principes de prise en charge

Agent responsable	Durée d'incubation	Signes cliniques	Facteurs de contamination	Principes de prise en charge diagnostique et thérapeutique
Botulisme (*Clostridium botulinum*)	12-72 h	Phase d'invasion : · Troubles digestifs transitoires. · Pseudo-presbytie. Phase d'état : · Syndrome parasympathicolytique (mydriase, sécheresse de bouche, dysphagie, constipation, dysurie) · Absence de fièvre · Vigilance normale · Parfois paralysie descendante (nerfs crâniens, membres, muscles respiratoires)	Ingestion de la toxine préformée dans l'aliment : jambon, conserve artisanale	**Diagnostic** · Clinique · Mise en évidence de la toxine dans l'aliment incriminé (voire dans le sang, les vomissements, les selles) **Traitement** · Hospitalisation · Traitement symptomatique · Réanimation et sérothérapie si atteinte respiratoire
Intoxication histaminique	10 min à 1 h	· Troubles vasomoteurs (face, cou +++) · Céphalées · Troubles digestifs	Poisson mal conservé (thon +++)	· Diagnostic clinique. · Régression rapide, accélérée par antihistaminiques et corticoïdes

TUE6-172-7 : CAT devant une suspicion de TIAC

1. Prévenir le médecin de l'établissement (si établissement de soins).

2. Identifier les malades ayant (eu) des signes cliniques.

3. Etablir pour chaque malade la liste des symptômes, la date et l'heure de leur apparition, ainsi que la liste des repas des trois derniers jours.

4. Prélèvements de selles et éventuellement de vomissements chez les malades.

5. Déclarer la TIAC par téléphone au médecin inspecteur de l'ARS.

■ **Enquête**

Elle est le fait des médecins inspecteurs de l'ARS.

Enquête épidémiologique

■ Recensement des cas :
- Calcul des taux d'attaque : rapport du nombre de malades sur le nombre d'individus présents dans la collectivité où le foyer s'est déclaré.
- Distribution des cas en fonction du temps : la durée moyenne d'incubation est du même ordre que le délai entre l'apparition du premier et du dernier cas, sauf si la source de contamination est continue.
- Distribution des cas dans l'espace : plusieurs foyers distincts peuvent être reliés à une même source de contamination.
- Menus détaillés des trois repas précédant le moment présumé de contamination.
■ Vérification des hypothèses par l'enquête :
- Interrogatoire clinique et alimentaire de personnes malades et de personnes non malades.

- Identification d'un aliment commun à toutes les personnes malades et moins fréquemment consommé par les personnes non malades.

2 types d'enquêtes :

■ Petites collectivités (n < 30) : études de cohorte.
- Étude de l'ensemble des individus de la collectivité.
- Constitution de 2 groupes : les sujets exposés (à un aliment ou à un repas) et les sujets non-exposés.
- Calcul des taux d'attaque, du risque relatif (RR) pour chaque repas ou aliment : si pour un repas, le RR est > 1, ce repas ou aliment est fortement suspect d'être la source de la TIAC.
■ Larges collectivités : enquête cas-témoin
- Situation la plus fréquente
- Pour chaque cas de TIAC, identification d'un ou plusieurs témoins bien-portants ayant les mêmes caractéristiques d'âge, de sexe, de résidence que le cas.
- Comparaison entre les 2 groupes de la fréquence de l'exposition au(x) repas ou aliment(s) suspect(s). Si le taux d'exposition est plus élevé chez les cas que chez les témoins, ce repas ou aliment devient la source présumée de la TIAC.
- Calcul de l'odds-ratio (OR) : significatif si > 1.

Enquête microbiologique

Elle est orientée par les conclusions de l'enquête épidémiologique.

■ Prélèvements au niveau de la source présumée de contamination, pour analyse microbiologique et toxicologique : obligation pour les établissements de restauration collective de conserver un « repas témoin » des aliments servis dans les 3 jours précédents.
■ Prélèvements au niveau des produits pathologiques chez les sujets atteints (selles, vomissements, sang éventuellement si fièvre).

269 - Pilly ECN - ©CMIT

UE6 – N°172 • Diarrhées infectieuses de l'adulte et de l'enfant

Enquête sanitaire

- Production, transport, stockage des matières premières.
- Préparation des aliments, transport, délai entre préparation et consommation.
- État sanitaire des locaux où sont préparés et conservés les aliments.
- Contrôle des personnels : état de santé (pathologies cutanées, digestives, ou respiratoires), comportement et formation. Des prélèvements peuvent être demandés en cas de symptômes évocateurs, ou à la recherche d'un portage sain de *Staphylococcus aureus* ou *Salmonella sp.*

6. Déterminer les actions à mener en cas de TIAC

▪ TIAC survenue dans un établissement de restauration collective

Mesures immédiates

- Consignation des denrées suspectes.
- Éviction de la source dès que identifiée
- Voire suspension des activités de restauration de l'établissement jusqu'aux conclusions de l'enquête.

Mesures préventives

- Correction des défaillances identifiées au niveau de la chaîne alimentaire.
- Rappel des mesures d'hygiène générale.
- Remise en état des locaux, destruction des élevages infectés, actions de formation des personnels de restauration.

▪ TIAC due à un produit commercialisé

- Évaluation des risques pour la collectivité pouvant aboutir au retrait du produit de la commercialisation.

▪ En milieu familial

- Rappeler les risques liés à la consommation d'œufs crus ou peu cuits, les règles de conservation des aliments, d'entretien et de contrôle de l'état des réfrigérateurs et congélateurs.

▪ Rédaction d'un rapport

Rapport écrit détaillé au terme de l'enquête, permettant :
- D'informer les professionnels de santé et du secteur agro-alimentaire, pouvant conduire à l'établissement de règles de prévention.
- De mieux connaître l'épidémiologie des TIAC, pour adapter si besoin la réglementation en vigueur pour leur contrôle et leur prévention.
- Mieux connaître l'expression clinique de ces affections, dont certaines sont émergentes (hépatite E p. ex.).

Pour en savoir plus

Recommandations du Haut Comité de Santé Publique : «Recommandations relatives aux conduites à tenir devant des gastro-entérites aiguës en établissement d'hébergement pour personnes âgées» du 29 janvier 2010. www.hcsp.fr/explore.cgi/avisrapportsdomaine?clefr=129.

UE6 N°173 — Prescription et surveillance des anti-infectieux chez l'adulte et l'enfant

Pour la partie pédiatrie, consulter le référentiel du Collège de Pédiatrie

Objectifs N°173

- **Prescrire et surveiller un traitement anti-infectieux.**
- **Antibiotiques**
  - Évaluer la pertinence d'une prescription d'antibiotiques.
  - Exposer les enjeux d'une utilisation des antibiotiques non conforme aux recommandations de bonne pratique clinique.
  - Préciser les critères de choix d'une antibiothérapie probabiliste.
  - Connaître les principales indications thérapeutiques et les principaux effets indésirables d'au moins un représentant des familles d'antibiotiques suivantes : pénicillines du groupe G ou V, pénicillines du groupe A ; associations comportant un inhibiteur des bêtalactamases ; pénicillines du groupe M ; céphalosporines de seconde et troisième générations ; macrolides, lincosamides, aminosides ; cotrimoxazole, quinolones ; les glycopeptides et les pénèmes.
  - Analyser les causes d'échec d'une antibiothérapie ; savoir réévaluer une antibiothérapie.
- **Antiviraux - Antirétroviraux**
  - Connaître les principales molécules antivirales anti *Herpesviridae* (Cf. item UE6-164).
  - Connaître les principales indications et modalités d'utilisation des antiviraux au cours de la grippe (Cf. item UE6-162).
  - Connaître les classes d'antirétroviraux disponibles et leurs principaux effets indésirables (Cf. item UE6-165)
- **Antiparasitaires**
  - Connaître les principales molécules antiparasitaires et leurs indications (Cf. item UE6-168).
- **Antifongiques**
  - Connaître les principales molécules antifongiques, leurs indications et modalités d'utilisation (Cf. item UE6-152).
- **Bon usage des anti-infectieux**
  - Connaître les principales situations cliniques nécessitant une documentation microbiologique.
  - Connaître l'impact écologique des anti-infectieux et les facteurs d'émergence de la résistance aux anti-infectieux.
  - Connaître les principales situations cliniques en infectiologie ne relevant pas d'une prescription d'anti infectieux.
  - Connaître les recommandations de prise en charge des patients porteurs ou susceptibles de porter des bactéries hautement résistantes (Cf. item UE1-4).
  - Préciser les critères de choix de l'antibioprophylaxie dans le cadre chirurgical (Cf. item UE1-4).
  - Connaître l'organisation de la lutte contre les infections associées aux soins dont la surveillance des infections du site opératoire (Cf. item UE1-4) ;
  - Expliquer les mesures de prévention des principales infections associées aux soins (Cf. item UE1-4).
  - Connaître le rôle du référent en infectiologie d'un établissement.

Objectifs N°326

- **N° 326. Prescription et surveillance des classes de médicaments les plus courantes chez l'adulte et chez l'enfant. Connaître pour chacune les mécanismes d'action de classe et des produits individuels, les principes du bon usage, les critères de choix d'un médicament en première intention, les causes d'échec, les principaux effets indésirables et interactions**
  - Principales classes d'antibiotiques, d'antiviraux, d'antifongiques et d'antiparasitaires.

UE6 – N°173 • Prescription et surveillance des anti-infectieux chez l'adulte et l'enfant

Notes

Points importants concernant les antibiotiques

- La prescription des antibiotiques répond à des règles ; leur respect permet :
  · d'obtenir l'efficacité souhaitée
  · en évitant l'augmentation des résistances bactériennes
  · et en minimisant les éventuels effets indésirables.
- Les 6 questions-clef à se poser avant toute prescription d'antibiotiques sont :
  · s'agit-il d'une infection ?
  · est-elle bactérienne ?
  · quelle est la bactérie en cause ?
  · où l'infection siège-t-elle ?
  · quel est le terrain ?
  · quels sont les coûts écologiques et économiques de l'antibiotique ?
- La nécessité ou non d'une documentation microbiologique préalable à l'antibiothérapie doit être systématiquement évaluée
- L'association d'antibiotiques n'est pas systématique ; elle peut avoir 3 objectifs :
  · élargir le spectre,
  · rechercher une synergie,
  · prévenir l'émergence de résistances.
- La nécessité d'une stratégie médico-chirurgicale (à visée diagnostique et/ou thérapeutique) doit être systématiquement évaluée, en particulier en cas de collection et/ou d'abcès.
- Toute antibiothérapie doit faire l'objet d'une réévaluation précoce, à 48-72h, au vu de l'efficacité, de la tolérance, et de l'éventuelle documentation bactériologique (réduire le spectre dès que possible).
- Sauf cas particuliers, une antibiothérapie de plus de 14 jours n'est pas justifiée. Une semaine d'antibiothérapie suffit pour la majorité des infections bactériennes.

Points importants concernant les antiviraux

- Il n'existe de traitements que pour une minorité de virus : essentiellement VIH, herpes virus (HSV, CMV, VZV), VHB, VHC, et virus grippal
- Leur but peut être de contrôler la réplication virale au long cours (VIH, VHB), de limiter l'intensité d'un épisode infectieux aigu (virus du groupe herpes, virus grippal), ou d'éradiquer une infection (VHC)

Points importants concernant les antifongiques

- Il exsite peu de molécules antifongiques
- Essentiellement pour *Candida* sp, *Aspergillus* sp et *Cryptococcus* sp.

LES ANTIBIOTIQUES

1 | Bases pour comprendre

1. Définitions

- Antibiotiques :
  · Substances initialement découvertes chez les champignons, qui les produisent pour se défendre contre les bactéries.
  · Substances capables de détruire les bactéries (antibiotiques bactéricides), ou d'en inhiber la croissance (antibiotiques bactériostatiques)
  · Chaque antibiotique est actif sur un nombre plus ou moins important de genres et d'espèces bactériens.
  · Ils peuvent être classés selon leur structure, leur mode d'action, leur spectre d'activité antibactérienne, leurs caractéristiques pharmacocinétiques et pharmacodynamiques, et leurs effets secondaires.
  · De moins en moins de nouveaux antibiotiques sont découverts, de plus en plus de bactéries deviennent résistantes : **l'utilisation rationnelle des antibiotiques est donc essentielle.**

2. Données microbiologiques

■ Mode d'action

- Les antibiotiques vont interférer avec le cycle réplicatif des bactéries. La plupart des antibiotiques sont donc actifs sur des bactéries **en phase de multiplication.**
- Les cibles varient selon les antibiotiques : certains inhibent la synthèse de la paroi bactérienne (β-lactamines, glycopeptides, fosfomycine…), d'autres la synthèse de l'ADN bactérien (quinolones, sulfamides tels que sulfaméthoxazole), de l'ARN (rifampicine), ou des protéines bactériennes (aminosides, macrolides, cyclines, acide fusidique).
- D'où par exemple:
  · l'absence d'activité des β-lactamines sur les mycoplasmes, ceux-ci étant dépourvus de paroi.
  · l'absence d'activité des glycopeptides sur les bacilles Gram négatif, ceux-ci étant entourées d'une membrane externe ne permettant pas le passage de molécules volumineuses comme les glycopeptides.
  · la synergie d'action entre β-lactamines et aminosides sur les streptocoques et entérocoques, la destruction par la β-lactamine de la paroi de la bactérie permettant à l'aminoside d'accéder à sa cible ribosomale.
- seuls les antibiotiques pénétrant dans les cellules (macrolides, fluoroquinolones, rifampicine, cyclines …) sont actifs contre les bactéries dites «intracellulaires» (*Chlamydia spp., Coxiella burnetti, Rickettsia spp. Legionella pneumophila, Brucella melitensis, Bartonella spp., Mycobacterium,*…), ainsi dénommées du fait de leur capacité à survivre dans les macrophages après phagocytose.

■ Activité antibactérienne (sur une souche donnée)

- Evaluée *in vitro* par la **concentration minimale inhibitrice (CMI)** de l'antibiotique, c'est-à-dire la concen-

Pilly ECN - ©CMIT - 272

tration la plus basse permettant d'inhiber la croissance bactérienne.
- Le classement en sensible ou résistant dépend de la possibilité d'atteindre aisément la CMI dans l'organisme après administration (TUE6-173-1)
- Antibiogramme : ensemble des résultats décrivant le comportement d'une souche face aux antibiotiques.

■ Spectre antibactérien

- Ensemble des bactéries sur lesquelles l'antibiotique est actif.
- C'est un des paramètres permettant de choisir un antibiotique en probabiliste.
- Pour un antibiotique donné, les bactéries d'un genre et d'une espèce données peuvent présenter une résistance naturelle, présente chez toutes les souches de l'espèce, et une résistance acquise, variable selon les souches.

TUE6-173-1

Souche sensible	Souche intermédiaire	Souche résistante
CMI inférieure aux concentrations de l'antibiotique obtenues dans l'organisme avec des posologies usuelles.	CMI voisine des concentrations de l'antibiotique obtenues dans l'organisme avec des posologies usuelles.	CMI supérieure aux concentrations de l'antibiotique obtenues dans l'organisme avec des posologies usuelles.

■ Résistance bactérienne aux antibiotiques

Types de résistance (TUE6-173-2)

TUE6-173-2

Résistance naturelle	Résistance acquise
Présente chez toutes les bactéries d'une même espèce · *Listeria monocytogenes* et entérocoques sont résistants aux céphalosporines de troisième génération · les bactéries anaérobies strictes sont résistantes aux aminosides · les bacilles Gram négatif sont résistants aux glycopeptides Support génétique chromosomique	Présente chez des souches d'une espèce naturellement sensible à l'antibiotique, mais qui ont acquis des mécanismes de résistance à cet antibiotique · *Streptococcus pneumoniae* est fréquemment de sensibilité diminuée aux pénicillines (PSDP) et résistant aux macrolides · les entérobactéries sont fréquemment résistantes à l'amoxicilline · les staphylocoques peuvent être résistants aux pénicillines M.

Exemples de résistances naturelles et acquises :

- *Staphylococcus aureus*
  - Sensibilité naturelle aux pénicillines, mais 95 % des souches sont résistantes à la pénicilline G par sécrétion d'une pénicillinase. Sauf résistance associée, ces souches restent sensibles à la pénicilline M : «staphylocoques méti-S»

- Plus rarement (environ 20 % des staphylocoques dorés hospitaliers en France), une modification de la cible des bêta-lactamines (protéines de liaison à la pénicilline, PLP) confère une résistance à **toutes les bêtalactamines** (à l'exception de la ceftaroline). On parle de **staphylocoques méti-R.**
- Entérobactéries :
  - Peuvent présenter des résistances naturelles aux bêta-lactamines. Classées de ce fait en plusieurs groupes :
    - entérobactéries du groupe I (ex. : *E. coli, Proteus mirabilis*) : sensibles naturellement à l'amoxicilline
    - entérobactéries du groupe II : (ex. : *Klebsiella*) : possèdent une pénicillinase chromosomique ; résistantes naturellement à l'amoxicilline, mais sensibles à l'amoxicilline - acide clavulanique (ac. clavulanique = anti-pénicillinase) et aux céphalosporines (en l'absence de résistance acquise)
    - entérobactéries du groupe III : (ex. : *Enterobacter, Morganella, Serratia, Providencia*) : possèdent une céphalosporinase chromosomique ; résistantes aux céphalosporines de 1ère et 2ème génération, mais sensibles aux C3G ; résistantes également à l'amoxicilline avec ou sans l'acide clavulanique.
  - Résistance acquise aux béta-lactamines par production de β-lactamases

Origine des résistances

- Population bactérienne = évolutive et hétérogène, avec constamment
  - Survenue de mutations chromosomiques, avec un taux de mutations variable selon l'espèce bactérienne (environ 1 mutation pour 10^6-10^8 bactéries, inoculum [= taille de la population bactérienne] largement au-delà de ce seuil en cas d'infection).
  - Des échanges de matériel génétique (plasmides…) entre bactéries.
- **L'émergence** de la résistance bactérienne dépend :
  - de la pression de sélection exercée par les antibiotiques (en présence d'un antibiotique, les bactéries qui présentent une résistance à cet antibiotique vont survivre alors que les bactéries sensibles vont être détruites ; les bactéries résistantes vont donc être «sélectionnées», et prendre la place des bactéries sensibles)
  - des caractéristiques des différents antibiotiques (pharmacocinétiques, pharmacodynamiques) et de chaque couple antibiotique/bactérie (support, modalités et fréquence de la résistance)
  - de la capacité de certaines espèces à accepter des gènes de résistance provenant d'autres espèces, favorisée de plus par les colonisations/infections pluri-microbiennes en grande quantité au sein d'un même site/hôte
- La sélection de bactéries résistantes est un effet inéluctable lors de l'utilisation des antibiotiques, et a lieu :
  - dans le **foyer infectieux** par sélection *in situ* de bactéries résistantes au traitement antibiotique
  - et/ou en dehors du foyer infectieux, au niveau des **flores commensales** (tube digestif principalement, mais aussi oropharynx, peau), qui sont toujours modifiées lors d'une antibiothérapie
  - d'où l'importance d'une politique de «bon usage des antibiotiques» :

UE6 – N°173 • Prescription et surveillance des anti-infectieux chez l'adulte et l'enfant

Notes

- · la prescription d'antibiotique est un acte thérapeutique concluant une procédure diagnostique par un clinicien, ayant pour but la guérison d'une infection
- · tout en ayant une efficacité optimale, une bonne tolérance, des conséquences écologiques minimales et un coût acceptable.
- À l'émergence de la résistance bactérienne se rajoute la possibilité de **transmission** interhumaine des bactéries, qui est un déterminant majeur de l'évolution des résistances au cours du temps, et qui doit être aussi prévenue (mesures d'hygiène).

Mécanismes de résistance (peuvent être présents simultanément)

- Inactivation enzymatique de l'antibiotique.

Exemple : les β-lactamases. Ces enzymes sont des pénicillinases (qui détruisent certaines pénicillines) ou des céphalosporinases (qui détruisent certaines pénicillines et céphalosporines). *E. coli* peut acquérir une pénicillinase plasmidique qui va inactiver l'amoxicilline. L'acide clavulanique est un inhibiteur de pénicillinase ; couplé à une pénicilline, il peut en restaurer l'activité si la bactérie ne produit pas une trop grande quantité de pénicillinase.

- Modification de la cible

Exemple : le pneumocoque peut devenir moins sensible aux pénicillines s'il exprime des protéines liant la pénicilline (PLP) de moindre affinité pour l'antibiotique. L'acide clavulanique n'en restaurera pas l'activité, car le mécanisme de résistance ne fait pas intervenir de pénicillinase.

De même, *S. aureus* devient résistant aux pénicillines M en exprimant une autre PLP, ce qui le rend aussi résistant à toutes les autres β-lactamines (à l'exception de la ceftaroline) : SARM.

- Diminution de la perméabilité membranaire.
- Augmentation des mécanismes d'efflux.

3. Données pharmacocinétiques et pharmacodynamiques («PK/PD»)

- **Pharmacocinétique : ce que devient le médicament dans l'organisme**
- Prend en compte l'absorption, la biodisponibilité (par voie orale, TUE6-173-3), la diffusion (volume de distribution ; capacité de diffusion, certains sites étant difficilement accessibles : œil, cerveau, os, prostate), la demi-vie sérique (T½), les voies d'élimination.

TUE6-173-3 : **Biodisponibilité après administration orale des principales classes d'antibiotiques**

Excellente	Moyenne	Faible ou nulle
Fluoroquinolones Rifampicine Sulfamides Imidazolés Cotrimoxazole Cyclines	β-lactamines (variable : pénicilline A > … > céphalosporines orales > pénicilline M) Macrolides	Aminosides Glycopeptides

- Intérêt dans certains cas des dosages d'antibiotiques (taux résiduel, voire pic en cas d'administration discon-

tinue, concentration à l'équilibre en cas d'administration continue).

- **Pharmacodynamique : l'action du médicament sur sa cible**

La pharmacodynamique écrit les modalités d'action de l'antibiotique sur la viabilité bactérienne (Cf. TUE6-173-4).

TUE6-173-4 : **L'activité bactéricide peut être classée «temps-dépendante» ou «concentration-dépendante»**

Activité concentration-dépendante	Activité temps-dépendante
L'activité de l'antibiotique est optimale lorsque sa **concentration est élevée, quand bien même cette concentration n'est présente que transitoirement** sur 24h.	L'activité de l'antibiotique est lié au **temps passé avec une concentration supérieure à la CMI** de la bactérie.
<u>Paramètre suivi</u> : concentration maximale («pic») après administration de l'antibiotique, et rapport entre cette concentration maximale et la CMI de la bactérie (quotient inhibiteur)	<u>Paramètre suivi</u> : concentration résiduelle (ou à l'équilibre si administration continue).
<u>Administration</u> en 1 ou 2 fois par jour (selon demi-vie)	<u>Administration</u> en plusieurs fois par jour, voire en continu (selon la demi-vie et la stabilité).
Exemples	
Aminosides	Pénicillines, céphalosporines ; glycopeptides

---

2 | Prescrire et surveiller un médicament appartenant aux principales classes d'antibiotiques

1. Règles pratiques de prescription des antibiotiques

- **Quand prescrire ?**

Généralités

- La prescription d'une antibiothérapie doit être limitée aux infections dont l'origine bactérienne est probable ou documentée.
- Risques d'une prescription antibiotique inutile ou inappropriée :
  - · Retard au diagnostic
  - · Impact défavorable sur le pronostic du patient
  - · Effets indésirables
  - · Émergence de résistances bactériennes
  - · Surcoût

Prescription et surveillance des anti-infectieux chez l'adulte et l'enfant • UE6 – N°173

TUE6-173-5 : Principales situations cliniques en infectiologie ne relevant pas d'une prescription d'anti-infectieux

Fièvre isolée de l'immunocompétent sans signe de gravité

La plupart des **infections ORL,** car fréquemment virales

· Angines à TDR négatif ou en l'absence d'utilisation de TDR.
· Rhinopharyngite aiguë isolée.
· Sinusite maxillaire de l'adulte, en cas d'évolution favorable sous traitement symptomatique.
· Sinusite de l'enfant dans la forme subaiguë lorsque l'évolution sous traitement symptomatique est favorable.
· Otite moyenne aiguë (OMA) peu symptomatique chez l'enfant de plus de deux ans.
· OMA congestive et/ou séro-muqueuse.
· Otite externe bénigne.

Infections respiratoires basses en dehors des pneumonies, car fréquemment virales

· Bronchite aiguë de l'adulte sain, y compris chez les fumeurs.
· Exacerbation aiguë d'une bronchite chronique stade 0.
· Exacerbation aiguë d'une bronchite chronique obstructive stades I, II ou III en l'absence de franche purulence des crachats.
· Bronchiolite du nourrisson si l'évolution est favorable en 72 heures, en l'absence d'OMA et de pneumonie ou d'atélectasie.
· Bronchite ou trachéobronchite de l'enfant si l'évolution est favorable en 72 heures.

Situations de colonisation

· Plaie, escarre ou ulcère colonisé(e) et/ou purulent(e) sans signes d'infection tissulaire (dermohypodermite).

· Bactériurie asymptomatique (sauf grossesse ou avant chirurgie des voies urinaires), y compris sur sonde, y compris si pyurie asymptomatique.

· Colonisation bronchique (expectorations purulentes sans retentissement sur le niveau fonctionnel de base).

Après piqûre de tique

· Pas de traitement en l'absence de signes cliniques de maladie de Lyme.

Antibiotique en prophylaxie et en curatif

▪ L'antibiothérapie «**prophylactique**» ou «**préventive**» ou «**antibioprophylaxie**» vise à prévenir une infection dans des circonstances définies (antibioprophylaxie ponctuelle pour prévenir l'infection postopératoire, l'endocardite bactérienne, les infections invasives à méningocoques ; antibioprophylaxie au long cours après splénectomie).
▪ Préciser les critères de choix de l'antibioprophylaxie dans le cadre chirurgical (Cf. item UE1-4)
  · indication de l'antibioprophylaxie en fonction du type de chirurgie selon la classification d'Altemeier : antibioprophylaxie indiquée uniquement dans les gestes chirurgicaux de classe I (propre) et de classe II (propre contaminée)

· choix de la molécule antibiotique en fonction du type de chirurgie, de la flore endogène du patient, de l'écologie de l'unité d'hospitalisation et des antécédents d'allergie aux antibiotiques. Le spectre de l'antibiotique utilisé doit être un spectre étroit.
· choix des modalités de l'antibioprophylaxie en fonction du poids du patient, de la demi-vie d'élimination de l'antibiotique et de la durée de l'intervention pour les réinjections. L'administration est toujours intraveineuse, voie optimale pour obtenir des concentrations antibiotiques efficaces pendant l'intervention chirurgicale. La durée de l'antibioprophylaxie est < 24 h.
▪ L'antibiothérapie «**curative**» vise à traiter une infection bactérienne
  · antibiothérapie «**probabiliste**» : pour une infection bactérienne non caractérisée sur un plan microbiologique (prélèvements inutiles ou résultats en attente)
  · antibiothérapie **adaptée :** au vu d'une documentation microbiologique.

Prélèvements avant traitement

▪ La réalisation d'un prélèvement bactériologique doit être envisagée de façon **systématique** avant tout traitement antibiotique :
  · même en cas d'infection grave (sepsis grave, choc septique)
  · réalisation d'hémocultures, et éventuellement de prélèvements de l'organe infecté (urines, LCS, liquide articulaire…)
  · intérêts multiples : affirmer l'infection ; documenter l'infection ; s'assurer de la sensibilité aux antibiotiques
  · **Seule exception : tableau de** *purpura fulminans* **en pré-hospitalier** (antibiothérapie immédiate, primant sur tout prélèvement)
▪ Le prélèvement bactériologique est cependant superflu lorsque :
  · le diagnostic clinique est aisé (scarlatine, impétigo, érysipèle, cystite aiguë simple…),
  · et la sensibilité aux antibiotiques des bactéries responsables est prévisible (ex : pneumonie communautaire sans critère de gravité)
  · Certains prélèvements ne sont pas pertinents et doivent être évités (ex : pas de prélèvement superficiel d'une plaie en cas de dermohypodermite).

Que prescrire ?
▪ Choix initial de l'antibiotique reposant sur :
  · **la/les bactérie(s) causale(s)** documentée(s) ou suspectée(s) : l'antibiothérapie doit inclure dans son spectre d'activité la/les bactérie(s) causale(s), en tenant compte du risque de résistance (majoré si infection liée aux soins, ou si traitement récent par antibiotique)
  · **le site** de l'infection : obtenir des concentrations efficaces au niveau du foyer
  · **le patient :** choix d'un antibiotique bactéricide en cas d'immunodépression ; prise en compte de pathologie chronique sous-jacente à risque de décompensation ; avec la meilleure tolérance possible (en fonction de l'âge, des antécédents, des allergies, d'une grossesse, des interactions avec d'autres traitements, de la voie d'administration)
  · **le coût écologique** (dépendant des caractéristiques intrinsèques et du spectre de l'antibiotique ; entre deux

UE6 – N°173 • Prescription et surveillance des anti-infectieux chez l'adulte et l'enfant

antibiotiques, choisir celui avec le spectre nécessaire et suffisant et non celui avec le spectre le plus large)

· **le coût économique.**

- **Une association d'antibiotiques** est indiquée dans trois cas :
  · pour élargir le spectre antibactérien (traitement d'urgence des infections graves, et/ou microbiologiquement non documentées avec une grande diversité d'agents causals potentiels, et/ou pluri microbiennes),
  · et/ou pour augmenter la vitesse de bactéricidie d'un traitement en utilisant la synergie entre deux antibiotiques (ß-lactamines associées aux aminosides sur streptocoques et entérocoques)
  · et/ou pour prévenir l'apparition de résistance qui pourraient survenir en cas de monothérapie (ex : *S. aureus* : pas de monothérapie de rifampicine, de fluoroquinolones ou d'acide fusidique).

▪ Comment prescrire ?

Posologie et rythme d'administration

- Dose quotidienne : adaptée au pathogène (suspecté ou connu), au site de l'infection (d'autant plus élevée que la diffusion locale est mauvaise, comme dans les méningites), et au terrain sous-jacent.
- Rythme d'administration : dépendant surtout des caractéristiques pharmacodynamiques de l'antibiotique (répartition en plusieurs fois sur 24 h de la dose totale pour un antibiotique temps-dépendant ; doses plus importantes et plus espacées pour un antibiotique concentration-dépendant).
- En cas de doses quotidiennes multiples, en particulier parentérales, il est important de respecter un intervalle identique entre les prises (toutes les 12 heures si 2 fois par jour, toutes les 8 heures si 3 fois par jour, etc).

Voie d'administration

- Elle dépend de la gravité de l'infection, de la biodisponibilité des molécules et de l'aptitude du patient à prendre un traitement oral (vomissements, troubles de vigilance, …)
- Orale chaque fois que possible
- Intraveineuse dans certains cas :
  · pour les infections graves (sepsis grave, choc septique, …) à la phase initiale
  · si une posologie élevée est nécessaire (endocardite, méningite purulente…) et malaisée à administrer *per os* (ex : amoxicilline)
  · en cas d'utilisation d'antibiotique(s) à biodisponibilité faible ou nulle (aminosides, glycopeptides, …)
  · si la voie orale est impossible (vomissements, obstacle sur les voies digestives).
- Intramusculaire : essentiellement utilisée pour les traitements en dose unique (ceftriaxone et urétrite gonococcique, pénicilline G retard et syphilis…) ; contre-indiquée si troubles de l'hémostase ou traitement anticoagulant.
- Sous-cutanée : alternative dans certains cas à la voie IV si celle-ci est impossible (personne âgée…)
- Locale : indications **très limitées** (otites externes, infections conjonctivales, de la peau, du vagin).

▪ Le recours à la chirurgie est-il nécessaire ?

- Toute collection doit faire envisager systématiquement une ponction ou un drainage chirurgical de celle-ci, les conditions locales (faible diffusion, pH défavorable, inoculum élevé) empêchant l'action des antibiotiques.
  · Ex : arthrite septique, empyème cérébral, pleurésie purulente, abcès, péritonite, …

2. Politique de bon usage

▪ Principes généraux

Deux faits actuels (le faible nombre de nouveaux antibiotiques ; la montée spectaculaire des résistances) font peser une menace importante sur la santé humaine. L'augmentation de la résistance bactérienne, largement documentée, résulte directement de l'utilisation excessive des antibiotiques (prescription à tort, durée trop longue, méconnaissance des enjeux d'écologie bactérienne). Seule une action globale peut stopper cette menace : formation initiale et continue des prescripteurs ; information du public ; affichage politique franc de la priorité à la maitrise de l'antibiothérapie (Cf. les «plans antibiotiques» récents en France), et promotion d'une activité d'expertise de l'antibiothérapie dans chaque établissement ; suivi rapproché des résistances et de la consommation (d'un service, d'un établissement, d'un pays…) ; …

▪ Rôle du référent en infectiologie d'un établissement

- Le référent est un(e) clinicien(ne) formé(e) à l'antibiothérapie et exerçant une activité transversale de conseil diagnostique et thérapeutique en infectiologie. Il/elle est un élément central de la maitrise de l'antibiothérapie.
- Il/elle travaille en lien avec une équipe multidisciplinaire (infectiologues, microbiologistes, pharmaciens, hygiénistes) assurant la politique de bon usage des anti-infectieux dans l'établissement.
- Il/elle intervient lorsque son avis est sollicité par les prescripteurs. Il peut aussi intervenir sur des alertes (surconsommation d'antibiotiques à large spectre, hémocultures positives, épidémie nosocomiale). Il/elle organise des actions de formation sur le bon usage pour les personnels médicaux (en particulier les internes au début de chaque semestre) et paramédicaux. Il aide à des actions d'évaluation et de recherche clinique en collaboration avec les différents services.

3. Modalités pratiques de surveillance du traitement antibiotique

▪ Surveillance de l'efficacité du traitement

- **Réévaluation régulière,** précoce (surtout dans les formes graves) et, dans la plupart des cas, **systématique à 48-72h,** sur les plans :
  · Clinique : régression de la fièvre (un traitement antibiotique adapté donne une amélioration de la courbe thermique en 36-48 heures) et des signes liés à l'infection.
  · Microbiologique : contrôle éventuel des prélèvements initialement positifs (hémocultures).
  · Biologique : régression du syndrome inflammatoire (suivi non systématiquement nécessaire).

Pilly ECN - ©CMIT - 276

- Imagerie : disparition des éventuelles anomalies en rapport avec l'infection (décalée dans le temps).

■ Surveillance de la tolérance du traitement

En fonction du profil de tolérance spécifique du/des antibiotique(s) utilisé(s).

■ Adaptation du traitement

- Selon la tolérance et l'efficacité.
- **Si efficacité :** chaque fois que cela est possible (documentation, …), modification de l'antibiothérapie initiale
  - pour un antibiotique également efficace mais à spectre plus étroit, moins coûteux, et dont la tolérance est au moins identique.
  - en remplaçant le cas échéant une bi-antibiothérapie par une monothérapie
  - en passant le cas échéant de la voie injectable à la voie orale
- **Si inefficacité** de l'antibiothérapie (absence d'amélioration des signes locaux et généraux de l'infection après 48 à 72 heures de traitement voire aggravation/extension), envisager les causes d'échec suivantes :
  - **échec microbiologique,** lié à :
    - la présence d'une bactérie autre que celle anticipée
    - la présence d'une bactérie présentant d'emblée une résistance non anticipée
    - l'acquisition de résistance en cours de traitement
      - survenue généralement plus tardivement que 48-72 h
      - favorisée si inoculum important ou si présence d'un corps étranger
      - plus fréquente avec certaines bactéries (staphylocoques, *Pseudomonas*…) et plus encore avec certains antibiotiques (acide fusidique, fosfomycine, rifampicine ou fluoroquinolones en monothérapie).
    - La nature non bactérienne, voire non infectieuse, de l'affection
  - **échec pharmacologique,** lié à :
    - une posologie insuffisante
    - un défaut d'observance
    - un défaut d'absorption
    - une interaction chimique ou médicamenteuse
    - une diffusion insuffisante au site de l'infection.
  - **échec stratégique,** par défaut d'attitude chirurgicale :
    - existence d'un abcès (localisation initiale ou secondaire) ou d'une collection non drainé(e)
    - présence d'un corps étranger (ex : matériel prothétique).

4. Durée du traitement antibiotique

- Sauf cas particuliers (infection ostéo-articulaire, endocardite ; tuberculose), **une antibiothérapie ne doit pas être prolongée plus de 14 jours. Une antibiothérapie d'une semaine au plus suffit à traiter l'immense majorité des infections bactériennes.**
- Variable selon la bactérie, le site de l'infection et le terrain.
- Pour chaque infection, il existe des recommandations de durée de traitement, découlant d'études cliniques.
- Tendance actuelle, du fait de travaux récents, au raccourcissement de la plupart des antibiothérapies.
- Toute prolongation injustifiée augmente le risque de sélection de résistance bactérienne. Prévoir d'emblée la date d'arrêt.

- L'antibiothérapie doit être maintenue à doses efficaces durant toute la durée du traitement (pas de posologie dégressive).
- Seul critère de guérison = absence de rechute à l'arrêt du traitement.

3 │ Les principales classes d'antibiotiques

1. Caractéristiques générales des principaux antibiotiques (Cf. tableaux TUE6-173-7 à TUE-173-11)

2. Situations particulières

■ Antibiotiques et grossesse

TUE6-173-6 : **Utilisation des antibiotiques en fonction des stades de la grossesse (Cf. www.lecrat.org)**

Antibiotiques	Trimestres		
	1er	2ème	3ème
ß-lactamines	Oui	Oui	Oui
Céphalosporines	Oui	Oui	Oui
Macrolides[1]	Oui	Oui	Oui
Pristinamycine	Oui	Oui	Oui
Vancomycine	Oui	Oui	Oui
Cyclines	Non	Non	Non
Aminosides[2]	Non	Non	Non
Rifampicine	Non[3]	Oui	Oui*
Sulfaméthoxazole-triméthoprime[4]	Non	Oui	Oui
Quinolones[3]	Non	Non	Non
Nitrofurantoïne	Oui	Oui	Oui
Nitro-imidazolés	Oui	Oui	Oui

[1] Préférer érythromycine, josamycine, spiramycine, azithromycine
[2] Déconseillé, mais peut être utilisé selon balance bénéfices/risques et traitement court, adapté à la fonction rénale de la patiente
[3] À éviter par prudence au 1er trimestre de la grossesse
[4] Uniquement si nécessaire après avis spécialisé
* Si la rifampicine est poursuivie jusqu'à l'accouchement, administrer de la vitamine K à la mère en fin de grossesse et à l'enfant à la naissance.

UE6 – N°173 • Prescription et surveillance des anti-infectieux chez l'adulte et l'enfant (voir item N°326).

TUE6-173-7 : Caractéristiques générales des principaux antibiotiques

Classe	Pénicillines G/V	Pénicillines A	Pénicillines A + inhibiteur de bêtalactamases	Pénicillines M
Molécules (principales)	· Pénicilline V (*per os*) · Pénicilline G (IV) · Forme retard (benzathine pénicilline)	Amoxicilline *ampicilline*	Amoxicilline + acide clavulanique	Oxacilline, Cloxacilline
Mode d'action	Liaison aux protéines de liaison des pénicillines (PLP, enzymes participant à la synthèse du peptidoglycane) : ⊖ E paroi Bact.			
Mécanismes de résistance	· Modification des PLP (cocci Gram positif) · Production d'enzymes (β-lactamases) (entérobactéries) · Diminution de la perméabilité de la membrane externe (bacilles Gram négatif)			
Pharmaco-cinétique	· Pénicilline V (*per os*) et pénicilline G (IV) : ½ vie courte · Benzathine pénicilline G : taux sériques efficaces 2 à 3 semaines après injection IM · Mauvaise diffusion dans système nerveux central, méninges, yeux, os, prostate · Élimination urinaire	· Biodisponibilité par voie orale 80 % (saturable) · Diffusion médiocre dans le LCR (recours alors à une posologie élevée par voie IV), mauvaise dans la prostate · Élimination à 70 % par voie urinaire sous forme active	· Idem amoxicilline sauf diffusion de l'inhibiteur dans le LCR insuffisante	· Biodisponibilité orale médiocre (70 %), absorption digestive saturable · Diffusion très faible dans l'œil, le tissu cérébral, le LCR et la prostate · Élimination urinaire sous forme active
Pharmaco-dynamie	Bactéricides - activité temps-dépendante			
Spectre d'activité usuel «utile»	Streptocoques*, *Corynebacterium diphteriae*, *Fusobacterium, Treponema* * (pneumocoque : préférer pénicilline A)	Idem pénicilline G, plus : pneumocoques péni-S, *Enterococcus faecalis*, *L. monocytogenes*, *Neisseria meningitidis*, *Borrelia sp.*, entérobactéries groupe 1	= spectre de l'amoxicilline, + Staphylocoques méti-S, *H. influenzae* producteur de pénicillinase, *Moraxella catarrhalis*, *E. coli* et autres entérobactéries produisant une pénicillinase, Bacilles Gram négatif anaérobies	Staphylocoques (doré et autres) méti-S
Espèces résistantes	· Résistance naturelle : bacilles Gram négatif · Résistance acquise : staphylocoques, pneumocoques (péni-I et péni-R)	· Résistance naturelle : entérobactéries gr 2 et 3 ; *Pseudomonas* · Résistance acquise : staphylocoques, pneumocoques de sensibilité diminuée à la pénicilline (PSDP), · entérobactéries ; *Moraxella catarrhalis* ; *Haemophilus influenzae* ; *Neisseria gonorrhoeae* ; *Neisseria meningitidis*		· Résistance naturelle : · bacilles à Gram négatif · Résistance acquise : staphylocoques méti-R
Principales indications	Pénicilline V *per os* · Prophylaxie des infections pneumococciques chez le splénectomisé Pénicilline G IV · Neurosyphilis Pénicillines retard · Syphilis primaire, secondaire ou latente (à l'exception des neurosyphilis) · Traitement préventif de l'érysipèle	· Angine aiguë streptococcique · Otite moyenne aiguë · Sinusite maxillaire aiguë · Pneumonie à pneumocoque (supposée ou prouvée) · Exacerbation aiguë de bronchite chronique obstructive (sur arguments) · Infections à *L. monocytogenes* · Méningite à méningocoque sensible à la pénicilline · Méningite à pneumocoque sensible à la pénicilline · Endocardite à streptocoques et entérocoques sensibles · Prophylaxie de l'endocardite infectieuse · Maladie de Lyme à la phase primaire · Érysipèle · Éradication d'*Helicobacter pylori*	· Exacerbation de bronchite chronique obstructive stade 4 · Pneumonie communautaire de l'adulte avec facteur de risque mais sans signe de gravité · Infections stomatologiques · Infections gynécologiques · Infections de la peau et des parties molles secondaires à une morsure animale ou à une plaie traumatique	Pénicilline M IV Infections systémiques (bactériémies, endocardites, ostéoarthrites) à staphylocoques méti-S Pénicilline M *per os* Infections cutanées staphylococciques peu graves
Effets indésirables	Réactions allergiques (0,3 à 5 %)	Réactions allergiques	Réactions allergiques	Réactions allergiques

Prescription et surveillance des anti-infectieux chez l'adulte et l'enfant • UE6 – N°173

Notes

TUE6-173-8 : Caractéristiques générales des principaux antibiotiques (suite)

Classe	Carboxypénicilline (ticarcilline) Uréïdopénicilline (pipéracilline)	idem + inhibiteur de β-lactamases
Molécules (principales)	· Ticarcilline · Pipéracilline	Ticarcilline + acide clavulanique Pipéracilline + tazobactam *sulbactam*
Mode d'action	Liaison aux protéines de liaison des pénicillines (PLP, enzymes participant à la synthèse du peptidoglycane)	
Mécanismes de résistance	· Modification des PLP (cocci Gram positif) · Production d'enzymes (β-lactamases) (entérobactéries , *Pseudomonas aeruginosa*) · Diminution de la perméabilité de la membrane externe (bacilles Gram négatif)	
Pharmacocinétique	Pas d'absorption par voie orale Elimination rénale	
Pharmacodynamie	Bactéricides ; activité temps-dépendante	
Spectre d'activité usuel «utile»	Idem amoxicilline (sauf entérocoque pour ticarcilline) étendu à d'autres bacilles Gram négatif (dont *Pseudomonas aeruginosa*)	L'inhibiteur de β-lactamase élargit le spectre aux bacilles Gram négatif produisant une pénicillinase en grande quantité
Espèces résistantes	Bactéries productrices de β-lactamase à spectre élargi (BLSE) : sensibilité inconstante Bactéries intracellulaires Staphylocoques méti-R	
Principales indications	Spectre large ; indication essentiellement pour les infections nosocomiales (infections post-opératoires, pneumonies acquises sous ventilation, infections urinaires nosocomiales...) à l'exception des méningites (mauvaise diffusion)	
Effets indésirables	Réactions allergiques	

■ Allergies aux β-lactamines

- **L'AFSSAPS** a publié en 2005 des **recommandations** concernant **l'allergie aux pénicillines et céphalosporines.**
- L'allergie aux bêta-lactamines est souvent surestimée : 80-90 % des patients qui se disent allergiques ne le sont pas.
- **L'interrogatoire** doit préciser :
  - le délai entre la prise de l'antibiotique et l'apparition des symptômes
  - la nature des manifestations cliniques :
    - signes évocateurs d'anaphylaxie (hypersensibilité immédiate) : malaise, hypotension artérielle, érythème diffus, prurit, urticaire, angio-œdème, bronchospasme ;
    - signes évocateurs d'hypersensibilité retardée grave : décollement cutané, tableau systémique grave (tel que dans le DRESS : *Drug Rash with Eosinophilia and Systemic Symptoms*).
  - les autres médicaments pris concomitamment, avec l'historique des prises (traitement au long cours / récent)
  - l'évolution des symptômes à l'arrêt de l'antibiotique (si allergie vraie : l'arrêt doit entraîner la guérison, au bout d'un temps fonction de la demi-vie de l'antibiotique)
  - l'existence de symptômes en cas de ré-administration d'une autre bêta-lactamine
  - la raison de la prescription antibiotique (afin de savoir si les manifestations ne sont pas liées à la maladie elle-même ; exemple : MNI et amoxicilline)
  - l'âge de survenue

- Sont en faveur d'une **allergie IgE-dépendante** (= anaphylaxie = hypersensibilité immédiate) :
  - une réaction immédiate, moins d'une heure après une prise
  - la présence de signes d'anaphylaxie (Cf. supra)
- Sont en faveur d'une **hypersensibilité retardée :**
  - Signes survenant plusieurs jours (voire plusieurs semaines) après le début du traitement, et alors que celui-ci est toujours en cours
  - Essentiellement : éruption cutanée fébrile (nombreux types : nécrolyse épidermique, pustulose exanthématique aiguë généralisée, érythème polymorphe, DRESS, ...)
- Tout tableau suspect d'allergie médicamenteuse doit faire l'objet d'une consultation d'allergologie comportant des **explorations par tests cutanés** afin d'affirmer l'allergie, sa nature (hypersensibilité immédiate ou retardée), et les molécules concernées
- Les allergies croisées entre les différentes familles de β-lactamines (pénicillines, céphalosporines, carbapénèmes) sont rares (1 à 5 %)

UE6 – N°173 • Prescription et surveillance des anti-infectieux chez l'adulte et l'enfant

Notes

TUE6-173-9 : Caractéristiques générales des principaux antibiotiques (suite)

Classe	Céphalosporines 2ᵉ génération	Céphalosporines 3ᵉ génération orales	Céphalosporines 3ᵉ génération injectables
Molécules (principales)	Céfuroxime *cépotétan céfamandole*	Cefpodoxime, céfixime *Céfotiam* 4G ←	Ceftriaxone, Céfotaxime céfépime, ceftazidime (ces 2 dernières molécules ayant un spectre plus large)
Mode d'action	Liaison aux protéines de liaison des pénicillines (PLP, enzymes participant à la synthèse du peptidoglycane)		
Mécanismes de résistance	· Modification des protéines cibles - PLP de faible affinité (cocci Gram positif) · Production d'enzymes (β-lactamases) · Diminution de la perméabilité de la membrane externe (bacilles Gram négatif)		
Pharmacocinétique	· Diffusion satisfaisante dans de nombreux tissus mais insuffisante dans le LCR. · Élimination urinaire sous forme active	· Biodisponibilité < 50 % ; absorption digestive saturable à l'origine de concentrations sériques et tissulaires basses · Élimination urinaire sous forme active	· Bonne diffusion sérique et tissulaire générale · Diffusion méningée satisfaisante à forte posologie · Élimination urinaire sous forme active (et biliaire pour ceftriaxone) · Ceftriaxone : ½ vie longue : une seule administration par 24 h Ⓗ
Pharmacodynamie	Bactéricides - activité temps-dépendante		
Spectre d'activité usuel «utile»	Cocci Gram positif (streptocoques, staphylocoques méti-S), entérobactéries groupe I	Cocci Gram positif (streptocoques, staphylocoques méti-S), entérobactéries groupe I et II	Ceftriaxone et cefotaxime : streptocoques (dont pneumocoques), *Neisseria*, entérobactéries (sauf résistance acquise), *Hæmophilus* Ceftazidime et céfépime : *Pseudomonas æruginosa* ; entérobactéries ayant certaines résistances acquises
Espèces résistantes	Listeria, entérocoques, staphylocoques méti-R, bactéries intracellulaires *Pseudomonas aeruginosa* est sensible à la ceftazidime et au céfépime mais est résistant aux autres céphalosporines		
Principales indications	· Angine aiguë streptococcique (adulte) · Otite moyenne aiguë (adulte) · Sinusite maxillaire aiguë (adulte) · Antibioprophylaxie en chirurgie pour les formes injectables	· La place des C3G orales est globalement limitée, du fait de leur mauvaise biodisponibilité et de leur impact écologique important · Céfixime : Pyélonéphrite aigue en relais d'une forme injectable	· Méningite purulente (en traitement probabiliste) · Formes graves des infections localisées ou systémiques à bacilles Gram négatif · Infections extra-pulmonaires à pneumocoque (en particulier méningite) de sensibilité diminuée à la pénicilline G · Fièvre chez le neutropénique · Pyélonéphrites et infections urinaires masculines · Infections nosocomiales (ceftazidime, céfépime) · Suspicion clinique de *purpura fulminans* (ceftriaxone) · Maladie de Lyme aux phases secondaire et tertiaire (ceftriaxone) · Fièvre typhoïde (ceftriaxone)
Effets indésirables	Allergie cutanée (croisée avec pénicillines dans < 1 % des cas avec la plupart des C2G)	Allergie cutanée (croisée avec pénicillines dans < 5 % des cas)	Allergie cutanée (croisée avec pénicillines dans < 5 % des cas)

· cépotétan & cépaman dcle = effet antabuse : ci ac alcool & AVK.

Pilly ECN - ©CMIT - 280

Prescription et surveillance des anti-infectieux chez l'adulte et l'enfant (voir item N°326). • UE6 – N°173

TUE6-173-10 : Caractéristiques générales des principaux antibiotiques (suite)

Classe	Carbapénèmes	Aminosides	Fluoroquinolones systémiques	Cotrimoxazole
Molécules (principales)	· Imipénème · Méropénème · Ertapénème	· Gentamicine (plutôt pour Gram +) *• tobramycine* · Amikacine (plutôt pour Gram -)	· Ofloxacine, ciprofloxacine · Plus récentes, avec activité antipneumococcique : lévofloxacine, moxifloxacine	Association de sulfaméthoxazole (sulfamide) + triméthoprime
Mode d'action	Liaison aux PLP	Inhibition de la synthèse des protéines bactériennes par fixation sur la sous-unité 30S du ribosome	Inhibition de l'élongation de l'ADN bactérien	Inhibition du métabolisme de l'acide folique
Pharmaco-cinétique	· Pas d'absorption entérale (= toujours par voie parentérale) · Ertapénème = ½ vie longue = une seule administration par 24 h	· Pas d'absorption entérale (donc toujours par voie parentérale) · Taux tissulaires globalement inférieurs aux taux sériques · Diffusion médiocre dans le LCR · Passage de la barrière placentaire · Élimination par voie rénale sous forme active	· Très bonne biodisponibilté par voie orale · Distribution très large · Concentrations tissulaires et intracellulaires élevées · Élimination sous forme inchangée dans les urines (+ biliaire pour ciprofloxacine)	· Très bonne biodisponibilité par voie orale · Excellente distribution, notamment LCR et prostate · Métabolisme hépatique · Elimination urinaire
Pharmaco-dynamie	· Bactéricides · Activité temps-dépendante	· Bactéricide · Activité concentration-dépendante	Bactéricide	Bactéricide
Spectre d'activité usuel «utile» *GP & GN aérobie & anaérobie*	Extrêmement large Entérobactéries, P. aeruginosa (sauf ertapénème), entérocoque (sauf ertapénème), staphylocoques méti-S, anaérobies	Staphylocoques méti-S, Listeria monocytogenes, l'ensemble des bactéries Gram négatif	Entérobactéries, bactéries intracellulaires, staphylocoques méti-S, Haemophilus influenzae, Moraxella catarrhalis P. aeruginosa (ciprofloxacine) pneumocoque (lévofloxacine, moxifloxacine, mais indications très réduites en pratique dans les infections à pneumocoque)	Entérobactéries, Listeria monocytogenes, staphylocoques, Pneumocystis jirovecii
Espèces résistantes	· Résistance naturelle : P. aeruginosa et entérocoque pour ertapénème, intracellulaires pour tous les carbapénèmes · Résistances acquises en particulier par production de carbapénèmases (rare, mais en augmentation)	· Résistance naturelle : streptocoques / entérocoques (résistance de bas niveau : inefficace en monothérapie, efficace en bithérapie avec amoxicilline), bactéries anaérobies strictes, intracellulaires · Résistance acquise : variable selon les aminosides, les espèces bactériennes, les écologies bactériennes	· Résistance naturelle : entérocoques, L. monocytogenes, la plupart des bactéries anaérobies · Résistance acquise : staphylocoques méti-R ; Gonocoque ; résistances variables selon les espèces : risque de sélectionner des mutants résistants plus élevé pour Pseudomonas aeruginosa et staphylocoque doré (ne pas utiliser en monothérapie dans ces situations) · Ne pas prescrire de fluoroquinolone pour une infection à entérobactérie résistante à l'acide nalidixique ou la norfloxacine	· Résistance naturelle : anaérobies, Pseudomonas aeruginosa · Résistances acquises : pneumocoque, et entérobactéries
Principales indications	Infections graves à bactéries multi-résistantes, notamment infections liées aux soins	**Toujours en association** · Infections graves à bacilles Gram négatif aérobies · Infections graves à Pseudomonas aeruginosa · Endocardites à streptocoques / entérocoque · Méningite à Listeria *inf°grave = sepsis sévère / choc septiq.* *++ en synergie ac β-lactamine & glycopeptide.*	· Les fluoroquinolones sont essentiellement utilisées après documentation et non en probabiliste (exception notable : les pyélonéphrites et infections urinaires masculines) · Infections urinaires (pyélonéphrite, infections urinaires masculines, cystite : pas en 1ère intention) · Infections génitales (salpingite, endométrite) · Infections digestives (fièvre typhoïde [fréquente résistance acquise], diarrhée aiguë bactérienne à bactérie invasive) · Infections ORL en dernier recours (donc utilisation très limitée quinolones antipneumococciques) · Légionellose uniquement si grave (recours aux soins intensifs, immunodéprimé) ; leur rôle dans le traitement des infections respiratoires basses est par ailleurs très limité (pneumonie à pneumocoque du sujet allergique à la pénicilline)	· Antibiothérapie des infections urinaires (si sensibilité documentée) · Prévention et traitement de la pneumocystose · Alternative à l'amoxicilline pour les infections à Listeria
Effets indésirables	· Allergie cutanée (croisée avec pénicillines dans 5 % des cas) · Neurologiques (convulsions, en particulier pour l'imipénème) *si surdos.*	· Néphrotoxicité *(réversible)* · Toxicité cochléovestibulaire irréversible *→ lié à la C]° résiduelle.*	· Neuropsychiques (convulsions, confusion chez les sujets âgés) · Hépatites · Phototoxicité · Tendinopathies avec risque de rupture tendineuse · Allongement de l'espace QTc	· Allergies · Cytopénies · Insuffisance rénale

UE6 – N°173 • Prescription et surveillance des anti-infectieux chez l'adulte et l'enfant

TUE6-173-11 : Caractéristiques générales des principaux antibiotiques (suite)

Classe	Macrolides	Lincosamides	Imidazolés	Glycopeptides
Molécules (principales)	· Érythromycine *josamycine* · Spiramycine · Clarithromycine · Azithromycine	Clindamycine	Métronidazole	Vancomycine
Mode d'action	Inhibition de la synthèse des protéines bactériennes par fixation sur la sous-unité 50S du ribosome	Inhibition de la synthèse protéique par fixation sur la sous-unité 50S du ribosome	Formation de métabolites à l'origine de lésions de l'ADN bactérien	Inhibition de la synthèse de la paroi bactérienne en bloquant la formation du peptidoglycane
Pharmaco-cinétique	· Biodisponibilité satisfaisante · Bonne diffusion tissulaire, sauf dans le LCR · Fortes concentrations intracellulaires · ½ vie très longue pour azithromycine (donc risque élevé de sélection de résistances bactériennes)	· Très bonne biodisponibilité · Bonne diffusion tissulaire, y compris osseuse et en intracellulaire · Métabolisme hépatique	· Très bonne biodisponibilité · Diffusion excellente, avec des concentrations proches des taux sériques, dans les poumons, les reins, le foie, la peau, la bile, le LCR, la salive, le liquide séminal, les sécrétions vaginales · Traverse la barrière placentaire et passe dans le lait maternel · Métabolisme essentiellement hépatique, forte concentration hépatique et biliaire · Excrétion surtout urinaire	· Pas d'absorption entérale (= toujours par voie parentérale sauf traitement des colites à *C. difficile*) · Diffusion tissulaire bonne dans les séreuses comme la plèvre, le péritoine et le péricarde · Diffusion modeste dans l'os et le poumon · Diffusion nulle dans le LCR (sauf en cas d'inflammation des méninges) · Élimination rénale
Pharmaco-dynamie	Bactériostatique	Bactériostatique	· Bactéricide · Activité concentration dépendante	· Bactéricide (lent) · Activité temps dépendante
Spectre d'activité usuel «utile»	· Bactéries intracellulaires, streptocoques, staphylocoques méti-S, · *Helicobacter pylori* (clarithromycine) · *Toxoplasma gondii* · Espèce modérément et inconstamment sensible : *Haemophilus influenzae*	Streptocoques, staphylocoques, certains anaérobies, *T. gondii*	· Anaérobies (sauf *Actinomyces* et *Propionibacterium*). · Aérobies Gram négatif : *Helicobacter pylori* · Activité antiparasitaire : *Entamoeba histolytica, Giardia intestinalis, Trichomonas vaginalis*	Bactéries Gram positif : streptocoques, pneumocoques, entérocoques, staphylocoques méti-S et méti-R, *Listeria, Clostridium difficile*.
Espèces résistantes	· Résistance naturelle : certaines entérobactéries, *Pseudomonas*... · Résistance acquise : staphylocoques méti-R, pneumocoque, streptocoque A	· Résistance naturelle : bacilles Gram négatif, *E. faecalis* · Résistance acquise : staphylocoques, streptocoques	Autres bactéries	· Résistance naturelle : bacilles Gram négatif · Résistance acquise (très rare) : entérocoques, staphylocoques
Principales indications	· Angines à streptocoque chez les patients allergiques aux β-lactamines · Pneumonies à bactéries intracellulaires · Coqueluche · Infections génitales à *C. trachomatis* · Infection à *Helicobacter pylori* (clarithromycine) · Certaines infections à bacilles Gram négatif (*Salmonella, Shigella, Campylobacter*) (azithromycine) · Maladie des griffes du chat (azithromycine) · Toxoplasmose du sujet immunocompétent (spiramycine)	· Erysipèle (si allergie aux pénicillines) · Prophylaxie de l'endocardite infectieuse (si allergie aux pénicillines) · Infections ostéo-articulaires à staphylocoques sensibles, en association · Toxoplasmose cérébrale (si allergie aux sulfamides)	· Infections des bactéries anaérobies sensibles · amœboses, trichomonoses urogénitales, vaginites non spécifiques, giardioses · Traitement de 1ère intention des colites à *Clostridium difficile* non compliquées	· **Infections graves à staphylocoques méti-R** · Infections graves à staphylocoques méti-S chez les patients **allergiques aux ß-lactamines** · Infections graves à streptocoque, entérocoque et pneumocoque **chez les patients allergiques aux ß-lactamines** · Épisodes fébriles chez les patients neutropéniques · Vancomycine PO : traitement de 1ère intention des colites à *C. difficile* compliquées
Effets indésirable	· Inhibiteurs enzymatiques (⚠ int. méd.) · Troubles digestifs (nausées, vomissements, douleurs abdominales) · Réactions cutanées · Hépatites immunoallergiques · Allongement de l'espace QT ⊕	· Troubles digestifs · Colite à *Clostridium difficile*	· Effet antabuse avec l'alcool · Troubles digestifs (nausées, vomissements, douleurs abdominales) · Glossite, stomatite, goût métallique, · Céphalées · Neuropathie	· Intolérance veineuse (phlébite) · Erythrodermie (red man syndrome) en cas de perfusion trop rapide de la vancomycine · Néphrotoxicité

4 Recommandations de prise en charge des patients porteurs ou susceptibles de porter des bactéries hautement résistantes émergentes (BHRe) (Cf. item UE1-4)

- **Définition BHRe** : bactéries hautement résistantes à la plupart des antibiotiques dont la diffusion doit être maitrisée et dont la résistance est transférable à d'autres bactéries. Il s'agit des entérobactéries productrices de carbapénémases (EPC) et des entérocoques résistant aux glycopeptides (ERG). Les BHR se différencient des BMR (bactéries multirésistantes) par le fait qu'il existe une volonté de prévenir leur diffusion sur le territoire français.
- **Réservoir** : tube digestif, urines.
- **Voies transmission** : mains, matériel et environnement.
- **Dépistage** systématique par écouvillon rectal de tous les patients hospitalisés qui ont un antécédent d'hospitalisation à l'étranger dans l'année précédente et mise en place de **précautions complémentaires «contact»** dès l'admission du patient pour éviter la transmission croisée aux autres patients.
- Si le dépistage BHRe est positif, se mettre en contact rapidement avec l'équipe opérationnelle d'hygiène hospitalière pour la poursuite de la prise en charge du cas index et des patients contact éventuels.

Pour en savoir plus
- Plan national d'alerte sur les antibiotiques 2011-2016. Ministère du Travail, de l'Emploi et de la Santé. www.infectiologie.com/site/medias/_documents/ATB/pol_atb/2011-plan_antibiotiques_2011-2016.pdf

---

cycline = tétracycline
↳ ATB bactériostatique à large spectre
(GN⍺ GP⍺ ic)
↳ tigécycline (c̄ SARM)
↳ ei = tble dig
r° d'hypersensib
photosensibilité
ci < 8A = Hypoplasie émail
colorat° dent
retard de (c̄ᵃ prémat)

LES ANTIVIRAUX

1. Généralités

- Il n'existe de traitements que pour une minorité de virus : essentiellement le VIH, des virus du groupe Herpès (HSV, CMV, VZV), le VHB, le VHC, et le virus grippal
- Les traitements antiviraux interfèrent avec des étapes du cycle viral intracellulaire (en particulier la synthèse d'acides nucléiques) ; aucun n'est virucide sur une particule virale extracellulaire (comme peuvent l'être des antibiotiques sur les bactéries)
- Leur but peut être de contrôler la réplication virale au long cours (VIH, VHB), de limiter l'intensité d'un épisode infectieux aigu (virus du groupe *herpes*, virus grippal), ou d'éradiquer une infection (VHC)

2. Médicaments actifs sur les virus du groupe Herpès

- Les principales molécules anti-HSV et anti-VVZ sont l'aciclovir et le penciclovir
  - L'aciclovir est essentiellement utilisé par voie IV
  - Le valaciclovir et le famciclovir sont des prodrogues respectives de l'aciclovir et du penciclovir, avec l'avantage d'être beaucoup mieux absorbées par voie orale
  - Action : Inhibition de la réplication virale en s'insérant dans l'ADN à la place d'une base normale
  - Toxicité essentielle : rénale par cristallurie ; encéphalopathie
  - Résistance possible, induite essentiellement lors de traitements prolongés chez l'immunodéprimé.
  - Indications : Cf. item UE6-164
- Le traitement des infections à CMV repose sur le ganciclovir IV (et sa prodrogue orale le valganciclovir), le foscarnet IV.
- Les antiviraux n'ont pas d'intérêt dans les maladies associées à l'EBV du fait de leur physiopathologie.
- Tous les traitements anti- virus du groupe *herpes* permettent de contrôler une primo-infection ou une réactivation symptomatique ; ils n'empêchent pas l'établissement ou la poursuite de l'infection latente, et donc le risque de récidive ultérieure (récurrences herpétiques, zona après une varicelle…)

3. Molécules efficaces sur le VIH-1 et VIH-2 (antirétroviraux)

- Les traitements antirétroviraux :
  - Inhibent la réplication virale et suppriment les effets de l'infection : correction de la lymphopénie T CD4, arrêt de l'activation chronique du système immunitaire (responsable de la plupart de la morbidité associée au virus), disparition quasi totale du risque de contamination
  - Mais n'éradiquent pas l'infection : effet uniquement suspensif
  - L'efficacité et la faible toxicité des molécules actuelles permettent probablement aux sujets traités avant le stade SIDA d'avoir la même espérance de vie que les sujets non infectés.

UE6 – N°173 • Prescription et surveillance des anti-infectieux chez l'adulte et l'enfant

- Cibles virales : Cf. tableau TUE6-173-12

TUE6-173-12 : **Médicaments antirétroviraux**

Cible		Principales molécules actuellement utilisées en France	Remarques
Transcriptase inverse (RT) virale	Inhibiteurs nucléosidiques et nucléotidique* de la RT (INRT)	· Ténofovir · Lamivudine et emtricitabine · Abacavir	Les molécules plus anciennes (AZT, …) ne sont plus utilisées du fait de leur toxicité
	Inhibiteurs non nucléosidiques de la RT (INNRT)	· Névirapine · Efavirenz · Etravirine · Rilpivirine	
Protéase virale		· Darunavir · Atazanavir	Les molécules plus anciennes ne sont plus utilisées du fait de leur toxicité Association au ritonavir à faible dose pour augmenter leur demi-vie (par inhibition du métabolisme)
Intégrase virale		· Raltégravir · Elvitégravir · Dolutégravir	
Co-récepteur CCR5		· Maraviroc	Peu utilisé
Gp41 virale		· Enfurvitide (T20)	Très peu utilisé

- Systématiquement utilisées en association (en général trithérapie)
  · Deux INRT
  · Et un INNRT ou, un anti-protéase, ou un anti-intégrase
- Réalisation avant traitement d'un génotypage pour rechercher des mutations connues pour conférer une résistance à une ou plusieurs molécule(s)
- Caractéristiques du traitement antirétroviral :
  · Indication universelle : tout patient infecté doit se voir proposer un traitement
  · Observance cruciale : une mauvaise observance expose à un risque de sélection de résistance définitive
  · Pas d'interruption : un traitement antirétroviral n'a pas d'indication à être arrêté (effet uniquement suspensif).

4. Médicaments actifs sur les virus *Influenza* (virus grippaux)

- Essentiellement les inhibiteurs de la neuraminidase : oseltamivir (voie orale) et zanamivir (voie inhalée)
- Utilisation en curatif ou en prophylactique :

En curatif
  · Efficace si donné moins de 48h après le début des signes
  · Indication pour tous les patients suspects de grippe, et plus particulièrement en cas de signes de gravité ou de terrain à risque

En prophylactique
  · Après exposition à un sujet présentant une grippe
  · Efficace si donné dans les 48h suivant l'exposition (mais indication plus large en cas d'épidémie en établissement d'accueil de personnes âgées)
- Cf. item UE6-162

LES ANTIFONGIQUES

1. Généralités

L'arsenal anti-fongique est limité : 4 classes principales, pour une dizaine de molécules.

Polyène : amphotéricine B
· Utilisable par voie intraveineuse, ou en topique buccal
· Seules les formes coformulées avec des lipides sont actuellement utilisées en pratique (moindre toxicité)
· Spectre large : levures et champignons filamenteux
· Néphrotoxicité

Azolés : utilisables par voie orale ou IV ; spectre variable
· Fluconazole : *Candida* ; cryptocoques
· Voriconazole : spectre du fluconazole + *Aspergillus*
· Posaconazole : spectre du voriconazole + d'autres filamenteux

Echinocandines : utilisables par voie IV
· Caspofungine, anidulafungine, micafungine
· Spectre : *Candida* ; *Aspergillus*

5-fluorocytosine
· Principale indication : en association à la phase initiale du traitement des cryptococcoses

2. Utilisation dans les infections à *Candida*

- Seules les formes invasives (en particulier les candidémies) doivent bénéficier d'un traitement
- Echinocandine en probabiliste ; fluconazole ensuite si l'antifongigramme le permet
- Existence de résistances naturelles ; résistances acquises possibles (ex : *Candida* et fluconazole)

3. Utilisation dans les infections à *Aspergillus*

- En particulier les aspergilloses invasives de l'immuno-déprimé et les aspergilloses chroniques nécrosantes
- Peu ou pas d'intérêt dans l'aspergillose broncho-pulmonaire allergique et l'aspergillome
- Voriconazole en 1ère intention, amphotéricine B en 2ème intention

LES ANTIPARASITAIRES

Classe aussi vaste et hétérogène que son domaine d'application.

1. Anti-protozoaires

- Anti-paludéens (Cf. item UE6-166)

Schizonticides intraérythrocytaires :
· Quinine, amino-4-quinoléines (chloroquine), amino-alcools (méfloquine, luméfantrine)
· Sulfamides (proguanil)
· Dérivés de l'artémisinine (arthéméter, artesunate)
· Atovaquone
· Doxycycline

Schizonticide intrahépatocytaire :
· Atovaquone essentiellement

- Anti-toxoplasmose :
· Molécules antibiotiques : macrolides ; sulfamides ; clindamycine
· Autre : pyriméthamine
- Anti-amœbose, anti-giardiose, anti-trichomonose : métronidazole

2. Anti-helminthes : Cf. tableau TUE6-173-13

TUE6-173-13 : **Médicaments anti-helminthes**

Molécule	Indications
Flubendazole	· Oxyurose · Ankylosotomse · Ascaridiose
Albendazole	· Oxyurose · Ankylosotomose · Ascaridiose · Anguillulose · Tæniasis · Hydatidose et échinococcose · Trichinose · Cysticercose
Praziquantel	· Schistosomiose · Distomatose · Tæniasis · Cysticercose
Ivermectine	· Anguillulose · *Larva migrans* · Filariose
Diethylcarbamazine	· Filariose

UE6 – N°173 • Prescription et surveillance des anti-infectieux chez l'adulte et l'enfant

Notes

| UE6 N°174 | Risques émergents, bioterrorisme, maladies hautement transmissibles |

Objectifs

- Connaître les définitions des risques émergents pour la santé, des infections émergentes et du bioterrorisme et leurs principaux agents.
- Connaître les sources d'information pour accéder aux procédures d'alerte.

Points importants

- Une infection émergente est définie comme une infection dont l'incidence chez les humains a augmenté au cours des deux dernières décennies ou dont le risque d'augmentation de l'incidence est vraisemblable dans un futur proche.
- La plupart de ces infections proviennent du monde animal.
- Face à cette menace, des plans de préparations gouvernementaux contre les risques épidémiques et biologiques naturels et provoqués (bioterrorisme) ont été élaborés et sont régulièrement actualisés.
- Cette organisation multidisciplinaire s'appuie sur une organisation territoriale zonale avec des centres hospitaliers référents identifiés dans chaque zone de défense civile.
- La prise en charge des cas suspects de maladie infectieuse émergente repose sur des procédures standardisées qui permettent d'articuler de façon cohérente les mesures individuelles et collectives à appliquer : dépister, protéger, prendre en charge, alerter et orienter.
- Des stocks nationaux de médicaments ou de vaccins sont constitués pour faire face aux principales menaces
- La veille épidémiologique internationale à la recherche de signaux émergents et la surveillance syndromique dans les services d'urgence sont indispensables.

1 Définitions et bases pour comprendre

1. Risque émergent

Un «risque émergent» se définit comme étant tout risque à la fois **nouveau et croissant.** Parmi les risques biologiques, les risques environnementaux et les maladies infectieuses sont au premier plan.

2. Infection émergente

Est appelée maladie infectieuse émergente (MIE) une maladie infectieuse –ou présumée infectieuse– inattendue touchant l'homme, l'animal ou les deux.

Il peut s'agir :
- d'une entité clinique d'origine infectieuse nouvellement apparue ou identifiée (infections respiratoires graves à coronavirus comme le SRAS en 2003 ou le MERS-coronavirus au Moyen-Orient depuis 2012) ;
- d'une maladie infectieuse connue, dont l'incidence augmente ou dont les caractéristiques cliniques ou évolutives se modifient dans un espace ou dans un groupe de population donné (virus West Nile, Chikungunya, Ebola).
- Dans une optique d'anticipation, il peut s'agir d'une maladie identifiée dont les conditions d'expansion sont réunies (ex : implantation d'*Aedes albopictus,* moustique vecteur de la dengue et du Chikungunya, dans le Sud de la France ; reprise d'une sexualité non protégée chez les hommes ayant des relations sexuelles avec des hommes).

Cette notion est inhérente à la capacité de propagation des agents infectieux transmissibles, susceptibles d'induire des épidémies. Elle peut résulter d'une modification qualitative ou quantitative des caractéristiques de l'agent infectieux, de la population touchée ou de son environnement.

De façon plus détaillée, cette définition intègre également des infections déjà connues mais dont les caractéristiques se modifient, en particulier l'émergence d'agents infectieux ayant une sensibilité modifiée aux anti-infectieux (ex : bactéries hautement résistantes à risque épidémique), ou des modifications antigéniques pouvant amener une résistance aux vaccins, ou une modification de la pathogénie du fait de l'acquisition de nouveaux mécanismes pathogéniques comme la production de toxine. Ces variants, du fait de leur échappement aux moyens de diagnostic, de défense de l'hôte, de traitement ou de prévention, peuvent rapidement prévaloir sur la forme habituelle de la maladie.

L'émergence d'une maladie infectieuse est un phénomène dynamique et complexe qui résulte de l'interaction entre trois facteurs : l'hôte (c'est à dire la personne susceptible d'être infectée), l'agent biologique et l'environnement (FUE6-174-1).

Notes

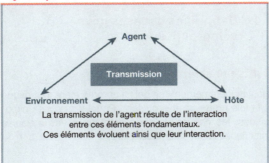

FUE6-174-1 : **Les trois éléments fondamentaux de la dynamique des maladies infectieuses**

La transmission de l'agent résulte de l'interaction entre ces éléments fondamentaux. Ces éléments évoluent ainsi que leur interaction.

Parmi les facteurs favorisant l'émergence de nouvelles épidémies voire pandémies (ex : grippe A/H1N1 de 2009), les principaux sont :
- les changements environnementaux : modifications climatiques, déforestation (exemple du virus Hendra), pression de sélection antibiotique (exemple des bactéries multirésistantes)...
- l'évolution démographique, l'urbanisation
- la mondialisation des échanges (exemple de la dissémination du VIH à partir de l'Afrique à la fin des années 1970 et plus récemment de l'épidémie de choléra en Haïti), les transports internationaux (exemple de la diffusion d'*Aedes albopictus* à travers le commerce des pneus)
- les contacts entre l'homme et la faune sauvage (exemples du SRAS transmis de la civette à l'homme en 2003, et de la transmission du VIH du singe à l'homme au début du XXème siècle) ou les animaux domestiques (exemple de la grippe aviaire)
- les modifications économiques et sociales (exemple de la désorganisation des systèmes de soins conduisant à la résistance de la tuberculose)
- les pratiques médicales (exemple de la transmission à grande échelle du VHC en Egypte lors de campagnes de traitement parentéral anti-bilharziose)

L'histoire de l'humanité a ainsi été émaillée d'infections émergentes (exemple récent de la pandémie VIH) ou réémergentes (exemple des pandémies grippales ou de la syphilis). Tout laisse penser que ces phénomènes d'émergence devraient se poursuivre ce qui justifie de maintenir un dispositif de veille sanitaire efficace.

3. Maladies hautement transmissibles

Le concept de maladie hautement transmissible (pathologie à haut potentiel infectieux) regroupe un ensemble de maladies infectieuses qui partagent des caractéristiques communes :
- transmission interhumaine
- létalité potentielle
- contagiosité élevée
- traitement inexistant ou d'efficacité incertaine
- absence de vaccin

Ces caractéristiques font peser un risque de diffusion communautaire et/ou nosocomial qui nécessite la mise en place de mesures de contrôle spécifiques.

Les agents infectieux suivants répondent à cette définition :
- Fièvres hémorragiques virales (Ebola, Marburg, Crimée-Congo, Lassa)
- Infections émergentes graves à coronavirus (SRAS [syndrome respiratoire aigu sévère] et MERS [*middle-east respiratory syndrom*])
- Tuberculose multirésistante (*Multi-Drug Resistant*) ou ultra-résistante (*eXtensively Drug-Resistant*)
- Souches émergentes de grippe
- Variole et autres orthopoxvirus (Monkeypox)
- Peste (dans sa forme pulmonaire)

Les maladies hautement transmissibles ainsi que les agents biologiques du bioterrorisme font partie intégrante des MIE. Elles sont fréquemment qualifiées d'agents du risque épidémique et biologique (REB). En raison du risque épidémique et de la possibilité de la diffusion rapide de cas dans de nombreux pays, ces maladies infectieuses font l'objet d'une surveillance épidémiologique mondiale par l'OMS ; elles sont considérées comme des urgences de santé publique de portée internationale dans le cadre du nouveau règlement sanitaire international (RSI) adopté en 2005.

4. Bioterrorisme

Le bioterrorisme se définit comme la **menace d'utiliser ou l'utilisation d'agents biologiques comme une arme, en vue d'induire une maladie ou la mort chez les hommes, les animaux et les plantes.** Sous le terme «agent biologique», on regroupe des agents infectieux naturels (bactéries, virus, parasites, champignons), les toxines qu'ils produisent, mais aussi les peptides biologiques, et les agents infectieux génétiquement modifiés.

5. Veille sanitaire (Cf. UE6 N°142)

La veille sanitaire est assurée dans le monde par l'OMS, en Europe par l'*European Center for Diseases Prevention and Control* (ECDC) et en France par l'Institut national de Veille Sanitaire (InVS) et ses structures régionales. Elle consiste en une surveillance continue de l'état de santé de la population et la caractérisation précoce des risques sanitaires émergents. Cette veille comprend une détection des événements inhabituels, via des sources informelles (comme les médias, les réseaux sociaux ou les listes de discussion comme celle de la Société de Pathologie Infectieuse de Langue Française [SPILF]) ou institutionnelles (comme les réseaux de médecins sentinelles qui surveillent les infections respiratoires, les Centres Nationaux de Référence [CNR] qui surveillent la résistance de certains agents infectieux, les déclarations obligatoires, et les signalements d'infections liées aux soins). Les signaux doivent être vérifiés puis analysés en termes de niveau de risque, c'est-à-dire de gravité pour les individus et de risque de transmission dans la population. Toute émergence d'un nouvel agent infectieux est analysée comme potentiellement dangereuse. Si le niveau de risque est considéré comme important, l'information est transmise aux autorités (Direction Générale de la Santé, DGS) et aux professionnels de santé, notamment via le Bulletin Epidémiologique Hebdomadaire (BEH). Selon le règlement sanitaire international, la DGS a pour mission de signaler à l'OMS toutes les urgences sanitaires de portée internationale.

Il est donc essentiel de disposer de signaux fiables. Un nouveau type de signal récemment développé est la surveillance syndromique (détection des tableaux graves à manifestations respiratoires, neurologiques, etc). Le système mis en œuvre par l'InVS en France (Surveillance sanitaire des urgences et des décès, SurSAUd) permet la centralisation quotidienne d'informations provenant à la fois des services d'urgences (statistiques d'activité et nombre de cas de pneumopathies, gastro-entérites etc.), des associations SOS-médecins, et des certificats de décès.

2 | Infections émergentes

1. Maladies infectieuses émergentes

Près de 180 agents infectieux ont émergé dans les 50 dernières années. Parmi eux, les deux tiers sont d'origine animale (zoonoses). Les principaux agents infectieux émergents figurent dans le tableau TUE6-174-1.

TUE6-174-1 : **Principales maladies infectieuses émergentes ou réémergentes**

Maladies	Principaux agents infectieux suspectés ou confirmés
Grippe aviaire, grippe pandémique	*Myxovirus influenzae* H5-N1, HxNy
SRAS, MERS-CoV	Coronavirus
Fièvres hémorragiques virales	Virus Ebola Virus Marburg Virus de Lassa Virus Crimée-Congo
Encéphalites virales	Virus West Nile Virus Nipah Virus Hendra
Arboviroses transmises par *Aedes albopictus*	Virus Chikungunya Virus de la Dengue
Infections sexuellement transmises	VHC Syphilis Lymphogranulomatose vénérienne
Syndrome hémolytique et urémique	*Ecoli* O157H7
Tuberculose MDR, XDR	*Mycobacterium tuberculosis* résistants aux antibiotiques
Infections graves à *Clostridium difficile*	*C. difficile* O27 hypervirulent
Bactéries hautement résistantes (BHR)	EPC, ERV
Encéphalopathie spongiforme bovine	Prion infectieux

MDR : multirésistante, XDR : ultrarésistante
EPC : entérobactéries productrices de carbapénémases
ERG : entérocoques résistant aux glycopeptides

2. Principes de prise en charge (pour information, ce n'est pas au programme)

■ Organisation générale

Afin d'anticiper et de faire face à une éventuelle épidémie liée à une infection émergente, des plans gouvernementaux (plan SRAS, plan pandémie grippale, plan de lutte contre les bactéries multi-résistantes) ont été élaborés et sont régulièrement actualisés. Ces plans, qui reposent sur une gestion interministérielle, ont pour objectifs de proposer une réponse coordonnée et rapide susceptible de limiter la diffusion et de réduire l'intensité et les conséquences d'une MIE sur la population. Chaque établissement de santé doit élaborer, dans le cadre du plan blanc, des procédures lui permettant d'aménager un circuit, des locaux et une organisations dédiés, immédiatement reconvertibles de leur usage habituel vers la prise en charge adéquate de patients suspects d'être atteints d'une MIE hautement transmissible, qu'il s'agisse de cas sporadiques ou d'une situation épidémique.

■ Étapes clés

Préparation et anticipation

La prise en charge de patients infectés ou suspects d'être infectés par une infection émergente hautement transmissible doit être anticipée et pluridisciplinaire ; services d'urgences et de secours (SAMU), services de maladies infectieuses et réanimation, laboratoires, CNR, pharmacies, services administratifs des hôpitaux, ARS et InVS. La réalisation d'exercices grandeur nature est utile. La continuité des soins des patients doit être anticipée ainsi qu'une réorganisation des établissements adaptée à l'ampleur de l'épidémie (déprogrammation, mise en place de secteurs d'isolement, renfort en personnels, gestion de l'absentéisme). Ces plans justifient l'affectation de moyens humains et matériels nécessaires à leur bon fonctionnement.

Prise en charge et procédures standardisées

Les MIE sont caractérisées par leur expression clinique polymorphe : respiratoire, neurologique, rhumatologique et la diversité des modalités de transmission : vectorielle, respiratoire, oro-fécale.

Lors des alertes nationales, une définition des cas suspects, possibles et confirmés de maladie hautement transmissible est élaborée et diffusée par la Direction Générale de la Santé par l'intermédiaire des ARS. Cette définition prend en compte les symptômes de la maladie et les conditions d'exposition (séjour à l'étranger, délai d'incubation). Elle est régulièrement actualisée en fonction de l'évolution des connaissances cliniques et épidémiologiques.

La prise en charge des cas suspects répond à un double objectif :

- assurer une prise en charge précoce et efficace d'un patient suspect, dans un but diagnostique, thérapeutique et de prévention de la transmission
- protéger les autres patients, les soignants et l'ensemble de la communauté

Pour ce faire, les cas suspects, après validation par l'InVS, doivent être transférés par le SAMU avec les moyens de protection nécessaires vers un centre référent. Chaque région dispose d'au moins un centre référent. Dans ce service spécialisé disposant de tous les moyens nécessaires, le patient sera isolé, pris en charge et prélevé pour confirmer ou infirmer le diagnostic. Les prélèvements biologiques et microbiologiques, limités, seront adressés sous triple emballage au laboratoire de niveau de sécurité biologique 3. Ces prélèvements visent à rechercher des diagnostics différentiels et à confirmer le diagnostic. Parallèlement, le signalement immédiat aux autorités de tutelle (ARS et InVS) permet la mise en place d'une investigation épidémiologique et de mesures de protection autour du cas suspect.

Centres référents

Les centres référents ont pour mission d'organiser sur leur zone la gestion d'une alerte épidémique : diffusion des plans, coordination des moyens zonaux, accueil des malades suspects et infectés lorsqu'il y a peu de cas, formation et information, relation avec les tutelles. Ils disposent d'un circuit d'accueil dédié, de personnels médicaux et paramédicaux formés, de chambres individuelles avec sas et/ou de chambres à pression négative, d'un laboratoire de niveau de sécurité P3 et de procédures validées.

Cellule de crise et communication

En cas d'épidémie liée à un agent infectieux émergent, différentes cellules de crise nécessaires à la coordination des actions doivent être activées au niveau central et dans chaque établissement concerné. Une stratégie de communication efficace à destination des professionnels de santé et du grand public doit être mise en place.

---

3 | Bioterrorisme

Les principaux agents biologiques utilisables dans un contexte terroriste ont été classés en 3 catégories par les CDC (*Centers for Disease Control and Prevention*) en fonction de leur niveau de risque, les plus prioritaires (niveau A) correspondant à des maladies létales et hautement transmissibles ou faciles à disséminer. Cette classification est actuellement unanimement reconnue (T174-2). En dépit de propriétés différentes, ces agents biologiques ont des points communs. Ils peuvent être dispersés sous forme d'aérosols de particules de 1 à 5 µm de diamètre qui sont susceptibles de rester en suspension dans l'air plusieurs heures et, en cas d'inhalation, de parvenir jusqu'aux alvéoles pulmonaires. Les autres voies de contamination possibles sont digestives (ingestion d'eau ou d'aliments) et percutanées. On distingue classiquement les agents létaux (*Bacillus anthracis, Yersinia pestis*, variole...) et les agents incapacitants (*Coxiella burnetii, Brucella,* entérotoxine B staphylococcique...).

TUE6-174-2 : Classification des principaux agents biologiques (par ordre décroissant de risque ; en gras les agents infectieux à connaître)

Catégorie A
Bacillus anthracis ; *Yersinia pestis ; Francisella tularensis* **Virus de la variole ;** *Filovirus (Ebola, Marburg) ; Arenavirus (Lassa, Junin)* **Toxines de *Clostridium botulinum* (toxines botuliques)**

Catégorie B
Coxiella burnetii ; Brucella sp ; Burkholderia mallei et pseudomallei Alphavirus (encéphalites équines du Venezuela, de l'Est et de l'Ouest) Ricine ; toxine epsilon de *Clostridium perfringens* ; entérotoxine B staphylococcique Pathogènes transmis par l'eau et les aliments : *Salmonella spp ; Shigella dysenteriae ; Escherichia coli* O157:H7 ; *Vibrio cholerae ; Cryptosporidium parvum*

Catégorie C = maladies infectieuses émergentes faciles à disséminer
Virus Nipah ; *Hantavirus*

---

4 | Sources d'information

1. Sources d'informations sur les alertes en cours

- DGS urgent : https://dgs-urgent.sante.gouv.fr, les professionnels de santé peuvent s'abonner à la liste de diffusion.
- Ministère de la santé : www.sante.gouv.fr, la rubrique «Les Dossiers» contient des informations et des liens régulièrement actualisés sur chacune des maladies émergentes (ex : Chikungunya, Dengue, Ebola, grippes, MERS-CoV) accessibles par une liste alphabétique.
- Accès aux principaux plans de gestion et aux procédures spécifiques de prise en charge sur **le site du Ministère de la Santé**
  - Plan national de prévention et de lutte «Pandémie grippale», 2011, www.sante.gouv.fr/plan-national-de-prevention-et-de-lutte-pandemie-grippale-2011
  - Plan national de réponse à une menace de variole, 2006. Ministère de la Santé et des Solidarités. Disponible sur www.sante.gouv.fr/variole-et-pox-virus.html

2. Autres sources d'informations

- Institutions internationales
  - OMS : http://www.who.int
  - *European Centers for Diseases Control* : http://www.ecdc.europa.eu
  - *Centers for Diseases Control and Prevention* (USA) : www.cdc.gov

Risques émergents, bioterrorisme, maladies hautement transmissibles • UE6 – N°174

- Institutions nationales
  - InVS : http://www.invs.sante.fr/Dossiers-thematiques/Maladies-infectieuses
  - BEH : www.invs.sante.fr/Publications-et-outils/BEH-Bulletin-epidemiologique-hebdomadaire
  - Haut conseil de la santé publique (HCSP) : http://www.hcsp.fr/
- Organismes et sociétés savantes
  - **Site de la Fédération Française d'Infectiologie : www.infectiologie.com**
  - Promed : http://www.promedmail.org

Pour en savoir plus

- www.sante.gouv.fr
- http://ansm.sante.fr/Dossiers-thematiques/Biotox-Piratox-Piratome/Liens-utiles-Biotox/
- Leport Catherine et Guégan Jean-François (sous la direction de), Les maladies infectieuses émergentes : état de la situation et perspectives, La Documentation française (2011), accessible sur le site du HCSP.
- Bossi P, Bricaire F. Prise en charge des maladies infectieuses émergentes. EMC, Maladies infectieuses, 8-002-E10,2008.

Notes

Notes

UE7 N°186	Fièvre prolongée

Objectifs

- Connaître les principales causes d'une fièvre prolongée.
- Savoir développer l'enquête étiologique.

Points importants

- Température ≥ 38°C (38,3°C le soir) + durée ≥ 3 semaines.
- L'interrogatoire et l'examen physique, si besoin répétés, sont les deux étapes clés du diagnostic étiologique.
- La stratégie de prise en charge d'un patient atteint d'une fièvre prolongée doit être méthodique et persévérante. Elle s'appuie sur les données cliniques et l'usage raisonné des examens paracliniques.
- 10 % des fièvres prolongées restent sans étiologie identifiée, et nécessitent alors la surveillance du patient.

1 Bases pour comprendre

1. Définitions

- **Fièvre et fièvre aiguë :** Cf. item UE6-144
- **Fièvre prolongée ou persistante :** évolution > 20 jours.
- **Fièvres récidivantes (ou récurrentes) :** les épisodes fébriles surviennent de façon répétée, espacés d'intervalles libres sans fièvre allant de quelques jours à plusieurs mois.

Conditions de prise de la température : idéalement à distance des repas et après 20 minutes de repos. Les voies axillaire ou buccale sont habituellement utilisées : la température mesurée doit être majorée de 0,5°C pour obtenir la température centrale. La voie tympanique peut être mise en défaut en cas d'obstruction du conduit auditif externe (bouchon de cérumen). En cas de fièvre prolongée il est indispensable que la température corporelle soit bien prise.

2 Étiologies

Trois grands groupes dominent les étiologies : les infections, les cancers et hémopathies, les maladies inflammatoires chroniques.

1. Infections (40 % des étiologies)

- **Infections bactériennes**
- Endocardites infectieuses +++
- Tuberculose +++
- Foyers suppurées et infections d'organes creux +++ : fièvre souvent récidivante. Sont à rechercher des foyers dentaires, sinusiens, urinaires (obstacles, malformations, matériel, lithiases), digestifs (sigmoïdite, cholécystite…), infections de prothèse articulaire.
- Bactéries intracellulaires : fièvre Q, brucellose, maladie de Whipple, mycobactéries non tuberculeuses (immunodéprimés), syphilis.

- **Infections virales**
- VIH
- EBV et CMV

- **Infections fongiques**
- Candidoses systémiques (surtout si : immunodéprimés, cathéters centraux, malades de réanimation)
- Cryptococcose, histoplasmose, aspergillose invasive (surtout immunodéprimés, notamment hémopathie maligne)

- **Infections parasitaires**
- Autochtones : Toxoplasmose, leishmaniose viscérale (Sud de la France)
- Tropicales : Amoebose hépatique, paludisme (fièvre récurrente si *P. ovale* ou *P. vivax*), leishmaniose viscérale

2. Affections malignes (20 à 30 % des cas)

- **Cancers solides** (rein, ovaire, foie, estomac, pancréas, colon, thyroïde)
- **Lymphomes, leucémies aiguës**

3. Maladies inflammatoires systémiques et fièvres d'origine inflammatoire (10 % des cas)

- Maladie de Horton : cause de fièvre d'origine inflammatoire la plus fréquente au-delà de 60 ans
- Lupus érythémateux disséminé (femme jeune), périartérite noueuse (arthromyalgies, multinévrite), maladie de Still (polynucléose, hyperferritinémie), maladie périodique, syndrome d'hyper-IgD
- Arthropathies microcristallines (goutte, chondrocalcinose) : atteintes le plus souvent polyarticulaires symptomatiques, fièvre récidivante
- Maladies inflammatoires chroniques de l'intestin (MICI)

4. Causes médicamenteuses

La fièvre survient en général entre 7 et 28 jours après l'introduction d'un nouveau traitement, mais peut survenir jusqu'à 6 mois après l'introduction du médicament. Tous les aspects de courbe thermique sont possibles, du fébricule à la fièvre hectique, élevée, d'allure infectieuse. Une hyperéosinophilie n'est présente que dans 20 % des cas. Les médicaments principalement en cause sont :

- · Antibiotiques
- · Anti-épileptiques
- · Anti-arythmiques…

Il s'agit le plus souvent d'un diagnostic d'élimination. La normalisation de la courbe thermique après interruption du traitement suspecté confirme le diagnostic.

Il existe une forme particulière, le DRESS syndrome (Drug Reaction with Eosinophilia and Systemic Symptoms), particulièrement grave et imposant un diagnostic rapide pour interrompre le médicament en cause, sous peine d'une évolution possible vers la défaillance multiviscérale et le décès. Le DRESS syndrome régresse en général en plusieurs semaines après l'arrêt du médicament incriminé.

5. Endocrinopathies (hyperthyroïdie)

6. Maladie thrombo-embolique

7. Hématome profond

Surtout en contexte d'anticoagulation.

8. Fièvres factices

■ Thermopathomimie

La prise de température est falsifiée (bénéfices secondaires : adolescents, adultes souvent proches du milieu médical). La prise de température sous contrôle d'un soignant peut être mal vécue. Une prise de température sur urines venant d'être émises peut permettre de mettre en évidence les discordances.

■ Syndrome de Münchhausen

Contexte psychiatrique souvent difficile à percevoir chez un(e) patient(e) qui s'injecte le plus souvent des substances très diverses provoquant notamment des suppurations itératives. La flore bactérienne souvent polymorphe attire l'attention (par opposition aux furonculoses et abcès cutanés multiples liés à *S. aureus*).

9. Dysrégulation thermique autonome

Femme jeune le plus souvent, dont la température ne dépasse pas 38°C, avec examen clinique normal, état général conservé, et absence complète de syndrome inflammatoire biologique. Ce décalage thermique, noté volontiers à l'effort, succède souvent à une virose banale. L'évolution est bénigne et ne nécessite pas d'investigations supplémentaires.

---

3 | Enquête étiologique

C'est une étape essentielle. La diversité des causes possibles impose un interrogatoire et un examen physique particulièrement méthodiques et exhaustifs : le moindre petit signe peut avoir son importance.

1. Interrogatoire

On évalue le **contexte :**

- immunodépression
- antécédents personnels : cancers, notion d'infections à répétition (notamment ORL, bronchopulmonaires ou cutanées) pouvant orienter vers un déficit immunitaire, antécédents chirurgicaux, implantation de matériaux étrangers (ostéosynthèse, prothèses articulaires ou valvulaires)
- antécédents familiaux : cancers, déficits immunitaires, maladies auto-immunes
- les prises médicamenteuses et la chronologie d'introduction des traitements
- les gestes dentaires, les procédures médicales invasives éventuelles
- profession ou activités de loisir : exposition aux animaux ou à leurs excréments (oiseaux, chauve-souris), aux eaux usées, milieu de soins (exposition à la tuberculose)
- notion de contage, notamment tuberculeux, y compris ancien
- antécédents de séjour en zone tropicale
- prise de toxiques
- pratiques sexuelles (partenaires multiples ou occasionnels)

2. On apprécie les caractéristiques de la fièvre (courbe thermique ou relevé précis) :

- Date de début
- Mode de début : brutal après un événement particulier, ou insidieux
- Le caractère récurrent éventuel (voir causes habituelles dans le Tableau TUE7-186-1)

- Traitements déjà suivis (antibiotiques, anti-inflammatoires) et leur efficacité

TUE7-186-1 : Principales causes de fièvre récurrente

Infection canalaire : pyélonéphrite, infection des voies biliaires, infection intestinale (diverticulite, sigmoïdite)
Foyer infectieux profond : dents, sinus, abcès intra-abdominal
Infection sur matériel étranger : cathéter ou chambre implantable, matériel d'ostéosynthèse, prothèse articulaire ou valvulaire
Paludisme, borréliose à *Borrelia recurrentis*

On évalue le **retentissement sur l'état général,** et on interroge le patient sur les **signes associés** (le moindre symptôme peut avoir son importance, et le médecin doit interroger explicitement le patient sur l'existence ou non de ces signes, appareil par appareil).

3. Examen physique

En l'absence de signes fonctionnels orientant directement le diagnostic, l'examen physique doit être particulièrement rigoureux et complet (téguments, muqueuses…). Notamment, la recherche d'adénopathie(s) et/ou de masse palpable est primordiale.

4. Examens complémentaires

En l'absence de point d'appel évident, on procède habituellement en plusieurs étapes (tableaux TUE7-186-2 et TUE7-186-3).

Le bilan de 1ère intention peut être réalisé par le médecin généraliste (TUE7-186-2).

En l'absence d'étiologie identifiée, un avis spécialisé rapide est indispensable. Un bilan de 2ème intention sera alors programmé (TUE7-186-3).

TUE7-187-2 : Bilan de première intention en l'absence de point d'appel évident

Biologie non microbiologique	· Numération, formule sanguine, numération plaquettaire · Ionogramme sanguin · Calcémie · Urémie, créatininémie · Bilan hépatique · Bandelette urinaire (sang, leucocytes, nitrites, protéinurie) · Electrophorèse des protéines plasmatiques · TSH · CPK, LDH · CRP
Examens microbiologiques	· Hémocultures répétées (en précisant qu'on suspecte une endocardite, pour bénéficier de cultures prolongées sur milieux spéciaux) · Sérologies : VIH, EBV, CMV, toxoplasmose
Imagerie	· Radiographie pulmonaire · Panoramique dentaire · Echographie abdominale (recherche de masse suspecte, d'adénopathies profondes)

TUE7-186-3 : Examens de deuxième intention si toujours aucune orientation après la 1ère ligne d'investigations

Biologie non microbiologique	· Dosages d'anticorps : anticorps anti-nucléaires, ANCA
Examens microbiologiques	· Crachats ou tubages gastriques à la recherche de BAAR · Sérologies plus larges selon l'anamnèse (*Legionella, Coxiella burnetii, Bartonella,* …)
Imagerie	· Echographie cardiaque, écho-doppler veineux, scanner thoraco-abdomino-pelvien, voire un TEP-scan
Biopsies tissulaires	· Biopsie ostéomédullaire avec myéloculture, · Biopsie d'artère temporale si > 60 ans

La moindre piste conduira à la demande d'examens plus ciblés. Dans un certain nombre de cas (environ 10 %), et malgré un bilan le plus exhaustif possible, la fièvre peut rester inexpliquée et justifie alors une surveillance régulière par un spécialiste.

Pour en savoir plus

- Harrison's Principles of Internal Medicine, 18th Ed, 2011, Chapter 16 : "Fever and Hyperthermia".

UE7 – N°186 • Fièvre prolongée

Notes

UE7 N°187	Fièvre chez un patient immunodéprimé

Objectifs

- Connaître les situations d'urgence et les grands principes de la prise en charge.
- Connaître les principes de la prise en charge en cas de fièvre aiguë chez un patient neutropénique.
- Connaître les principes de prévention des infections chez les patients immunodéprimés.

Points importants

- Situation clinique fréquente, potentiellement grave, qui requiert souvent un **avis spécialisé** ou du **médecin référent**.
- L'analyse du **type d'immunodépression** est importante
- Trois urgences thérapeutiques : **neutropénie, asplénie, sepsis grave/choc septique**
- Quel que soit le type d'immunodépression, raisonner en tenant compte de la possibilité d'une **infection opportuniste**.
- Bien connaître la conduite à tenir devant une **neutropénie fébrile** (fièvre chez un sujet dont la pathologie onco-hématologique est traitée par chimiothérapie, mécicament instauré récemment potentiellement responsable d'agranulocytose, autres neutropénies).
- La symptomatologie clinique de la neutropénie fébrile est **pauvre**.
- Fièvre inexpliquée chez un **asplénique** = antibiothérapie probabiliste par céphalosporine de 3ème génération (après hémocultures) car risque **d'infection fulminante à pneumocoque**.
- Une fièvre dans les autres situations d'immunodépression est surtout une urgence diagnostique.
- Correction si possible du déficit immunitaire.
- Importance des **stratégies prophylactiques** vaccinales et médicamenteuses.

1 Bases pour comprendre

On distingue plusieurs catégories d'immunodépression (TUE7-187-1) :
- **Neutropénie** : correspond à un déficit du système immunitaire inné donc un déficit de la phagocytose et de la présentation d'antigènes. Cette situation est essentiellement due à des traitements myélo-toxiques, notamment les chimiothérapies. Une altération des barrières muqueuse (mucite) et cutanée (présence de cathéters) est souvent associée.
- **Déficits de l'immunité humorale** : correspond à un déficit de production des anticorps ou immunoglobulines produits par les lymphocytes B du système immunitaire adaptatif (hypo/agammaglobulinémie, déficit immunitaire commun variable, hémopathies lymphoïdes) ;
- **Déficit de l'activation du complément** : les protéines du complément augmentent l'action des anticorps en facilitant la phagocytose (par opsonisation), le chimiotactisme leucocytaire et en exerçant une action microbicide de contact. Un déficit de son activation diminue l'immunité humorale.
- **Déficits de l'immunité cellulaire** : correspond à un déficit qualitatif ou quantitatif des lymphocytes T du système immunitaire adaptatif (immunosuppresseurs, hémopathies, greffe de cellules souches hématopoïétiques ou d'organe solide, infection par le VIH…) ;
- **Déficits sélectifs** :
  - certaines situations ou états pathologiques induisent une combinaison de déficits sélectifs aboutissant à une susceptibilité pour certaines infections. Par exemple : déficit en complément pour les infections invasives à bactéries encapsulées ; **la splénectomie** ou **l'asplénie** qui combinent un déficit lymphocytaire B, un déficit humoral et une altération du complément et de l'opsonisation ; d'autres pathologies courantes, telles que le diabète, l'insuffisance rénale chronique, l'éthylisme, la cirrhose sont associées à un risque infectieux accru ;
  - les biothérapies bloquent spécifiquement certaines molécules effectrices du système immunitaire. Par exemple : les anti-TNF alpha ou certains anticorps monoclonaux bloquant certains récepteurs à la surface des cellules effectrices de l'immunité adaptative.

- **L'immunodépression a 3 conséquences :**
- l'impossibilité de mettre en place **une réponse immunitaire adaptée** vis-à-vis d'agents infectieux endogènes ou exogènes,
- **des signes cliniques minorés** rendant difficile l'appréciation de la **gravité clinique** qui peut être **sous-estimée,**
- la possibilité d'une **multiplication rapide** du ou des agent(s) infectieux en cause.

Retenir que :
- toute fièvre aiguë chez un malade immunodéprimé est donc une **URGENCE DIAGNOSTIQUE** en raison de la **GRAVITÉ** potentielle.
- toute fièvre aiguë chez un malade immunodéprimé est infectieuse jusqu'à preuve du contraire

Notes

297 - Pilly ECN - ©CMIT

UE7 – N°187 • Fièvre chez un patient immunodéprimé

Notes

TUE7-187-1 : Principales situations d'immunodépression et principaux agents infectieux en cause

Mécanisme	Étiologie	Sites infectieux	Principaux pathogènes (non exhaustif)
Neutropénie	· Leucémies · Chimiothérapies · Radiothérapie · Aplasie médullaire/ allogreffe de cellules souches hématopoïétiques	· Poumons · Périnée · Peau · Cavité buccale + ORL · Tube digestif	Précoces : · BG- (*E. coli, P. aeruginosa, Klebsiella spp*) · CG+ (*S. aureus* ou coagulase négative, *Streptococcus spp*) · HSV (mucite) · Tardifs : infections fongiques invasives (*Candida spp, Aspergillus spp* les plus fréquents)
Anomalies fonctionnelles : PNN, macrophages	· Chimio-radiothérapie · Granulomatoses chroniques familiales		
Hypogamma-globulinémie	· Acquises les plus fréquentes: myélome, Waldenström, LLC, LNH, chimiothérapie, syndrome néphrotique · Déficit immunitaire commun variable · Agammaglobulinémie congénitale	· Poumons · Sang	· Pneumocoque ++ · *Haemophilus influenzae* · Meningocoque
Asplénie	· Post-chirurgicale · Fonctionnelle : drépanocytose homozygote, lupus, PR, amylose		
Déficits du complément	· Congénitaux	· Méninges · Sang	Méningocoque (infections à répétition)
Déficits de l'immunité cellulaire	· Infection par le VIH avec lymphocytes T CD4+ < 200/mm³ · Corticothérapie prolongée · Immunosuppresseurs · Post-transplantation (cellules souches hématopoïétiques, organe solide) · LLC, maladie de Hodgkin · Déficits congénitaux	· Méninges · SNC · Œil · Poumons · Sang…	Bactéries opportunistes : · *Listeria* · *Salmonella* · Mycobactéries (tuberculose et atypiques) · *Nocardia* · *Legionella* Champignons : · *Pneumocystis jiroveci* · *Cryptococcus neoformans* Parasites : · *Toxoplasma gondii* Virus : · *Herpesviridae*, HPV, JC, BK virus

PNN, polynucléaires neutrophiles ; LLC, leucémie lymphoïde chronique ; LNH, lymphome non-Hodgkinien ; SNC, système nerveux central

2 Identifier les situations d'urgence et planifier leur prise en charge

1. Fièvre du patient neutropénique

La fièvre chez un patient neutropénique nécessite une démarche diagnostique codifiée et un traitement rapide : **URGENCE DIAGNOSTIQUE** et **THERAPEUTIQUE**

La borne supérieure de la neutropénie est 1500/mm³ polynucléaires neutrophiles (PNN). L'urgence infectieuse concerne le seuil de PNN < 500/mm³, situation aussi nommée agranulocytose. Les neutropénies fébriles sont donc définies par :

▪ **PNN < 500/mm³,**

▪ **et fièvre : une mesure** de température **≥ 38,3°C,** ou 2 prises de température **≥ 38°C à 1 heure d'intervalle.**

La neutropénie est **le plus souvent secondaire** à une **chimiothérapie** anticancéreuse avec un délai d'apparition de 2 à 10 jours en fonction des chimiothérapies (TUE7-187-2).

TUE7-187-2 : Principales étiologies des neutropénies fébriles (< 500 PNN/mm³)

- **Chimiothérapies antinéoplasiques**
- Hémopathies malignes (leucémies aiguës), syndromes myélodysplasiques, phase initiale de l'allogreffe de cellules souches hématopoïétiques, aplasie médullaire
- Radiothérapie
- Intolérance médicamenteuse : toxicité directe ou mécanisme immuno-allergique
- Causes congénitales
- Neutropénies cycliques

La chimiothérapie antinéoplasique est souvent responsable de lésions de la muqueuse du tube digestif. De plus, la neutropénie inhibe la régulation immunologique de la flore bactérienne (microbiote) et fongique hébergée par tout individu. **Le tube digestif** étant l'organe le plus richement colonisé par cette flore naturelle, les translocations hématogènes (= passage d'agents infectieux du microbiote dans le sang) les plus fréquentes ont pour origine le tube digestif.

D'autre part, de nombreux patients sont porteurs **de cathéters veineux centraux,** qui favorisent les infections à point de départ cutané.

Les 3 portes d'entrée les plus fréquentes :
- **Le tube digestif** dans son ensemble (de la cavité buccale jusqu'au périnée)
- La peau, les cathéters veineux centraux
- Les poumons.

L'examen clinique est souvent **pauvre** chez un patient neutropénique fébrile, du fait de **l'absence d'inflammation.**

La fièvre est donc souvent la principale, voire la seule manifestation de l'infection.

Des signes fonctionnels ou physiques mineurs peuvent être révélateurs d'une infection déjà évoluée.

La présence d'un ou plusieurs signe(s) de sepsis grave marque l'urgence absolue et la nécessité d'une orientation rapide vers une unité de soins intensifs.

De la même façon, l'interprétation des examens complémentaires peut poser problème :
- 40 % des patients neutropéniques avec pneumonie ont une radiographie thoracique normale au début de la fièvre, et l'auscultation est en général normale.
- La pléiocytose peut manquer dans le LCS en cas de méningite.
- La leucocyturie est souvent absente dans les infections urinaires.

La fréquence et la gravité des infections sont proportionnelles à :
- **La profondeur** de la neutropénie : le risque infectieux est important si PNN < 500/mm^3 ; il est majeur si PNN < 100/mm^3.
- **La durée :** risque infectieux important pour une neutropénie > 1 semaine (on peut prévoir la durée de neutropénie en fonction du type de chimiothérapie et de l'hémopathie sous-jacente).
- Et la rapidité d'installation de la neutropénie.
- Les fièvres survenant chez le neutropénique se répartissent en 3 catégories (TUE7-187-3) :

TUE7-187-3 : **Principales catégories de neutropénies fébriles**

Neutropénie fébrile	Diagnostic	Proportion de patients (%)
D'origine indéterminée	Porte d'entrée et foyer infectieux inconnu Agent infectieux inconnu	60
Cliniquement documentée	Porte d'entrée ou foyer infectieux identifié ± Agent infectieux	10
Microbiologiquement documentée	Porte d'entrée ou foyer infectieux pas toujours identifié(s) Agent infectieux identifié (95 % des cas sur hémocultures)	30

TUE7-187-4 : **Agents infectieux les plus fréquemment responsables d'infections chez un patient neutropénique**

	Bactéries	
Entérobactéries dont *Escherichia coli, Klebsiella spp*	**Fréquentes.** Origine digestive ou urinaire, rarement respiratoire. Bactéries souvent multi-résistantes du fait des antibiothérapies itératives et de la transmission croisée	
Pseudomonas aeruginosa	Assez fréquent. La colonisation du tube digestif ou des voies respiratoires précède l'apparition des bactériémies et des infections.	
Staphylococcus aureus	Origine cutanée et/ou cathéters veineux centraux	
Staphylocoques coagulase négative	**Très fréquent** (cathéter), souvent multirésistants. Bactériémie de bon pronostic.	
	Champignons et levures	
Candida spp	Candidoses buccales quasi-systématiques. Colonisation digestive fréquente. Candidémie et localisations profondes (foie, rate) chez les patients traités pour leucémie aigües et/ou par allogreffe de cellules souches hématopoïétiques.	
Aspergillus, zygomycètes (Mucor)	Contamination aérienne. Atteinte pulmonaire et sinusienne en cas de neutropénie prolongée.	
	Virus	
Herpes viridae	Fréquent, précoce. Associé à la mucite.	

Les bactéries Gram positif sont impliquées dans 2/3 des cas, et les bactéries Gram négatif dans le tiers restant.

UE7 – N°187 • Fièvre chez un patient immunodéprimé

La majorité des infections à bactéries Gram positif sont dues à des staphylocoques coagulase négative dont le point de départ est généralement le cathéter veineux central. Ces agents infectieux ne sont pas responsables d'infections rapidement fatales ; un retard dans l'instauration de l'antibiothérapie n'est généralement pas préjudiciable.

Cependant, 15 % des infections sont dues à 3 bactéries Gram positif (*S. aureus,* streptocoques oraux et pneumocoque) responsables d'infections rapidement évolutives.

Les bactéries Gram négatif sont la première cause de mortalité. Elles sont responsables d'infections rapidement évolutives, qui nécessitent une antibiothérapie adaptée urgente. La bactérie la plus fréquemment impliquée est *E. coli. P. aeruginosa* est la 1ère cause de mortalité par infection chez le neutropénique, mais ne représente que 5 % des causes de neutropénies fébriles.

La notion de colonisation ou d'infection préalable par une bactérie multi-résistante (BMR) est importante pour aider au choix de l'antibiothérapie probabiliste.

En cas de neutropénie prolongée > 1 semaine, les infections fongiques invasives sont possibles (*Candida spp, Aspergillus spp*).

Conduite à tenir pratique devant un patient neutropénique :

> Fièvre + PNN < 500/mm^3 =
> Urgence thérapeutique
> en raison du risque d'évolution rapide vers un choc septique potentiellement fatal.

■ Examen clinique

Anamnèse
- Caractéristiques de la fièvre (courbe thermique)
- Signes associés
- Traitements en cours et récents (antibiotiques, immunosuppresseurs, antipyrétiques, facteurs de croissance hématopoïétiques)
- Allergies
- Date de la dernière chimiothérapie
- Nature du cancer
- Antécédents infectieux, colonisation par BMR

Examen physique
- Constantes : température, pouls, tension artérielle, fréquence respiratoire, conscience, diurèse
- Recherche de signes de gravité : sepsis grave/choc septique.
- Rechercher un foyer infectieux. Ne pas oublier la cavité buccale, inspecter le périnée, les poumons, l'ensemble du revêtement cutané, les cathéters, l'examen de l'organe atteint en cas de tumeur solide.

■ Examens complémentaires

Bilan biologique
- NFS plaquettes
- Hémostase : TP, TCA, fibrinogène
- Fonctions rénale (créatininémie, urée) et bilan hépatique (transaminases, bilirubine, phosphatases alcalines)
- Bilan inflammatoire : CRP, ± procalcitonine

Bilan microbiologique
- **Hémocultures :** réalisées avant toute antibiothérapie ; classiquement 2 paires qui peuvent être prélevées avec un intervalle bref (10 minutes); en cas de voie centrale, il est impératif de prélever des **hémocultures couplées simultanées** en périphérie <u>et</u> sur le cathéter veineux central (mesure du temps différentiel de pousse : indique une infection du cathéter si culture plus précocement positive - d'au moins 2 h - pour le flacon prélevé sur le cathéter)
- Bandelette urinaire + ECBU (même en l'absence de leucocyturie)
- Coproculture
- Prélèvement de gorge

Imagerie
La radiographie thoracique debout de face est indiquée. Néanmoins, cet examen manque de sensibilité dans la situation de neutropénie fébrile. Ainsi, l'indication de **scanner thoracique sans injection de produit de contraste est large voire systématique** chez un patient neutropénique ≥ 1 semaine ou présentant un ou des signe(s) respiratoire(s).

> **Vérifier la numération plaquettaire et coagulation avant un examen invasif**
> (ponction lombaire, pleurale, pose ou dépose de cathéter veineux central, endoscopie bronchique avec lavage broncho-alvéolaire…).

■ Orientation et prise en charge thérapeutique

Une neutropénie fébrile à faible risque (non profonde, de durée prévisible < 7 jours), sans signe de gravité, et sans intolérance digestive est traitée de préférence à domicile avec une antibiothérapie *per os* (amoxicilline/acide clavulanique + ciprofloxacine) sous étroite surveillance clinique.

En l'absence de ces 3 éléments favorables, ou si la fièvre persiste > 24-48 h, hospitalisation en service spécialisé (réanimation si sepsis grave/choc septique).

Prendre contact avec le service qui prend en charge habituellement le patient (identifier le médecin référent).

Prévoir l'isolement protecteur du patient : précautions complémentaires contact et gouttelettes.

Une neutropénie fébrile nécessite une **antibiothérapie empirique** (en pratique, on traite sans être certain qu'il existe une infection bactérienne) en urgence pour deux raisons :
- Les polynucléaires étant la première ligne de défense de l'organisme, une infection bactérienne chez un neutropénique progresse rapidement, et peut aboutir au décès en l'absence de prise en charge adaptée précoce (par exemple : le taux de mortalité est de 60 % à 24 heures en cas de bactériémie à *P. aeruginosa* non traitée chez un neutropénique).
- L'examen clinique ne permet pas de distinguer entre fièvre d'origine bactérienne ou non.

L'antibiothérapie est donc :
- **Urgente,** débutée le plus rapidement possible.
- **Probabiliste** le plus souvent, parfois orientée par l'examen clinique

- **Débutée après les prélèvements** (hémocultures surtout), sans en attendre les résultats. Ces prélèvements ne doivent pas retarder l'instauration du traitement.
- **Large spectre,** sur bactéries Gram négatif et positif. On cible les entérocbactéries et streptocoques pour les neutropénies à faible risque (prévues de courte durée), et on élargit le spectre au *P. aeruginosa* pour les neutropénies à risque (prévues de durée longue).
- **Bactéricide**
- Le choix de l'antibiotique tient compte : des antibiotiques déjà reçus par le patient, des antécédents infectieux, de l'écologie du service, de la colonisation potentielle du patient par des BMR
- En général, un protocole écrit existe dans les services concernés

> Aplasie de durée prévisible :
> **< 7 jours** : amoxicilline/acide clavulanique ou ceftriaxone/céfotaxime
> ± ciprofloxacine ou aminoside (amikacine)
> **> 7 jours** : bêta-lactamine large spectre à activité antipyocyanique ± aminoside (amikacine)
> ± vancomycine

NB : bêta-lactamines actives sur le *P. aeruginosa* (pyocyanique) :
- Certaines céphalosporines de 3ème génération (ceftazidime, céfépime) ou carbapénèmes (imipénème), pipéracilline-tazobactam
- Le spectre de ces molécules ne couvre pas le SARM.

Retenir que :

La prescription initiale est une **monothérapie par bêta-lactamine** si absence de signes de sepsis grave/choc septique.

L'association d'un **aminoside (amikacine)** est systématique en cas de **sepsis grave/choc septique** ou de **suspicion de bacilles Gram négatif multi-résistants.** Les avantages sont la rapidité de bactéricidie, la synergie potentielle sur certaines bactéries Gram négatif et la limitation de l'émergence de mutants résistants.

Un traitement **anti-staphylococcique par un glycopeptide (vancomycine)** est associé en première intention en cas **d'infection cutanée,** de **suspicion clinique d'infection sur cathéter veineux central** (pus à l'orifice d'entrée, tunellite, cellulite) ou de **sepsis grave/choc septique** à l'admission du patient.

Une colonisation connue à SARM ou une ou des hémoculture(s) positive(s) à bactérie Gram positif en attendant l'identification et l'antibiogramme sont aussi des indications pour débuter un traitement par un glycopeptide.

La réévaluation de l'antibiothérapie est impérative à 48-72 h, ou avant si aggravation clinique, ou si un examen microbiologique est positif.

Si persistance de la fièvre malgré l'antibiothérapie, rechercher :
- une infection fongique invasive: antigénémie aspergillaire, scanner thoracique et sinus et selon les résultats, voire fibroscopie bronchique avec lavage bronchoalvéolaire, et ajout systématique d'un traitement antifongique probabiliste.

- un foyer infectieux profond (TDM abdomino-pelvien), une endocardite infectieuse (échographie cardiaque), une thrombophlébite septique, notamment sur cathéter (dopplers veineux)

Le traitement anti-infectieux est maintenu au moins pendant la durée de la neutropénie.

2. Déficit de l'immunité humorale : asplénie / splénectomie

> Antibiothérapie probabiliste urgente active sur les bactéries encapsulées (pneumocoque surtout), débutée après les prélèvements (hémocultures++) si fièvre **inexpliquée** : **céphalosporine de 3ème génération** parentérale (céfotaxime ou ceftriaxone)

Retenir que :

- La vaccination anti-pneumococcique ne permet pas d'écarter le risque pneumococcique sur terrain immunodéprimé.
- Risque de **bactériémies foudroyantes** à bactéries encapsulées (95 % pneumocoque).
- Gravité majorée en cas d'infection par parasites intracellulaires (*Plasmodium, Babesia*).
- **Prévention vaccinale par vaccins conjugués** (pneumocoque, *Haemophilus influenzae,* méningocoque) + **antibioprophylaxie orale** par pénicilline V (généralement 2 ans post-splénectomie) + vaccination anti-grippale annuelle.

3. Fièvre chez les patients atteints d'autres déficits immunitaires

La plupart des autres situations d'immunodépression sont des **urgences diagnostiques** sans être obligatoirement des urgences thérapeutiques (= pas d'antibiothérapie empirique si fièvre inexpliquée, sauf sepsis grave / choc septique).

Le fait de contacter rapidement le centre ou le médecin référent du patient en cas de fièvre inexpliquée est très important pour orienter le patient au mieux dans son parcours de soins.

Penser aux infections opportunistes (Cf. TUE7-187-1), notamment pour le VIH (Cf. item 165).

3 | Prévention des infections chez les patients immunodéprimés

1. Vaccinations

- Recommandations spécifiques selon le type d'immunodépression (Cf. calendrier vaccinal annuel) et recommandations spécifiques du HCSP
- Vaccins vivants atténués contre-indiqués en cas d'immunodépression profonde.

2. Infections bactériennes

- Prévention des infections sur cathéter central :
  - · mise en place en milieu protégé
  - · asepsie stricte lors de toute utilisation.
- Supplémentation en immunoglobulines polyvalentes en cas d'hypogammaglobulinémie
- Antibioprophylaxie par pénicilline V si asplénie
- Dépistage et traitement de l'infection tuberculeuse latente chez le patient VIH, avant immunosuppression programmée et avant mise sous anti-TNFα (Cf. item 155)

3. Infections parasitaires et fongiques

- Prophylaxie de la toxoplasmose et de la pneumocystose par cotrimoxazole chez les transplantés d'organe, les patients sous corticothérapie prolongée, les patients VIH (en règle CD4 < 200/mm^3 ou ≤ 15 %).
- Cure systématique d'ivermectine si risque d'anguillulose : séjour tropical prolongé, hyperéosinophilie
- Règles hygiéno-diététiques de prévention de la toxoplasmose

Pour en savoir plus

- Recommandations de vaccinations des personnes immunodéprimés : www.hcsp.fr. Avis et rapports : Rapport de décembre 2014.

UE7 N°211 — Purpuras chez l'adulte et l'enfant

Pour la partie pédiatrie, consulter le référentiel du Collège de Pédiatrie

Objectifs
- Devant un purpura infectieux chez l'enfant ou chez l'adulte, argumenter les principales hypothèses diagnostiques et justifier les examens complémentaires pertinents.

Points importants
- Tout purpura associé à de la fièvre nécessite une hospitalisation sans délai
- Le *purpura fulminans* nécessite une prise en charge thérapeutique pré-hospitalière (antibiothérapie) en extrême urgence
- Tout purpura thrombopénique extensif témoigne d'un risque hémorragique

1. Bases pour comprendre

Extravasation de globules rouges dans le derme superficiel entrainant des taches rouges violacées ne s'effaçant pas à la vitropression. On distingue deux grands types de purpura : les purpura thrombopéniques et les purpura vasculaires.

Le purpura thrombopénique est pétéchial (lésions < 3 mm) et/ou ecchymotique, non infiltré. Le purpura vasculaire est pétéchial, infiltré, parfois nécrotique ou ecchymotique.

Tout purpura fébrile justifie une hospitalisation en urgence. La présence d'au moins un élément ecchymotique ≥ 3 mm et/ou nécrotique fait évoquer un *purpura fulminans* et justifie l'administration pré-hospitalière en extrême urgence d'une première injection d'antibiotique (céphalosporine de 3ème génération injectable ou à défaut amoxicilline).

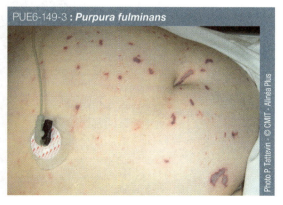

PUE6-149-3 : *Purpura fulminans*

Après avoir éliminé le *purpura fulminans*, on distingue purpura vasculaire et purpura thrombopénique. Le purpura thrombopénique d'origine infectieuse peut être d'origine centrale rarement, ou d'origine périphérique le plus souvent. On distingue sur le plan physiopathologique 3 mécanismes de thrombopénie périphérique : destruction (le plus fréquent), consommation (CIVD), séquestration (hypersplénisme)

2. Démarche diagnostique

1. Examen clinique

Examen du purpura
- Type : pétéchial, infiltré, ecchymotique, nécrotique
- Localisations : examen complet, cartographie, photos ou lésions entourées pour le suivi de l'évolution
- Localisation conjonctivale
- Bulles hémorragiques intrabuccales

Signes de gravité
- présence d'au moins un élément ecchymotique ≥ 3 mm et/ou nécrotique
- constantes vitales : au moins un signe de sepsis grave
- syndrome méningé, signes neurologiques centraux
- saignement extériorisé, bulles hémorragiques intrabuccales (thrombopénie sévère < 20 000/mm^3, CIVD)

Terrain
- enfant (viroses éruptives)
- adolescent et adulte < 25 ans (méningocoque)
- immunodéprimé (tuberculose, leishmaniose viscérale…), splénectomisé +++ (pneumocoque)
- valve cardiaque prothétique et/ou antécédent d'endocardite

Contexte de survenue
- installation brutale et progression rapide (*purpura fulminans*)
- notion de contage (viroses, méningocoque)
- voyage récent : leptospirose, rickettsioses, méningocoque, fièvres hémorragiques virales, dengue, paludisme
- baignades et/ou activités en eau douce : leptospirose
- prise ou introduction récente d'un médicament (purpura immuno-allergique)
- facteurs de risque sexuels : VIH

Recherches de signes cliniques associés (examen clinique complet)
- syndrome méningé
- souffle cardiaque
- autres lésions cutanées : érythème, vésicules, escarre d'inoculation (rickettsioses), pustules hémorragiques (gonococcies)
- arthralgies, arthrites : méningocoque, arthrite septique, parvovirus, cryoglobulinémie (hépatites)

UE7 – N°211 • Purpuras chez l'adulte et l'enfant

FUE7-211-1

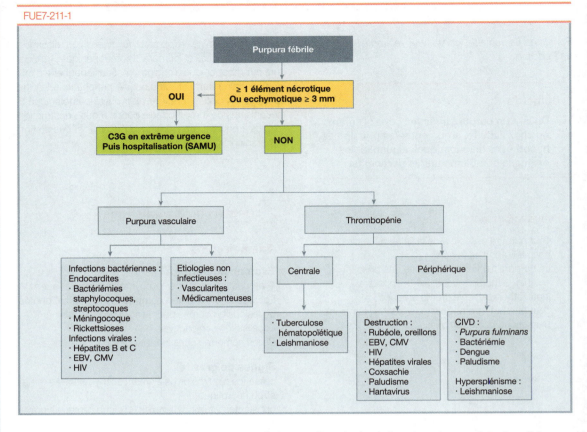

- splénomégalie : EBV, endocardite, leishmaniose viscérale
- adénopathies : EBV, CMV, VIH
- syndrome grippal et retour récent (< 7 jours) de zone d'endémie : dengue

2. Examens biologiques

En urgence
- Numération formule sanguine (atteinte des autres lignées en faveur d'une origine centrale : tuberculose, leishmaniose, VIH)
- Numération plaquettaire : thrombopénie (voir étiologies des purpura thrombopéniques)
- TP, TCA, fibrinogène, D-dimères (CIVD)
- Recherche de schizocytes : microangiopathies thrombotiques
- Bilan hépatique (cytolyse, hyperbilirubinémie) : hépatites virales, leptospirose et fièvres hémorragiques, dengue, paludisme
- Urée, créatinine
- Ionogramme sanguin
- Bandelette urinaire (hématurie, protéinurie)
- Hémocultures
- Frottis-goutte épaisse si retour de zone d'endémie palustre

Selon orientation
- Biopsie de lésion purpurique (très rentable pour le diagnostic d'infection invasive à méningocoque, par culture et PCR)
- Ponction lombaire : si syndrome méningé, en l'absence de contre-indication (Cf. item UE6-148)
- Myélogramme si plaquettes < 20 000/mm^3

Examens de deuxième intention
En fonction des données d'orientation obtenues par le bilan clinico-biologique de première ligne :
- Myélogramme et myélocultures : si atteinte des autres lignées, polyadénopathie (recherche d'une hémopathie), myéloculture à la recherche de leishmaniose et tuberculose
- Sérologies :
  · HIV
  · EBV
  · CMV
  · Hépatites virales (si perturbations bilan hépatique)
  · Dengue si retour de zone d'endémie
  · Leptospirose et Hantavirus si atteintes rénale et hépatique associées
- Échographie cardiaque si suspicion d'endocardite
- Diagnostics différentiels : vascularites et causes auto-immunes
  · ANCA, anticorps anti-membrane basale glomérulaire
  · Facteurs anti-nucléaires
  · TPHA-VDRL
  · Cryoglobulinémie
  · Complément

| UE7 N°213 | Syndrome mononucléosique |

Objectifs

- Argumenter les principales hypothèses diagnostiques devant un syndrome mononucléosique et justifier les premiers examens complémentaires les plus pertinents.

Points importants

- Diagnostic fait sur la formule leucocytaire de l'hémogramme
- Pas de gravité intrinsèque
- Reflet d'une réponse immune lymphocytaire T intense
- Cause la plus fréquente : primo-infection par le Virus d'Epstein Barr (EBV)
- Évoquer systématiquement l'hypothèse d'une primo-infection par le VIH

1 Bases pour comprendre

1. Définitions

- **Syndrome mononucléosique** : c'est un **fait biologique diagnostiqué sur l'hémogramme** et la formule leucocytaire :
  - proportion > 50 % de cellules mononucléées dans la population leucocytaire ;
  - et proportion > 10 % de **lymphocytes activés** (taille augmentée, coloration basophile). Il s'agit de lymphocytes T ; ils ont généralement été activés en réponse à un agent infectieux, le plus souvent viral.

Le syndrome mononucléosique témoigne donc d'une activation intense de l'immunité cellulaire.

- **Mononucléose infectieuse (MNI)** :
  - **primo-infection symptomatique à EBV** (les lymphocytes T constituant le syndrome mononucléosique étant alors spécifiques des antigènes de l'EBV). Cette situation est à l'origine des syndromes mononucléosiques les plus intenses (en termes de numération sanguine).

2. Mode de découverte

- Le diagnostic positif de syndrome mononucléosique est porté en réalisant une formule leucocytaire (par exemple dans l'exploration d'une fièvre). Les lymphocytes activés sont parfois qualifiés «d'atypiques» par le laboratoire.

3. Diagnostics différentiels

- D'autres anomalies biologiques peuvent conduire à un diagnostic erroné de syndrome mononucléosique par le laboratoire, en particulier lors d'une leucémie aiguë (confusion entre blastes circulants et lymphocytes T activés).

2 Diagnostic étiologique

1. Causes infectieuses
(réaction lymphocytaire T suscitée par un agent infectieux)

- Les plus fréquentes (Cf. TUE7-213-1) : primo-infections
  - par l'**EBV,** responsable de la majorité des syndromes mononucléosiques
  - par le **CMV**
  - par le **VIH** (Cf. item 164, à **évoquer systématiquement**
  - par *Toxoplasma gondii* (Cf. item 169)
- Infections plus rarement à l'origine d'un syndrome mononucléosique :
  - infections virales : hépatite A et primo-infection par le VHB et le VHC (une intense cytolyse hépatique étant cependant au premier plan), primo-infection par le HHV6, rubéole, infection par les adénovirus
  - bactériennes : rickettsioses, syphilis secondaire, brucellose, typhoïde, listériose.

305 - Pilly ECN - ©CMIT

UE7 – N°213 • Syndrome mononucléosique

Notes

TUE7-213-1 : Éléments d'orientation devant un syndrome mononucléosique

Agent infectieux	EBV	CMV	VIH	*Toxoplasma gondii*
Population concernée	Adolescent, adulte jeune	Adulte jeune	Adolescents et adultes de tous âges	Enfant, adolescent et adulte jeune
Interrogatoire	Nouveau partenaire	Notion de contage	Rapport sexuel à risque Utilisation de drogue IV	Contact avec un chat Consommation de viande crue ou peu cuite
Incubation	4 à 6 semaines	3 à 8 semaines	2 à 8 semaines	5 jours à 3 semaines (selon le mode de contamination)
Examen clinique	Angine classiquement pseudomembraneuse Polyadénopathie Splénomégalie Éruption sous aminopénicilline	Fièvre isolée ± prolongée Adénopathies cervicales Splénomégalie	Nombreux tableaux possibles : fièvre isolée, myalgies, arthralgies, éruption cutanée, pharyngite, ulcérations muqueuses, polyadénopathie, …	Adénopathies (surtout cervicales)
Intensité du syndrome mononucléosique	+++	++	+	±
Diagnostic	MNI-test Sérologie spécifique	Sérologie spécifique	Sérologie spécifique	Sérologie

2. Causes médicamenteuses

(réaction lymphocytaire T suscitée par un médicament) :

- Certaines réactions **d'hypersensibilité médicamenteuse** (aux sulfamides, aux ß-lactamines, à certains anticonvulsivants…) peuvent se traduire par un syndrome mononucléosique. Un syndrome mononucléosique peut ainsi accompagner un *DRESS-syndrome (Drug Rash with Eosinophilia and Systemic Symptoms).*

3 | Conduite à tenir

Pas de gravité intrinsèque du syndrome mononucléosique.

1. Orientation générale

- Devant un syndrome mononucléosique (en particulier lors de l'exploration d'un tableau de fièvre), les hypothèses diagnostiques doivent plus particulièrement tenir compte (Cf. TUE7-213-1) :
  - de l'âge,
  - des données de l'interrogatoire concernant l'existence d'un nouveau partenaire de flirt (transmission salivaire de l'EBV) ou d'un rapport sexuel à risque récent (pour le VIH),
  - des habitudes alimentaires (consommation de viande crue ou peu cuite) et de la présence d'un chat dans l'entourage (principaux modes de contamination par *T. gondii*)
  - de l'introduction récente d'un traitement médicamenteux,
  - de la présence à l'examen physique d'adénopathies et/ou d'une angine.

2. Recherche d'une primo-infection par l'EBV

- Il s'agit de l'étiologie la plus fréquente ; on réalise :
  - le MNI-test (recherche d'anticorps dits hétérophiles agglutinant les hématies d'animaux) : spécificité supérieure à 90 %, sensibilité de 85 à 90 % (moindre chez l'enfant). La méthode de détection de ces anticorps hétérophiles par la réaction de Paul-Bunnell-Davidsohn n'est plus utilisée.
  - la **sérologie spécifique de l'EBV** : recherche du profil sérologique spécifique d'une primo-infection (IgM anti-VCA positives, IgG anti-VCA négatives ou faiblement positives, IgG anti-EBNA négatives).
  - La mesure de la charge virale EBV (nombre de copies du génome viral) n'a pas d'indication chez l'immunocompétent, sauf rares situations.

3. Recherche des autres agents les plus fréquents

- En particulier en l'absence de primo-infection par l'EBV
- VIH :
  - Test de dépistage (à répéter si nécessaire 6 semaines après l'exposition à un risque).
  - CMV : sérologie pour rechercher la présence d'IgM (hors cas particuliers, la détermination de la charge virale plasmatique CMV n'a pas de place chez l'immunocompétent).
  - *Toxoplasma gondii* : sérologie

Pilly ECN - ©CMIT - 306

UE7 N°214	Éosinophilie

Argumenter les principales hypothèses diagnostiques devant une hyperéosinophilie et demander les premiers examens complémentaires les plus pertinents.

Points importants

- Les principales causes d'hyperéosinophilie sont, par ordre de fréquence décroissante : **allergiques,** infectieuses **(parasitaires),** plus rarement **néoplasiques** (hémopathie maligne, cancer) ou en lien avec une **maladie systémique.**
- Pour parler d'hyperéosinophilie, il faut se référer au **chiffre absolu (> 0.5 G/L)** et non au pourcentage d'éosinophiles.
- Une hyperéosinophilie majeure, quelle qu'en soit la cause, peut avoir des conséquences néfastes sur le fonctionnement de différents organes et notamment le cœur.
- La conduite à tenir devant la découverte d'une hyperéosinophilie nécessite une évaluation avec:
  - un interrogatoire minutieux (traitements reçus, voyages en zone tropicale même anciens, comorbidités…)
  - une évaluation clinique et paraclinique orientée, à la recherche en particulier d'une helminthose.
  - En cas d'absence de diagnostic après cette démarche un avis spécialisé s'impose
- Parmi les parasitoses **seules les helminthoses** (vers) provoquent des **hyperéosinophilies**

1 | Bases pour comprendre

Les polynucléaires éosinophiles (PNE)

- Cellules appartenant à la lignée granulocytaire de répartition essentiellement tissulaire (< 1 % dans sang circulant)
- Habituellement stimulés par une réponse lymphocytaire de type Th2 avec production d'interleukine (IL) 4 et 5 (jouant un rôle dans la production d'IgE, le recrutement et la stimulation des éosinophiles). Une fois stimulés, ils ont un rôle cytotoxique direct au contact de la cible.
- Rôle majeur dans la défense antiparasitaire.

L' hyperéosinophilie quelle que soit son étiologie, est susceptible d'induire des phénomènes cytotoxiques. Tous les organes peuvent être impliqués ; l'atteinte cardiaque peut être grave (fibrose endocardique).

2 | Démarche diagnostique

1. Affirmer l'hyperéosinophilie

Polynucléaires éosinophiles circulants > 0,5 G/L sur la numération formule sanguine. À confirmer sur un **deuxième prélèvement** (possibles élévations modérées transitoires, non pathologiques).

2. Bilans complémentaires de 1ère intention

Cf. Figure FUE7-214-1

- **L'interrogatoire est essentiel pour orienter les examens complémentaires.**
- Enquête «policière» à la recherche de l'introduction de **nouveaux médicaments** dans les 6 derniers mois,
- Mode de vie : rural ou citadin, exposition à des **animaux,** habitudes alimentaires
- **Voyages récents** ou **anciens** en zone tropicale, en recherchant l'exposition à des risques parasitaires : contact avec eaux douces, consommation de viande ou poisson cru ou mal cuit, séjours en zone rurale
- Existence de **manifestations cliniques,** même passées : prurit cutané ou anal, lésions cutanées, toux, dyspnée, fièvre, diarrhée, douleurs abdominales, signes urinaires, œdèmes segmentaires
- En cas de voyage en pays tropical, une multi-infestation parasitaire doit être recherchée.

- **La paraclinique**

En cas d'hyperéosinophilie avec signes de **gravité,** le patient doit être **hospitalisé en urgence** avec un avis spécialisé.

UE7 – N°214 • Éosinophilie

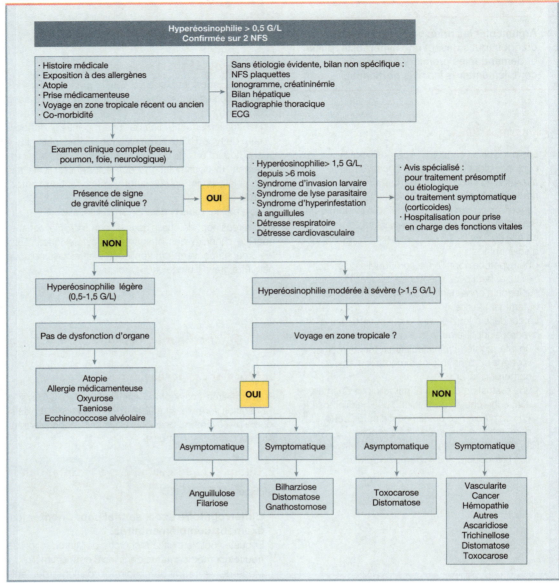

FUE7-214-1 : Conduite à tenir devant une hyperéosinophilie

En l'absence de signe de gravité, un **bilan non spécifique** doit être proposé afin de rechercher une atteinte d'organe :
- numération formule sanguine complète avec recherche de cellules anormales (frottis) et d'autres anomalies (anémie...) faisant évoquer une hémopathie
- ionogramme sanguin, créatinémie
- bilan hépatique complet (ASAT, ALAT, γGT, PAL, bilirubine totale)
- créatine phosphokinase, C-réactive protéine
- radiographie thoracique
- électrocardiogramme

Les examens biologiques **spécifiques** seront **orientés selon l'interrogatoire et les signes cliniques** (TUE7-311-1 et TUE7-311-2). La pharmacovigilance doit être contactée en cas de cause médicamenteuse suspectée.

Le bilan de 1ère intention face à un patient **asymptomatique**, et ayant séjourné en **zone tropicale** sera complété par :

- dosage des IgE totales
- examen parasitologique des selles (EPS) à répéter 3 fois
- selon le type de séjour, des sérologies (TUE7-311-1) : au moins bilharzioze, filariose, anguillulose
- recherche de microfilaires dans le sang
- un avis spécialisé est souhaitable.

En cas de patient asymptomatique sans voyage en zone tropicale, un contrôle de la numération formule sanguine et une recherche d'atteinte d'organe est souhaitable à 3-6 mois.

3. Éliminer une situation d'urgence

En cas de patient présentant des signes de gravité (défaillance d'organe) avec hyperéosinophilie une hospitalisation s'impose. Ces situations sont rares mais peuvent constituer des urgences diagnostiques et thérapeutiques

(corticoïdes hautes doses, traitement antiparasitaire par ivermectine…)

Pour mémoire il s'agit de :
- syndrome d'invasion larvaire
- syndrome d'hyperinfestation à anguillules (auto-réinfestation digestive chez un patient immunodéprimé)
- syndrome d'hypersensibilité médicamenteuse (DRESS : *Drug Rash with Eosinophilia* and *Systemic Symptoms*)
- syndrome d'hyperéosinophilie essentielle avec défaillance viscérale rapidement progressive (origine non infectieuse)
- syndrome myelo ou lymphoprolifératif avec hyperéosinophilie majeure
- syndrome de lyse parasitaire (traitement antiparasitaire inapproprié d'une filariose avec microfilarémie élevée)

4. Diagnostic étiologique

Les parasitoses et les causes immunoallergiques (**médicaments, atopie**) représentent la majorité des étiologies d'hyperéosinophilie. La figure FUE7-214-1 fait la synthèse de la conduite à tenir diagnostique devant une hyperéosinophilie.

■ Hyperéosinophilies parasitaires

- Parmi les parasitoses, **ce sont essentiellement les helminthoses** qui entrainent une **hyperéosinophilie** :
  · l'intensité de l'éosinophilie est plus marquée **au moment de la migration** tissulaire (filarioses, anguillulose, bilharzioses, distomatoses, toxocarose)
  · l'hyperéosinophilie varie dans le temps : le plus souvent, latence suivie d'une ascension rapide, taux maximal, puis décroissance lente
  · l'hyperéosinophilie peut subir une réascension lors d'une réinfestation, comme dans le cycle endogène de l'anguillulose, ou lors d'une thérapeutique antiparasitaire (par libération massive d'antigènes)
  · Après traitement de la parasitose, l'hyperéosinophilie disparaît progressivement.
  · **Les helminthoses** responsables d'hyperéosinophilie peuvent être d'origine **cosmopolite**, potentiellement acquises en France métropolitaine (douves, trichinellose, toxocarose, ascaridiose) **ou d'origine tropicale** et donc acquises en zone tropicale (**voyage récent ou ancien**) : anguillulose filariose lymphatique ou loase, onchocercose, bilharzioses à la phase d'invasion, gnathostomose. Les helminthoses décrites ici sont celles entrainant des hyperéosinophilies marquées et sont donc à connaitre.
  · **Les helminthoses** sont associées à une franche élévation des IgE sériques totales.
  · **Des tests sérologiques** sont disponibles pour la plupart des parasitoses, mais leur interprétation est délicate (nécessité éventuelle d'un second examen sur sérum tardif pour documenter une séroconversion, réactions croisées).
  · Pour les helminthoses intestinales, **la recherche des œufs ou vers dans les selles** (EPS) n'est positive **qu'à partir du 2ème-3ème mois** qui suit l'infestation (délai nécessaire à la maturation parasitaire).
  · Pour les autres helminthoses, l'examen parasitologique pertinent dépend de la physiopathologie de l'infection : urines (bilharziose), suc dermique (onchocercose), frottis sanguin (loase, filariose lymphatique)…
  · L'histologie peut parfois être contributive : intestin, vessie (bilharziose), muscle (trichinose), foie (toxocarose)…

Le tableau TUE7-311-1, résume les principales helminthoses responsables d'hyperéosinophilie et la conduite à tenir diagnostique

- Principales helminthoses à évoquer devant une hyperéosinophilie :

Contexte de voyage en zone tropicale, hyperéosinophilie marquée :

Anguillulose (Strongyloïdose)

En raison du cycle d'auto-infestation digestive, l'infestation peut persister indéfiniment en l'absence de traitement et se manifester seulement par une **hyperéosinophilie ondulante**. Cette parasitose peut être en cause dans une hyperéosinophilie en lien avec un séjour en zone tropicale même ancien. Le diagnostic se fait par sérologie, et par examen parasitologique des selles (EPS)

Filarioses (filaire lymphatique, loase et onchocercose)

Notion de séjour en Afrique subsaharienne. **L'hyperéosinophilie** est fréquente au cours des filarioses et **ondulante**, pouvant être marquée. C'est une des principales causes d'hyperéosinophilie chez les migrants originaires des pays d'endémie. Des manifestations cutanées et des œdèmes segmentaires transitoires sont présents dans les filarioses lymphatiques et la loase pouvant être associés à des manifestations oculaires dans l'onchocercose. Le diagnostic se fait par recherche de microfilarémie dans le sang (filariose lymphatique et Loase) et par analyse du suc dermique dans l'onchocercose.

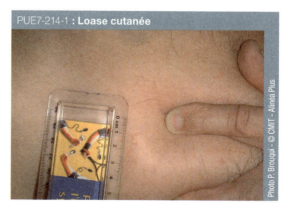

PUE7-214-1 : **Loase cutanée**

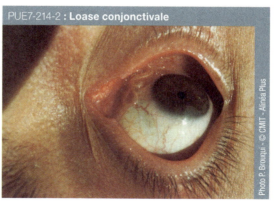

PUE7-214-2 : **Loase conjonctivale**

Schistosomoses (bilharzioses)

Parasitose acquise principalement en Afrique sub-saharienne ou en Asie du Sud Est après contact cutané avec des eaux douces. Migration digestive et hépatique ou urinaire selon les différentes espèces en cause. **L'hyperéosinophilie** est majeure et **aiguë** au cours de la phase invasive de la bilharziose (bilharziose aiguë), mais elle apparaît avec quelques jours de retard par rapport aux signes cliniques (fièvre, éruption cutanée, signes respiratoires) souvent en même temps que la séroconversion. À la phase aiguë, le diagnostic se fait par sérologie qui peut se positiver avec un délai de 3 à 6 semaines après les premiers signes. La recherche d'œufs se fait à distance de la phase d'invasion (selles ou urines selon l'espèce)

Distomatoses tropicales

Hépatomégalie douloureuse et fébrile avec **hyperéosinophilie** marquée **aiguë**. Diagnostic par sérologie et examen parasitologique des selles.

Gnathostomoses

Due à la consommation d'aliments (poissons d'eau douce habituellement) insuffisamment cuits dans les pays d'endémie d'Asie du Sud-Est et d'Amérique latine ; impasse parasitaire ; manifestations cutanées et viscérales. **Hyperéosinophilie aiguë** marquée présente dans près de 70 % des cas. Le diagnostic se fait par un faisceau d'arguments épidémiologiques, cliniques et biologiques.

> En contexte de séjour en région tropicale et au terme d'une démarche diagnostique non contributive, l'indication du traitement présomptif d'une helminthose d'importation associant deux médicaments actifs sur les némathelminthes (albendazole et ivermectine) peut être proposée sur avis spécialisé.

Indépendamment d'un séjour tropical (helminthoses cosmopolites) et hyperéosinophilie marquée :

Ascaridiose

L'hyperéosinophilie est **aiguë** et transitoire. Les manifestations cliniques sont digestives associées à un syndrome de Loeffler. Le diagnostic se fait par l'EPS.

Trichinellose

Les manifestations cliniques sont une fièvre associée à des myalgies, un œdème du visage, une notion de consommation de viande type sanglier ou cheval associées à une **hyperéosinophilie** marquée **aiguë.** Le diagnostic est sérologique.

Toxocarose (Toxocara canis le plus souvent), syndrome de larva migrans viscérale

Infection le plus souvent asymptomatique, sinon présence de manifestations cutanées voire viscérales (foie). **L'hyperéosinophilie** est habituellement **ondulante.** Le diagnostic se fait par sérologie (ELISA, Western Blot) mais la séroprévalence est élevée dans la population générale ; à ne prendre donc en compte que si signes cliniques compatibles associés.

Distomatoses (Fasciola hepatica)

Le tableau initial associe fièvre élevée, hépatomégalie et **hyperéosinophilie aiguë** marquée. Par la suite l'hyperéosinophilie est inconstante. Le diagnostic se fait par sérologie.

Les taeniaoses et l'oxyurose

sont des helminthoses fréquentes mais associées à des hyperéosinophilies inconstantes et modérées. Le diagnostic se fait par EPS ou scotch test anal (oxyurose).

Echinococcoses

L'hyperéosinophilie est inconstante et faible au cours de l'échinococcose alvéolaire (Echinococcus multilocularis). Lors de l'hydatidose (E. granulosus), l'hyperéosinophilie est surtout observée au cours des phénomènes de fissuration du kyste hydatique.

Pour mémoire, la primo-infection toxoplasmique et les infections intestinales à Isospora belli et la gale peuvent être associées à des hyperéosinophilies légères (0,5-1 G/L).

■ **Hyperéosinophilies non parasitaires**

Causes médicamenteuses +++

De nombreuses classes médicamenteuses peuvent être impliquées (antibiotiques, psychotropes, cytostatiques, anti-inflammatoires non stéroïdiens). L'interrogatoire doit être minutieux à la recherche de toute introduction médicamenteuse (attention à la polymédication et à l'automédication).

Le tableau clinique est celui d'une hypersensibilité médicamenteuse ou DRESS syndrome (Drug Rash with Eosinophilia and Systemic Symptoms). Ce syndrome associe une éruption cutanée polymorphe, une fièvre, une hyperéosinophilie en générale modérée (1-2 G/L), une atteinte rénale, hépatique, médullaire. Le traitement du DRESS syndrome associe l'arrêt du médicament (parfois insuffisant) et une corticothérapie en cas d'atteinte grave. Le diagnostic se fait sur la cinétique de l'hyperéosinophilie par rapport à l'introduction médicamenteuse avec l'aide de la pharmacovigilance.

Atopie

Un terrain allergique (rhinite allergique, asthme) peut expliquer une hyperéosinophilie chronique en général peu élevée et fluctuante selon la saison (< 1 G/L)

Les autres étiologies sont nombreuses mais beaucoup moins fréquentes (Cf. TUE7-214-2)

Les signes cliniques associés vont aider au diagnostic : altération de l'état général faisant évoquer un cancer, une hémopathie), adénopathies, organomégalie faisant évoquer une hémopathie, manifestations pulmonaires ou ORL faisant évoquer une vascularite, …

«Syndrome hyperéosinophilique» : ce terme désigne l'association d'une hyperéosinophilie (> 1,5 G/L) pendant plus de 6 mois associée à une dysfonction ou défaillance d'organe en l'absence d'étiologie identifiée. Ce syndrome survient au cours de syndromes myélo- ou lympho-prolifératifs.

Le bilan non spécifique a minima peut également orienter vers ces autres étiologies (présence de cellules anormales sur la numération formule sanguine, présence d'atteinte des autres lignées médullaires, faisant évoquer une hémopathie)…

Éosinophilie • UE7 – N°214

TUE7-214-1 : Principales étiologies et explorations complémentaires d'une éosinophilie d'origine parasitaire présumée (helminthoses), pour mémoire

Parasitose	Hyperéosinophilie		Localisations principales	Diagnostic
	Initiale	Persistante		
Helminthoses cosmopolites				
Ascaridiose	+	0	Tube digestif	EPS (œufs)
Trichinellose	+++	+	Tube digestif, muscle	Sérologie, biopsie musculaire
Toxocarose	+++	+/++	Foie, yeux, poumon	Sérologie
Taeniaose	+	0/+	Tube digestif	Visualisation d'anneaux dans les selles ou dans la lingerie
Distomatose (*Fascicla hepatica*)	+++	+/++	Hépatobiliaire	Sérologie, EPS (oeufs)
Ecchinococcoses (Ecchinococcose alvéolaire (EA) et kyste hydatique)	Rare	Rare (EA)	Hépato-biliaire, extra-hépatique possible	Échographie, scanner, sérologie
Oxyurose	+	0/+	Tube digestif, anus	Scotch test
Helminthoses tropicales				
Schistosomoses (bilharzioses)	+++/++	0	Hépatique et tube digestif (sauf *S. haematobium*), voies urinaires (*S. haematobium* seulement)	EPS (oeufs) pour toutes espèces sauf *S. haematobium*, recherche d'œufs dans les urines pour *S. haematobium*. Sérologie
Anguillulose (Strongyloïdose)	++	0/++	Tube digestif, poumon, peau	EPS (larves), sérologie
Filarioses				
· Filarioses lymphatiques	++/+++	++/+++	Sang, lymphe	Recherche nocturne de microfilaires dans le sang (frottis, GE, leucoconcentration), sérologie
· Loase	++/+++	++/+++	Tissu sous cutané, œil	Recherche diurne de microfilaires dans le sang (frottis, GE, leucoconcentration, sérologie)
· Onchocercose	++/+++	++/+++	Peau, tissu sous cutané, œil	Recherche de microfilaires dans biopsie cutanée exsangue, biopsies ou exérèse de nodules (vers adultes)
Distomatoses tropicales	+++	+	Hépatobiliaire, digestive, pulmonaire	EPS (oeufs), sérologie, imagerie pulmonaire ou hépatobiliaire
Gnathostomoses	++	+	Tissus mous	Sérologie non disponible en France, biopsie tissulaire (vers)

EPS : Examen parasitologique des selles, à savoir recherche d'œufs, kystes et parasites dans le selle ; GE : Goutte épaisse.

UE7 – N°214 • Éosinophilie

Notes

TUE7-214-2 : Principales causes non parasitaires d'hyperéosinophilie

Étiologies allergiques
Médicaments, syndrome d'hypersensibilité médicamenteuse (DRESS) **Atopie :** Terrain allergique (asthme, rhinite allergique, dermatite atopique)
Étiologies onco-hématologiques
Leucémies aiguës lympho- ou myélo-blastiques, maladie de Hodgkin, lymphome non hodgkinien T, syndrome myéloprolifératif Syndrome hyperéosinophilique Tumeurs malignes solides
Maladies de système
Vascularites (angéite de Churg et Strauss, périartérite noueuse, granulomatose avec polyangéite) Polyarthrite rhumatoïde Maladie des embols de cristaux de cholestérol Insuffisance surrénalienne
Selon l'atteinte viscérale
Gastro-entérocolique : · Gastro-entérite à éosinophiles · Maladie de Crohn · Maladie de Whipple Hépato-biliaire : · Cholangite sclérosante · Cirrhose biliaire primitive Pulmonaire-ORL · Vascularite · Aspergillose bronchopulmonaire allergique Cutanée · Lymphome cutané (Mycosis fungoide, syndrome de Sézary)
Infections non parasitaires
VIH

Pour en savoir plus

- Savini H et Simon F. Conduite à tenir devant une hyperéosinophilie. Encyclopédie médico-chirurgicale- Maladies Infectieuses 2012. Article 8-003-U-10.

| UE7 N°216 | Adénopathie superficielle de l'adulte et de l'enfant |

Pour la partie pédiatrie, consulter le référentiel du Collège de Pédiatrie

> - **Devant une ou des adénopathies superficielles, argumenter les principales hypothèses diagnostiques et justifier les examens complémentaires pertinents**

Points importants

- Une adénopathie est une hypertrophie de plus de 1 cm d'un ganglion (ou nœud) lymphatique.
- Les étiologies infectieuses sont les plus fréquentes, suivies des étiologies malignes (hémopathies, tumeurs solides).
- Toutes les aires ganglionnaires doivent être examinées afin de préciser s'il s'agit d'une adénopathie localisée ou d'une polyadénopathie, car la démarche diagnostique est différente.
- Toute adénopathie dont le diagnostic n'est pas rapidement précisé justifie une cytoponction, voire une biopsie ou une exérèse chirurgicale pour analyse.

1 Bases pour comprendre

1. Définition

La présence d'un ganglion lymphatique palpable > 1 cm ou adénopathie est une constatation fréquente qui correspond à la stimulation du tissu lymphoïde ganglionnaire par un processus infectieux ou non infectieux, ou à l'envahissement du ganglion par une population tumorale.

2. Physiopathologie

Les adénopathies infectieuses peuvent être la conséquence :

- soit régionale d'une infection locale (développement d'une réaction immune dans le nœud lymphatique correspondant au territoire de drainage siège de l'infection)
- soit générale d'une infection par agent pathogène avec un tropisme lymphoïde.

Les adénopathies non infectieuses sont essentiellement représentées par les hémopathies malignes (lymphomes, leucémies lymphoïdes) et les métastases des cancers.

Certaines pathologies inflammatoires peuvent se manifester par des adénopathies, souvent multiples et cliniquement au second plan : sarcoïdose, lupus…

Les adénopathies localisées d'une part, c'est-à-dire touchant un seul territoire de drainage, **et généralisées** d'autre part, posent des problèmes différents et seront abordées successivement.

2 Démarche diagnostique

1. Examen clinique

▪ Interrogatoire
- Date d'apparition de l'adénopathie, évolution depuis l'apparition.
- Porte d'entrée infectieuse ou évènement inflammatoire dans le territoire de drainage :
  - · plaie, piqûre, morsure, griffure
  - · rapports sexuels à risque
- recherche de circonstances particulières :
  - · voyage en pays tropical
  - · contact avec un animal (chats principalement)
- Signes généraux : fièvre, frissons, sueurs, altération de l'état général.
- Autres signes fonctionnels (ORL, articulaires, cutanéo-muqueux…).
- Traitements en cours et introduits récemment.
- Statut vaccinal.

▪ Examen physique
- Examen complet, entre autres de toutes les aires ganglionnaires, et recherche d'hépato-splénomégalie
- Examen minutieux du territoire de drainage de l'adénopathie (porte d'entrée infectieuse, signes de cancer)

Notes

313 - Pilly ECN - ©CMIT

- Apprécier et noter pour chaque adénopathie (**schéma daté**) :
  - localisation
  - taille
  - consistance
  - mobilité
  - signes éventuels de compression vasculaire ou nerveuse
  - caractère inflammatoire (douleur, chaleur, rougeur, définissant une adénite) ainsi que le caractère fluctuant ou une éventuelle fistulisation.
  - une consistance dure et un caractère fixé (= non mobile) sont plutôt en faveur d'une étiologie néoplasique, alors que le caractère inflammatoire est plutôt évocateur d'infection (sans être spécifique, car peut se voir en cas d'hémorragie ou de néoplasie) ; une abcédation ou une fistulisation sont quasi-pathognomoniques d'une étiologie infectieuse.

2. Démarche diagnostique paraclinique

Les examens complémentaires sont indiqués en cas :
- d'absence d'étiologie au terme de l'examen clinique
- d'altération de l'état général
- d'adénopathie volumineuse (> 2 cm)

On peut avoir recours à :
- des examens biologiques : NFS, CRP, sérologies…
- des examens d'imagerie
- une analyse directe de l'adénopathie :
  - cytoponction à l'aiguille fine : peu invasif (réalisé au lit du patient) mais faible sensibilité.
    - Examen cytologique
    - Examen cyto-bactériologique direct
    - + cultures sur milieux appropriés (bactériologie, mycobactéries, voire champignons)
    - ± PCR
  - biopsie (radioguidée ou chirurgicale), voire exérèse chirurgicale. Le ganglion doit être divisé stérilement, lors du geste, en fragments pour analyses
    - bactériologique (examen direct avec colorations de Gram et recherche de bacilles acido-alcoolo-résistants ; cultures « standard » et des mycobactéries ; PCR éventuellement),
    - histologique, cytologique et immunologique,
    - en avertissant les laboratoires et en transportant les prélèvements dans les conditions appropriées.
  - des examens fongiques, parasitaires et virologiques pourront également être réalisés si la situation le nécessite
- En cas de polyadénopathie, il est préférable de privilégier la biopsie d'autres sites que les adénopathies axillaires ou inguinales, car leur biopsie est plus risquée (risque de lymphocèle ou de lymphoedème) et l'apport diagnostique étiologique moins rentable.

3 Diagnostic étiologique d'une ou plusieurs adénopathies localisées

1. Adénopathies cervicales (TUE7-216-1)

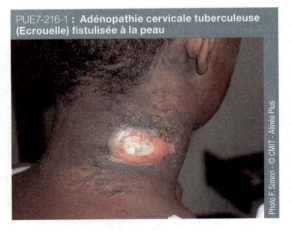

PUE7-216-1 : **Adénopathie cervicale tuberculeuse (Écrouelle) fistulisée à la peau**

2. Adénopathies sus-claviculaires

- Fréquemment associées à une cause **néoplasique** (thoracique si adénopathie sus-claviculaire droite et abdomino-pelvienne si adénopathie gauche).
- Examens paracliniques systématiques : NFS, imagerie thoracique ou abdominale
- Cytoponction si pas de diagnostic puis biopsie chirurgicale.

3. Adénopathies axillaires

Évoquer en priorité : **maladie des griffes du chat,** autre pathologie d'inoculation (tularémie, sodoku), **cancer** du sein ou métastases, réaction inflammatoire à un corps étranger (prothèse mammaire). Penser à une adénite réactionnelle à la souche vaccinale (« BCG-ite ») chez un sujet vacciné récemment contre la tuberculose.

4. Adénopathies épitrochléennes

Rechercher : **infection** locale de la main et de l'avant-bras, **maladie des griffes du chat,** lymphome/leucémie, sarcoïdose, tularémie ou autre pathologie d'inoculation, **syphilis.** Penser aux mycobactéries non tuberculeuses chez l'enfant.

5. Adénopathies inguinales

Rechercher une infection ou un **cancer** dans le territoire de drainage (membres inférieurs, organes génitaux, périnée, paroi abdominale). Penser en particulier aux **infections sexuellement transmises** (syphilis, chancre mou, lymphogranulomatose vénérienne).

Adénopathie superficielle de l'adulte et de l'enfant • UE7 – N°216

TUE7-216-1 : Démarche diagnostique étiologique des adénopathies cervicales

Situation clinique	Étiologies	Démarche diagnostique paraclinique
Uni- ou bilatérales et d'évolution aiguë	Infection tête et cou **Primo-infection EBV, CMV, VIH, toxoplasmose** Plus rarement syphilis, maladie des griffes du chat, tuberculose, tularémie	Aucune si cause identifiée à l'examen clinique (angine, infection dentaire, infection cutanée de la face ou du cuir chevelu) Simple surveillance si peu symptomatique et taille modérée Si altération de l'état général ou persistance sans régression de taille > 1 mois : · NFS, CRP · sérologies VIH, EBV, CMV, toxoplasmose · sérologie *Bartonella* si contact avec chat · autres sérologies selon histoire clinique (syphilis, tularémie) · Si absence de diagnostic : biopsie chirurgicale
Unilatérales et d'évolution aiguë : Particularités de l'enfant	Adénite à pyogènes, surtout chez enfant < 5 ans · tableau aigu, fébrile, inflammation cutanée en regard, le plus souvent unilatéral · infection souvent polymicrobienne : streptocoque du groupe A, *Staphylococcus aureus*, bactéries anaérobies	Si signes minimes : simple surveillance sous antibiotiques Une cytoponction à l'aiguille fine peut être réalisée, voire un geste chirurgical en cas de sepsis, de collection suppurée ou de masse volumineuse. Les prélèvements seront adressés en bactériologie standard, en mycobactériologie et en anatomo-pathologie
Bilatérales et d'évolution subaiguë/chronique	**Primo-infection EBV, CMV, VIH, toxoplasmose** **Syphilis** Rarement : maladie des griffes du chat, tuberculose	· NFS, CRP · Sérologies VIH, EBV, CMV, toxoplasmose · Sérologie syphilis si prise de risque sexuelle · Sérologie *Bartonella* si contact avec chat · Si adénopathie persistante et pas d'étiologie au terme de ce bilan : biopsie pour prélèvements en bactériologie, mycobactériologie, anatomo-pathologie
Unilatérales et d'évolution subaiguë/chronique	**Tuberculose, maladie des griffes du chat, primo-infection toxoplasmose Lymphome, cancer** ORL ou œsophage/thyroïde	
Unilatérales et d'évolution subaiguë/chronique Particularités de l'enfant	Idem + Mycobactéries non tuberculeuses, surtout chez enfant < 5 ans	

4 Diagnostic étiologique d'une polyadénopathie

L'atteinte de plusieurs territoires ganglionnaires impose une démarche étiologique tout à fait différente, en sachant que la participation de territoires profonds, thoraciques et/ou abdominaux est peu en faveur d'une cause infectieuse (sauf mycobactéries).

1. Étiologies principales (TUE7-216-2)

2. Démarche diagnostique paraclinique

■ **Bilan de 1ère intention**
- NFS, CRP, bilan hépatique
- Sérologies VIH, EBV, CMV, toxoplasmose
- Radiographie thoracique

■ **En 2ème intention, si ce bilan est non contributif**
- Sérologie syphilis
- Anticorps anti-nucléaires
- Scanner thoraco-abdomino-pelvien pour rechercher des adénopathies profondes et une hépato-splénomégalie
- Cytoponction ganglionnaire puis biopsie/exérèse chirurgicale si bilan toujours négatif
- Voire myélogramme et /ou biopsie ostéomédullaire.

315 - Pilly ECN - ©CMIT

UE7 – N°216 • Adénopathie superficielle de l'adulte et de l'enfant

Notes

TUE7-216-2 : Principales étiologies des polyadénopathies

Étiologies infectieuses	Bactériennes	**Mycobactéries :** tuberculose surtout ou infection à mycobactérie non tuberculeuse chez l'immunodéprimé (sida, déficits immunitaires primitifs) Syphilis, maladie de Whipple, brucellose
	Virales	**Primo-infection EBV, CMV, VIH** Rubéole, rougeole, adénovirus, varicelle, parvovirus B19
	Parasitaires	**Primo-infection toxoplasmose** Leishmaniose viscérale, trypanosomose africaine, filariose lymphatique
	Fongiques	Histoplasmose
Étiologies non infectieuses	Hémopathies malignes	**Lymphomes ou leucémies de la lignée lymphoïde**
	Maladies inflammatoires	· **Lupus** érythémateux disséminé · Maladie de Still · Sarcoïdose · Adénite nécrosante de Kikuchi
	Médicaments	· Réaction de type hypersensibilité retardée · Apparaît souvent au 9ème-15ème jour de la prise médicamenteuse · Souvent associé à : fièvre, myalgies, arthralgies, éruption, syndrome inflammatoire biologique, hyperéosinophilie, présence de lymphocytes activés à l'hémogramme · Molécules les plus souvent impliquées : antibiotiques (aminopénicillines et dérivés, céphalosporines, sulfamides), anticomitiaux (phénytoïne, carbamazépine), allopurinol, anti-inflammatoires non stéroïdiens

UE11 N°352 — Péritonite aiguë chez l'enfant et chez l'adulte

Pour la partie pédiatrie, consulter le référentiel du Collège de Pédiatrie

Objectifs

- Diagnostiquer une péritonite aiguë.
- Identifier les situations d'urgence et planifier leur prise en charge.

NB : Seule la partie «antibiothérapie» et «chez l'adulte» sera traitée ici

Points importants

- Toute péritonite impose une chirurgie en urgence.
- L'antibiothérapie ciblant les bactéries commensales du tube digestif (entérobactéries, streptocoques et anaérobies principalement) a un rôle adjuvant et peut être brève une fois le geste chirurgical effectué.

CONSENSUS ET RECOMMANDATIONS

- **Prise en charge des infections intra-abdominales – 2014 (http://www.infectiologie.com/site/medias/Recos/2014-inf-intra-abdo-SFAR.pdf)**

1 Antibiothérapie

- À débuter dès que le diagnostic est établi, après réalisation d'hémocultures
- Active sur les bactéries d'origine digestive : principalement entérobactéries (*E. coli, K. pneumoniae*, …), streptocoques et anaérobies (*Bacteroides fragilis*, …) ; l'intérêt de la prise en compte de l'entérocoque est discuté car son rôle pathogène n'est pas formellement démontré.
- Initialement probabiliste, puis secondairement adaptée aux résultats microbiologiques (prélèvements per-opératoires du liquide péritonéal, hémocultures).

■ Choix de l'antibiothérapie (Tableau TUE11-352-1)

- L'amoxicilline – acide clavulanique n'a pas sa place en probabiliste en monothérapie, du fait de la fréquence des résistances acquises des entérobactéries (un quart des *E. coli* communautaires sont résistants à cet antibiotique), et sera donc associé à un aminoside. Le même raisonnement s'applique pour la lévofloxacine.
- On préfère la lévofloxacine aux autres fluoroquinolones du fait de son activité sur les streptocoques.
- On élargit le spectre de l'antibiothérapie dans les infections graves.
- Le métronidazole, l'amoxicilline – acide clavulanique et la pipéracilline – tazobactam sont actifs sur les anaérobies.
- Durées de traitement courtes (TUE11-352-1), l'essentiel du traitement étant représenté par la chirurgie.

TUE11-352-1 : **Modalités de l'antibiothérapie dans les péritonites communautaires**

Antibiothérapie de 1ère intention	Alternative si allergie	En cas de sepsis grave / choc septique	Durée de traitement
C3G (ceftriaxone/céfotaxime) + métronidazole **OU** amoxicilline - acide clavulanique + gentamicine	Lévofloxacine + gentamicine + métronidazole	Pipéracilline/tazobactam Ajout d'un aminoside (dose unique de gentamicine) si choc ± antifongique si facteur de risque*	48 heures si péritonite localisée 5 jours si péritonite généralisée

* au moins 3 critères parmi les suivants : défaillance hémodynamique, sexe féminin, chirurgie sus-mésocolique, antibiothérapie depuis plus de 48 h

Notes

| UE11 N°362 | Exposition accidentelle aux liquides biologiques : conduite à tenir |

Objectifs

- Décrire la prise en charge immédiate d'une personne victime d'une exposition sexuelle ou d'une exposition accidentelle au sang.
- Connaître la conduite à tenir et les principes du suivi face à un accident exposant aux risques de transmission du VIH, du VHB et du VHC.

Points importants

- Urgence médicale : agir dans les 4 premières heures est l'idéal.
- Les risques infectieux principaux en cas d'accident d'exposition aux liquides biologiques sont le VIH, le VHC et le VHB.
- Les risques les plus importants sont associés pour les accidents professionnels aux piqûres profondes avec aiguille creuse et intravasculaire et pour les accidents sexuels aux rapports anaux réceptifs et aux viols.
- Il faut faire le maximum pour connaître le statut sérologique de la personne source.
- L'exposition au VIH est une des seules indications urgentes d'un traitement antirétroviral, dont l'efficacité en préventif est proche de 100 %.
- L'exposition au VHB nécessite une sérovaccination chez le sujet non immunisé.
- Après exposition au VHC, la conduite à tenir repose sur le diagnostic précoce et le traitement d'une éventuelle primo-infection.
- Ne pas oublier la déclaration d'accident de travail en cas d'accident professionnel

1 Bases pour comprendre

Un accident d'exposition au risque de transmission virale VIH, VHB et/ou VHC (AEV) peut survenir dans un cadre :

- professionnel (exposition au sang ou à un liquide biologique contaminant : piqûre avec une aiguille, coupure avec un objet tranchant, projection sur une plaie, une peau lésée ou une muqueuse…)
- ou non professionnel (relation sexuelle, pratique d'injection de drogue).

1. Risque de transmission

■ Accident d'Exposition au Sang (AES)

- Ces accidents sont dus dans près de la moitié des cas au non-respect des **précautions standard en hygiène** (port de gants pour les gestes à risque, ne pas recapuchonner les aiguilles, jeter immédiatement les objets piquants ou tranchants dans un conteneur *ad hoc*). La mise à disposition de matériels sécurisés a permis d'en faire diminuer notablement la fréquence en milieu hospitalier.
- VIH : le taux de séroconversion après exposition percutanée au sang d'une personne infectée est estimé à **0,3 %** lorsque cette personne source ne reçoit pas de traitement antirétroviral. Ce risque est maximal en cas de charge virale élevée de la personne source et de blessure profonde par une aiguille creuse contenant du sang. **Une prophylaxie par un traitement antirétroviral bien conduit réduit ce risque à un niveau presque nul.**
- VHC : le taux de transmission après exposition percutanée se situe entre 1 et 3 %. Lors des pratiques de prise de drogues collectives, le risque est lié au partage du matériel d'administration du produit, aiguilles, seringues, mais aussi pailles pour inhalation, cotons, cuillers…
- VHB : le taux de transmission après exposition percutanée chez un sujet non immunisé peut atteindre **40 %** (patient source Ag HBe+ et virémique). La vaccination obligatoire chez les professionnels de santé est l'élément majeur de prévention.

■ Accident d'Exposition Sexuelle

- VIH : le taux de séroconversion est estimé à 1 % après un rapport anal réceptif, et à 0,1 % après un rapport vaginal insertif. L'infectiosité est liée à la quantité de virus dans les sécrétions génitales et anales (généralement corrélée à la charge virale sanguine) ; elle est majorée par d'éventuelles lésions muqueuses associées, tout particulièrement lorsque celles-ci ont pour origine une IST, les menstruations ou tout saignement au cours des rapports sexuels. Le risque est maximal en cas de viol. La circoncision diminue de moitié le risque de transmission au sujet circoncis, par kératinisation de la muqueuse du gland.

  Le risque de transmission du VIH lors de relations vaginales non traumatiques est très proche de zéro lorsque le/la partenaire infecté(e) a sous traitement

319 - Pilly ECN - ©CMIT

antirétroviral une charge virale indétectable depuis plus de 6 mois.

- VHB : le taux de séroconversion est aux alentours de 50 %.
- VHC : le risque n'est significatif qu'en cas de relation sexuelle traumatique (saignement, viol).

2. Efficacité du traitement antirétroviral post-exposition (TPE)

- Plusieurs données cliniques attestent de l'efficacité du TPE :
  · une étude cas-témoin a montré qu'une monothérapie de zidovudine (AZT) diminuait de 80% le risque de contamination après blessure à haut risque
  · les données de surveillance des AES en milieu de santé montrent que les infections survenant après TPE sont exceptionnelles, et presque exclusivement liées à un défaut d'observance ou à une résistance virale.
- Les modèles expérimentaux et les données *in vitro* suggèrent que :
  · le traitement est inefficace lorsqu'il est administré plus de 48 heures après l'accident
  · qu'un traitement de 28 jours est nécessaire.

---

2 | Prise en charge d'une personne victime d'accident d'exposition au sang (AES)

Chaque unité de soins doit disposer d'un protocole décrivant précisément la prise en charge (abord et entretien avec la victime ; prélèvements nécessaires à court terme ; modalités pratiques de traitement ; modalité de surveillance).

1. Soins immédiats : nettoyage de la plaie

- Blessure ou piqûre :
  · **ne pas faire saigner** (risque de brèche capillaire favorisant l'infection)
  · nettoyage immédiat à l'eau courante et au savon (l'effet recherché est une détersion, et l'élimination des matières organiques apportées par l'accident [sang de la personne-source], ne pas utiliser un produit hydro-alcoolique)
  · rinçage
  · antisepsie : Javel à 2,5 % de chlore actif diluée au 1/5 ou au 1/10, solution de Dakin, ou à défaut alcool à 70°, polyvidone iodée (contact de 5 minutes au moins).
- Projection muqueuse (conjonctive, etc.) : rinçage immédiat abondant au sérum physiologique (5 minutes au moins).

2. Il s'agit généralement d'un accident du travail

- **Déclaration** d'accident de travail **obligatoire** dans les 48 heures.

- Rédaction par ailleurs d'un **certificat médical initial** décrivant la blessure et notifiant expressément qu'il s'agit d'un accident avec risque de séroconversion VIH nécessitant un suivi sérologique prolongé de 3 ou 4 mois.
- Réalisation chez la personne exposée des sérologies (adaptées au statut de la personne-source) attestant de l'absence d'infection au moment de l'accident, dans les sept jours suivant l'accident.

3. Recherche du statut sérologique du patient source : elle doit être effectuée dans tous les cas (hors refus exprès du patient) et le plus rapidement possible

- **Sérologie VIH**, et en cas de positivité : charge virale VIH en urgence, et consultation des éventuels génotypes de résistance aux antirétroviraux.
- **Sérologie VHC,** et en cas de positivité : recherche de réplication virale (ARN VHC).
- Si la victime n'est pas immunisée contre l'hépatite B (l'immunité post-vaccinale est prouvée par un titre d'anticorps HBs > 10 U/l présent ou passé), recherche d'Ag HBs chez le patient source et, en cas de positivité, recherche de réplication virale (ADN VHB).
- **Si le statut sérologique du patient source n'est pas connu,** et après son accord (hors situation où le patient source est dans l'impossibilité de répondre à une proposition de test, auquel cas le médecin en charge du patient prend la responsabilité de prescrire le test), **réalisation en urgence des sérologies** VIH, VHC et éventuellement VHB ; pour le VIH, privilégier l'utilisation des tests de diagnostic rapide dont les résultats sont disponibles en moins d'une heure.

4. Gestion du risque VIH : TPE

- **Décision de proposition d'un TPE**
- En urgence, **au mieux ≤ 4 h suivant l'accident,** au plus tard jusqu'à 48 heures.
- Par un médecin référent pour le VIH si possible.
- À défaut, par le médecin des urgences (après éventuel avis téléphonique d'un médecin référent).
- Au-delà de la 48ème heure après l'exposition, la mise en route d'un TPE est sans intérêt car probablement inefficace, et expose inutilement à un risque de iatrogénie.
- Les indications du TPE sont détaillées dans le tableau TUE11-362-1. Si la sérologie VIH du patient source est négative, le TPE n'est pas indiqué.
- La victime est libre de refuser le TPE.
- Information du patient (bénéfices/risques/surveillance) avec remise de documents d'information. Rapports protégés, éviction don du sang, conseils de prévention.

- **Traitement antirétroviral post-exposition**
- **Trithérapie** (généralement 2 analogues nucléosidiques et une anti-protéase boostée par du ritonavir) : choix préférentiel : ténofovir + émtricitabine + darunavir/ritonavir.
- Lorsque le patient source est connu comme infecté par le VIH, le choix des antirétroviraux se fera au cas par cas en prenant en compte sa charge virale, les traitements (actuels et antérieurs) et son génotype de résistance éventuel. Un recours au médecin référent pour le VIH s'impose alors d'emblée.

Exposition accidentelle aux liquides biologiques : conduite à tenir • UE11 – N°362

TUE11-362-1 : Accidents exposant au sang : indications du traitement antirétroviral post-exposition (TPE)

Risque et nature de l'exposition	Patient source			
	Infecté par le VIH		De sérologie inconnue	
	CV détectable	CV indétectable	Groupe à prévalence élevée*	Groupe à prévalence faible
Important · piqûre profonde, aiguille creuse et intravasculaire (artérielle ou veineuse)	TPE	TPE	TPE	Pas de TPE
Intermédiaire · coupure avec bistouri · piqûre avec aiguille IM ou SC · piqûre avec aiguille pleine · exposition cutanéomuqueuse avec temps de contact > à 15 minutes	TPE	Pas de TPE	TPE	Pas de TPE
Minime · autres cas · piqûres avec seringues abandonnées · morsures, crachats ou griffures	Pas de TPE	Pas de TPE	Pas de TPE	Pas de TPE

CV : charge virale. * Groupe à prévalence élevée : partenaires sexuels multiples, originaire de région à prévalence du VIH > 1% (Afrique subsaharienne), usage de drogue injectable.

Le traitement devant être débuté en urgence, un «kit» correspondant aux 1ères 48 heures de traitement est généralement fourni à la victime, en attendant qu'il/elle se procure en pharmacie le traitement complet, ou en attendant qu'il/elle soit revu(e) en consultation à court terme par un médecin référent.

La durée du TPE est de 28 jours. Si le traitement a été débuté en dehors d'un centre référent, par exemple aux urgences, la victime exposée doit être revue par un médecin référent pour le VIH après 2 à 4 jours pour confirmer la pertinence du traitement et organiser le suivi biologique de la tolérance (NFS-plaquettes, créatinine, transaminases) et de l'efficacité du TPE.

Chez les femmes, le TPE doit être accompagné d'une mesure de contraception pendant 4 mois, afin de ne pas risquer d'initier une grossesse en situation d'infection non contrôlée. Cette contraception doit être mécanique (dispositif intra-utérin ou préservatifs) pendant la durée du TPE du fait de l'interaction entre les antirétroviraux et les contraceptifs oraux.

▪ Suivi virologique

- En l'absence de TPE : sérologie VIH à 6 semaines et à 3 mois (réglementaire) de l'accident. Une sérologie négative à 6 semaines rend très peu probable l'infection.
- En cas de TPE, il comprend une sérologie VIH à 2 mois et 4 mois de l'accident (l'infection pouvant exceptionnellement survenir sous TPE, et être alors d'apparition retardée).

5. Modalités de la prise en charge des risques VHB et VHC

▪ Risque VHC

- Il n'existe pas de prophylaxie vis-à-vis du risque VHC.
- **La prise en charge rapide d'une éventuelle infection aiguë post-exposition** chez la victime de l'accident (séroconversion ou mise en évidence d'une réplication : PCR ARN VHC qualitative positive) permettra la mise en route d'un traitement antiviral efficace.
- Lorsque le patient source est infecté par le VHC avec PCR positive, un suivi clinique (information sur les signes d'hépatite aiguë) et biologique **(mesure des transaminases et de la PCR VHC à 6 semaines** de l'accident et sérologie VHC à 3 mois) doit être programmé chez la victime dès la consultation initiale.

TUE11-362-2 : Indication de la sérovaccination après exposition professionnelle ou sexuelle au VHB

Personne exposée	Ag HBs chez la personne source		
	Positif	Inconnu	
		Groupe à prévalence élevée*	Groupe à prévalence faible
Immunisée : Ac anti-HBs > 10 UI/ml	La réalisation des marqueurs VHB chez la personne source est inutile		
Non vaccinée ou réponse inconnue	Ig + vaccin	Ig + vaccin	Vaccin
Non répondeuse à la vaccination	Ig	Ig	Rien

Ig : Immunoglobulines spécifiques anti-HBs ; * Origine de pays à prévalence > 2% (Afrique subsaharienne, Asie du Sud-Est), usage de drogues injectables ou facteurs physiques augmentant le risque de transmission (viol, ulcération génitale, IST, saignement).

UE11 – N°362 • Exposition accidentelle aux liquides biologiques : conduite à tenir

Notes

▪ Risque VHB

L'ensemble des personnels soignants (y compris administratifs) et de laboratoire est soumis à l'obligation vaccinale contre l'hépatite B.

Le risque de transmission du VHB au cours d'un AES est nul chez les répondeurs à la vaccination. Il est possible d'affirmer qu'une personne est répondeuse si elle a présenté, lors d'un contrôle antérieur, **un taux d'anticorps anti-HBs > 10 UI/ml.**

- Indication de sérovaccination (TUE11-362-2) :
  · Une sérovaccination doit être mise en œuvre chez une personne non vaccinée ou non répondeuse à la vaccination anti-VHB.
  · Chez une personne préalablement vaccinée n'ayant jamais contrôlé son taux d'anticorps : doser le titre d'anticorps anti-HBs ; si le taux est < 10 UI/ml le jour où elle consulte pour AES, refaire une injection de vaccin en même temps que les immunoglobulines. Si le titre est protecteur (> 10 UI/ml) le jour où elle consulte pour l'AES, il est inutile de réaliser une sérovaccination, la personne est répondeuse et protégée.
- La dose d'immunoglobulines anti-HBs est de 500 UI. Du fait du risque de réaction d'hypersensibilité, une surveillance est nécessaire après l'injection. S'il y a indication à un traitement antirétroviral post-exposition, il est préférable que celui-ci ait une bonne efficacité sur le VHB (association emtricitabine-ténofovir).
- Le suivi après exposition à risque chez un sujet non protégé repose sur le dosage des transaminases et des marqueurs du VHB (Ag HBs, Ac HBc et Ac HBs) à 3 mois.

3 | Prise en charge d'une personne exposée aux sécrétions sexuelles

1. Accueil

- Le recours au système de soins dans ce contexte est généralement anxiogène. Il est impératif que le médecin consultant ait une attitude excluant tout jugement, reproche ou stigmatisation.
- Déterminer l'heure et la nature du rapport à risque.
- Rechercher les facteurs augmentant le risque de transmission : infection génitale, lésion génitale, ulcération, rapports anaux, rapports sexuels pendant les règles, saignement au cours des rapports, partenaire appartenant à un groupe à risque.
- Rechercher le statut VIH de la personne source chaque fois que possible.
- En cas de personne source infectée par le VIH, mesurer la charge virale chaque fois que possible.

2. Indications et modalités des prophylaxies après exposition sexuelle

Les indications du TPE sont précisées dans le tableau TUE11-362-3.

- Les modalités du TPE sont les mêmes que pour les AES.
- La surveillance virologique est plus simple car elle ne fait pas l'objet d'une réglementation. Compte tenu de la grande sensibilité des tests actuels de dépistage de l'infection par le VIH, une seule sérologie VIH est nécessaire, à 6 semaines en l'absence de TPE. En cas de TPE, une sérologie VIH à 2 mois et à 4 mois de l'exposition est recommandée.
- Lorsque l'exposition survient chez une personne ayant des rapports non protégés avec des partenaires sexuels multiples, notamment chez un homme ayant des relations sexuelles avec des hommes, il convient d'insister sur la nécessité de **recours fréquent (idéalement tous les 3 mois) au dépistage de l'infection par le VIH** qui permettra le diagnostic précoce et le traitement rapide d'une éventuelle primo-infection, moyen très efficace de limiter la propagation du virus.

TUE11-362-3 : Accidents d'exposition sexuelle: indications du traitement antirétroviral post-exposition (TPE)

Risque et nature de l'exposition	Personne source			
	Infectée par le VIH		De sérologie inconnue	
	CV détectable	CV indétectable	Groupe à prévalence élevée* ou viol	Groupe à prévalence faible
Rapport anal réceptif	TPE	TPE	TPE	Pas de TPE
Rapport anal insertif	TPE	Pas de TPE	TPE	Pas de TPE
Rapport vaginal réceptif	TPE	Pas de TPE	TPE	Pas de TPE
Rapport vaginal insertif	TPE	Pas de TPE	TPE	Pas de TPE
Fellation	TPE	Pas de TPE	TPE	Pas de TPE

CV : charge virale. * Groupe à prévalence élevée : partenaires sexuels multiples, originaire de région à prévalence du VIH > 1% (Afrique subsaharienne), usage de drogue injectable.

- Les indications et les modalités de la sérovaccination contre l'hépatite B sont les mêmes que pour les AES (TUE11-362-2).
- En cas d'exposition sexuelle traumatique, le risque VHC doit être pris en compte. Une surveillance clinique et biologique telle que décrite au paragraphe 2.5 (risque VHC) est nécessaire.

3. Prise en charge des expositions sexuelles lors de violences (viols)

- Deux évaluations sont réalisées en urgence chez la victime :
  - La première concerne l'évaluation de l'agression et **l'examen médico-légal avec prélèvements en vue d'identifier l'agresseur ;** elle est réalisée, chaque fois que possible par un médecin légiste, sur réquisition de justice après dépôt de plainte ;
  - La seconde, réalisée par le médecin légiste ou l'urgentiste en concertation avec un médecin référent pour le VIH, concerne l'évaluation des risques infectieux, en particulier viraux, et des risques de grossesse.
- Cette deuxième évaluation aura pour buts de :
  - S'enquérir (le cas échéant) de la date des dernières règles.
  - Réaliser un bilan sérologique initial chez la victime : VIH, VDRL et TPHA, hépatites B et C.
  - Prévention chez la femme d'une grossesse par **contraception d'urgence** (pilule du lendemain) soit oestro-progestative : ethinylestradiol/levonorgestrel (2 cp à renouveler 12 h après), soit progestative pure : levonorgestrel (1 cp à renouveler 12 h après).
  - Peut se discuter une prévention des IST bactériennes *Chlamydia* et gonocoque : azithromycine en prise unique plus cefixime PO ou ceftriaxone IM en prise unique.
  - Proposer un TPE si indiqué (TUE11-362-3)
  - Proposer une sérovaccination contre l'hépatite B si nécessaire (Cf. TUE11-362-2)
  - Organiser le suivi sérologique.
- En cas d'exposition sexuelle traumatique, le risque VHC doit être pris en compte. Une surveillance clinique et biologique telle que décrite décrite au paragraphe 2.5 (risque VHC) est nécessaire.

■ Bilan initial et suivi d'une personne exposée aux sécrétions sexuelles (TUE11-362-4)

Le suivi permet d'évaluer la tolérance du TPE éventuel, de détecter précocement une éventuelle infection virale ou une IST.

TUE11-362-4 : Exposition sexuelle : Suivi biologique de la personne exposée aux VIH, VHC, VHB

	Exposition sexuelle traitée	Exposition sexuelle non traitée
J0	NFS, ALAT, créatinine Test de grossesse Sérologie VIH Anticorps anti-HBs TPHA, VDRL	Sérologie VIH Anticorps anti-HBs TPHA, VDRL
J15	NFS, ALAT, créatinine	
J30	NFS, ALAT, créatinine TPHA, VDRL Dépistage *Chlamydiae* et gonocoque	
S6		Sérologie VIH TPHA, VDRL Dépistage *Chlamydiae* et gonocoque
M2	Sérologie VIH	
M3		Anti-HBc si non répondeur ou non vacciné
M4	Anti-HBc si non répondeur ou non vacciné Sérologie VIH	

4 Expositions aux liquides biologiques par partage de materiel d'injection

En cas de partage de matériel d'injection ou d'inhalation (paille) de drogue, sont indiqués

- un TPE en cas de partage de l'aiguille, de la seringue ou de la préparation si la personne source est infectée par le VIH avec une charge virale détectable ou de statut inconnu pour le VIH
- une sérovaccination contre l'hépatite B selon les modalités précisées dans le tableau TUE11-362-2
- une surveillance de la survenue d'une infection aiguë par le VHC selon les mêmes modalités qu'en cas d'AES.

Pour en savoir plus

- Prise en charge médicale des personnes vivant avec le VIH. Recommandations 2013 du groupe d'experts. Sous la direction du Pr Philippe Morlat et sous l'égide du CNS et de l'ANRS.

Notes